원격의료 시스템 분석

남상엽 · 강민구 · 이규대 · 안병구 · 주수종 공저

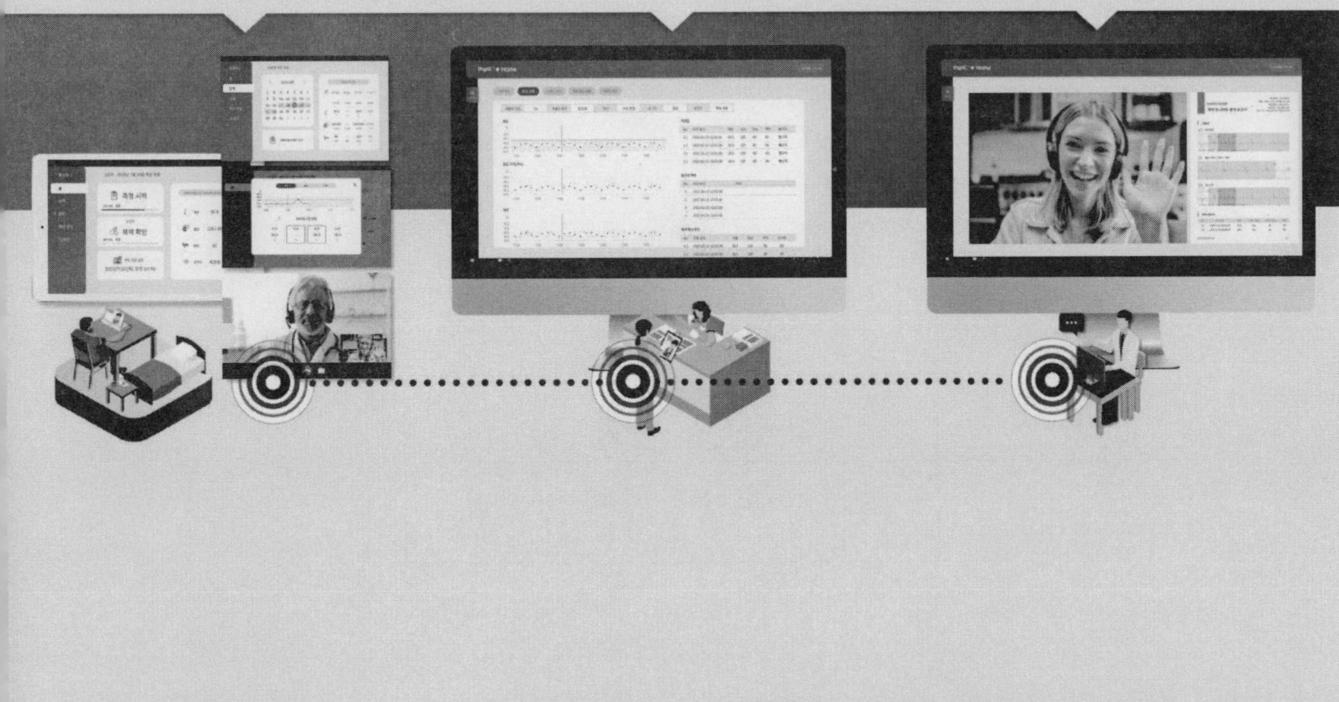

도서출판 상학당

欲爲大者 當爲人役

크고자 하거든 남을 섬기라

원격의료 시스템 분석

머리말

단기간에 팬데믹에 도달한 코로나19로 인해 '비대면', '원격'이라는 용어가 일상화되었다. 해외 국가들은 '원격의료'의 활성화를 통해 코로나19 상황에서의 건강관리체계를 유지·발전시키고 있으며, 이에 대한 사회적 요구는 지속적으로 높아져 이미 해외에서는 '원격진료'가 전체 진료의 10~15% 이상으로 진료의 한 영역을 차지하고 있다.

국내에서는 '재택근무', '온라인수업'과 같은 비대면 상황에 많은 사람들이 적응하면서 보건의료계에서도 원격의료시대를 대비한 원격진료의 합법화를 위한 의료법개정안이 발의된 바 있으며, 디지털 헬스케어에 대한 높아진 관심과 함께 2022년 2월에는 '디지털 헬스케어 산업의 육성 및 지원에 관한 법률안'이 발의되었다.

미국 맥킨지(McKinsey & Company)에 따르면, 미국 내 전체 환자의 원격의료 서비스 활용률이 코로나19 전후 11%에서 46%로 증가했으며, 의사 및 의료기관간 원격의료 이용 또한 50~175배 증가하였다고 보고하였다.

현재 우리나라는 원격진료의 법적책임과 건강보험 진료수가 등의 이유로 경제협력개발기구(Organization for Economic Cooperation and Development, OECD) 국가 중 유일하게 원격의료가 법적으로 금지되어 있다. 한시적으로 허용된 국내 비대면 진료의 경우 급격한 원격의료 서비스의 증가에도 불구하고 법적 이슈는 코로나19 기간에 한 건도 보고되지 않았다. 한시적으로 허용된 비대면 진료가 본격적인 원격의료로 확장되기 위해서는 원격의료의 법적 이슈와 건강보험 진료수가에 대한 사회적 합의가 필요하다. 단지 한시적인지는 모르지만 일단 2023년 6월부터 시범사업으로 운영은 시작되었다.

원격의료는 상호작용하는 정보통신 기술을 이용하는 방식인 전화 또는 인터넷을 통해 원거리에 의료정보와 의료서비스를 전달하는 모든 활동으로 정의한다.

환자 및 정보가 먼 거리로 떨어져 있거나 시간적으로 많은 차이가 발생하는 등 여러 가지 문제로 인해 도달할 수 없는 경우 의료정보 및 전문적 조언을 원격으로 제공하는 시스템으로 환자 진료뿐만 아니라 의료행정, 의학교육, 자문과 의뢰 등을 포함하는 포괄적인 개념으로 쓰인다.

즉 원격의료는 웨어러블, IoT, 인공지능, 챗봇 등과 결합한 스마트폰이나 컴퓨터를 이용하여 데이터 통신기술을 통하여 의학영상, 동영상, 환자기록 등 각종 데이터를 주고받고 의료서비스 등을 전달하는 기술을 통칭하는 말이다.

2023년 6월부터 한국에서도 시범사업의 형태로 비대면 진료를 실시한다. 비대면 진료는 섬·벽지 환자, 거동 불편자, 감염병 확진자 같은 일부에게만 초진도 허용된다. 18세 미만 소아청소년 환자의 경우 야간과 휴일에만 의학적 상담을 받는 초진을 이용할 수 있으나 약 처방을 받을 수는 없다. 65세 이상 노인도 장기요양 등급자에 한하며, 감염병 역시 1급과

2급에만 제한하는 등의 방식이다. 약 배송 역시 섬·벽지 환자, 거동 불편자, 감염병 확진자, 희귀질환자만 허용된다.

원격의료를 이용하기 위해서는 이에 필요한 장비, 서비스 및 소프트웨어 등 원격의료 시스템을 보유해야 한다. 원격진료를 제대로 하려면 고화질 컴퓨터 모니터로 환자 영상을 보면서 건강지표 데이터 등이 일목요연하게 제시되는 환자관리 프로그램을 가동해야 안전하고 정확하다는 것이다. 환자가 집에서 잰 혈압이나 혈당, 심전도 등도 원격진료 플랫폼에 전송, 계속 업데이트해야 한다. 미국·일본을 비롯한 선진국 원격진료가 이런 식으로 이뤄지고 있다.

원격의료의 장점으론 환자나 병원, 보험사 모두 시간과 비용을 절감할 수 있다는 점, 비인기 과목의 의료진 공급난을 일부 해소할 수 있다는 점 등이 꼽힌다. 원격의료의 단점은 원격통신과 데이터 관리장비의 비용, 그리고 원격진료를 사용할 의료인들을 위한 기술 훈련의 비용에 있다.

원격의료 시스템은 의료서비스를 인터넷 기술을 이용하여 제공하는 시스템이다. 즉 텔레메딕(Telemedicine) 또는 텔레헬스(Telehealth)라고도 불리며, 정보통신 기술을 활용하여 환자와 의료진 간의 의료서비스를 제공하는 시스템이다. 이를 위해서는 비디오 컨퍼런싱 기술, 의료용 원격 측정장비, 영상 및 음성처리 기술, 모바일 통신기술, 데이터 보안기술, 의료기술, DICOM, PACS, 클라우드 컴퓨팅 기술, 인공지능 기술, 빅데이터 기술 등 다양한 기술이 필요하다.

원격의료 시스템의 제도화는 건강보험법 및 의료법 등의 법적인 규제와 함께 이루어져야 한다. 다음은 원격의료 시스템을 제도화하는 데 필요한 주요한 요소들인 법적인 규제, 보안 및 개인정보 보호, 기술적인 요소, 의료인력의 역량강화, 보험급여제도 등이다.

원격의료 시스템은 의료서비스의 혁신적인 방법 중 하나로 새로운 기술과 인터넷을 통해 환자와 의료전문가가 지리적·시간적 제약없이 대화하고 상담할 수 있도록 한다. 그러나 원격의료 시스템의 제도화에는 여러 가지 문제점이 존재한다.

원격의료 시스템에서 인공지능 기술은 매우 중요하다. 일반적으로 원격의료 시스템은 환자의 건강상태를 실시간으로 모니터링하고, 의료진과 환자 간에 원격상담 및 진료를 수행할 수 있도록 돕는 시스템이다. 인공지능 기술은 환자 진단, 예방, 치료 및 관리와 같은 여러 측면에서 의료전문가들을 지원하는 데 사용된다.

의료분야에 있어서도 환자영상 판독보조, 의료데이터의 변환, 자연어 처리 등에 있어서의 활용, 분석기술을 활용한 임상의사 결정보조 시스템, 수술로봇, 내시경 등 다양한 의료기기의 성능개선, 신약개발 및 임상시험 효율개선 등 다양한 영역에서 인공지능 기술이 활용되고 있다.

원격의료 시스템에서 빅데이터 기술은 의료정보를 수집·분석 및 활용하는 데 중요한 역할을 한다. 이 기술은 대량의 의료데이터를 수집하고 저장하며, 이 데이터를 분석하여 의료전문가가 환자의 건강상태를 신속하게 판단하고 진단 및 치료방법을 결정할 수 있도록 돕는다.

원격의료 시스템에서 블록체인 기술을 사용하면 환자의 의료기록 및 건강정보가 분산된 데이터베이스에 안전하게 저장되며, 이를 통해 보안과 개인정보보호가 보장된다. 이러한 시스템은 중앙집중형 데이터 저장소와는 달리, 분산된 노드 네트워크로 구성되어 있으며, 모든 노드는 동등하게 데이터를 공유하고 동기화한다.

블록체인 기술을 바탕으로 의사가 환자의 의료정보를 수집해 연구 및 치료에 활용하고, 환자들은 데이터 활용에 대한 보상을 받는 서비스가 가능해진다. 또한 원격진료 서비스의 가능성도 한층 높아진다.

원격의료 시스템에서 사용되는 의료용 사물인터넷(Medical Internet of Things, Internet of Medical Things, IoMT)은 의료기기 및 장비, 환자 모니터링 장치 등과 같은 의료 관련 장비들이 인터넷에 연결되어 데이터를 수집하고 분석하는 기술이다. 즉 IoMT는 의료분야에서 IoT 기술을 이용하여 의료기기, 센서, 애플리케이션 등의 의료기술을 연결하여 데이터를 수집하고 분석하는 것을 말한다.

IoMT는 의료기기와 센서를 통해 수집된 데이터를 인터넷을 통해 전송·분석 및 활용함으로써 의료혁신을 이루는데 사용된다.

생체신호 측정기술은 인체에서 생성되는 생체신호를 측정하고 분석하는 기술이다. 이러한 생체신호에는 심전도, 혈압, 체온, 호흡, 뇌파 등이 있다. 이러한 생체신호 측정기술은 다양한 분야에서 응용된다. 예를 들어 의료분야에서는 질병진단과 치료, 건강 모니터링 등에 사용된다. 또한 생체신호를 활용한 바이오 인증기술도 많이 연구되고 있다.

원격의료 시스템은 지속적으로 발전하고 있으며, 앞으로도 확장현실과 가상현실 기술을 활용한 치료, 인공지능 기술을 활용한 질병 예측, 홀로그래피 기술을 활용한 수술, 생체인식 기술을 활용한 진단, IoT 기술을 활용한 건강 모니터링, 블록체인 기술을 활용한 정보공유, 6G 네트워크, 등 다양한 기술이 도입될 것으로 예상된다.

원격의료 시장은 복합적인 요소들로 인해서 지속적으로 성장할 것으로 예상된다. 시장성장을 촉진하는 주요인은 의료접근 확대 필요성, 만성질환의 만연, 의사 부족, 통신기술의 발전 및 정부의 지원과 의식이 향상되고 있다.

전세계 원격의료 시장은 2019년 254억 9,000만 달러에서 연평균 성장률 16.9%로 증가하여, 2025년에는 556억 1,000만 달러에 이를 것으로 전망된다.

《원격의료 시스템 분석》은 전기, 전자, 컴퓨터, 정보통신, 의료IT, 빅데이터, 디지털 트윈, IoT, AR/VR/MR, 인공지능, 콘텐츠, 핀테크 엔지니어링, 보안, 에너지, 전력전자 등 4차산업 관련 공학, 환경, 위생, 금융 및 경영 분야의 입문자를 대상으로 《원격의료 시스템 분석》에 대한 기본적인 지식이 없어도 단계별 필요지식 및 수행과정을 꾸준히 따라오면 의료영상분석에 관련 지식을 얻어 이해하는 단계로 발전하여 능력향상이라는 숲을 볼 수 있도록 눈높이를 맞추는 데 1차적인 목표를 두었다.

《원격의료 시스템 분석》의 주요구성은 다음과 같다.

학습 1. 원격의료 시스템의 개요 , 학습 2. 원격의료 시스템의 기술동향, 학습 3. 원격의료 시스템의 플랫폼, 학습 4. 원격의료 시스템의 제도화, 학습 5. 원격의료 시스템의 관리기술, 학습 6. 원격의료 시스템의 인공지능 기술, 학습 7. 원격의료 시스템의 빅데이터 기술, 학습 8. 원격의료 시스템의 블록체인 기술, 학습 9. 원격의료 시스템의 의료용 사물인터넷 기술, 학습 10. 원격의료 시스템의 생체측정기술, 학습 11. 원격의료 시스템의 활용사례, 학습 12. 원격의료 시스템의 미래, 학습 13. 원격의료 시스템의 시장현황, 부록으로 구성되어 있다.

특히 각 장에서는 원격의료 시스템 분석에 대한 교재의 수행 질문에 따라 임의적으로 해법을 제시하여 창의적인 사고를 통해 각장의 본문 및 수행과제를 수행할 수 있다.

《원격의료 시스템 분석》이 출간되기까지 가장 많은 지원과 아낌없는 격려를 보내주신 도서출판 상학당 남승우 사장님 및 원격의료 시스템 관련 자문 및 논문, 보고서 사이트 등 자료 제공을 해주신 관련 교수님, 기업 및 단체에 대하여 지면을 빌려 깊은 감사의 말씀을 드린다. 특히 원격의료 시스템 분석 관련 자료를 인터넷 블로그 및 관련 연구소 자료집에 올려주신 저자들 등 관련 관계자 여러분에게 감사의 마음을 전한다.

《원격의료 시스템 분석》에서 아직 법제화 등 사회적인 합의가 안 되어서 논란이 있고 충분한 준비 등 부족했던 점이 있지만 대학에서 학생들을 위한 교재들이 없으므로 여러 자료(논문, 보고서, 블로그, 신문 등)에서 발취하여 교재호를 위하여 노력을 하였다. 그리고 기타 문의사항과 관련한 자료 제공 및 지원은 상학당을 통해 지속적으로 지원할 계획이며, 원격의료 시스템 분석에 필요한 자료 등, 기타 보충자료 또한 지속적으로 업데이트할 예정이므로 독자 여러분의 따뜻한 질책과 조언을 부탁드린다.

저자 씀

차 례

차 례

원격의료 시스템 분석의 학습모듈 개요

1. 학습모듈의 목표

원격의료 시스템의 수요를 정확히 조사하고 기술을 분석하여 플랫폼 개발의 타당성을 확보한 후 원격의료 시스템의 기획, 설계, 운영 등을 통하여 의료정보 및 전문적 조언을 원격으로 제공하는 시스템을 이해하고 습득함으로써 환자 진료서비스뿐만 아니라 의료행정, 진료, 처방, 병리 및 진료수가 시스템 등을 포괄적인 개념을 이해할 수 있다.

2. 선행 학습

인공지능, 빅데이터, 블록체인 기술, IoMT, 생체측정기술, PACS, DICOM, 컴퓨터 비전 지능형 원격의료 시스템 설치, 지능형 영상 관제시스템 운영, 네트워크 구축설계, 요구공학, 요구사항 확인, 정보통신개론, 지능형 영상정보 처리시스템 요구사항 분석, 지능형 영상정보 처리 알고리즘 분석, 영상정보 처리기기 설비공사, 전송시스템 설계

3. 핵심 용어

원격의료(Telemedicine), 원격진료(Virtual Visit), 전자의무기록(Electrical Medical Recording, EMR), 처방전달 시스템(Order Communication System, OCS), 영상저장 전송 시스템(Picture Archiving and Communication System, PACS), 의료영상국제표준(Digital Imaging and Communications in Medicine, DICOM), 임상의사결정지원 시스템(Clinical Decision Support System, CDSS), 헬스케어(Healthcare), 원격보건의료(Telehealth), 디지털 헬스케어(Digital Healthcare), 모바일 헬스케어(Mobile Healthcare), 개인건강기록(Personal Health Record, PHR), 원격환자 모니터링(Remote Patients Monitoring, RPM), 원격자문, 원격협진(Tele-advisory, Tele-consultation), 원격병리(Telepathology), 원격수술(Telesurgery), 원격재활(Tele-rehabilitation), 스마트 진료(Smart Care), 비대면진료(Non-face-to-face care 또는 Untact care), 가상의료(Virtual Health), 디지털병리(Digital Pathology)

4. 교육과정 학점 및 이수시간

학 습	교육과정 학점 및 이수시간	
	학점	이수시간
1. 원격의료 시스템의 개요	3	3
2. 원격의료 시스템의 기술동향	3	3
3. 원격의료 시스템의 플랫폼	3	3
4. 원격의료 시스템의 제도화	3	3
5. 원격의료 시스템의 관리기술	3	3
6. 원격의료 시스템의 인공지능 기술	3	3
7. 원격의료 시스템의 빅데이터 기술	3	3
8. 원격의료 시스템의 블록체인 기술	3	3
9. 원격의료 시스템의 의료용 사물인터넷 기술	3	3
10. 원격의료 시스템의 생체측정기술	3	3
11. 원격의료 시스템의 활용사례	3	3
12. 원격의료 시스템의 미래	3	3
13. 원격의료 시스템의 시장현황	3	3
부록 : 용어정리		

원격의료 시스템 분석의 학습모듈 명세서

학습명	학습내용명
1. 원격의료 시스템의 개요	1-1 원격의료 시스템의 개념 1-2 원격의료의 역사 및 사례 1-3 원격의료의 형태
2. 원격의료 시스템의 기술동향	2-1 원격의료 시스템의 기술 2-2 원격의료 시스템의 구축기술 요소
3. 원격의료 시스템의 플랫폼	3-1 원격의료 시스템의 플랫폼 개요 3-2 원격의료 시스템의 해외 플랫폼 현황 3-3 원격의료 시스템의 국내 플랫폼 현황
4. 원격의료 시스템의 제도화	4-1 원격의료 시스템의 제도화 4-2 원격의료 시스템의 법적인 규제 4-3 원격의료 시스템의 보안 및 개인정보보호 4-4 원격의료 시스템의 기술적인 요소 4-5 원격의료 시스템의 의료인력의 역량강화 4-6 원격의료 시스템의 보험규여제도
5. 원격의료 시스템의 관리기술	5-1 원격의료 시스템의 관리기술 개요 5-2 원격의료 시스템의 환자 모니터링 기술 5-3 원격의료 시스템의 주요 관리기술
6. 원격의료 시스템의 인공지능 기술	6-1 원격의료 시스템의 인공지능 기술 개요 6-2 원격의료 시스템의 인공지능 모델기술 6-3 원격의료 시스템의 인공지능 자연어 처리기술 6-4 원격의료 시스템의 인공지능 의사결정 지원기술 6-5 원격의료 시스템의 머신러닝 알고리즘 6-6 원격의료 시스템의 딥러닝 알고리즘
7. 원격의료 시스템의 빅데이터 기술	7-1 원격의료 시스템 빅데이터 기술의 개요 7-2 원격의료 시스템의 빅데이터 예측분석 7-3 원격의료 시스템의 빅데이터 개인맞춤형 치료 7-4 원격의료 시스템의 빅데이터 의료연구기술 7-5 원격의료 시스템의 빅데이터 의료서비스 개선 7-6 원격의료 시스템의 빅데이터 의료비용 점감

학습명	학습내용명
8. 원격의료 시스템의 블록체인 기술	8-1 원격의료 시스템의 블록체인 기술 개요 8-2 원격의료 시스템의 블록체인 기술
9. 원격의료 시스템의 의료용 사물인터넷 기술	9-1 원격의료 시스템의 IoMT 개요 9-2 원격의료 시스템의 IoMT 의료기기 연결기술 9-3 원격의료 시스템의 IoMT 약물관리 기술 9-4 원격의료 시스템의 IoMT 건강정보 공유기술
10. 원격의료 시스템의 생체측정기술	10-1 원격의료 시스템의 생체측정기술 개요 10-2 비접촉 생체신호 측정기술 10-3 휴대용 생체측정장치
11. 원격의료 시스템의 활용사례	11-1 원격의료 시스템의 활용사례 개요 11-2 해외 원격의료 시스템의 활용사례 11-3 국내외 기업의 원격의료 시스템의 활용사례
12. 원격의료 시스템의 미래	12-1 원격의료 시스템의 미래 12-2 원격의료 시스템의 메타버스 기술융합 12-3 원격의료 시스템의 디지털 트윈 기술융합 12-4 원격의료 시스템의 인공지능 기술융합 12-5 원격의료 시스템의 미래 의료로봇 기술융합 12-6 원격의료 시스템의 6G 네트워크 기술융합 12-7 원격의료 시스템의 유전자 기술융합 12-8 원격의료 시스템의 인공장기 기술융합 12-9 원격회진, 원격협진, 원격 재택 모니터링 융합 사례 12-10 원격 뇌졸중 서비스 사례
13. 원격의료 시스템의 시장현황	13-1 원격의료 시스템의 시장현황 13-2 원격의료 시스템의 시장동향 13-3 원격의료 시스템의 기업동향
부록 : 용어정리	1. 원격의료 시스템의 용어정리 2. 의학 용어정리

학습 1	원격의료 시스템의 개요
학습 2	원격의료 시스템의 기술동향
학습 3	원격의료 시스템의 플랫폼
학습 4	원격의료 시스템의 제도화
학습 5	원격의료 시스템의 관리기술
학습 6	원격의료 시스템의 인공지능 기술
학습 7	원격의료 시스템의 빅데이터 기술
학습 8	원격의료 시스템의 블록체인 기술
학습 9	원격의료 시스템의 의료용 사물인터넷 기술
학습 10	원격의료 시스템의 생체측정기술
학습 11	원격의료 시스템의 활용사례
학습 12	원격의료 시스템의 미래
학습 13	원격의료 시스템의 시장현황
부 록	용어정리

학습 목표	1. 원격의료 시스템의 개요를 이해할 수 있다.

1-1 원격의료 시스템의 개념

1. 원격의료

1) 원격의료의 개념

원격의료는 상호작용하는 정보통신 기술을 이용하는 방식인 전화 또는 인터넷을 통해 원거리에 의료정보와 의료서비스를 전달하는 모든 활동으로 정의한다.

환자 및 정보가 먼 거리로 떨어져 있거나 시간적으로 많은 차이가 발생하는 등 여러 가지 문제로 인해 도달할 수 없는 경우 의료정보 및 전문적 조언을 원격으로 제공하는 시스템으로 환자진료뿐만 아니라 의료행정, 의학교육, 자문과 의뢰 등을 포함하는 포괄적인 개념으로 쓰인다.

즉 원격의료는 웨어러블, IoT, 인공지능, 챗봇 등과 결합한 스마트폰이나 컴퓨터를 이용하여 데이터 통신기술을 통하여 의학영상, 동영상, 환자기록 등 각종 데이터를 주고받고 의료서비스 등을 전달하는 기술을 통칭하는 말이다.

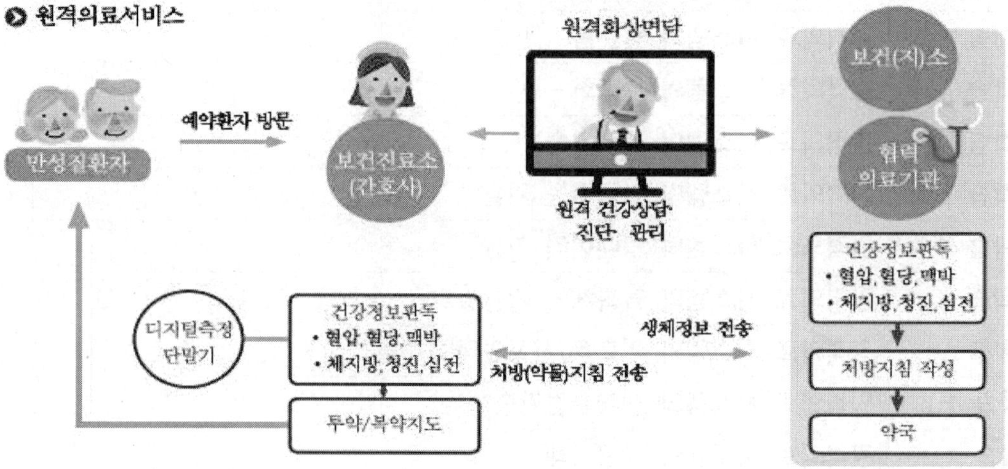

[그림 1-1] 원격의료 서비스

원격의료는 원격진료를 포함하는 더 큰 개념이다. [그림 1-2]처럼 원격의료 안에 원격진료가 포함되므로 흔히 생각하는 화상진료, 전화진료, 2차 소견이나 데이터 판독 등은 원격진료로 볼 수 있고 원격의료에 포함한다.

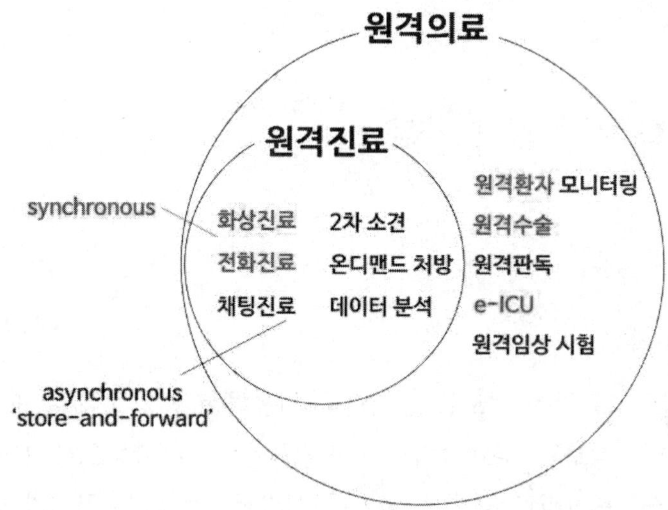

[그림 1-2] 원격의료 안에 원격진료가 포함된 개념

출처 : www.yoonsupchoi.com

직접 방문에는 여러 장점이 있지만 원격의료는 직접 방문이 안전하지 않거나 가능하지 않은 경우 유용한 대안이다. 하지만 의료전문가들은 전화진료는 제한된 정보를 말로만 전달하면서 이뤄지기에 오진 우려가 높고, 체계적인 관리가 어렵다고 지적한다.

기술의 발전으로 인해 의사는 환자를 직접 만날 수 없거나 만나서는 안 될때에도 환자와 상호 작용할 수 있다.

원격의료의 개념은 국가별로 통일된 정의는 없으나 통상 정보통신 기술을 이용해 비대면으로 '의사와 환자 간 이루어지는 의료서비스 일체 행위'를 통칭하며, 원격진료는 원격의료보다 좁은 범위의 개념으로 '의사가 원격으로 환자를 진료하는 행위'를 말한다.

미국에서는 임상 및 비임상 의료서비스를 제공하는 '원격의료(Telehealth)'와 임상 의료서비스를 제공하는 '원격진료(Telemedicine)'로 구분하고는 있으나 용어에 대한 통일된 정의는 없다.

일본의 원격의료는 정보통신기기를 통한 환자의 진단 및 치료, 모니터링, 커뮤니케이션 등 모든 의료행위를 의미하며, 현재는 '원격의료(遠隔医療)' 대신 '온라인진료(オンライン診療)'라는 용어로 통일하고 있다.

〈표 1-1〉 원격의료 관련 용어 정의

용 어	정 의
디지털 헬스케어 (Digital Healthcare)	보건의료 산업과 ICT가 융합되어 개인을 중심으로 건강과 질환을 관리하는 산업 생태계
원격의료 (Telehealth)	진료의 범위를 넘은 보다 넓은 의미로 전자·정보통신 기술(ICT)을 사용하여 원격진료, 원격모니터링, 원격수술, 원격상담(교육) 등을 포함
원격진료 (Telemedicine)	IT 기술을 이용해 먼 거리의 의사가 환자의 증상을 듣거나 간단한 기기들로 검사를 진행한 후 진단 혹은 처방 등을 진행하는 진료방식
원격모니터링 (Telemonitoring)	병원 밖의 환경에서 디지털 헬스케어 기기 등 다양한 방식으로 측정한 '환자데이터'를 병원 등으로 전송해 의료인에게 데이터를 분석받고, 이에 따른 진료 등의 권고를 받는 것
디지털 치료기기 (Digital Therapeutics)	질병 또는 장애를 예방, 관리 및 치료하기 위해 환자에게 직접 적용되는 근거리 기반(Evidence-based)의 소프트웨어 제품

코로나 이후 '뉴노멀(New Normal)'로 부상하고 있는 원격의료는 기존 대면의료 서비스에 비해 비용절감, 의료기관의 접근성 향상, 환자의 편의성 등의 장점을 가진다. 특히 거동이 불편한 고령층 세대나 응급상황시 가족의 도움을 받지 못하는 1인 가구세대, 만성질환으로 상시적 관리가 필요한 만성질환자 등을 중심으로 수요가 확

대된다.

해외에서는 세부적 기술, 서비스 유형에 따라 상당히 다양한 모델을 구현하고 있고 새로운 서비스의 상당수가 원격으로 기능을 포함하고 있다. 최근 글로벌 100대 헬스케어 서비스 중 30개 이상이 원격의료에 포함되어 있는 현황이다.

그러나 IT 기술이 해외 어느 나라보다도 상대적으로 강한 한국에서는 원격의료 서비스에 관한한 명시적 · 전면적으로 금지되어 있으며, 금지된 곳은 한국 밖에 없다.

2) 원격의료의 이용

원격의료는 다음을 이용한다.

① 전화 통화
② 문자 메시지
③ 이메일(일반적으로 처방전, 건강기록 및 실험실 검사결과를 포함한 환자의 전자기록이 보관되는 안전한 사이트인 환자 포털을 통해 전송됨)

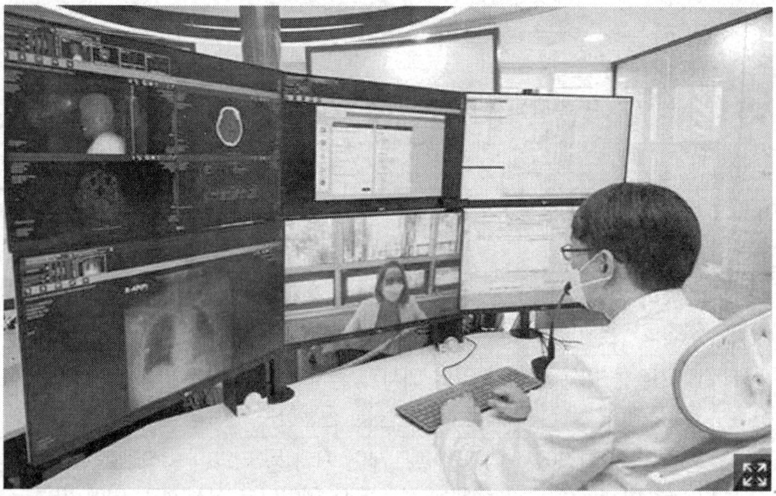

[그림 1-3] 원격의료 진료(예 러시아 블라디보스톡 환자 진료상담 사례)

모든 의사가 원격의료를 제공하도록 설정되어 있지는 않으며, 모든 의학적 상태가 원격으로 치료될 수 있거나 치료되어야 하는 것은 아니다.

원격의료는 원격의료를 지원하는 데 사용되는 보다 광범위한 비임상 서비스를 기술하는 데 사용되는 용어이다.

원격의료는 다음과 같은 사람에게 유용할 수 있다.

① 시골이나 섬 지역에 거주하거나 진료실에서 멀리 떨어진 사람과 같이 의료서

비스에 대한 접근이 제한된 사람

② 파킨슨병 또는 기타 이동성 문제가 있는 환자와 같이 움직이는 것이 어려운 사람

③ 이동수단이 제한적이거나 없는 사람

④ 직접 방문이 안전하지 않은 장애 또는 상황(㉕ 바이러스성 유행병, 코로나 등)

일부 의학적 상태는 다른 상태에 비해 원격의료를 통한 관리에 더 적합하기도 하다. 혈압 및 혈당 등 가정에서 측정한 결과와 같이 빈번한 모니터링이 필요한 만성 질환은 종종 원격의료를 이용하여 관리할 수 있다.

가상예약 중에는 집에서 수집한 데이터를 공유하고 논의할 수 있다. 또한 의사가 예약 전에 검토할 수 있도록 이러한 데이터를 환자 포털에 기록할 수 있다. 환자 포털은 다른 면에서도 유용하다. 예를 들어 환자는 진료실이 정보를 가지고 전화를 주기를 기다리는 대신 환자 포털에서 전자적으로 저장된 건강정보를 요청하거나 받을 수 있다.

특정 발진(㉕ 대상 포진)과 같은 일부 상태는 원격의료 영상 또는 전송된 사진을 사용하여 진단할 수 있다.

의사에게 원격의료는 진료실 방문이 정말로 필요한 시기가 언제인지를 결정하는 데 유용하다. 코로나19 팬데믹과 같은 감염성 질환과 관련된 공중보건 위기 동안 보건관리시설은 보건의료인과 환자에게 노출될 위험을 제한하려고 한다.

원격의료는 보건의료인 자신과 다른 사람을 보호하는 프로토콜을 준수하면서 개별 환자의 요구를 안전하게 충족할 수 있도록 보건관리팀에 충분히 사전 경고를 한다. 의사는 안전한 거리를 둔 채 결정하는 데 도움을 줄 수 있다.

① 중재가 필요하지 않은 상태인 경우(㉕ 감기 또는 무증상 또는 경증 코로나19 사례)

② 검사를 통해 상태를 확인하거나 직접 치료해야 하는 경우(㉕ 배양이 필요한 인후통 또는 검사나 치료가 필요한 코로나19 의심 사례)

③ 병원환경에서 즉각적이거나 긴급한 치료를 필요로 하는 상태인 경우

3) 비대면진료 시범사업

2023년 6월부터 한국에서도 〈표 1-2〉처럼 시범사업형태로 비대면진료를 실시한다. 비대면진료는 섬 · 벽지 환자, 거동 불편자, 감염병 확진자 같은 일부에게만 초진도

허용된다. 18세 미만 소아청소년 환자의 경우 야간과 휴일에만 의학적 상담을 받는 초진을 이용할 수 있으나 약 처방을 받을 수는 없다. 65세 이상 노인도 장기요양 등급자에 한하며, 감염병 역시 1급과 2급에만 제한하는 등의 방식이다. 약 배송 역시 섬 · 벽지 환자, 거동 불편자, 감염병 확진자, 희귀질환자만 허용된다.

〈표 1-2〉 비대면진료 시범사업 추진방안

<table>
<tr><th>구분</th><th colspan="4">내 용</th></tr>
<tr><td rowspan="6">참여범위</td><td rowspan="5">의원급 의료기관</td><td rowspan="2">재진 원칙</td><td rowspan="2">대면 진료 경험자</td><td>해당 의료기관에서 해당 질환에 대해 1회 이상 대면진료한 경험(만성질환자 1년 이내, 그 외 환자 30일 이내)이 있는 재진 환자</td></tr>
<tr><td>• 소아 환자(만 18세 미만)도 대면진료 이후의 비대면진료(재진)를 원칙으로 하되, 휴일 · 야간에 한해 대면진료 기록이 없더라도 비대면진료를 통한 의학적 상담은 가능(처방불가)
• (휴일) 「관공서의 공휴일에 관한 규정」에 의한 공휴일
(야간) 평일 18시(토요일은 13시)~익일 09시</td></tr>
<tr><td rowspan="3">초진도 허용</td><td>섬 · 벽지 환자</td><td>섬 · 벽지 지역(「보험료 경감고시」) 거주자</td></tr>
<tr><td>거동 불편자</td><td>• 만 65세 이상 노인(장기요양등급자에 한함)
• 장애인(「장애인복지법」상 등록장애인)</td></tr>
<tr><td>감염병 확진환자</td><td>감염병예방법 상 1급 또는 2급 감염병으로 확진되어 격리(권고 포함) 중에 타 의료기관 진료가 필요한 환자</td></tr>
<tr><td>병원급 의료기관</td><td colspan="3">해당 의료기관에서 해당 질환에 대해 1회 이상 대면하여 진료한 경험이 있는 환자
• 희귀질환자(1년 이내),
• 수술 · 치료 후 지속적 관리*(30일 이내)가 필요한 환자
* 신체 부착된 의료기기의 작동상태 점검, 검사결과의 설명에 한함</td></tr>
<tr><td rowspan="2">수가</td><td>의료기관</td><td colspan="3">진찰료+비대면진료 시범사업 관리료(진찰료의 30% 수준)</td></tr>
<tr><td>약국</td><td colspan="3">약제비+비대면조제 시범사업 관리료(약국관리료, 조제기본료, 복약지도료의 30% 수준)</td></tr>
<tr><td rowspan="3">실행방식</td><td>진료방식</td><td colspan="3">화상진료 원칙, 예외적으로 음성전화(화상통신 사용이 곤란한 환자) 가능
* 유 · 무선 전화가 아닌 문자메시지, 메신저만으로 진료 불가</td></tr>
<tr><td>처방전 전달</td><td colspan="3">환자가 지정하는 약국으로 팩스 · 이메일 등 송부</td></tr>
<tr><td>의약품 수령</td><td colspan="3">본인 수령, 대리 수령, 재택 수령* 등 환자와 약사가 협의하는 방법
* 섬 · 벽지 환자, 거동불편자, 감염병 확진 환자, 희귀 질환자에 한함</td></tr>
<tr><td colspan="2">실시기관 준수사항</td><td colspan="3">① (본인확인 의무) 본인여부 및 허용대상 여부 사전확인 후 진료
② (부적절한 비대면진료 금지) 의료기관 내 진료실 등 적합한 진료환경에서 실시
③ (전담기관 운영 금지) 비대면진료만 실시하는 의료기관, 비대면조제만 실시하는 약국 금지(월 진료 · 조제건수의 30%)
④ (처방 금지) 마약류, 오 · 남용 우려 의약품</td></tr>
</table>

〈표 1-3〉 비대면진료 대상 환자 여부 확인방법

<table>
<tr><th>의료
기관</th><th colspan="2">대상환자</th><th>기준</th><th>확인방법</th></tr>
<tr><td rowspan="7">의원급
의료
기관</td><td rowspan="3">재진
원칙</td><td rowspan="3">대면진
료
경험자</td><td>(만성질환자) 해당 의료기관에서 해당 질환에 대해 1년 이내에 1회 이상 대면진료 경험이 있는 재진 환자</td><td rowspan="2">환자가 해당 의료기관에 재진임을 알림
→ 의료기관은 환자 의무기록 확인</td></tr>
<tr><td>(그 외 환자) 해당 의료기관에서 해당 질환에 대해 30일 이내에 1회 이상 대면진료 경험이 있는 재진 환자</td></tr>
<tr><td>• (소아 환자) 대면진료 이후의 비대면진료(재진)를 원칙으로 하되, 휴일 · 야간에 한해 대면진료 기록이 없더라도 만 18세 미만 소아 환자의 경우 비대면진료를 통한 의학적 상담은 가능(처방불가)
• (휴일) 관공서의 공휴일에 관한 규정에 의한 공휴일
(야간) 평일 18시(토요일은 13시)~익일 09시</td><td>의료기관은 환자의 주민등록번호상 연령, 진료시간 확인</td></tr>
<tr><td rowspan="4">초진도
허용</td><td>섬 ·
벽지
환자</td><td>「보험료 경감 고시」 별표1에 규정된 섬 · 벽지 지역에 거주하는 환자</td><td>대상여부 확인 후 의료기관에 고지
① 환자의 주소지 섬 · 벽지 지역 해당 여부 확인
② 건강보험료 고지서 내 '섬 · 벽지 경감대상' 확인
③ 국민건강보험공단 고객센터(1577-1000) 문의</td></tr>
<tr><td rowspan="2">거동
불편자</td><td>(노인) 만 65세 이상이며, 노인장기요양보험법에 따라 장기요양등급 판정을 받은 환자</td><td>의료기관에 장기요양등급 인정서 등 제시</td></tr>
<tr><td>(장애인) 장애인복지법에 따른 등록장애인인 환자</td><td>의료기관에 장애인등록증, 장애인증명서 등 제시</td></tr>
<tr><td>감염병
확진
환자</td><td>감염병예방법 상 1급 또는 2급 감염병으로 확진되어 격리(권고 포함) 중에 타 의료기관 진료가 필요한 환자</td><td>격리통지서, 문자 등 격리사실 통보내용 제시</td></tr>
<tr><td rowspan="2">병원급
의료
기관</td><td colspan="2">희귀질환자</td><td>해당 의료기관에서 1회 이상 대면진료(1년 이내)를 받은 「본인일부부담금 산정특례에 관한 기준」 별표 4에 해당하는 희귀질환자 산정특례 적용자</td><td>• 의료기관은 환자 의무기록 확인
• 환자의 희귀질환자 산정특례 대상여부 확인</td></tr>
<tr><td colspan="2">수술 · 치료 후
관리가
필요한 환자</td><td>• 해당 의료기관에서 1회 이상 대면진료(30일 이내)를 받은 환자로서,
• 수술 · 치료 후 지속적 관리가 필요한 환자
* 신체 부착된 의료기기의 작동상태 점검, 검사결과의 설명에 한함</td><td>의료기관은 환자 의무기록 확인</td></tr>
</table>

비대면진료 중개 플랫폼 업체들로 구성된 '원격의료 산업협의회(원산협)'에 따르면 시범사업 첫날인 플랫폼 방문자 수는 크게 줄지 않았으나 실제 진료사례는 줄었다.

원격의료 산업협의회는 2021년 7월에 출범하고 원격의료의 확대와 발전을 위해 다양한 측면에서 활동한다. 이를 위해 협의회는 원격 의료기술의 표준화와 인증, 개인정보보호, 법적 규제, 보상체계 등을 다루는 정책을 개발하고, 이해관계자들 간의 의사소통과 협력을 촉진한다. 또한 원격의료의 효과적인 도입을 위한 가이드 라인과 교육자료를 제공하며, 연구와 현장사례 공유를 통해 지식과 경험을 확산시킨다.

재진일 때만 가능하니 이를 선별하는 데 시간이 걸려 비대면진료 이용자들은 불편을 겪었다. 초진의 경우에도 환자가 증명하는 자료를 확인하고, 사실 여부를 파악하는데 고충이 많다는 의견이 나오고 있다.

복지부는 환자 본인확인, 시범사업 평가를 위한 진료기록 제출 등에 추가 비용이 들어, 대면진료보다 비대면진료 가격을 높여야 한다는 입장이다. 대한의사협회(의협)도 비대면진료로 비용과 위험 부담이 발생하고, 대면진료 수가가 지나치게 낮다며 진찰료 대비 50~100% 가산 수가를 요구해왔다. 그러나 국외에선 비대면진료에 대면진료보다 더 높은 수가를 주는 사례를 찾기 어렵다.

원격의료 산업협의회의 17개의 회원사 및 서비스는 ㈜엠디스퀘어(엠디톡), ㈜닥터나우(닥터나우), 솔닥㈜(솔닥), ㈜메라키플레이스(나만의닥터), ㈜헥토클리닉(메디버디), 주식회사 굿닥(굿닥), 델토이드(델토이드), ㈜랩헌드레드(랩헌드레드), 주식회사 메디르(메듭), ㈜메디히어(닥터히어), ㈜쓰리제이(체킷), ㈜바이오트코리아(BIOT), ㈜에스에이치바이오테크(에스체크), ㈜디에이엘컴퍼니(달채비), ㈜잇피(잇피(ITPHY)), ㈜코레시옹비탈레(우주약방), ㈜피플스헬스(아는의사)이다.

4) 원격의료 시스템

원격의료를 이용하기 위해서는 이에 필요한 장비, 서비스 및 소프트웨어 등 원격의료 시스템을 보유해야 한다.

원격진료를 제대로 하려면 고화질 컴퓨터 모니터로 환자 영상을 보면서, 건강 지표 데이터 등이 일목요연하게 제시되는 환자관리 프로그램을 가동해야 안전하고 정확하다는 것이다. 환자가 집에서 잰 혈압이나 혈당, 심전도 등도 원격진료 플랫폼에 전송, 계속 업데이트해야 한다. 미국·일본을 비롯한 선진국 원격진료가 이런 식으로 이루어지고 있다.

원격의료 예약을 할 때 진료실 직원이 환자가 전화, 안정적인 인터넷 서비스, 원격의사 방문을 설정하기 위해 진료실에서 사용하는 모든 애플리케이션을 지원할 수 있는 스마트폰, 컴퓨터 중 일부 또는 전부를 보유하고 있는지 확인할 것이다.

진료실은 가상예약이 이루어지기 전에 환자에게 연결을 테스트하도록 요청할 것이다. 또한 진료실은 일차적으로 연결이 실패할 경우를 위한 백업계획을 마련할 수 있다. 예를 들어 음성 또는 영상이 실패하면 화상채팅이 잘못 진행될 수 있으며, 이 경우에는 전화로 세션을 계속해야 할 수 있다. 환자나 의료팀원은 가상예약 전에 미리 또는 체크인 절차의 일부로 환자 포털을 방문해야 할 수 있으며, 이는 때때로 방문 중에 시행하기도 한다.

5) 원격의료의 활용

원격의료를 최대한 활용하는 것은 모든 보건관리 방문을 최대한 활용하는 것과 비슷하며, 몇 가지 추가적인 고려사항이 있다.

① 예정된 가상방문 전에 기술 상태를 테스트하는 것이 중요하다. 그렇게 함으로써 문제를 해결할 시간을 가질 수 있다.
② 환자는 원격의료 요구사항을 충족하기 위해 기술 상태를 업그레이드해야 할 수도 있다(예 인터넷 대역폭 증가).
③ 특정 방문을 위해 정해진 준비작업을 하는 것이 도움이 될 수 있다(예 피부 발진 사진촬영 및 업로드).
④ 기술 상태가 좋아 아무리 잘 작동하더라도 백업계획을 세우는 것이 중요하다(예 화상 세션이 중단된 경우 전화로 완료할 준비).

국내 의료기관 중 일부에서 비대면으로 환자 건강과 질병을 종합관리하는 원격의료 시스템인 MJ 버추얼 케어센터를 열었다. 전담 의료진이 배치됐고, 독자적인 원격진료 플랫폼도 갖췄다. 이를 통해 미국 애틀랜타 한인회 등 해외 동포들을 대상으로 원격진료를 벌이고 있다. 각종 웨어러블 디바이스 등을 통해 만성질환자의 일상적인 라이프 케어, 고위험군 환자의 응급상황 모니터링도 한다. 대상 환자를 아프리카와 중동지역으로 확대하고 있다.

원격의료 세션이 끝나면 의사는 보다 전통적인 진료실 환경에서 추가적인 진료를 받도록 권장할 수 있다.

2. 원격의료의 장점과 단점

1) 원격의료의 장점

원격의료의 장점으론 환자나 병원, 보험사 모두 시간과 비용을 절감할 수 있다는 점, 비인기 과목의 의료진 공급난을 일부 해소할 수 있다는 점 등이 꼽힌다.

원격의료는 외딴 지역이나 원거리에 살고 있는 환자들에게 유익하다. 그들은 직접 의사나 전문의들을 만나러 멀리까지 갈 필요 없이 치료를 받을 수 있다. 최근의 모바일 협업기술의 발전은 같은 지역의 경우, 다양한 장소에 있는 의료인들이 정보를 공유하고 환자들의 문제에 관해 의논하는 것을 가능하게 만들었다. 모바일 기술을 이용한 원격환자 모니터링은 외래 환자들의 방문 필요성을 줄여주고, 원격 처방의 검증과 약물투여 관리를 가능하게 하여 건강관리의 전반적인 비용을 잠재적으로 상당히 줄일 수 있게 된다. 또한 근무자들에게 전문가들을 보고 배울 수 있게 하고, 최적의 실습을 훨씬 쉽게 공유함으로써 의학교육 효과도 있다.

원격의료는 환자와 의료진 사이에 전염병이나 기생 동물이 옮기는 경우도 없다(이 부분이 특히나 MRSA가 걱정하는 문제이다). 부가적으로 병원을 불편하게 느끼는 몇몇 환자들은 아마도 원격의료가 더 나을 것이다. 예를 들어 화이트 코트 신드롬이 있는 환자도 병원을 피하게 될 것이다. 집에 틀어 박혀 있거나 그렇지 않으면 구급차가 병원에 데리고 가야 하는 경우의 환자들은 고려 대상이 될 것이다.

전문가들은 의학의 패러다임이 '사후치료'에서 '예방'으로 옮겨갈 수 있다는 점에도 의미를 둔다. 원격의료에 사용되는 다양한 자가 모니터링 기술, 의료진과의 부담 없는 잦은 접촉 등으로 건강 상태를 더 면밀히 자주 들여다볼 수 있다는 것이다.

2) 원격의료의 단점

원격의료의 단점은 원격통신과 데이터 관리 장비의 비용, 그리고 원격진료를 사용할 의료인들을 위한 기술훈련의 비용에 있다.

가상의료는 잠재적으로 의료전문가들과 환자 간의 인간적인 상호소통을 줄어들게 하고, 등록된 전문가의 부재시에 의료서비스를 제공할 경우의 위험성 증가, 전자 저장 매체로의 저장과 전송과정에서 보호된 건강정보를 위태롭게 할 위험을 수반하고 있다.

또한 가상의 상호작용을 통하여 환자를 판단하여 치료하는 어려움 때문에 시간적인 효율성도 사실상 떨어진다.

예를 들어 보통의 일반적인 피부과 상담은 15분이 걸린다면, 원격 피부과 상담은 30분이 걸린다. 추가적으로 관련된 임상정보들을 접할 기회도 줄어들었고, 영상이나 환자 진행경과보고서 등 전송된 기록의 상태가 안 좋을 수 있어서 의사들에게 전달해줄 환자 케어정보는 품질을 보장하는 데 어려움이 있다.

원격의료를 수행하는데 있어서 다른 장애물에는 몇몇 원격의료 관행에 있어서 명확하지 않은 법적 규제와 또 어떤 분야에서는 정부 프로그램이나 보험업자에게 손해 배상을 청구하기 어려운 점 등이 있다.

또 다른 원격의료의 단점은 치료를 즉시 시작할 수 없는 것이다. 예를 들어, 박테리아의 감염으로 고통 받고 있는 환자의 경우는 약으로 항생제 처방을 받기 전에 병원에서 항생제 피하주사를 맞고, 반응을 관찰해 봐야 할 것이다.

급속한 원격의료 확대엔 우려의 목소리도 나온다. 의료진이 환자를 자세히 문진하지 못해 오진(誤診)하거나, 항생제 남용 등 과잉진료를 하기 쉽다는 것이다. 뉴욕타임스는 "부자들은 여전히 정밀한 고급 대면진료를 선호할 것"이라며, 서민 · 중산층의 간편한 원격의료 의존이 계층격차를 키울 수 있다고 했다.

〈표 1-4〉 세계 주요국의 의사-환자 간 원격의료 허용범위

구분		미국(메디케어)	일본	프랑스	중국
범위	환자 · 지역	• 메디케어 가입자 - 65세 이상의 노인, 65세 미만의 특정 장애 보유자, 신장질환 말기 환자(연령불문) 등 - 초진환자 허용 • 농촌, 전문의 부족지역의 지정된 의료시설	• 초진 후 6개월 이상 매월 동일한 의사에게 대면진료를 받았거나 최근 1년 동안 6회 이상 통원한 재진환자 • 지역제한 없음	• 건강보험 가입자 - 건강보험(진료비의 70%) 보장 조건(예외 有) ① 주치의 의뢰 전제 ② 최근 1년간 대면진료받은 재진환자 • 지역제한 없음(단, 의료소외 지역 중심으로 정부지원 중)	• 중앙정부는 非의료인에 의한 원격의료 금지 등 원칙적 내용만 규정 - 원격의료주체, 수가, 서비스 범위 등 세부사항은 지방정부가 자율 적으로 결정 • 지역제한 없음
	진료 과목 · 수단	• 보건복지부, 의료공급자, 기타 이해당사자가 신청한 진료과목을 매년 보험청에서 심사 · 승인(2020년 기준 100개 항목) • 실시간 영상 기반 원격의료만 인정(화상진료, 영상판독, 원격모니터링 등) - 저장 - 전송방식은 알래스카, 하와이만 허용	• 의료기관이 지정한 특정 의학관리료 대상 환자(만성질환 중심) • 원격진료(진단 · 처방), 원격 내원 권장, 원격 건강의료상담 등 허용 - 격진료와 원격 내원 권장(일부)에 대해서만 '온라인 진료의 적절한 실시에 관한 지침(2018. 3)' 적용	• 진료과목 제한없음 - 건강보험 적용조건 ① 원격진료 품질 및 의료정보 보안을 보장하는 영상통화 ② 보안 솔루션 접속 • 5가지 유형의 원격의료행위 인정 - 원격상담, 원격모니터링, 원격 자문, 원격의료지원, 기타 필요한 경우	• 만성질환 및 일부 경증질환 중심 • 원격진료(진단 · 처방), 원격상담, 원격영상의학 진단, 원격간호, 원격모니터링 등 허용 - 비처방 조제약 및 처방 조제약의 원격조제, 판매, 배송 가능

1-2 원격의료의 역사 및 사례

1. 원격의료의 역사

원격의료의 역사는 원격의료의 발단이 된 초기의 모습으로, 아프리카 마을 사람들은 심각한 전염병이 발생할 경우에 마을에서 멀리 떨어져 있도록 알리기 위해 봉화(Smoke Signal)를 사용하였다. 병원을 방문하기 힘든 오지, 도서지역 등 첨단의료 혜택을 받지 못하는 지역으로부터, 가정에서의 치료(Home Health Care), 장기요양 환자(Long Term Care), 또는 교도소나 군대와 같은 특수지역까지 원격의료의 수혜 범위는 광범위하다.

미국은 원격의료의 역사가 길다. 영토가 넓고 의료비가 비싸 병원 문턱이 높기 때문이다. 세계는 이미 일상적으로 원격의료를 받는 시대로 접어들었다. 몸에 붙이는 패치나 반지, 목걸이 형태의 모니터링 기기도 등장해 환자들의 신체정보를 실시간 수집해 전달한다.

외국에서 원격의료가 자리잡아 가는 배경에는 헬스케어 모니터링 기기가 있다고 보고 있다. 헬스케어 기기들은 사용자가 일상생활을 하는 동안 알아서 신체 상태를 체크해가며 의료행위를 아플 때 병원을 방문하는 것에서 '일상생활 속 예방'으로 바꾸고 있다는 것이다. 특히 24시간 실시간 모니터링을 하는 첨단기기는 그동안 병원에서 단시간 내에 발견하지 못한 신체문제를 포착해낼 수 있어 향후 원격의료 부문에 필수적 존재로 자리잡을 것으로 보인다.

1) 원격의료 초기시대

1950년대부터 의료 낙후지역에서 처음 전화의료가 허용됐고, 1960년대 미 항공우주국(NASA)이 우주탐사대원들을 위한 화상진료를 하면서 기술적 진화를 거듭했다.

약 1959년에 미국 네스라스카주 오마하시 정신병원과 112마일(약 180Km)떨어진 주립정신병원을 연결한 것을 효시로 꼽고 있다. 이후로 여러 원격진료 프로젝트는 있었으나 수익성 등의 이유로 제대로 진행되지 못했다.

2) 원격의료 발전기

1990년 들어 원격진료는 비약적인 발전하게 되었다. 1990년대부턴 대면진료와 원격의료의 보험 적용에 차별을 두지 않는 법제화가 잇따랐다.

1900년대 초기에는 오스트레일리아의 외딴 지역에 살고있는 사람들은 오스트레일리아 왕립 항공 의료서비스와 통신하기 위해서 송수신 겸용 라디오(Two-way Radio)를 사용하였다. 라디오는 자전거 페달을 이용한 발전기로 작동하였다.

3) 코로나 팬데믹 이후 3차 빅뱅

이런 상황에서 코로나 사태로 '3차 빅뱅'을 맞았다. 코로나 팬데믹을 계기로 전세계에서 원격의료가 폭발적으로 성장중이다. 주요 국가들은 규제를 대폭 완화, 시간·장소에 구애받지 않고 환자진료와 치료를 극대화하는 의료 신기술이 맘껏 펼쳐지도록 판을 깔아주고 있다.

2. 국내외 원격의료 사례

1) 미국의 사례

예를 들면 미국 메릴랜드에 사는 국책연구소 연구원 스테퍼니씨는 지난 몇 년 동안 갑상선 질환 때문에 한두 달에 한 번 30~40분 거리의 시내 대형병원에 통원치료를 다녔다. 병원에 가서 치료하고 집으로 돌아오는 데까지 보통 2시간이 넘게 걸렸다. 하지만 작년부터 병원 진료시간이 되면 직장에서 컴퓨터 앞에 앉는다. 병원이 이메일로 보내준 줌(화상회의) 링크로 접속, 주치의와 화상으로 상담하는 데 20분이면 족하다. 혈액검사는 집 근처 외주 검사업체에서 하면 그 결과가 병원에 넘

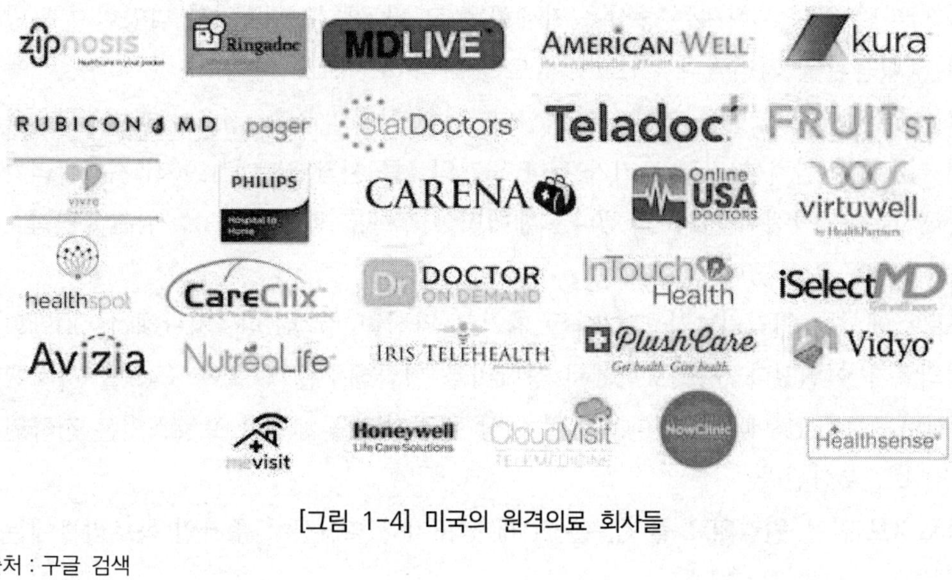

[그림 1-4] 미국의 원격의료 회사들

출처 : 구글 검색

어가고, 복용약도 의사가 동네 약국으로 처방전을 보내준다.

스테퍼니는 "코로나가 끝나더라도 원격진료만큼은 계속했으면 좋겠다"고 말했다.

뉴욕타임스(NYT)는 "지난 2019년 미국 내 전체 진료건수의 0.15%에 불과했던 원격진료는 2020년 3월 코로나 팬데믹 선언 직후 13%로 늘었다"고 보도했다. 순식간에 100배 가까이 늘어난 것이다. 대도시 유명 병원들도 지난해 원격진료 건수가 예년에 비해 30~40배씩 늘었다.

의료변화의 가장 큰 혜택을 받는 건 환자와 국민들이다. 미 각 주의회에는 코로나 와중 한시적으로 허용됐던 원격의료를 무기한 연장할 수 있게 해달라는 법안만 600여건 발의돼 있다.

미국 원격의료 플랫폼 대표 주자는 뉴욕주에 본사를 둔 텔라닥(Teladoc)이다. 보험종류와 성별, 언어, 질환 등을 입력하면 원하는 시간대, 원하는 의사를 선택할 수 있다. 1회 진료비는 대면진료비의 절반 정도이다. 지난해 팬데믹 선포 직후 텔라닥의 정기회원은 2배 이상 늘어난 7,000만명이 됐다.

2) 프랑스의 사례

스마트폰으로 프랑스 '국민의료 앱'으로 불리는 '독토리브(Doctolib)에 들어가 의사를 찾았다. 파리 15구 펠릭스 포르 거리에서 의원을 운영하는 앙드레 세바라는 의사가 이튿날 오후 6시 진료가 가능하다고 떴다. 간단한 인적사항을 넣고 신용카드로 상담비용 25유로(약 3만4000원)를 결제했다. 바로 예약이 잡혔다.

다음 날 약속시각이 되자 독토리브에서 보내준 링크를 노트북에서 클릭했다. 화면에 나타난 의사 세바씨는 증상을 자세히 묻고 편두통을 해소하는 다양한 운동방식과 생활습관을 일러줬다. 차도가 없으면 다시 보자고도 했다.

그는 "매일 10~12명쯤 화상으로 만난다. 전체 환자의 30% 정도다"라며 "코로나 사태 이후 감기환자를 직접 보기가 겁나 원격의료를 시작했는데 효율적 시간관리가 가능해지는 등 장점이 많다"고 했다. "팬데믹 이후에도 환자의 30% 정도는 원격으로 보려한다"고도 했다.

프랑스에서는 원격의료가 코로나를 계기로 완전히 정착했다. 지난해 1900만회 원격의료가 이뤄졌다. 사회보험에서 상담비를 환급해주는 진료의 5.4%를 차지했다. 전년도엔 0.1%에 불과했다. 한 번 이상 원격의료를 체험한 프랑스인은 전국민의 20%로 추산된다.

독토리브 같은 원격의료 플랫폼은 20개 정도가 있다. 선두 주자인 독토리브에는 원격의료가 가능한 의사 3만여 명이 등록돼 있다. 앱으로 의사의 진료 분야, 졸업 대학, 수련 병원 등을 다 알 수 있다. 의사가 어떤 외국어를 구사할 수 있는지도 나온다. 스마트폰 · 태블릿으로도 영상상담이 가능해 사무실이나 공원에서도 의사를 만날 수 있다. 처방전은 온라인으로 보내준다. 원격진료를 하고 나면 대면진료와 마찬가지로 상담비를 환급해 준다. 결국 공짜인 셈이다.

3) 일본의 사례

일본 의료기기 기업 오므론헬스케어는 작년 원격환자 모니터링 솔루션인 '바이탈 사이트'를 공개했다. 환자가 혈압을 측정하면 그 정보를 의료진에게 실시간으로 전달하고, 이상 수치가 나오면 의사가 바로 환자에게 경고를 보낼 수 있다.

4) 기타의 사례

필립스는 작년 6월 몸에 붙이면 호흡과 심박수, 자세, 체온, 걸음걸이 등을 자동으로 체크하는 패치 형태의 바이오센서 BX100을 출시했다. 수집된 데이터는 다른 환자의 데이터와 비교 · 검토되어 갑자기 상황이 나빠지는 환자를 미리 예상하는 데도 쓰인다. 핀란드의 스타트업 오우라가 출시한 스마트 반지 '오우라 링'도 체온과 호흡, 심박수 등을 측정한다.

5) 한국의 사례

이런 추세와는 달리 한국에서는 원격의료가 여전히 원칙적으로 불법이다. 질병청이 감염병 '심각단계'를 발령한 후 일시적으로 화상통화 등을 이용한 원격의료가 일부 허용되고 있을 뿐이었다.

그런데 보건복지부는 2023년 5월 30일(화) 오전 8시에 개최된 제9차 건강보험정책심의위원회(이하 '건정심')에 비대면진료 시범사업 추진방안을 보고하고, 2023년 6월 1일(목)부터 비대면진료 시범사업을 실시한다고 밝혔다.

코로나19 위기단계가 '심각'에서 '경계'로 조정되면서 「감염병의 예방 및 관리에 관한 법률」에 근거하여 한시적으로 허용되었던 비대면진료는 종료되고, 「보건의료기본법」에 따라 제한적 범위의 비대면진료 시범사업이 실시된다.

보건복지부는 지난 5월 17일 당정협의 후 비대면진료 시범사업 추진계획(안)의 초안을 공개하고 대한의사협회, 대한병원협회, 대한치과의사협회, 대한한의사협회, 대한약사회, 대한간호협회 등 6개 의약단체와 환자단체 · 소비자단체, 원격의료 산업협의회 등 주요 이해관계자의 의견을 수렴하는 한편, 이를 바탕으로 이번 건정심에서 시범사업 추진방안을 논의하였다.

지난 3년 여 간 코로나19 위기상황에서 약 1,400만여 명의 국민들이 비대면진료를 경험[1)]한 바 있고, 국민의 만족도와 효과성, 국제동향을 고려할 때 상시적으로 비대면진료를 안전하게 이용할 수 있도록 제도화하는 방안이 필요한 시점이다.

국회에서도 의료법 개정을 통해 비대면진료를 제도화하기 위한 논의가 진행되고 있으나, 의료법 개정이 완료되기 전에 코로나 위기단계가 하향 조정되면서 비대면진료가 중단될 것으로 예상되었다. 이번 시범사업은 비대면진료의 공백을 최소화하여 국민들의 의료접근성을 제고하고 건강을 증진하기 위한 불가피한 선택으로 2022년 4월 5일과 5월 17일 당정협의를 통해 시행이 구체화된 바 있다.

이에 따라 보건복지부는 국민건강 우선, 편의성 제고, 환자 선택권 존중의 세 가지 원칙을 바탕으로 국민의료의 안전성과 의료이용의 편의성, 접근성 사이에서 균형을 찾는데 중점을 두었다고 강조했다.

1-3 원격의료의 형태

1. 원격의료의 서비스 범주

원격의료는 세 가지 주요 범주로 구분할 수 있다. 축적 전송, 원격 모니터링, (실시간) 쌍방향 서비스로 구분한다.

1) 축적 전송방식의 의료서비스

축적 전송방식은 의학데이터(의학영상, 생체신호 등)를 수집하고, 오프라인에서도 종합진단을 내려 의사나 전문의에게 편한 시간 때에 전송할 수 있다.

수신 측의 단말이나 발신 단말이 동시에 있지 않아도 통신이 가능하다. 피부과, 방사선학, 병리학 등은 동시에 통신하지 않는 원격의료를 더 하기 쉽게 만드는 흔한 전문 분야이다.

적절하게 구성된 진료기록(가급적이면 전자식으로)도 전송되어야 한다. 전통적인 환자를 직접 대하는 방법과 원격의료를 통해 환자를 대하는 것의 중요한 차이는 실

1) 총 1,419만명 대상 3,786만 건 실시('20.2.24~'23.4.30, 심평원)

질적인 몸의 진찰과 환자의 내력이 빠진 것이다. 축적 전송방식은 임상 의사들이 환자의 내력과 몸을 진찰하지 못하는 대신에 음성/영상정보를 필요로 한다.

2) 원격 모니터링 의료서비스

원격 모니터링은 자가 모니터링 혹은 자가 테스트라고 알려져 있는데, 전문 의료진들은 다양한 기술의 기기를 사용하여 환자를 원격으로 모니터링할 수 있게 한다. 이 방법은 처음에 만성적인 질병들이나 심장병, 진성 당뇨병, 천식과 같은 특정 상황들을 관리하기 위하여 사용되었다. 이러한 서비스들은 환자를 직접 대면하는 전통적인 방식과도 견줄만한 건강결과가 나온다. 환자들에게 큰 만족을 주고, 경제적으로도 효과가 있을 것이다.

3) 쌍방향의 원격의료 서비스

쌍방향 원격의료 서비스는 전화통화, 온라인 커뮤니케이션, 가정방문 등을 가능하게 위해서 환자와 제공자 간에 실시간 상호 소통을 제공한다. 환자의 내력 검토, 신체 진찰, 정신 감정, 안과 검사 등과 같은 활동들이 환자와 직접 대면하는 전통적인 방식과 비슷하게 이루어진다. 게다가 임상 의사와의 쌍방향 원격진료 서비스는 직접 방문할 때 보다 가격이 덜 비싸다.

2. 응급 원격진료

미국의 해군 부대 의료진들은 손에 들고 다니는 원격의료 기기를 사용하기 위해 훈련을 받는다.

프랑스, 스페인, 칠레, 브라질의 의료 구급대 규제기관의 의사들은 매일 응급 원격진료를 수행하고 있다. 항공과 해상의 응급상황들 또한 파리, 리스본, 툴루즈의 의료 구급대 센터에서 다룬다.

최근의 연구에서 응급상황과 중환자실에서 원격진료를 받아들이는 데 있어서 장벽으로 작용하는 가장 주요한 요인은 다음과 같다.

① 의료사고 방지, 다양한 시설에서의 특권 등 모든 여러 가지 사정들로 면허를 따는 어려움과 그에 드는 비용규제의 문제가 있다.

② 정부 지급자들과 몇몇 영리 보험회사들은 가입 허가와 상환의 부족으로 재정적 장벽을 넘지 못하고 있다. 이러한 투자가 병원과 헬스케어 시스템에 곧바

로 부담을 주게 된다.

③ 원격의료를 적용하고자 하는 욕구가 없는 데서 비롯한 문화적 장벽이 있다.

3. 일반적인 헬스케어 제공

원격으로 진단하고, 심장소생법(Cardiac Resuscitation, 제세동)을 필요로 하는 환자들을 치료하기 위해서 고안된 최초의 쌍방향 원격의료 시스템은 표준 전화회선을 통해 작동하고, 1989년에 미국의 MedPhone 회사에서 개발하여 출시되었다. 그 회사의 회장이자 최고 경영자인 S Eric Wachtel의 지휘 아래 1년이 지나고 나서는 모바일 무선 버전인 MDPhone을 소개하였다. 미국의 12개의 병원들이 수신과 치료기관의 역할을 하였다.

원격 모니터링은 의료진과 떨어져 있는 환자들을 원격으로 모니터링하는 것을 포함하는 의료행위이다. 전반적으로 환자들은 집에서 많은 모니터링 기기를 가지게 될 것이다. 그리고 이러한 기기의 결과는 전화를 통해 의료진에게 전송이 될 것이다. 원격 모니터링은 병원까지 직접 가기 싫어하는 환자들이나 스스로 간단한 건강관리를 할 환자들에게 편리한 방법이다.

객관적인 과학 기술상의 모니터링일 뿐만 아니라 대부분의 원격 모니터링 프로그램들은 환자의 건강과 편의에 관한 주관적인 질의도 포함한다. 이러한 질의는 전화상에서 자동적으로 할 수도 있고, 원격 모니터링 소프트웨어가 환자를 의료진과 연락을 취해주기도 한다. 그러면 의료진들이 현장에서 진찰하는 것과 비슷하게 주관적인 정보와 객관적인 정보를 조합하여 환자의 치료에 대해 결정을 하게 된다.

혈압, 심장 박동, 무게, 혈당, 헤모글로빈을 추적하는 원격 모니터링 기기도 있다. 원격 모니터링은 환자가 옆에 필요한 모니터링 장비들을 가지고 있으면 어떠한 생체신호에 관해서도 정보를 제공하는 것이 가능하다. 환자 상태의 심각성에 따라서 의료진들은 가장 좋은 치료방법을 판단하기 위해 매일 혹은 한 주에 한 번, 이 통계자료들을 확인할 것이다.

인도 아유르베다의 의사이자 지바 아유르베다의 이사를 맡고 있는 Partap Chauhan가 2007년에 최초의 아유르베다 원격의료 센터를 인도에 설립하였다.

텔레독은 모바일 아유르베다 분야 기술자들을 지바 연구소 병원의 의사들에게 연결시켜 주기 위해 자바스크립트로 돌아가는 노키아 폰을 사용했다. 가장 최고 기록일 때는 텔레독을 이용하는 사람의 수가 하리아나 주에서 한 달에 약 1000명까지 도달했다. 처음으로 당뇨병과 같은 만성 질환을 다루었기 때문이다.

집에 있는 환자들의 모니터링은 혈압계와 같이 알려진 기기들을 사용하고 의료진에게 정보를 전송해 주는데, 이는 빠르게 성장하는 최근에 생겨난 서비스들이다. 이러한 원격 모니터링 해결책은 현재의 높은 만성 질환의 사망률에 초점을 맞추었고, 주로 선진국에서 이용하고 있다.

개발도상국에서는 1차 원격진단 방문으로 훨씬 더 잘 알려져 있는 새로운 방법이 최근에 생겨나고 있다. 그것에 따라 의사들은 원격으로 진찰하고 환자를 치료하기 위해서 기기를 사용한다. 예를 들면 남아프리카가 있다. 1차 원격진단 상담이 이미 진단했었던 만성 질환을 감시할 뿐만 아니라, 미래에 발생하여 의사를 찾게 될 병까지도 진단하고 관리하기 때문에 이 새로운 기술과 의료원칙은 주요한 헬스케어 제공문제를 향상시키기 위한 중요한 약속을 담고 있다.

4. 원격간호

원격간호는 환자와 간호사가 물리적으로 멀리 떨어져 있을 때 간호서비스를 제공하기 위해서 원격통신과 정보기술을 이용한다. 원격의료의 한 부분으로 원격진단, 원격상담, 원격 모니터링 등과 같은 다른 의학적 · 비의학적 응용과 많이 연결이 된다.

원격간호는 많은 국가에서 여러 가지 요소들 때문에 상당한 성장률을 보이고 있다. 사람들은 헬스케어의 비용을 줄이는 것과 고령화 층과 만성 질환을 앓는 사람들의 증가, 헬스케어의 범위를 거리가 먼 곳, 시골, 인구의 수가 적은 지역들까지로 확대하는 등의 고민으로 사로잡혀 있다. 이러한 이득에 따라 원격간호는 증가하는 간호사 부족문제에 대한 해결책이 될 수도 있을 것이다. 병원까지 가는 데 걸리는 시간이 줄어들고, 환자가 병원에 들어가지 않아도 된다. 원격간호사들의 직업 만족도가 계속해서 높게 나오고 있다.

2014년 1월, 오스트레일리아에서 멜버른 기술 전문대학교는 호주 수유협회와 공동으로 최초로 새어머니들을 위한 손을 쓰지 않고 모유 수유를 할 수 있는 구글 글래스 애플리케이션을 만들기 위해서 스몰 월드 소셜(Small World Social)을 설립하였다. '구글 글래스 앱 평가판' 애플리케이션으로 흔한 모유 수유에 관한 문제들(아기의 의도를 이해하는 것, 자세 등)에 관한 설명문을 읽으면서 아기를 보육할 수 있고, 혹은 안전한 구글 행아웃을 통하여 수유상담가를 부를 수 있다. 수유 상담가는 엄마의 구글 글래스 카메라를 통해 문제를 볼 수 있다. 앱의 평가판은 2014년 4월에 멜버른에서 성공적으로 끝이 났고, 앱의 사용자 전원이 모두 자신감 있게 모유 수유를 할 수 있었다.

5. 원격조제

원격조제는 약사를 직접 만나기 어려운 지역에서 원격통신을 통해서 약 처방만 담당하는 케어를 말하고, 광범위한 원격의료의 현상 중의 하나이다. 원격조제는 약물치료 모니터링, 환자상담, 처방약에 대한 사전의 허가와 계속 조제할 때의 의사의 승인, 원격회의나 화상회의에 따른 처방서의 감시 등을 포함한다. 자동 포장과 라벨링 시스템을 통해서 원격으로 약물을 조제하는 것 또한 원격조제의 예시이다. 원격조제는 소매의 약국 사이트나 병원, 양로원, 기타 의료기관에서 할 수가 있다.

약사들과 약국 직원들을 원격으로 교육하고 훈련하는 것 등의 다른 목적으로도 화상회의를 하는 것을 포함한다.

6. 원격 트라우마 치료

원격 트라우마 치료는 트라우마 환경에서의 말솜씨를 능숙하게 향상시키는데 활용될 수 있다. 예를 들어보면 다음과 같다.

1) 트라우마가 있는 사람들을 분류

원격의료를 사용하여 트라우마 전문가들은 모바일 기기를 이용한 인터넷을 통하여 다양한 사상자들과 재난의 현장에 있었던 사람들과 상처의 심각성을 판단하기 위해 상호 소통을 하게 된다. 그들은 임상평가를 해줄 수 있고, 트라우마가 있는 사람들이 필요한 치료를 받기위해 위나 장을 비워야 하는지 판단한다. 원격으로 진료하는 트라우마 전문가들은 임상평가와 환자와 물리적으로 가까이서 치료하게 될 계획 등에서 질이 비슷하다.

2) 집중치료실 단계

원격의료는 또한 트라우마 집중치료실(ICU, Intensive Care Unit)에서 감염의 확산을 줄이기 위해서 쓰인다. 이 단계는 대개 전국 각지의 병원들에서 참여하는 의사들, 동료들, 레지던트들, 그 밖의 다른 임상 의사들을 포함하여 병원에 있는 약 열명 혹은 그 이상의 사람들이 팀으로 모여 행해진다. 이 그룹은 대개 치료실 내의 각각의 환자들에 대해서 돌아가며 논의한다. 이것은 밤 근무에서 낮 근무로 교대하기가 편하다. 또한 새로운 레지던트들이 교육적인 경험을 하는 데 도움을 준다. 새로운 접근법은 화상회의 시스템을 통하여 회의실에서 행하는 것을 특징으로 한다. 트라우마 주치의, 레지던트, 동료들, 간호사, 임상 간호사 그리고 약사는 환자 머리맡의 실시간 비디오 스트림을 볼 수 있다. 이들은 모니터를 통해서 생체신호, 호흡기의 세팅, 환자의 상처를 볼 수 있다. 화상회의는 원격으로 보는 사람들이 환자의 침대 옆에 있는 의료진과의 쌍방향 소통을 할 수 있게 한다.

e-ICU는 전자적 중환자실이라는 뜻으로 중환자실에서 치료중인 환자들의 생체신호 및 의학적 데이터를 실시간으로 모니터링하고 기록하는 원격 모니터링 시스템을 말한다.

e-ICU는 대개 전문적인 의료진과 각종 모니터링 장비를 갖춘 중환자실에서 일어나는 수많은 데이터를 수집하고, 이를 전용 네트워크를 통해 원격의 의료진과 전문가들에게 실시간으로 공유한다. 이러한 과정에서 각종 의학적 데이터를 자동으로 수집 · 분석 · 요약하는 인공지능 기술을 활용하며, 이는 의료진들이 빠르게 중요한 정보를 파악하고 환자들의 건강 상태를 더욱 정확하게 파악할 수 있게 도와준다.

e-ICU는 의료진의 작업 효율성을 향상시키고, 중환자 치료의 효과를 높이는 것 뿐 아니라, 지리적으로 떨어져 있는 지역에서도 전문적인 치료와 진료를 받을 수 있게 함으로써 의료서비스의 질과 범위를 확대하는 역할을 한다.

3) 트라우마 교육

몇몇의 트라우마 센터들은 병원과 전세계의 의료진들에게 화상회의 기술을 이용한 트라우마 교육강의를 제공한다. 각각의 강의는 기초적인 원칙, 직접 경험에 의한 지식, 확립된 임상진료 표준분석에 대한 근거 기반 진료, 새로워진 발전된 대체 방법의 비교 등을 포함한다. 다양한 곳에서 위치, 의료진, 자원 등에 근거한 관점을 공유하고 공동으로 작업한다.

수술실에 대해 트라우마 외과 전문의들은 화상회의를 이용하여 먼 곳에서도 각 경우에 대한 관찰과 상담을 할 수 있다. 이것은 참여하는 사람이 실시간으로 레지던트들을 보는 것을 가능하게 한다. 외과 전문의들은 카메라를 방향을 자유롭게 원격 조절하여(상하, 좌우, 확대 축소, PTZ, 팬 틸트 줌) 수술하기 가장 좋은 각도를 찾을 수 있다. 동시에 환자에게 최상의 수술을 제공하기 위한 전문지식도 제공한다.

수행 내용

재료 · 자료

- 원격의료 시스템 관련 자료

기기(장비 · 공구)

- 컴퓨터, 문서작성 프로그램, 프린터, 주변기기

안전 · 유의사항

- 원격의료 시스템 관련 장비의 안전 및 유의사항을 숙지한다.

수행 순서

01 우리나라의 의료전달체계에 대하여 분석하라.

한국은 선진 의료기술과 체계적인 의료전달체계를 갖춘 나라로 세계적으로 인정받고 있다. 이에 대한 분석을 아래와 같이 제시하겠다.

1. 보건의료 시스템

한국은 국민건강보험제도를 통해 모든 국민이 의료서비스를 받을 수 있는 보건의료 시스템을 구축하고 있다. 이를 통해 국민들은 고가의 의료비를 부담하지 않고도 필요한 진료와 치료를 받을 수 있다. 또한 대부분의 의료서비스가 전자건강기록 시스템을 통해 관리되어 있어 의료정보의 효율적인 관리와 공유가 가능하다.

2. 의료 인프라

한국은 혁신적인 의료 인프라를 보유하고 있다. 대표적으로는 첨단 의료장비와 시설, 다양한 의료전문가들로 구성된 의료 인력 등이 있다. 또한 선진적인 의료기술의 연구 및 개발을 적극적으로 추진하고 있다.

3. 의료서비스

한국의 의료서비스는 다양하게 제공되고 있다. 병원, 의원, 보건소, 종합의료센터 등 다양한 의료기관이 있어 국민들의 다양한 의료수요를 충족시킬 수 있다. 또한 최신 의료기술과 첨단장비를 활용한 진료 및 치료가 가능하며, 보건교육 및 예방 프로그램도 다양하게 운영되고 있다.

4. 의료 관련 정책

한국은 의료 관련 정책을 적극적으로 추진하고 있다. 대표적으로는 국민건강보험제도, 의료비 부담 경감 정책, 의료기술 개발지원 정책 등이 있다. 이를 통해 국민건강 증진과 의료서비스의 질적 향상을 지속적으로 추진하고 있다.

5. 도전 과제

한국의 의료전달체계는 일반적으로 높은 수준의 의료서비스를 제공하는 것으로 알려져 있다. 그러나 이러한 체계도 여전히 개선이 필요한 도전과제를 가지고 있다. 이에 대한 몇 가지 예시는 다음과 같다.

1) 지역간의 의료서비스 격차

한국의 대도시와 지방지역 사이의 의료서비스 격차가 크게 나타나고 있다. 대도시에서는 최신 기술과 첨단시설을 갖춘 의료기관이 많이 있지만, 지방지역에서는 이러한 기관이 부족한 경우가 많다. 따라서 지역 간의 의료서비스 격차를 해소하기 위한 노력이 필요하다.

2) 의료비용 문제

한국의 의료비용은 전세계적으로 높은 편에 속한다. 이러한 비용부담은 많은 국민들에게 어려움을 초래하고 있다. 따라서 의료비용을 저감하고 국민들이 보다 쉽게 의료서비스를 이용할 수 있도록 하는 방안이 필요하다.

3) 인력문제

한국의 의료체계는 의료인력 부족문제를 겪고 있다. 특히 전문의 및 간호사 등 고급 의료인력의 부족이 심각한 문제로 대두되고 있다. 이에 따라 의료인력 양성 및 보유에 대한 정책적 지원이 필요하다.

4) 고령화 문제

한국은 고령화 사회로 빠르게 전환되고 있다. 이러한 변화에 대응하기 위해서는 노인을 위한 전문적인 의료서비스가 필요하다. 특히 지역사회에서 노인을 위한 의료서비스를 제공하는 것이 중요하다.

5) 의료정보 기술문제

한국의 의료정보 기술은 발전하고 있지만, 아직도 많은 문제점이 있다. 예를 들어 의료정보 시스템 간의 연동성이 낮아 의료정보의 공유와 활용이 어렵다는 점이 있다. 이러한 문제를 해결하기 위해서는 의료정보 기술분야에 대한 연구와 투자가 필요하다.

02 e-ICU의 사례에 대하여 분석하라.

온라인 중환자실(e-ICU)은 의료기술의 발전으로 인해 중환자 치료의 질을 향상시키는데 중요한 역할을 한다.

e-ICU는 중환자실 환자를 모니터링하고 치료하는데 사용되는 원격의료 서비스이다. 이러한 서비스는 전세계적으로 많은 병원에서 사용되고 있다.

1. 해외 사례

다음은 e-ICU의 해외의 대표적인 사례이다.

1) Philips e-ICU 프로그램

Philips e-ICU 프로그램은 ICU(Intensive Care Unit, 중환자실)에서 환자들의 모니터링 및 치료를 개선하고 최적화하기 위한 프로그램이다.

이 프로그램은 Philips사에서 제공하는 소프트웨어와 하드웨어를 이용하여 ICU 환자의 생체신호(호흡, 심박, 혈압 등)를 실시간으로 모니터링하고, 의료진이 환자 상태를 빠르게 파악할 수 있도록 도와준다. 또한 이 프로그램은 환자의 데이터를 수집하여 분석하고, 예측모델을 이용하여 ICU에서의 환자 결과를 예측할 수 있다.

이를 통해 의료진은 환자의 상태 변화를 빠르게 파악하고 조치를 취할 수 있으며, 환자의 예측결과를 이용하여 최적의 치료계획을 세울 수 있다.

또한 이 프로그램은 ICU에서 일어날 수 있는 잠재적인 문제를 예방하고, 환자치료의 효율성과 안전성을 높이는 데 기여한다.

Philips e-ICU 프로그램은 전세계의 다양한 병원에서 사용되고 있으며, ICU에서의 환자치료에 있어서 매우 유용한 도구 중 하나이다.

2) Banner Health e-ICU 프로그램

Banner Health의 e-ICU 프로그램은 치료중인 중환자들의 감시 및 관리를 위해 개발된 원격감시 시스템이다. 이 프로그램은 ICU(중환자실)에 입원한 환자들의 생체신호를 모니터링하고, 이를 전문적인 감시 담당자들이 평가한다. 이러한 감시 담당자들은 미국 내에서 위치한 Banner Health의 본사에 있는 명백한 교육과 경험을 갖춘 전문의료진으로 구성된다.

e-ICU 감시 담당자들은 일반적으로 이러한 환자들의 생체신호를 모니터링하고, 감시 콘솔에 표시되는 데이터를 통해 문제가 발생한 경우 즉각적으로 의료진에게 경고한다. 또한 환자의 건강 상태를 평가하고, 이에 따라 필요한 처치와 치료를 제안한다. 이 프로그램을 사용하면 전문적인 감시 담당자들이 환자들을 실시간으로 모니터링하고, 의료진에게 직접적으로 의견을 제시함으로써 ICU에서의 환자치료를 개선할 수 있다.

Banner Health의 e-ICU 프로그램은 ICU에서 치료되는 환자들의 안전을 높이고, 감시 담당자들과 의료진 간의 의사소통을 개선하여 환자치료에 대한 효율성을 높인다. 이러한 감시 시스템은 의료현장에서 즉각적인 대처와 치료의 개선을 가능케 하고, 치료비를 줄일 수 있으며, 환자치료에 대한 전반적인 품질을 향상시킨다.

3) Mercy Virtual Care Center

미국의 Mercy Health System은 e-ICU를 이용하여 환자치료를 개선하고, 재원의 일수를 줄이며, 의료비를 절감하는 등의 성과를 이루고 있다. Mercy Virtual Care Center에서는 중환자실에서 치료를 받는 환자를 24시간 모니터링하여 필요한 조치를 취하고, 의료진 간의 실시간 의사소통을 통해 치료효과를 극대화하고 있다.

Mercy Virtual Care Center는 미국의 건강관리 서비스 제공자인 Mercy Health System이 소유하고 운영하는 가상케어 센터이다. 이 센터는 진료 전문가와 간호사, 의료기술 전문가 등을 비롯한 다양한 전문가들로 구성되어 있으며, 환자들에게 원격진료와 의료서비스를 제공한다.

Mercy Virtual Care Center는 다양한 기술을 사용하여 가상케어를 제공한다. 이 중 일부는 다음과 같다.

(1) 원격 모니터링

집에서 특정 건강 상태를 모니터링하고, 이를 의료전문가들이 실시간으로 확인할 수 있다.

(2) 비디오 의사소통

환자와 진료 전문가 간에 안전한 비디오 통화를 통해 진료 및 상담을 할 수 있다.

(3) 가상 진료실

환자가 진료를 받을 수 있는 가상환경을 제공한다. 이러한 기술을 통해 Mercy Virtual Care Center는 광범위한 의료서비스를 제공한다. 이 센터에서는 특히 만성적인 질병이나 특수한 의료상황에 대한 케어가 중점적으로 제공된다. 또한 Mercy Virtual Care Center는 환자의 건강 상태를 모니터링하고 조기진단 및 예방에 중점을 둔 프로그램도 운영하고 있다. 이러한 프로그램은 환자가 건강한 삶을 유지하는 데 도움이 되며, 의료비용을 줄일 수 있는 이점이 있다.

2. 국내의 사례

국내에서도 이러한 시스템을 도입하여 환자치료에 활용하고 있다. 대표적으로 삼성서울병원과 서울대학교병원에서 e-ICU 시스템을 운영하고 있다.

1) 삼성서울병원

삼성서울병원은 2016년부터 e-ICU 시스템을 도입하여 실시간으로 중환자의 상태를 모니터링하고 의료진이 조치를 취할 수 있도록 지원하고 있다.

삼성서울병원에서 e-ICU는 중환자실에서의 치료 및 모니터링에 사용되는 기술이다. 이 시스템은 각 환자의 생체신호(심전도, 호흡, 혈압 등)를 실시간으로 모니터링하며, 각종 의료기기들과 연결되어 환자 상태를 체계적으로 파악하고 감시한다.

e-ICU는 환자 상태변화를 조기에 감지하고 신속하게 대처할 수 있는 장점이 있다. 또한 실시간 화상통화를 통해 원격으로 각종 검사결과나 진료기록 등을 공유하고, 전문의료진 간의 협업을 촉진하는데에도 유용하다. 이러한 e-ICU 시스템은 각종 중환자실에서 활용되고 있으며, 특히 삼성서울병원에서는 이를 활용하여 환자 안전성을 높이고 의료 질을 향상시키는 데 노력하고 있다.

2) 서울대학교병원

서울대학교병원은 2017년에 e-ICU 센터를 설치하여 실시간으로 환자를 관찰하고 치료방법을 제시하는 등의 서비스를 제공하고 있다.

서울대학교병원에서 사용하는 e-ICU(전자집중치료실) 프로그램은 ICU 환자의 모니터링 및 의료진 간의 정보공유를 위한 웹 기반 시스템이다. 이 프로그램은 ICU 환자들의 생체신호를 수집하고 실시간으로 처리하여 의료진이 환자 상태를 모니터링하고 조치를 취할 수 있도록 도와준다.

e-ICU는 다음과 같은 기능을 제공한다.

(1) 생체신호 모니터링

e-ICU 시스템은 환자의 생체신호를 모니터링하고, 이를 실시간으로 처리하여 의료진이 환자의 상태 변화를 빠르게 파악할 수 있도록 돕는다. 이러한 생체신호에는 혈압, 호흡, 심전도 등이 포함된다.

(2) 알람 시스템

e-ICU 시스템은 환자의 생체신호가 특정 기준을 벗어나면 알람을 발생시킨다. 의료진은 이를 통해 즉각적으로 환자의 상태를 파악하고 조치를 취할 수 있다.

(3) 온라인 상담

e-ICU 시스템은 전문적인 의료진이 환자 상태를 원격으로 모니터링하고 조치를 제시할 수 있도록 돕는다. 이를 통해 환자의 치료효과를 높이고, 의료진의 업무 효율성을 높일 수 있다.

(4) 의료기록 관리

e-ICU 시스템은 환자의 의료기록을 관리하고, 이를 의료진 간에 공유할 수 있도록 돕는다. 이를 통해 의료진 간의 소통이 원활해지고, 환자치료에 대한 정보의 일관성과 효율성을 높일 수 있다.

(5) 데이터 분석

e-ICU 시스템은 환자의 생체신호 및 의료기록 데이터를 수집하여 분석한다. 이를 통해 의료진은 환자의 상태 변화를 예측하고, 조기에 조치를 취할 수 있도록 돕는다.

(6) 보 안

e-ICU 시스템은 환자의 의료기록과 생체신호 데이터를 안전하게 보호한다. 이를 통해 개인정보보호에 대한 문제를 해결할 수 있다.

이외에도 국내의 몇몇 대형 병원에서는 e-ICU 시스템을 도입하고 운영하고 있으며, 이를 통해 중환자치료의 질을 향상시키고 있다.

이러한 e-ICU 프로그램들은 중환자실에서 환자를 치료하는데 있어서 매우 유용한 도구로 인정받고 있다. 이들은 환자의 안전성을 높이고, 치료결과를 개선하는데 큰 역할을 하고 있다.

03 한국의 의료기관체계에 대하여 분석하라.

한국의 의료기관체계는 국민건강을 보호하고 질병예방 및 치료를 위한 다양한 의료서비스를 제공하기 위해 구성되어 있다.

한국의 의료전달체계는 근대 의학적 개념과 함께 서구에서 유래된 의료제도가 도입되면서 형성되었다. 이에 따라 의료서비스 제공의 주체가 개인병원에서 국가 및 지자체로 이전되고, 의료보험제도의 도입과 함께 보험가입자를 중심으로 한 의료전달체계가 구축되었다.

19세기 말에는 서양의학적 지식과 기술이 조선에 소개되면서 이전의 한의학 중심적인 의료제도에서 서양의학이 점차 발전하게 되었다. 이에 따라 개인병원이 생겨나고, 국가적으로 의료제도를 발전시키기 위해 의료부가 설립되었다.

그러나 1945년 광복 이후 일본에서 받은 의학적 지식과 기술을 기반으로 한국의 의료제도는 미군정부와 국내의 대부분 의료계의 강력한 영향을 받게 되었다. 미군정부는 의료제도 개편을 위한 계획을 세우고, 이를 수행하기 위해 의료부를 재조직하였다. 이후 한국정부는 미군정부의 의료제도를 계승하면서도 국내 의료계와의 협의를 통해 보건의료정책에 대한 국내적인 방향성을 제시하였다.

1970년대에는 국내 의료계와 보건복지부의 협력으로 의료서비스가 발전하였고, 이에 따라 국민건강보험제도가 도입되었다. 이를 계기로 보험가입자를 중심으로 한 의료전달체계가 구축되었으며, 이후에는 의료서비스의 질과 수준이 계속해서 향상되어 오늘날의 형태로 이어지고 있다.

최근에는 정보통신 기술의 발전과 의료산업화가 빠르게 진행되면서 의료전달체계의 디지털화와 글로벌화에 대한 요구도 높아지고 있다.

1. 보건복지부 및 지방보건소

보건복지부와 지방보건소는 국민건강을 보호하기 위한 정부기관이다. 보건복지부는 중앙정부기관으로 국가 보건정책을 수립하고 지원한다. 지방보건소는 지역 보건정책을 수립하고 시행하는 역할을 한다.

2. 종합병원

종합병원은 대규모 병원으로서 전문의료서비스를 제공한다. 대부분의 종합병원은 대학병원과 함께 운영되며, 전문 의료진과 고급 의료장비를 보유하고 있다.

3. 지역병원

지역병원은 지역사회에서 건강을 유지하고 병원에 방문하는 환자를 치료하는 역할을 한다. 지역병원은 지방정부가 관리하며, 일반적으로 대규모 병원보다는 작은 규모의 시설이다.

4. 의 원

의원은 일반적으로 지역병원보다 작은 규모의 병원이다. 의사나 간호사, 약사 등의 전문가가 근무하며, 일반적인 진료와 검사, 처방 등을 제공한다.

5. 한방병원

한방병원은 한국의 전통의학인 한의학을 바탕으로 한 치료를 제공한다. 대부분의 한방병원은 중앙한방병원과 지역한방병원으로 구성되어 있다.

6. 치과의원

치과의원은 치과진료를 제공하는 병원이다. 일반 치과진료뿐만 아니라 구강보건 교육, 예방치과, 보존치과, 교정치과, 임플란트치과 등의 전문치료를 제공한다.

한국의 의료기관체계는 전문적인 의료서비스를 제공하는 다양한 종류의 병원과 의료기관으로 구성되어 있다. 국민들은 건강한 삶을 영위하기 위해 필요한 의료서비스를 적극적으로 활용할 수 있다.

학습활동.1 교수 · 학습 방법

교수 방법

- 원격의료 시스템의 개요에 대한 관련 용어, 구성, 방식 이해 정도를 파악한 후 수업을 진행한다.
- 교수자의 주도로 원격의료 시스템의 개요 등의 내용을 PPT 자료로 제시한 후 설명한다.
- 가능하면 사전에 개인별 학습 자료를 준비하여 모든 학생이 참여할 수 있는 문제 해결식 수업, 협력 수업이 가능하도록 한다.
- 원격의료 시스템의 개요 전 과정을 작업의 순서에 따라 단계적으로 실습이 이루어질 수 있도록 지도한다.
- 교재를 통해 수업을 준비하는데 있어서 필요한 모든 정보나 팁, 힌트 등 도움이 될 만한 내용들을 확인할 수 있다.
- 학생들이 만들게 될 각 모델들은 수업시간에 중점적으로 다뤄질 부분과 어휘, 질문, 답을 포함하고 있으며 또한 탐구할만한 추가적인 아이디어들도 포함하고 있다.

학습 방법

- 원격의료 시스템의 개요에 대한 관련 용어를 숙지하고, 원격의료 시스템의 개요에 대해 이해한다.
- 원격의료 시스템의 개요의 각 단계별 중점 사항을 체계적으로 학습한다.
- 원격의료 시스템의 개요의 수행순서의 전 과정을 실습한다.
- 원격의료 시스템의 개요의 내용을 이해한다.
- 원격의료 시스템의 개요을 이해하고 숙달이 될 때까지 학습한다.

학습활동.1 평가 및 피드백

평가 준거

- 평가자는 피평가자가 수행 준거 및 평가 내용에 제시되어 있는 내용을 성공적으로 수행할 수 있는 지를 평가해야 한다.

학습내용	평가항목	성취수준		
		상	중	하
원격의료 시스템의 개요	원격의료 시스템의 개요를 이해할 수 있다.			

평가 방법

- 작업 포트폴리오

학습내용	평가항목	성취수준		
		상	중	하
원격의료 시스템의 개요	원격의료 시스템의 개요를 이해할 수 있다.			

- 필기시험

학습내용	평가항목	성취수준		
		상	중	하
원격의료 시스템의 개요	원격의료 시스템의 개요를 이해할 수 있다.			

- 체크리스트를 통한 관찰

학습내용	평가항목	성취수준		
		상	중	하
원격의료 시스템의 개요	원격의료 시스템의 개요를 이해할 수 있다.			

- 피드백

1. 작업 포트폴리오
   - 제출한 보고서를 평가한 후 주요 사항에 대하여 표시하여 돌려준다.
2. 필기시험
   - 평가 결과 성적이 저조한 학생은 보고서 제출 기회를 부여한다.
3. 체크리스트를 통한 관찰
   - 실습 과정에서 평가한 후 개선해야 할 사항 등을 정리하여 돌려둔다.

참 | 고 | 문 | 헌

- https://www.msdmanuals.com
- 김철중, 한국이 개발한 원격의료기술, 외국인이 사용, https://www.chosun.com/
- 최윤섭, 한국의 원격의료에 대한 생각과 그 생각에 대한 생각, www.yoonsupchoi.com, 2020.5.20.
- https://dgrz.tistory.com/55
- 원격의료 시스템. 튜메니의 신경외과 연방 센터, 2013.
- https://ko.wikipedia.org/wiki
- 원격의료로 달라지는 세상, MK뉴스, 2014.06.23.
- 원격진료 혜택 부유한 젊은 층만 받네, 동아 사이언스, 2014.02.07.
- 언제 어디서나, 헬스케어, business watch 뉴스, 2014.04.21.
- https://www.yoonsupchoi.com/2020/05/20/thoughts_on_telemedicine/
- 법무부, 교정시설 원격의료 시스템, https://moj.go.kr/moj/184/subview.do
- https://m.blog.naver.com/lowensteinkorea/222575589485
- https://www.hesel.co.kr/public/severance.php
- https://www.hicare.net/#provides
- https://images.search.yahoo.com
- https://www.fcc.gov/general/telehealth-telemedicine-and-telecare-whats-what
- https://www.mhlw.go.jp/content/000534254.pdf, p.5
- https://www.statista.com/statistics/671374/global-telemedicine-market-size/
- 박정희, 코로나119에 따른 주요국의 원격의료 활용사례, 보건연구원, 2020.03.
- https://images.search.yahoo.com
- https://voidoc.io/
- 원격의료 시장, INNOPOLIS(연구개발진흥 재단), 2020.12.
- Marketsandmarkets, Telehealth Market, 2020.
- TechNavio, Global Telehealth Market, 2020.
- 정용 외 8, 원격의료실현을 위한 국내과학기술의 현황과 극복과제, 한림연구보고서 139, KAST, 2021.
- 한구영 · 윤지윤 · 전은경, 원격의료 합법화를 고려한 건강보험 정책제언 : 원격진료플랫폼, 원격모니터링기기, 디지털 치료기기 및 재택치료의료기기 중심으로, HIRA RESEARCH, 2022.02.
- 원격의료산업협의회, https://telemedindustry.com/27
- 보건복지부, 비대면진료 시범사업 시행, https://www.mohw.go.kr

학습 2

학습 목표	1. 원격의료 시스템의 기술동향을 이해할 수 있다.

2-1 원격의료 시스템의 기술

1. 원격의료 시스템 기술의 개요

원격의료 시스템은 의료서비스를 인터넷 기술을 이용하여 제공하는 시스템이다. 즉 텔레메디딕(Telemedicine) 또는 텔레헬스(Telehealth)라고도 불리며, 정보통신 기술을 활용하여 환자와 의료진 간의 의료서비스를 제공하는 시스템이다.

[그림 2-1]처럼 원격의료 시스템의 기술 및 관련 산업분야에 대하여 요약하였다. 이를 위해서는 비디오 컨퍼런싱 기술, 의료용 원격측정 장비, 영상 및 음성처리 기술, 클라우드 기술, 보안기술, 인공지능 기술, 모바일 기술 등 다양한 기술이 필요하다.

① 비디오 컨퍼런싱(Video Conferencing) 기술 : 환자와 의사가 양방향으로 실시간으로 대화할 수 있도록 비디오 컨퍼런싱 기술이 필요하다. 이를 위해 화상회의 소프트웨어, 웹캠, 마이크 등이 필요하다. 이는 환자와 의료진 간의 대면 상담을 실시간으로 할 수 있도록 하는 기술이다. 화상회의 시스템을 활용하여 원격으로 의사와의 진료, 상담, 처방 등의 의료서비스를 제공할 수 있다.

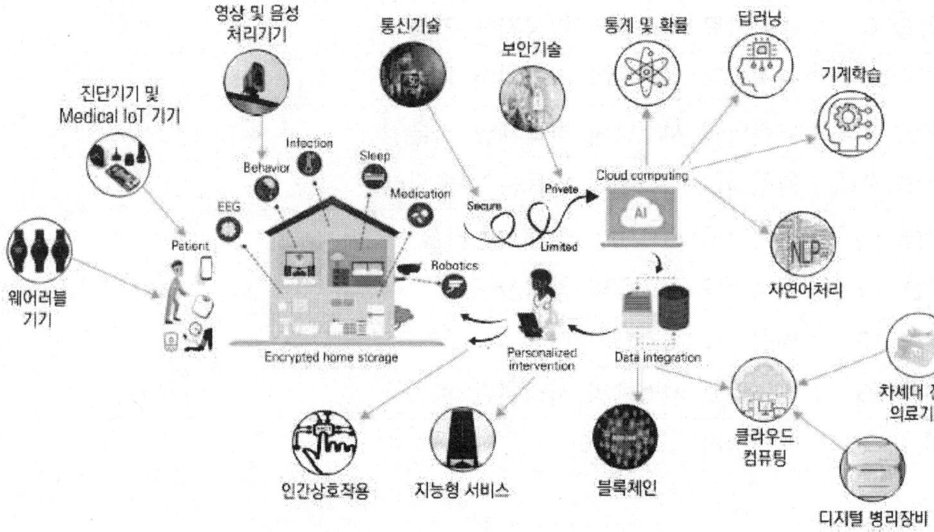

[그림 2-1] 원격의료 시스템의 주요기술 사례

출처 : 한림연구보고서, 원격의료 실현을 위한 국내 과학기술의 현황과 극복과제

② 의료용 원격측정 장비 : 의료용 원격측정 장비는 환자의 생체신호를 수집하고 분석하는 역할을 한다. 예를 들면 혈압계, 체온계, 혈당계 등이 있다.

③ 클라우드 컴퓨팅(Cloud Computing) 기술 : 의료기록과 이미지를 클라우드 서버에 저장하고 관리하는 기술이다. 이를 위해 클라우드 스토리지, 클라우드 컴퓨팅, 데이터베이스 관리 등의 기술이 필요하다.

④ 클라우드 컴퓨팅을 활용하여 의료데이터를 저장하고, 이를 다양한 의료기관에서 공유할 수 있다. 이를 통해 의료진은 보다 빠르고 정확한 진단 및 치료를 제공할 수 있다.

⑤ 원격 모니터링(Remote Monitoring) : 환자의 건강 상태를 원격으로 모니터링하여 의료진이 적절한 조치를 취할 수 있도록 하는 기술이다. 체온, 혈압, 심박수 등의 생체신호를 수집하고, 이를 의료진이 실시간으로 분석하여 환자의 건강 상태를 파악할 수 있다. 환자의 생체정보를 원격으로 얻는 원격 모니

터링이나 웨어러블 디바이스에 필요한 센서에 관련된 기술이다.

⑥ 의료용 로봇(Medical Robots) : 로봇을 이용하여 의료서비스를 제공하는 기술이다. 의료용 로봇은 수술보조, 검진, 치료 등의 역할을 수행할 수 있다.

⑦ 보안기술 : 의료정보는 민감한 정보이므로 보안기술이 필수적이다. 이를 위해 암호화 기술, 접근제어, 네트워크 보안 등의 기술이 필요하다.

⑧ 인공지능과 빅데이터 기술 : 인공지능과 빅데티터 기술은 의료진단과 예방, 치료에 있어서 매우 중요한 역할을 한다. 예를 들어 의료영상분석, 질병예측 모델, 자동진단 등이 있다. 인공지능과 빅데이터 기술을 활용하여 의료데이터를 분석하고, 의료진이 의료서비스를 제공하는 데에 활용할 수 있는 정보를 도출할 수 있다. 이를 통해 의료진은 환자 개개인의 건강 상태를 더욱 정확하게 파악하고, 개인맞춤형 의료서비스를 제공할 수 있다.

⑨ 모바일 기술 : 스마트폰이나 태블릿 등을 이용한 의료서비스 제공을 위해 모바일 정보통신 및 앱 개발기술이 필요하다. 도서산간 · 벽지에 거주하는 주민들은 대부분 고령층이기에 정보통신 기술(스마트폰, PC, 디지털 생체측정 기기 등)에 대한 접근성 격차 문제를 가지고 있기에 이러한 디지털 리터러시 역시 고려해야 한다

이러한 기술들이 상호작용하여 원격의료 서비스를 제공하는 시스템을 구축할 수 있다.

2-2 원격의료 시스템의 구축기술 요소

원격의료 시스템을 구축하기 위해서는 다음과 같은 기술적 요소인 통신기술, 보안기술, 의료데이터 관리기술, 인터페이스 기술, 인공지능 기술 등이 필요하다.

1. 통신기술

통신기술 원격의료 시스템에서는 의료전문가와 환자 또는 의료전문가와 의료전문가 간에 통신이 이루어져야 한다. 이를 위해 의료전문가와 환자 간의 통화, 메시지 전송, 화상통화 등을 지원하는 통신기술이 필요하다. 이를 위해서는 네트워크 인프라, 클라우드 기술 등이 필요하다.

원격의료 시스템에서는 다양한 통신기술이 사용된다. 주요한 통신기술로는 다음과 같은 것들이 있다.

1) 인터넷 통신

인터넷 통신기술은 인터넷을 통해 데이터를 주고받는 기술로 비교적 저비용으로 높은 수준의 통신품질을 제공한다. 원격의료 시스템에서는 인터넷을 통해 환자정보, 진료영상 등을 전송한다.

2) 클라우드 컴퓨팅

클라우드 컴퓨팅 기술은 클라우드 컴퓨팅을 통해 데이터를 저장하고 처리할 수 있다. 이를 이용하면 의료정보를 언제 어디서나 접근할 수 있게 되어 의료서비스를 보다 효율적으로 제공할 수 있다.

3) 비디오 채팅

비디오 채팅기술은 의료진과 환자 간에 실시간으로 대화할 수 있는 기술이다. 환자의 증상을 직접 확인하고 의사소통할 수 있어, 원격의료 진료에서 가장 많이 사용되는 기술 중 하나이다.

4) 모바일 응용 프로그램

모바일 응용 프로그램 기술은 모바일 기기에서 사용할 수 있는 앱을 통해 의료정보를 제공하고, 환자들은 언제 어디서나 증상을 확인하고 진료를 예약할 수 있다.

5) IoT(사물인터넷)

IoT(사물인터넷)기술은 의료기기와 네트워크를 연결하여 의료정보를 수집하고 전송할 수 있는 기술이다. 이를 이용하면 의료진은 환자의 건강 상태를 실시간으로 모니터링할 수 있다.

6) VPN(가상사설망)

VPN(가상사설망)기술은 인터넷을 통해 데이터를 안전하게 전송하기 위해 사용되는 기술이다. VPN을 사용하면 의료정보가 안전하게 전송되어 의료정보 유출 등의 문제를 예방할 수 있다.

2. 보안기술

보안기술 원격의료 시스템에서는 의료정보가 전송되기 때문에 보안이 매우 중요하다. 의료정보는 개인정보와 의료기록 등을 포함하기 때문에 해킹이나 악성 공격으로부터 보호해야 한다. 이를 위해 보안 프로토콜, 암호화 기술, 인증기술 등이 필요하다. 〈표 2-1〉는 세계 주요국의 의사-환자 간 원격의료의 정보보호 및 보안에 대한 비교이다.

학습 2

〈표 2-1〉 세계 주요국의 의사-환자 간 원격의료의 정보보호 및 보안

구분	미국(메디케어)	일본	프랑스	중국
정보보호 및 보안	• 건강정보의 이전 및 그 책임에 관한 법률(HIPAA) - 기본적으로 대면진료와 동일한 기준 적용 - 제3자가 듣지 못하는 장소에서 원격진료 실시 • 민감정보 활용 사전동의 필요	• 의료정보시스템 안전관리 가이드 라인 - 환자에 대한 의사의 보안 관련 위험 및 책임 고시, 원격진료시 스템 사업자의 보안유지 등 의무조항 적시 - 2020년 6차 개정 예정 • 민감정보 활용 사전통지 필요	• 개인의료정보보호 및 보안규정 - 원격진료 정보시스템 및 장비, 의사 인증절차 등 • 의료정보보안지침(PGSSI-S) 적용 - 원격진료 솔루션(영상통화 시스템, 보안 메신저, 플랫폼 등)	• 환자정보, 유전자 데이터 등의 불법적 매매행위 및 정보 누설은 관련 법규에 따라 엄벌에 처함(2018 인터넷 + 의료건강 발전 촉진에 관한 국무원 판공청의 의견)

원격의료 시스템은 환자의 개인정보, 건강상태 정보와 같은 중요한 데이터를 다루기 때문에 보안이 매우 중요하다. 이를 위해 다음과 같은 보안기술들이 사용된다.

1) 암호화

암호화 기술은 원격의료 시스템에서 전송되는 모든 데이터는 암호화되어야 한다. 암호화는 데이터를 해독하지 못하게 만들어 보안성을 높인다.

2) 두 요소 인증(2FA)

두 요소 인증(2FA) 기술은 2FA 사용자가 로그인할 때 두 가지 인증요소(예 비밀번호 및 OTP, 생체 인식 등)를 제공해야 함을 의미한다. 이를 통해 보안성을 높인다.

3) 방화벽

방화벽 기술은 방화벽을 외부 공격으로부터 시스템을 보호하는데 사용된다. 시스템 내부와 외부 간의 네트워크 트래픽을 모니터링하고, 악성 트래픽을 차단하거나 차단될 수 있는 시스템에 경고를 보낸다.

4) 침입탐지 시스템 및 침입방지 시스템

침입탐지 시스템(IDS) 및 침입방지 시스템(IPS) 기술은 IDS 및 IPS는 네트워크 트래픽을 모니터링하고 악성 트래픽을 감지하며, 이를 차단한다.

5) 업데이트 및 패치

업데이트 및 패치기술은 시스템이 항상 최신 버전으로 업데이트되어야 하며, 보안 취약점을 수정하기 위한 패치를 시스템에 설치해야 한다.

6) 데이터 백업 및 복구

데이터 백업 및 복구기술은 시스템 내부에 데이터 백업 및 복구시스템을 구축해야 한다. 데이터 손실 및 시스템 장애로부터 시스템을 복구하기 위해 백업이 필요하다.

7) 권한관리

권한관리 기술은 각 사용자의 역할과 권한을 정의하고, 권한이 없는 사용자가 접근하지 못하도록 제어해야 한다.

8) 감사로그

감사로그 기술은 시스템 내부에서 일어나는 모든 활동을 감사로그에 기록해야 한다. 이를 통해 시스템 내부의 모든 활동을 추적하고, 보안 위반사례를 감지할 수 있다.

9) 보안정책 및 교육

보안정책 및 교육은 시스템을 사용하는 모든 사용자는 보안정책을 숙지하고, 보안교육을 받아야 한다.

학습 2

3. 의료데이터 관리기술

의료데이터 관리기술 원격의료 시스템에서는 환자의 의료기록을 디지털 형태로 관리해야 한다. 의료기록은 개인정보와 의료정보를 포함하기 때문에 적절한 보안 및 데이터 관리기술이 필요하다. 이를 위해 데이터베이스, 클라우드 서비스, 데이터 분석기술 등이 필요하다.

원격의료 시스템을 효과적으로 관리하려면 다음과 같은 기술들이 필요하다.

1) 보안기술

원격의료 시스템은 개인정보와 같은 중요한 데이터를 다루기 때문에 보안이 매우 중요하다. 이를 위해 강력한 암호화 및 접근 제어 메커니즘을 구현해야 한다. 또한 보안 취약점을 탐지하고 보완해야 한다.

2) 네트워크 기술

원격의료 시스템은 인터넷을 통해 데이터를 전송하므로 안정적인 네트워크가 필요하다. 따라서 네트워크 레이아웃을 최적화하고, 대역폭을 향상시키는 등의 기술을 사용해야 한다.

3) 데이터 관리기술

원격의료 시스템에서는 대량의 데이터가 생성된다. 이러한 데이터를 처리 · 저장 및 분석하기 위해서는 데이터 관리 기술이 필요하다. 예를 들어 클라우드 기반의 스토리지 솔루션을 사용하면 데이터를 보다 효과적으로 관리할 수 있다.

4) 리모트 기술

원격의료 시스템에서는 특정 기기를 원격으로 제어해야 한다. 이를 위해 리모트 기술이 필요하다. 예를 들어 원격으로 컴퓨터를 제어하는 소프트웨어를 사용하면 문제를 신속하게 해결할 수 있다.

5) 통합기술

원격의료 시스템은 여러 가지 시스템과 연동되어야 한다. 이를 위해 통합기술이 필요하다. 예를 들어 의료기기와 EMR 시스템을 통합하여 데이터를 전송할 수 있다.

6) 인공지능 기술

인공지능 기술은 의료진단과 치료에 매우 유용하다. 원격의료 시스템에서도 인공지능 기술을 사용하면 의료전문가의 의사결정을 지원할 수 있다.

이러한 기술들을 적절하게 활용하여 원격의료 시스템을 효과적으로 관리할 수 있다.

4. 인터페이스 기술

원격의료 시스템에서는 사용자들이 쉽게 시스템을 사용할 수 있도록 인터페이스 기술이 필요하다. 사용자가 쉽게 의료정보를 입력하고 조회할 수 있도록 사용자 경험(UX)을 고려한 UI(User Interface)가 구현되어야 한다. 이를 위해 UI/UX 디자인, 웹 및 모바일 앱 개발기술 등이 필요하다.

원격의료 시스템에서 인터페이스 기술은 다음과 같은 것들이 있다.

1) 웹 기술

웹 기술은 인터넷을 통해 다양한 디바이스와 연결할 수 있는 기술이다. 웹 기술은 웹 브라우저와 서버 간의 통신을 가능하게 해주는 HTTP(HyperText Transfer Protocol)와 같은 프로토콜을 사용한다. 이를 통해 사용자는 웹 브라우저를 통해 의료서비스에 접속하고, 의료진은 웹 서버를 통해 의료서비스를 제공할 수 있다.

2) 모바일 기술

모바일 기술은 모바일 디바이스에서 의료서비스를 이용할 수 있도록 한다. 모바일 앱이나 웹 앱을 통해 의료서비스를 이용할 수 있다. 모바일 기술은 모바일 운영체제(OS)와 연동하여 사용자가 의료서비스를 이용할 때 편의성을 높일 수 있다.

3) 클라우드 기술

클라우드 기술은 인터넷을 통해 원격으로 데이터를 저장하고 처리할 수 있는 기술이다. 의료데이터를 클라우드에 저장하고, 의료진은 클라우드에 접속하여 데이터를 이용할 수 있다. 이를 통해 의료서비스의 효율성을 높일 수 있다.

4) 인공지능(AI) 기술

인공지능 기술은 의료데이터를 분석하고 진단에 활용할 수 있는 기술이다. 의료진은 AI 기술을 활용하여 환자데이터를 분석하고, 진단을 내릴 수 있다. 이를 통해 의료진의 업무 효율성을 높일 수 있다.

5) 보안기술

의료데이터는 민감한 정보를 포함하고 있기 때문에 보안이 매우 중요하다. 의료데이터를 안전하게 보호하기 위해 암호화, 접근 제어 등의 보안기술을 사용한다.

학습 2

5. 인공지능 기술

인공지능 기술 원격의료 시스템에서는 인공지능 기술을 활용해 의료정보를 분석하고, 질병 예측 등의 작업을 수행할 수 있다. 이를 위해 머신러닝, 딥러닝, 자연어처리(NLP) 등의 인공지능 기술이 필요하다.

원격의료 시스템에 인공지능 기술을 적용할 수 있는 다양한 방법이 있다. 여기에는 다음과 같은 것들이 포함된다.

1) 의료영상 분석

인공지능을 사용하여 의료영상을 분석하고, 의사나 의료전문가가 효과적으로 진단을 내리고 치료계획을 수립할 수 있다. 이 기술은 CT, MRI, X-ray, 초음파 등의 의료영상을 분석하는 데 사용될 수 있다.

2) 자연어 처리

의사와 환자 사이의 대화를 이해하고 해석하는 자연어 처리기술을 사용하여 의료정보를 수집하고 분석할 수 있다. 이를 통해 환자의 증상, 의료기록 및 예방 및 치료방법 등의 정보를 수집하고, 이를 기반으로 최적의 치료계획을 제시할 수 있다.

3) 의료데이터 분석

인공지능을 사용하여 의료데이터를 분석하고 예측모델을 생성할 수 있다. 이 모델을 사용하면 환자의 건강 상태를 모니터링하고, 이를 기반으로 예방적인 조치를 취할 수 있다.

4) 의료로봇

로봇기술을 응용하여 원격에서 수술을 수행하거나, 환자를 자가 관리하도록 할 수 있다. 로봇기술을 활용하면 지역적으로 의료서비스가 부족한 지역에 대한 의료

서비스를 확장할 수 있다.

5) 건강한 생활습관 추천

인공지능을 사용하여 환자의 건강 상태와 라이프 스타일에 대한 정보를 수집하고 이를 기반으로 건강한 생활습관을 추천할 수 있다. 이를 통해 예방적인 조치를 취할 수 있으며, 질병예방 및 관리에 도움이 될 수 있다.

위와 같은 기술적 요소들을 종합적으로 고려하여 원격의료 시스템을 구축할 수 있다.

수행 내용

재료 · 자료

- 원격의료 시스템 관련 자료

기기(장비 · 공구)

- 컴퓨터, 문서작성 프로그램, 프린터, 주변기기

안전 · 유의사항

- 원격의료 시스템 관련 장비의 안전 및 유의사항을 숙지한다.

수행 순서

01 원격의료 시스템의 데이터 전송 표준에 대하여 분석하라.

원격의료 시스템에서 데이터 전송을 위한 표준은 여러 가지가 있다. 그중에서도 가장 널리 사용되는 것은 Health Level 7(HL7)이다.

1. HL7

HL7은 건강정보 기술분야에서의 데이터 교환을 위한 국제 표준으로 병원, 의사 및 의료정보기술 전문가들 사이에서 널리 사용된다. HL7은 다양한 의료정보를 교환하기 위한 일련의 메시지 및 데이터 요소를 정의하며, 이러한 메시지 및 데이터 요소는 XML 또는 JSON과 같은 다양한 형식으로 전송될 수 있다.

HL7 파일을 열고 읽으려면 Health Level 7과 같은 소프트웨어가 필요하다. 적절한 소프트웨어가 없으면 이러한 유형의 파일을 열 수 있도록 Windows가 열리지 않으며 오류가 발생한다. HL7 파일을 제대로 열 수 없는 경우 '연결 프로그램'을 클릭하고 해당 응용 프로그램을 선택한다.

HL7은 다양한 의료 제공자의 의료 응용 프로그램 간에 임상 및 관리 데이터의 전송, 통합,

공유 및 검색을 위한 설정된 국제 표준을 나타내는 적극적으로 사용되는 프로그래밍 언어이다. Folio3 Medical 앱 개발 솔루션은 HL7 메시지를 구문 분석하고 디코딩하는 애플리케이션을 개발하는 데 도움이 된다.

1) HL7의 전송형식

HL7(Health Level Seven)은 전세계적으로 의료정보 교환을 위한 표준을 제공하는 비영리 단체이다. HL7의 전송형식은 HL7 v2와 HL7 v3로 나눌 수 있다.

(1) HL7 v2

HL7 v2는 가장 널리 사용되는 HL7 표준이다. 이 표준은 문자열로 구성된 메시지에는 ACK(확인), ADT(인구 통계 업데이트 보내기) 또는 RSP(면역 기록 반환)와 같은 3자 문자열 식별자가 있어서 의료정보를 교환가능하다.

V2 메시지의 트리거는 환자가 임상시설에 입원하는 것과 같이 통신이 필요한 실제 이벤트이다.

의료에서 입원, 퇴원, 이송(ADT) 알림은 의료시설 내에서 환자 상태를 교환하는 데 가장 일반적으로 사용된다. ADT 메시지는 무수한 의료시스템에서 연락처 정보, 주소, 의료기록 번호, 보험, 친척, 방문정보(예 체류 기간 및 주치의)와 같은 환자 인구통계를 동기화하는 데 사용된다. EMR 또는 등록신청에 의해 시작된 ADT 메시지에는 입학 또는 퇴원 사유도 포함된다. ADT 메시지는 현장진료 결정에 영향을 미칠 수 있는 귀중한 정보저장소를 포함하고 있기 때문에 가치 기반 진료에서 매우 중요하다.

DFT 메시지는 환자 계정에 활용되고 청구시스템에 전달되는 금융거래를 정의한다. 이 메시지는 DSS/Order Filler와 Charge Processor 간에 전달되며 보조비용 또는 환자 예치금과 같은 정보를 포함할 수 있다. 그런 다음 DSS/Order Filler는 프로세스가 완료되었는지 확인한다.

MSH 세그먼트에는 의도, 소스, 대상 및 메시지 구문의 일부 세부사항과 같은 메시지 자체에 대한 중요한 정보가 포함되어 있다. MSH 세그먼트에는 메시지 유형과 트리거 이벤트가 모두 포함된다.

ADT-A08(환자정보 업데이트) 메시지는 환자의 주소 또는 이름 변경을 수신시스템에 알리는 데 사용된다.

ADT-A04 메시지는 '환자등록' 이벤트와 관련이 있다. 이 알림은 환자가 일회성 또는 정기 외래 환자로 도착했거나 체크인했으며 아직 병상이 지정되지 않았음을 알리기 위해 전송된다. 이 메시지는 응급실 환자와 외래 환자 모두에게 전송된다. 예를 들어 HL7 A04는 응급실로의 이동 시작을 나타내는 데 사용할 수 있다(사상자 등으로도 알려짐). '외래 환자 등록'

또는 '긴급 입원'이라는 용어는 이러한 상황을 설명하기 위해 일부 시스템에서 사용될 수 있다. 방문 시작 날짜 및 시간은 PV1-44 - 승인 날짜/시간에 지정된다.

HL7 세그먼트를 데이터 필드의 논리적 그룹으로 생각하라. 각 HL7 메시지는 여러 세그먼트로 구성되며, 각 세그먼트는 고유한 3자 코드 식별자로 특징지어진다. 메시지의 각 세그먼트에는 환자 방문 데이터 또는 보험 데이터와 같은 특정 범주의 정보가 포함된다. MSH, PID, NK1 및 PV1을 포함하여 HL7에 대해 약 120개의 세그먼트 코드를 사용할 수 있다.

가장 기본적인 형태의 각 HL7 메시지는 세그먼트, 필드, 구성요소 및 하위 구성요소로 구성된다. 구성요소 및 하위 구성요소는 데이터 필드 내에 데이터를 추가로 포함한다.

51가지 유형의 ADT 메시지가 있지만 몇 가지 일반적인 ADT 메시지는 다음과 같다.

① ADT-A01 : 환자 인정
② ADT-A02 : 환자 이송
③ ADT-A03 : 환자 퇴원
④ ADT-A04 : 환자 등록
⑤ ADT-A05 : 환자 사전 입원
⑥ ADT-A08 : 환자정보 업데이트
⑦ ADT-A11 : 환자 입원 취소
⑧ ADT-A12 : 환자 이송을 취소

Z 세그먼트는 임상 또는 환자데이터를 포함하지만 실제로 HL7 표준의 일부가 아닌 메시지 세그먼트이다. Z 세그먼트를 추가하는 옵션은 HL7을 유연한 표준으로 만드는 것이다. 모든 Z 세그먼트는 'Z'로 시작한다.

OBX 세그먼트는 주요 임상 관찰/결과를 요청 시스템, 다른 의사 시스템 또는 보관 의료기록 시스템으로 다시 전송하는 데 사용된다.

HL7 RDE 메시지는 종종 약물 분배 시스템에 주문하는 데 사용되며 환자에게 처방된 약물의 전체 목록을 포함할 수 있다.

원시 HL7 메시지를 XML로 변환하는 가장 쉬운 방법은 HL7 to XML Transformer를 사용하는 것이다.

환자 방문 세그먼트(PV1)에는 기본적인 입원 환자 또는 외래 환자 진료정보가 포함된다. 이 유형의 메시지는 등록/환자 관리 애플리케이션에서 계정 또는 방문별 기준으로 정보를 전달하는 데 가장 일반적으로 사용된다.

HL7 파일형식 정의는 대부분의 HL7 형식 파일은 Health Level Seven의 Health Level 7에서 가져온다. 의료산업에서 전산화된 의료 및 행정정보는 HL7 데이터 교환형식을 사용하여 교환, 검색 및 통합된다.

HL7 내의 실험실 테스트 개요서 프레임워크는 전자실험실 주문 기능을 지원하는 시스템에 대한 실험실 주문코드를 설명한다. Folio3의 HL7 통합 전문가 팀은 뛰어난 Folio3 EHR/EMR 통합 서비스를 제공하여 조직이 원활한 HL7 통합 솔루션을 얻을 수 있도록 지원한다.

재무데이터는 환자 회계 및 청구 생성을 위한 청구 시스템은 물론 서로 다른 시스템 간에 HL7 DFT(Detailed Financial Transaction) 프로토콜을 사용하여 전송된다. 여기에는 환자 청구 및 미수금 계정, 청구계정, 요금, 지불, 조정 및 보험에 대한 세부정보가 포함된다.

Department System Scheduler(DSS)/Order Filler(㉄ 서비스 제공자) 및 Charge Processor는 일반적인 HL7 DFT 메시지 전송에 관련된 당사자이다(㉄ 보험자 또는 수취인). 청구 프로세서는 DSS/주문 작성 담당자가 환자가 요청한 서비스를 받았음을 확인할 때 환자 등록에 필요한 환자 인구통계 및 계정정보를 얻는다.

각 메시지는 시작과 끝을 나타내는 특정 문자열로 구분된다. 메시지는 여러 필드로 구성되어 있으며, 필드는 세미콜론 (;)으로 구분된다. 필드에는 구분자를 사용하여 하위 구조체를 나타내는 것도 가능하다. 이 표준은 이전에 개발된 버전과 호환되지 않기 때문에 서로 다른 시스템 간에 정보를 교환하려면 동일한 HL7 버전을 사용해야 한다.

HL7 v2 메시지는 세 가지 섹션으로 구성된다. 첫 번째 섹션은 MSH(Message Header) 섹션으로 메시지 헤더 정보를 포함한다. 두 번째 섹션은 실제 데이터를 담고 있는 섹션으로 OBR(Observation Request)과 OBX(Observation Result) 등의 세부 섹션으로 구성된다. 이 섹션은 실제 데이터를 포함하며 환자정보, 검사결과 등의 의료정보를 전송한다. 마지막으로 MSA(Message Acknowledgment) 섹션은 메시지를 수신한 시스템에서 송신자에게 전송결과를 알리는 섹션이다.

HL7 v2는 메시지를 전송하는 데에도 여러 가지 방식을 제공한다. 가장 일반적인 방법은 TCP/IP를 사용한 LLP(Lower Level Protocol) 전송이다. LLP는 HL7 v2 메시지를 TCP/IP 데이터 스트림으로 인코딩하며, 메시지의 시작과 끝을 구분하기 위해 특정한 구분자를 사용한다. 그 외에도 파일전송, 메일전송 등의 방법도 제공된다.

HL7 v2는 의료분야에서 광범위하게 사용되는 표준 프로토콜 중 하나이다. HL7 v2의 구조와 전송방식을 이해하면 의료데이터를 보다 쉽게 전송하고 처리할 수 있다.

일반적인 HL7 V2 메시지에는 ACK(확인), ADT(인구 통계 업데이트 보내기) 또는 RSP(면역 기록 반환)와 같은 3자 문자열 식별자가 있다.

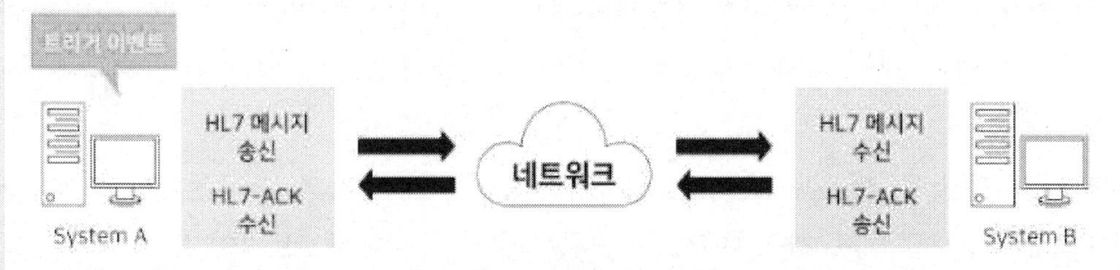

[그림 2-2] 트리거 이벤트와 시스템간의 메시지 전송

V2 메시지의 트리거는 환자가 임상시설에 입원하는 것과 같이 통신이 필요한 실제 이벤트이다. 플랫 파일구조와 달리 버전 2 메시지는 필요한 데이터만 전달하도록 확장하거나 축소할 수 있다. 예를 들어 일부 세그먼트 및 필드는 선택사항이거나 반복된다. 환자의 근친(NK1)에 대한 정보가 없는 경우 이 세그먼트를 제거할 수 있다. 또한 근친이 여러 개인 경우 각각 별도의 NK1 반복 세그먼트를 갖게 된다. 각 V2 메시지는 여러 세그먼트로 구성되며 각 세그먼트에는 자체 식별자와 별도의 줄이 있다. 각 세그먼트는 데이터를 전달하는 합성물로 구성되고, 세그먼트 내의 각 필드는 '|' 기호로 구분된다. 성격, 필드 내의 각 하위 조합은 "^" 문자로 구분되고, 반복되는 필드 앞에는 '~' 문자가 온다.

이것이 간단한 V2 ACK 메시지의 모습이다.

MSH|^~\&|Main_HIS|XYZ_HOSPITAL|iFW|ABC_Lab|20160915003015||ACK|9B38584D|P|2.6.1|MSA|AA|9B38584D|다 괜찮았어 도케이!|

여기서 MSH 세그먼트에는 타임스탬프와 같은 메시지 자체에 대한 정보와 메시지의 발신자 및 수신자에 대한 정보가 포함된다. MSH-10 필드에는 메시지 ID가 포함되고, 메시지가 확인되면 확인 메시지의 이 필드에는 확인 중인 메시지와 동일한 식별자가 포함된다. 두 번째 세그먼트인 MSA는 메시지의 상태를 나타낸다. 여기서 상태는 긍정적 확인으로 변환되는 AA이다. 원본 메시지의 ID는 MSA에 반환된다.

(2) HL7 v3

HL7 v3는 더 복잡하고 유연한 XML 기반의 표준이다. 이 표준은 구조화된 데이터를 사용하여 임상정보 및 전자문서의 교환을 지원하는 의료정보를 교환한다. 각 메시지는 XML 문서로 구성되어 있으며, 메시지의 구조는 HL7 v2와 다르다. HL7 v3는 비교적 최근에 개발되었으며, 아직 널리 사용되는 표준은 아니다.

HL7 v2와 v3는 각각 장단점이 있다. HL7 v2는 구현하기 쉽고, 빠르게 구현할 수 있다. 하지만 구조가 복잡하지 않아 의미 있는 정보를 전달하기 어려울 수 있다. 반면 HL7 v3는 구조가 복잡하여 데이터를 더 명확하게 표현할 수 있다. 그러나 구현하기가 더 어려울 수 있다.

종합적으로 HL7의 전송형식은 표준화된 형태로 의료정보를 전달하기 위한 방법을 제공한다. HL7 v2와 v3는 각각 장단점이 있으며, 시스템의 요구에 따라 선택하여 사용해야 한다.

HL7은 'Health Level Seven International'의 약자로 전자의료기록(EMR) 및 전자건강기록(EHR) 등 원격의료 시스템에서 사용되는 데이터 표준 프로토콜이다.

HL7은 전송 · 저장 및 표현을 위한 메시지 및 데이터 요소를 정의하여 의료정보를 표준화한다. HL7 메시지는 XML 또는 텍스트 형식으로 인코딩되며, 의료정보를 전송하기위한 데이터 요소를 포함한다.

HL7은 다양한 유형의 의료정보를 지원하기 위한 다양한 데이터 요소를 제공한다. 예를 들어 환자정보, 진단정보, 처방정보, 검사결과 및 의료영상과 같은 다양한 유형의 의료정보를 포함한다.

HL7은 다양한 의료 시스템 간에 데이터를 교환하기 위한 공통 데이터 표준을 제공하여 원격의료 시스템에서 데이터의 일관성과 효율성을 보장한다. 이를 통해 의료전문가들은 환자의 건강정보를 더욱 정확하게 파악하고, 의료결정을 더욱 신속하게 내릴 수 있다.

HL7은 원격의료 시스템에서 중요한 데이터 전송표준 중 하나이며, 의료정보의 표준화 및 효율성을 향상시키는 데 큰 역할을 한다.

2. DICOM

DICOM(디지털 이미징 및 의학의 통신 : Digital Imaging and Communications in Medicine)은 의료 이미징 정보를 전송 · 저장 · 검색 · 인쇄 · 처리 및 표시하는 국제 표준이며, 의료 전반에 걸쳐 허용되는 기본 의료 이미징 표준이다.

1) DICOM 서비스

DICOM 서비스는 초당 수천 개의 이미지에서 DICOM 개체를 수집하고 유지하는 Azure Health Data Services 내의 관리되는 서비스이다. Microsoft Store(STOW-RS), 검색(QIDO-RS), 검색(WADO-RS)과 같은 DICOMweb 표준 API를 통해 DICOMweb™ 지원 시스템 또는 애플리케이션을 통해 이미징 데이터의 통신 및 전송을 용이하게 한다. DICOM 서비스에 PHI 데이터를 업로드하고 보안 네트워크를 통해 교환할 수 있는 완전한 PHI 규정 준수를 통해 클라우드에서 관리되는 PaaS(Platform-as-a Service) 제품을 통해 지원된다.

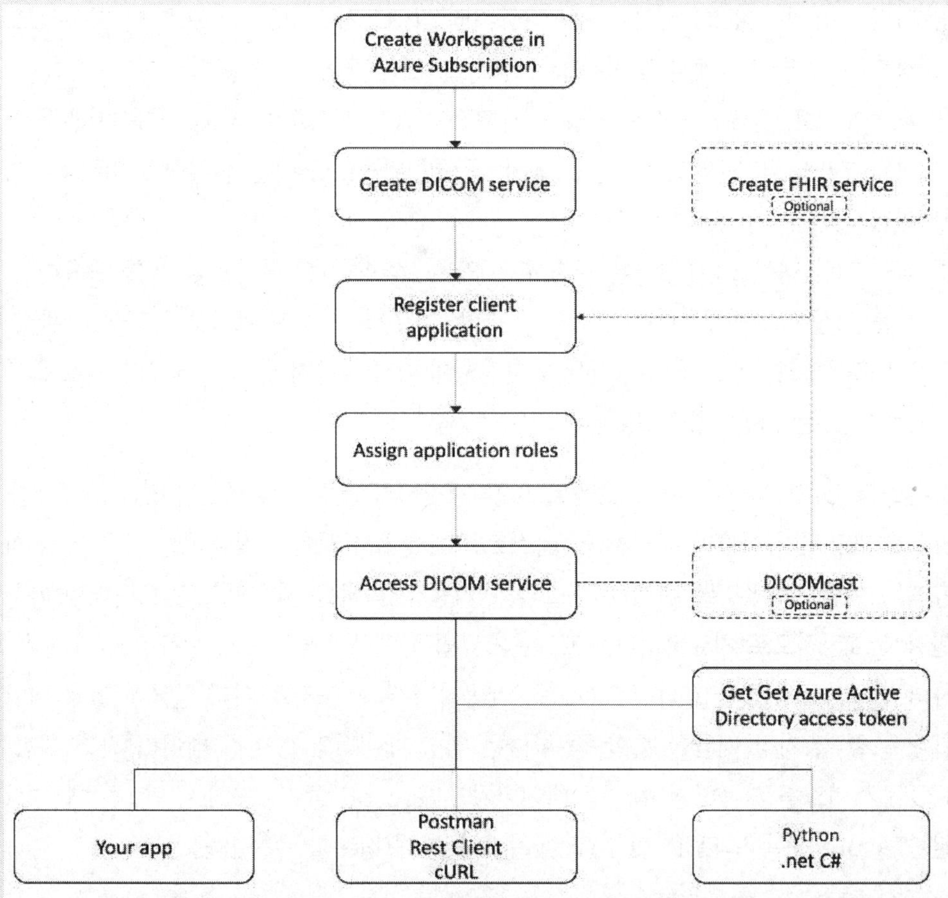

[그림 2-3] DICOM 서비스

① PHI 규격 : 비교할 수 없는 보안 인텔리전스로 PHI를 보호한다. 데이터는 고유한 API 인스턴스당 데이터베이스로 격리되고, 다중 지역장애 조치로 보호된다. DICOM 서비스는 데이터에 대한 계층화된 심층방어 및 고급 위협방지를 구현한다.

② 확장 쿼리 태그 : DICOM 규칙 문 내에 이미 지정된 태그 목록을 확장하여 표준 및 프라이빗 DICOM 태그 모두에서 DICOM 연구, 계열 및 인스턴스를 추가로 인덱싱한다.

③ 변경피드 : DICOM 서비스에서 발생하는 모든 변경내용의 순서가 지정 · 보장되고, 변경할 수 없는 읽기전용 로그에 액세스한다. 클라이언트 애플리케이션은 언제든지 독립적으로 병렬 및 자체속도로 이러한 로그를 읽을 수 있다.

④ DICOMcast : DICOMcast를 통해 DICOM 서비스는 임상데이터와 이미징 메타데이터 모두에 대한 단일 진리소스를 허용하는 이미징 연구 리소스로 DICOM 메타데이터를 FHIR 서비스 또는 FHIR 서버에 삽입할 수 있다. 이 기능은 Azure에서 자체 호스팅할 수 있는 오픈소스 기능으로 사용할 수 있다. DICOMcast 배포에 대해 자세히 알아본다.

⑤ 지역 가용성 : DICOM 서비스는 다중지역 장애조치(Failover) 보호 및 지속적으로 확장되는 여러 지역에서 광범위한 가용성을 제공한다.

⑥ 확장성 : DICOM 서비스는 자동 크기조정 기능을 사용하여 성능사양을 희생하지 않고 병원, 지역, 국가 및 글로벌 규모에서 다양한 워크로드 수준을 지원하도록 기본적으로 설계되었다.

⑦ 역할 기반 액세스 : 데이터를 제어하고, RBAC(역할 기반 액세스 제어)를 사용하면 데이터를 저장하고 액세스하는 방법을 관리할 수 있다. 향상된 보안을 제공하고 관리 워크로드를 줄이면 환경에 대해 만든 역할정의에 따라 사용자가 만든 데이터 세트에 액세스할 수 있는 사용자를 결정한다.

오픈소스 DICOM-server 프로젝트 또한 개발자가 오픈소스 버전을 Docker 컨테이너 집합으로 배포하여 환경에서 개발 및 테스트 속도를 향상시키고 잠재적인 향후 관리 서비스 기능에 기여할 수 있도록 관리 서비스와의 기능 패리티를 지속적으로 모니터링한다.

환자를 효과적으로 치료하거나, 새로운 치료법을 연구하거나, 솔루션을 진단하거나, 단일 환자의 건강기록에 대한 효과적인 개요를 제공하기 위해 조직은 여러 원본에 걸쳐 데이터를 통합해야 한다. 가장 시급한 통합 중 하나는 임상 데이터와 이미징 데이터 간의 통합이다. DICOM 서비스를 사용하면 이미징 데이터가 Microsoft 클라우드에서 안전하게 유지되고 동일한 Azure 구독의 EHR 및 IoT 데이터와 함께 상주할 수 있다.

2) DICOM Application

FHIR™은 임상 데이터에 대한 중요한 표준이 되고 있으며, 직접 또는 참조를 통해 다른 유형의 데이터 통합을 지원할 수 있는 확장성을 제공한다. DICOM 서비스를 사용하여 조직은 FHIR™에 이미징 데이터에 대한 참조를 저장하고 임상 및 이미징 데이터 세트를 교차하는 쿼리를 사용하도록 설정할 수 있다. 이렇게 하면 다음과 같은 다양한 시나리오를 사용할 수 있다.

① 이미지 백업 : 연구 기관, 클리닉, 이미징 센터, 수의학 클리닉, 병리학 기관, 소매업체, 모든 팀 또는 Organization DICOM 서비스를 사용하여 무제한 스토리지 및 액세스 권한으로 이미지를 백업할 수 있다. 또한 서비스가 PHI 규정준수에 대한 유효성을 검사하므로 PHI 데이터를 식별 해제할 필요가 없다.

② 이미지 교환 및 공동작업 : 관련 EHR 데이터를 사용하거나 사용하지 않고 이미지, 스토리지의 이미지 하위 집합 또는 전체 이미지 라이브러리를 즉시 공유한다.

③ 재해복구 : 고가용성이 DICOM 서비스의 복원력 특성이다. 고가용성을 기본 시스템의 기능으로 설계하여 기본 서비스와 동일한 지역에 구현된다.

④ 연구를 위한 코호트 만들기 : 종종 이 것과 같은 임상 및 이미징 시스템 모두에서 데이터와 일치하는 환자를 위한 쿼리를 통해(FHIR™ 및 DICOM 데이터를 통합하기 위한 노력을 촉발시켰다) 지난 2년 동안 골육종 진단을 받은 45세 이상의 환자를 위해 모든 CT 스캔 문서와 관련 방사선 보고서로 처방된 모든 약물을 제공한다.

⑤ 옵션을 이해하고 처리를 계획하기 위하여 유사한 환자를 위한 결과 찾아내기 : 환자 진단으로 제출될 때, 의사는 유사한 진단을 가진 과거 환자를 위한 환자 결과 그리고 처리계획을 확인할 수 있다. 이들은 화상 진찰 데이터를 포함하는 경우에 한한다.

⑥ 진단 도중 환자의 경도보기를 제공 : 방사선학자, 특히 원격 방사선학자는, 수시로 환자의 병력 및 관련 화상진찰 연구결과에 완전한 접근이 없다. FHIR™ 통합을 통해 이 데이터는 Organization 로컬 네트워크 외부의 방사선 전문의에게도 쉽게 제공할 수 있다.

⑦ 원격 방사선 전문의와 피드백 루프 닫기 : 이상적으로 방사선 전문의는 권장사항을 만든 후 피드백 루프를 닫기 위해 병원의 임상 데이터에 액세스할 수 있다. 그러나 원격 방사선 학자의 경우, 이것은 종종 그렇지 않다. 대신 초기 읽기 후 환자데이터에 액세스할 수 없으므로 진단을 수행한 후 피드백 루프를 닫을 수 없는 경우가 많다. 임상결과 또는 결과에 대한 액세스가 없거나 제한적이므로 기술을 개선하는 데 필요한 피드백을 받을 수 없다. 한 원격 방사선 전문의가 말했듯이 "예를 들어 부갑상선이 있다. 우리는 국가의 다른 어떤 클리닉보다 더 많은 일을하지만 나는 구걸하고 외과 의사가 실제로 발견 한 것을 말해 달라고 간청해야한다. 매월 500개가 넘는 연구 중 서너 가지에 대해서만 직접적인 피드백을 받는다." FHIR™과의 통합을 통해 organization 원격 방사선 전문의에게 직접 피드백을 제공하여 기술을 연마하고 미래에 더 나은 권장사항을 만드는 데 도움이 되는 도구를 쉽게 만들 수 있다.

⑧ AI/ML 모델에 대한 피드백 루프 닫기 : 기계학습 모델은 실제 피드백을 사용하여 모델을 개선할 수 있는 경우에 가장 적합하다. 그러나 타사 ML 모델 공급자는 시간이 지남에 따라 모델을 개선하는 데 필요한 피드백을 거의 받지 않는다. Instance 위해 1개의 ISV는 이렇게 했다 : "우리는 심장수술을 위한 처리계획을 추천하기 위하여 기계 모형과 인간 전문가의 조합을 이용한다. 그러나 우리는 거의 우리의 계획이 얼마나 정확한지에 대한 의사로부터 피드백을 받을 수 없다. instance 경우 종종 스텐트 크기를 권장한다. 예측이 올바른지 피드백을 받고 싶지만 고객으로부터 듣는 유일한 시간은 권장사항에 큰 문제가 있는 경우이다." 원격 방사선 전문의에 대한 피드백과 마

찬가지로 FHIR™과 통합하면 조직에서 모델 재학습 파이프라인에 피드백을 제공하는 메커니즘을 만들 수 있다.

3) DICOM FORMAT

[그림 2-4]처럼 DICOM 포맷은 File data information과 Object Instance로 구성되어 있다.

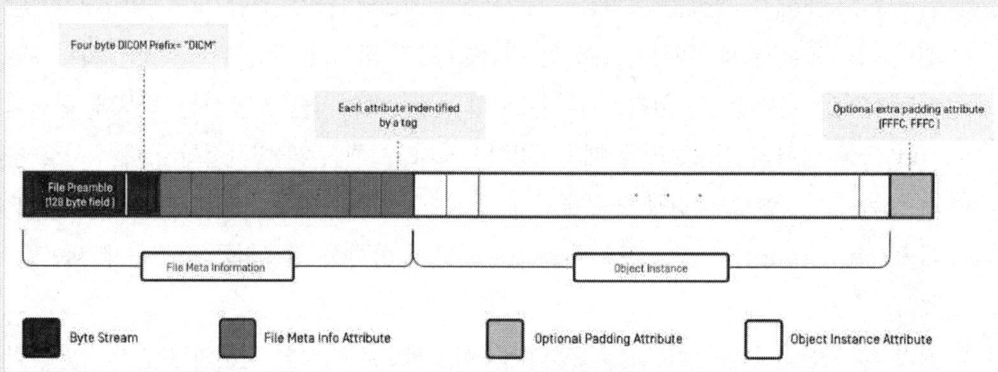

[그림 2-4] DICOM FORMAT

(1) File Meta Information

File Meta Information, 즉 Header라고 불리는 부분의 구성은 다음과 같다.

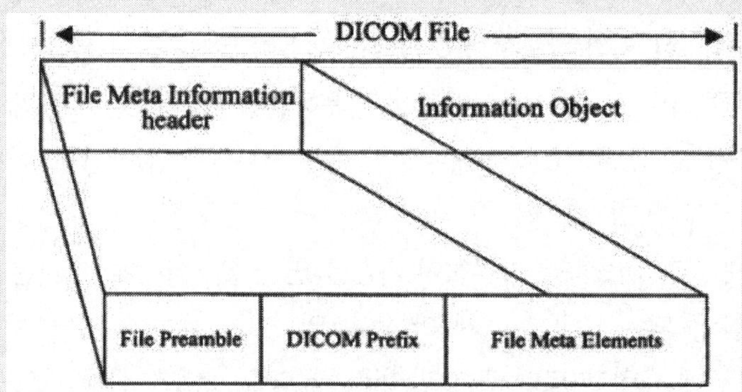

[그림 2-5] Header의 구성

[그림 2-6]은 128바이트로 구성된 더미 바이트이다. 주로 0으로 구성되어 있고 필요시 특별한 정보를 담을 수 있다. 그다음에 DICOM이라는 글자가 나와야만 DICOM파일임을 알 수 있다.

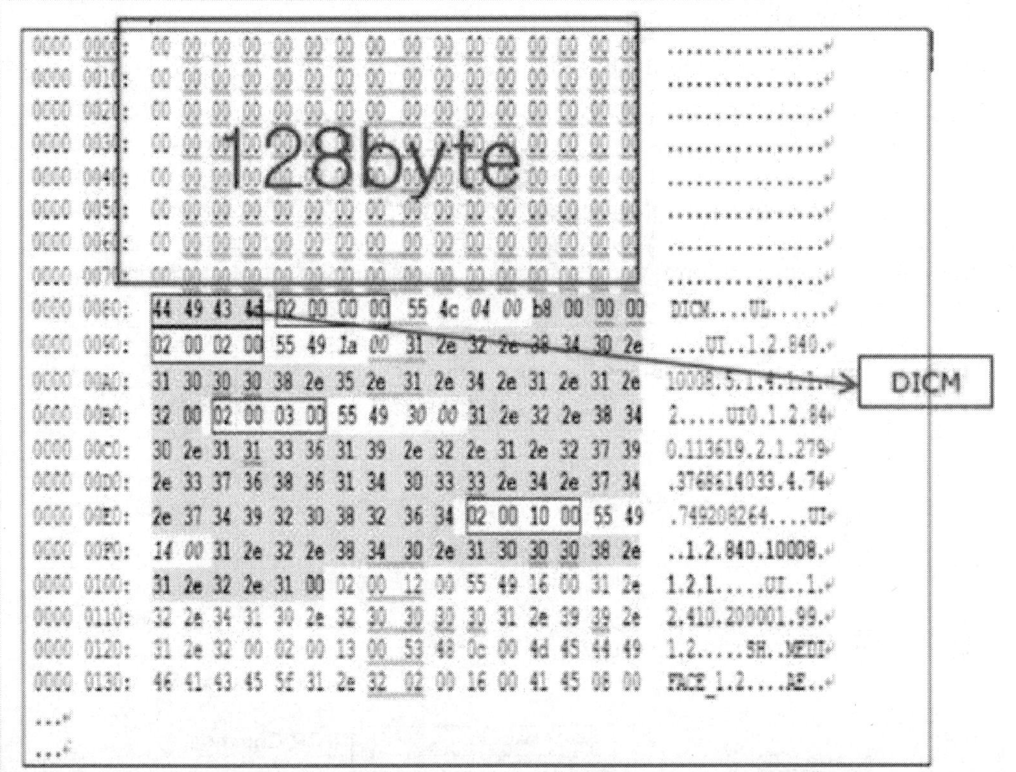

[그림 2-6] File Meta Information의 Preamble & Prefix

〈표 2-2〉는 DICOM File Meta Elements이다.

〈표 2-2〉 DICOM File Meta Elements

Tag	Name	Keyword	VR	VM
(0002.0000)	File Meta Information Group Length	FileMetaInformationGroupLength	UL	1
(0002.0001)	File Meta Information Version	FileMetaInformationVersion	OB	1
(0002.0002)	Media Storage SOP Class UID	MediaStorageSOPClassUID	UI	1
(0002.0003)	Media Storage SOP Instance UID	MediaStorageSOPInstanceUID	UI	1
(0002.0010)	Transfer Syntax UID	TransferSyntaxUID	UI	1
(0002.0012)	Implementation Class UID	ImplementationClassUID	UI	1
(0002.0013)	Implementation Version Name	ImplementationVersionName	SH	1
(0002.0016)	Source Application Entity Title	SourceApplicationEntityTitle	AE	1
(0002.0100)	Private Information Creator UID	PrivateInformationCreatorUID	UI	1
(0002.0102)	Private Information	PrivateInformation	OB	1

(2) Information Objects

Information Objects는 Data Elements로 구성되어 있는데 Data Elements는 실질적인 Dataset으로 보면 된다.

〈표 2-3〉 예제 MRI의 객체설정 해당 객체의 Entity 이용표현

Information Object	Information Entities	Modules	Attibutes
MR Image	검사정보	일자	2002.2.27
		장비종류	A사 CT
		촬영부위	Brain
	환자정보	나이	30세
		체중	75Kg
		이름	홍길동

[그림 2-7]은 Information Entity종류이다

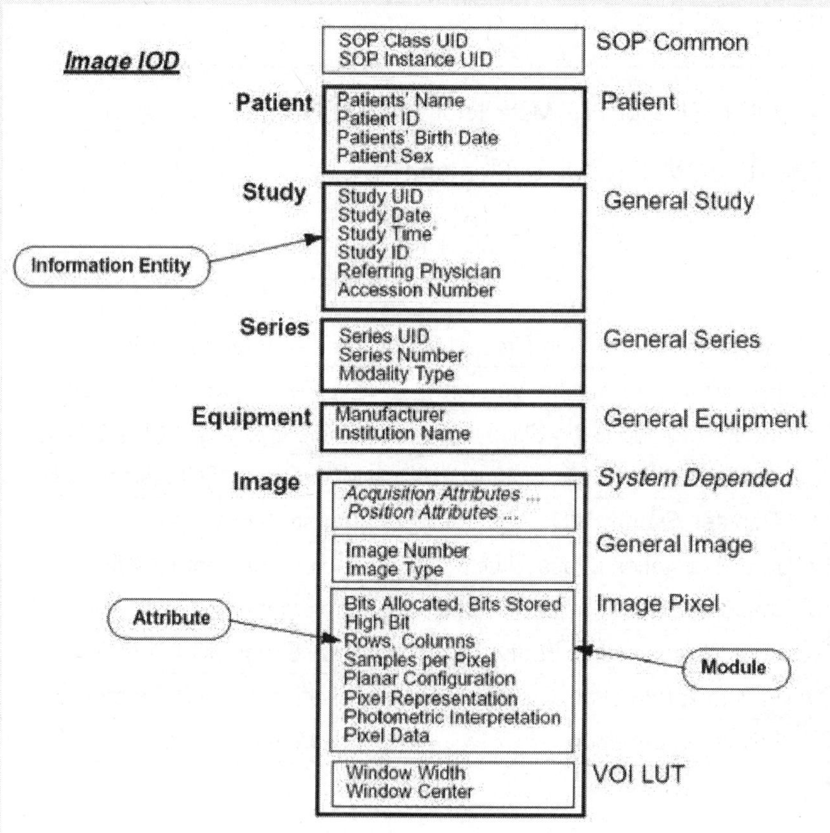

[그림 2-7] Information Entity 종류

[그림 2-8]은 각 Entity의 계층구조이다.

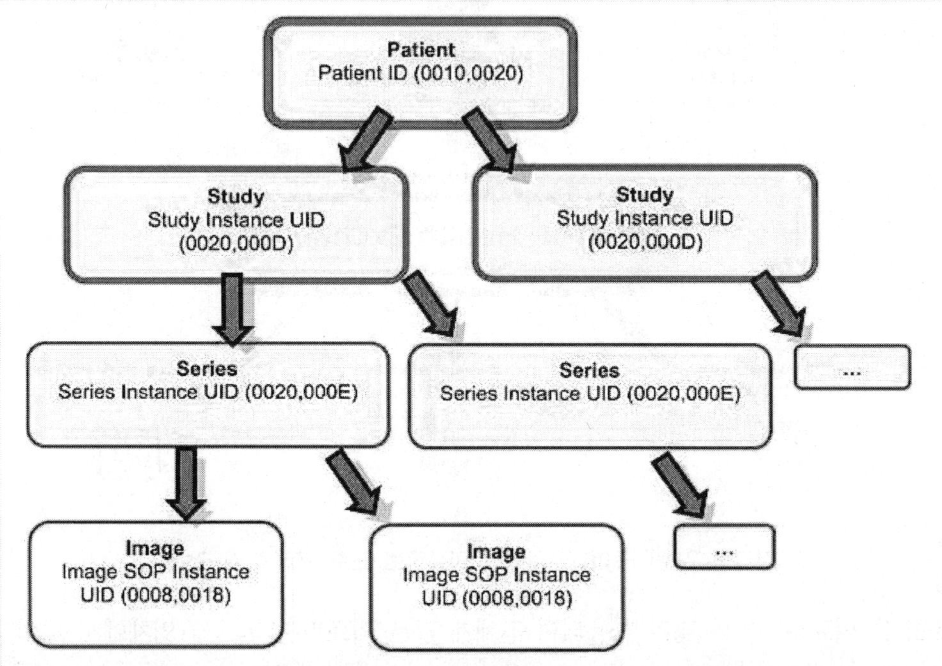

[그림 2-8] 각 Entity의 계층구조

3. FHIR

FHIR(Fast Healthcare Interoperability Resources)은 최신 웹 및 클라우드 기술을 활용하여 의료정보를 교환하는 데 사용되는 국제 표준이다. FHIR은 HL7의 다음 세대 표준으로 RESTful 웹 서비스와 JSON 형식의 데이터를 사용한다. FHIR은 의료정보의 상호 운용성을 높이고, 의료데이터의 표준화를 통해 보다 효율적인 의료서비스를 제공하기 위해 개발되었다.

[그림 2-9]처럼 FHIR(Fast Healthcare Interoperability Resources)은 의료정보를 전자적으로 교환하기 위한 표준이다. 전자건강정보의 교환, 통합, 공유 및 검색을 위한 표준을 개발하는 비영리 조직인 Health Level Seven International(HL7)에서 개발했다.

FHIR은 쉽게 구현하고 사용할 수 있도록 하는 데 중점을 두고, 유연하고 모듈식이며 확장 가능하도록 설계되었다. RESTful API 및 JSON과 같은 최신 웹 표준을 사용하므로 다른 웹 기반 시스템과 쉽게 통합할 수 있다.

FHIR은 환자, 관찰, 투약 및 약속과 같은 다양한 임상 및 관리 개념을 나타내는 리소스 세트를 정의한다. 각 리소스에는 표준화된 속성 및 관계 집합이 있으며, RESTful API를 사용하여 쉽게 쿼리하고 업데이트할 수 있다.

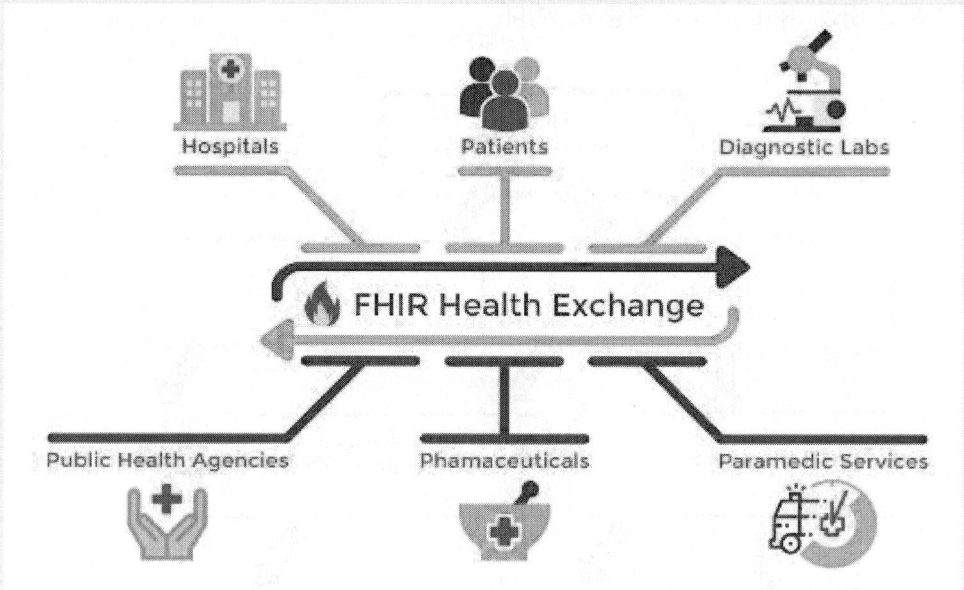

[그림 2-9] FHIR의 차세대 의료정보 표준 프레임 워크

FHIR은 의료분야에서 널리 사용되며 전세계 많은 의료기관 및 공급업체에서 채택했다. 서로 다른 의료시스템 및 응용 프로그램 간의 상호 운용성과 데이터 공유를 가능하게 하는 핵심기술로 간주된다.

02 의료정보의 표준화에 대하여 분석하라.

의료정보의 표준화는 의료정보를 일관성 있게 관리하고 교환할 수 있도록 하는 것을 의미한다. 이를 위해 의료분야에서는 여러 가지 표준화 기술과 규약들이 사용된다.

대표적인 의료정보 표준기술로는 HL7(HL7 International), DICOM(Digital Imaging and Communications in Medicine), SNOMED(SNOMED International), LOINC(Laboratory Observation Identifier Names and Codes), ICD(International Statistical Classification of Diseases and Related Health Problems) 등이 있다.

이러한 표준기술과 규약을 사용하면 의료정보를 일관성 있게 관리하고 교환할 수 있으며, 의료서비스의 질을 개선하고 의료비용을 절감할 수 있다.

HL7은 의료정보를 교환하는 데 사용되는 표준 메시지 프로토콜이다. DICOM은 의료 이미징에 사용되는 형식과 프로토콜에 대한 표준이다. SNOMED는 의료용어를 표준화하기 위한 표준 용어집이다. LOINC는 의료 검사결과를 표준화하는 데 사용된다. ICD는 질병과 관련된 진단 및 절차코드를 표준화하는 데 사용된다.

1. HL7

HL7은 'Health Level Seven International'의 약자로 전세계적으로 사용되는 의료정보 교환표준 중 하나이다. HL7은 EMR(Electronic Medical Record), EHR(Electronic Health Record) 등의 의료정보 시스템 간에 데이터를 교환할 때 사용되며 환자치료, 환자데이터 관리, 의료 공급자 간의 협력 등에 필수적으로 사용된다.

HL7은 일련의 표준을 사용하여 의료정보를 전송한다. 이 표준은 메시지 구조, 데이터 형식, 트랜잭션 프로토콜 등을 포함한다. HL7 표준은 XML 또는 JSON과 같은 텍스트 형식으로 정의되며, 인간이 읽을 수 있을 뿐만 아니라 기계가 이해하기 쉬운 형식으로도 제공된다.

HL7은 매우 유연한 표준이다. 이는 다양한 의료 시나리오에 맞게 데이터 모델을 맞출 수 있도록 허용하기 때문이다. 예를 들어 HL7은 단일 진료실에서 발생한 데이터와 지역 의료정보 네트워크 간에 교환되는 데이터를 모두 처리할 수 있다.

HL7은 의료정보 교환에 사용되는 다양한 데이터 요소와 레이아웃, 즉 데이터 필드, 세그먼트, 메시지 등을 정의한다. HL7은 또한 의료정보를 저장하는 데 사용되는 데이터 모델을 정의한다. 이 모델은 HL7 Reference Information Model(RIM)이라고 불리며, 의료정보를 구성하는 다양한 데이터 요소들을 정의하고, 이들 간의 관계를 결정한다.

HL7은 전세계적으로 사용되는 표준 중 하나이며, 의료정보 교환을 위한 많은 프로젝트에서 사용한다. 이 표준을 사용하면 의료정보 시스템 간에 데이터를 보다 효율적으로 교환할 수 있으며, 의료 공급자는 더욱 빠르게 환자정보를 받아들일 수 있다.

2. DICOM

DICOM(Digital Imaging and Communications in Medicine)은 'Digital Imaging and Communications in Medicine'의 약자로 의료영상과 관련된 데이터의 교환을 위한 국제표준이다.

DICOM은 영상과 관련된 정보를 전자적으로 저장 · 교환 및 검색하기 위한 표준화된 데이터 형식과 프로토콜을 정의한다. DICOM은 주로 의료영상, 예를 들어 X선, CT, MRI 등의 영상형식을 지원한다. 이러한 영상들은 DICOM 표준에 따라서 파일 포맷과 인코딩, 데이터의 표현방법, 영상분석, 보관 등이 일관성 있게 유지된다.

DICOM 데이터는 여러가지 정보를 포함하고 있다. 예를 들어 DICOM 파일에는 환자정보, 이미지 촬영정보, 영상처리정보, 영상저장 및 전송정보 등이 포함된다. 이러한 정보들은 DICOM 파일 내부에 태그와 값의 형태로 저장된다.

DICOM은 의료영상을 다른 시스템과 공유하기 위한 표준화된 형식을 제공하여 의료정보의 공유 및 협업을 용이하게 한다. 이는 환자치료 및 진단의 효율성을 높이는 데 큰 역할을 한다. 또한 DICOM은 의료기기 및 소프트웨어의 호환성을 향상시키는 데도 도움이 된다.

3. SNOMED, LOINC

SNOMED(Systematized Nomenclature of Medicine)는 의학적 개념과 용어를 체계적으로 분류하기 위한 체계적인 표준용어 체계이다. 1970년대 중반에 병리학을 넘어 코딩된 어휘를 확장하고 전체 의료기록을 포괄하는 용어를 개발하는 작업이 시작되었다. SNOMED의 초판은 1977년에 출판되었고, 곧이어 1980년에 SNOMED II가 출판되었다.

이 작업은 1993년에 SNOMED International의 또 다른 릴리스로 개선되었으며, 1998년까지 매년 업데이트 작업은 계속되었다. 2001년 1월에 SNOMED RT 버전 1.0이 출시되고, 2001년 7월에 SNOMED RT 1.1이 출시되었다.

SNOMED CT의 선구자 중 하나는 주로 병리학에 초점을 맞추었지만 오늘날의 SNOMED CT는 모든 의료서비스를 포괄하는 광범위한 범위를 가지고 있다. SNOMED CT는 SNOMED RT와 영국의 CTV 3 용어(이전에는 읽기코드로 알려짐)의 합병이다. SNOMED CT의 19개 계층은 질병, 결과, 절차, 신체구조, 의약품 및 기타 건강관리 개념에 대한 적용범위를 제공하다.

SNOMED CT의 계층적 특성으로 인해 나중에 다른 관점 및 그룹화에서 분석할 수 있는 적절한 세부 수준에서 임상데이터를 기록하고 문서화할 수 있다.

SNOMED CT와 같은 임상용어를 컴퓨터 기반 환자기록에 통합하면 임상치료를 위한 포괄적이고 기능적인 용어가 제공된다. SNOMED CT는 임상목적으로 환자정보를 색인·저장 및 검색하는 데 활용할 수 있다. SNOMED CT는 다양한 플랫폼과 컴퓨터 시스템에 걸쳐 여러 실무자 간에 데이터 기록의 비교 가능성을 보장하는 데 도움이 된다.

SNOMED는 현대 의료의 모든 분야를 다룬다. 의료전문가들은 이 용어체계를 사용하여 환자 진단, 치료계획 및 결과, 의학연구 및 통계 등을 기록하고 공유한다.

SNOMED CT에는 300,000개 이상의 개념과 900,000개 이상의 설명이 포함되어 있으며 질병, 임상소견, 병인, 절차 및 살아있는 유기체를 포괄적으로 다루고 있다. 콘텐츠의 범위가 ICD-9-CM보다 훨씬 넓기 때문에 콘텐츠의 30% 미만이 ICD-9-CM에 매핑될 수 있다.

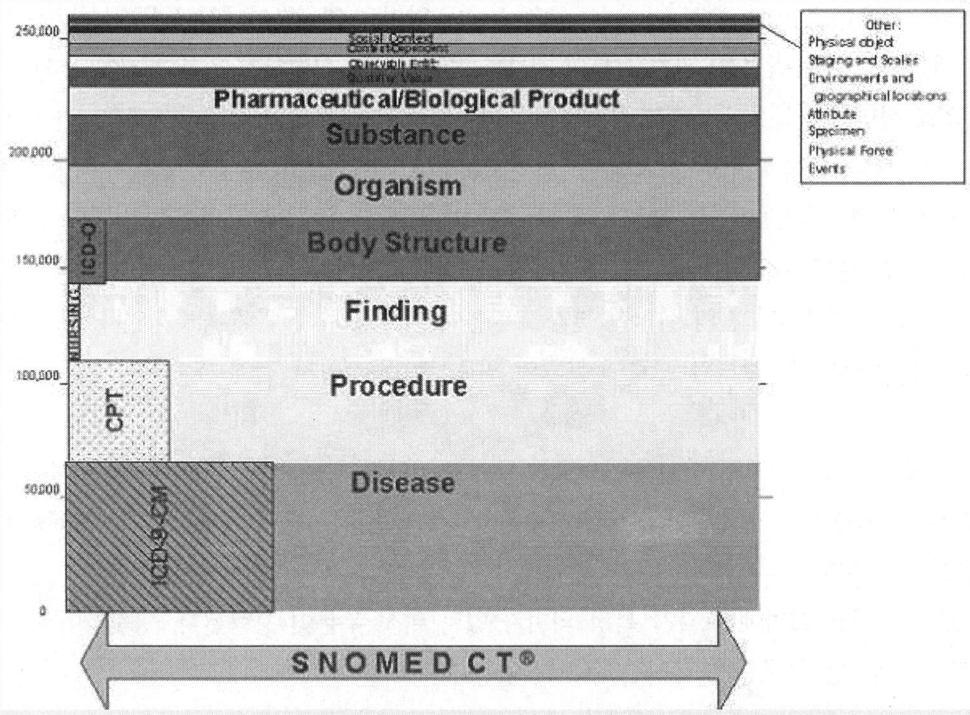

[그림 2-10] SNOMED 계층도

전체적으로 약 96,000개의 개념(59,244개의 장애 및 36,616개의 소견)이 ICD-9-CM에 매핑되었다.

SNOMED는 미국과 영국을 비롯한 많은 나라에서 사용되고 있으며, 국제표준화기구(ISO)에서 인정받은 국제표준체계이다. SNOMED의 가장 큰 장점은 의료 용어의 규범화를 통해 의료정보의 통합성, 상호 운용성 및 품질향상을 도모할 수 있다는 것이다.

SNOMED는 구조화된 데이터의 표준을 정의하여 정보를 효과적으로 공유하고 활용할 수 있도록 한다. SNOMED 용어는 계층적인 구조로 이루어져 있으며, 각 용어는 고유한 코드번호로 식별된다. 이 코드번호는 다른 체계와의 연결성을 제공하며, 다양한 의료정보 체계 간의 상호 운용성을 보장한다.

SNOMED는 매우 상세하고 광범위한 용어체계이므로 의료전문가들이 이를 사용하기 위해서는 교육 및 교육자료가 필요하다. 하지만 SNOMED의 사용은 전세계적으로 점차 증가하고 있으며, 의료정보체계의 상호운용성과 효율성을 높이는 데 큰 역할을 하고 있다.

4. LOINC

LOINC(Laboratory Observation Identifier Names and Codes, 로인크)은 'Logical

Observation Identifiers Names and Codes'의 약어로 의료분야에서 사용되는 각종 검사 결과물, 검사항목, 측정값, 관찰값 등의 정보를 표준화하고 식별하기 위한 체계이다. LOINC은 의료 실험실 관찰을 식별하기 위한 데이터베이스이자 보편적인 표준이다. 1994년에 처음 개발되었으며, 미국 비영리 의학연구기관인 Regenstrief Institute에서 만들어 유지·관리하고 있다. 현재 LOINC를 채택한 국가는 179개국 이상이며 20개 언어로 번역되어 있다. LOINC 업데이트는 1년에 두 번, 6월과 12월에 릴리스된다.

LOINC은 의료기관 간의 실험실 결과 교환을 용이하게 하기 위해 개발되었다. 도입 이전에는 검사실 테스트 코드가 서로 구분되어 의료서비스 제공자 간에 데이터를 주고받을 수 없었다.

LOINC 코드는 숫자와 하이픈(-)으로 이루어진 코드로 하나의 코드는 하나의 의료용어를 대표한다. 예를 들어 혈액검사의 적혈구 수치를 나타내는 용어를 LOINC 코드로 표준화하면 '789-8'이 된다.

LOINC 코드 설명에는 각각 특정 의미가 있는 여섯 부분이 포함된다. 영숫자이며 다른 코드 세트와 달리 문장과 유사한 구조를 갖는다.

① 파트 1 : 구성요소 또는 분석물질
측정대상, 예를 들어 포도당, MAPT 유전자 표적 돌연변이 분석이다.

② 파트 2 : 속성
질량/부피, 역가 또는 질량/일과 같이 분석중인 항목의 측정 단위 또는 속성이다.

③ 파트 3 : 시간적 측면
테스트가 수행되는 시간간격이다.

④ 파트 4 : 시스템
예를 들어 타액, 혈청 또는 복막액과 같이 테스트가 수행되는 표본이다.

⑤ 파트 5 : 규모
테스트 결과가 표현되는 방법이다.

⑥ 파트 6 : 방법
측정에 사용되는 방법론으로 이는 선택사항이지만 테스트 결과를 해석할 때 중요하다.

Tip 코드 예

- 소변 내 포도당 측정 : LOINC 5792-7
- 완전한 이름 : Glucose:MCnc:PT:Urine:Qn:Teststrip
- Long Common Name : 테스트 스트립에 의한 소변 내 포도당[질량/부피]
- 짧은 이름 : 포도당 Ur 스트립-mCnc
- 표시 이름 : 포도당 검사지(U) [질량/부피]

LOINC는 검사결과물의 분류체계이기 때문에 검사방법, 시료 등에 대한 정보도 함께 기술한다. 따라서 LOINC 코드를 사용하면 같은 검사결과물을 서로 다른 방법으로 측정했을 때에도 비교가 가능하며, 서로 다른 의료시스템 간에도 정보교환이 원활해진다.

LOINC 코드는 무료로 이용할 수 있으며, 인터넷을 통해 검색이 가능하다.

LOINC 데이터베이스는 기존 HL7, ASTM E1238 및 CEN TC251 관찰보고서 메시지의 맥락에서 실험실 및 임상테스트 결과를 식별하기 위한 일련의 범용이름 및 ID 코드를 제공한다.

LOINC의 주요 목표 중 하나는 임상치료, 결과관리 및 연구를 위한 결과의 교환 및 풀링을 촉진하는 것이다.

5. ICD

의료정보표준의 ICD(International Statistical Classification of Diseases and Related Health Problems)란 '질병분류체계'를 의미한다. ICD는 'International Statistical Classification of Diseases and Related Health Problems'의 약자로 질병이나 상병, 사망 원인 등을 분류하고 통계를 수집하기 위해 사용된다.

ICD는 전세계적으로 의료정보를 기록하고 분류하는 데 사용된다. 이 체계는 각각의 질병이나 상병, 부상, 사망 등을 고유한 코드로 표시하여 의료정보를 쉽게 분류하고 통계를 수집할 수 있게 해준다. 이러한 표준화된 분류 체계는 의료정보교환과 공유, 의료연구 및 통계분석 등 다양한 목적으로 활용된다.

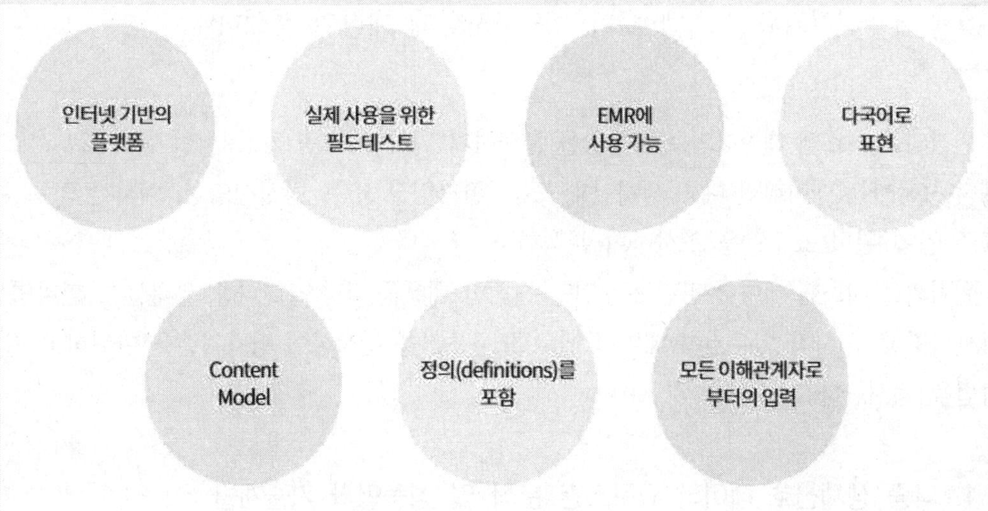

[그림 2-11] ICD-11의 특징

ICD는 주로 WHO(세계보건기구)에서 관리하고 업데이트된다. 최근에는 ICD-10에서 ICD-11으로 전환하면서 질병분류체계에 대한 개선과 업데이트가 이루어졌다. ICD-11은 질병 및 상병을 더 자세히 분류하여 진단과 치료에 더욱 정확하고 효과적인 정보를 제공한다.

〈표 2-4〉 ICD-10과 ICD-11의 주요 특징 비교

구분	ICD-10	ICD-11
발간방식	연간재정 회의를 통해서 발간	iCAT(ICD Collaborative Auth oring Tool)을 이용한 공동저술을 통해서 개정
범주정보	• 코드와 타입만 제공 • 전문분야 적용에 한해 추가정보 제공	• 모든 ICD 개체에 대한 원문 정의 제공 • 공식적인 모델을 통한 구조화된 기술 제공
온톨로지 및 용어와의 연계	연계없음	SNOMED-CT • Gene Ontology와의 연계 제공
제공방식	종이책	전자책+종이책
브라우저	http://apps.who.int/classifications/icd10/browse/2016/en	https://icd.who.int/browse11/l-m/en

ICD 코드는 세계적으로 표준화되어 있기 때문에 다양한 나라와 의료기관 간의 정보교환과 연동에 매우 유용하다. 또한 ICD 코드는 의료기록에 포함되어 있어 환자들이 다른 의료기관에서 치료를 받을 때에도 일관된 의료정보를 제공할 수 있다.

03 원격의료 시스템 데이터 요구사항에 대하여 분석하라.

원격의료 시스템 데이터의 요구사항을 분석하기 위하여 [그림 2-12]처럼 원격의료 시스템에서 사용하는 데이터인 다중 생체신호 표준, 환자영상 표준, 방사선영상, 의사간 의무기록 표준 등에 관한 표준안을 조사하여 분석한다.

원격의료 시스템 데이터 관련 표준안을 분석한 내용을 바탕으로 다중 생체신호, 환자영상, 방사선영상, 의사간 의무기록 데이터 별로 요구조건을 분석하여 평가기준을 마련하고 평가방법을 제시한다.

1. 다중 생체신호 데이터 요구조건 분석 및 성능평가 기술개발

① 다중 생체신호 데이터를 파형 데이터와 텍스트 데이터로 분류하여 요구조건을 분석함.

② 분석한 요구조건에 따른 평가기준을 마련함.

③ 다중 생체신호 전송표준을 분석하여 평가기준을 마련함.

④ 파형데이터는 MFER Viewer와 Parser로 MFER 규격을 따르는지 평가하고, 텍스트 데이터 전송표준은 HL7 V2.x 메시지 검증도구로 평가함.

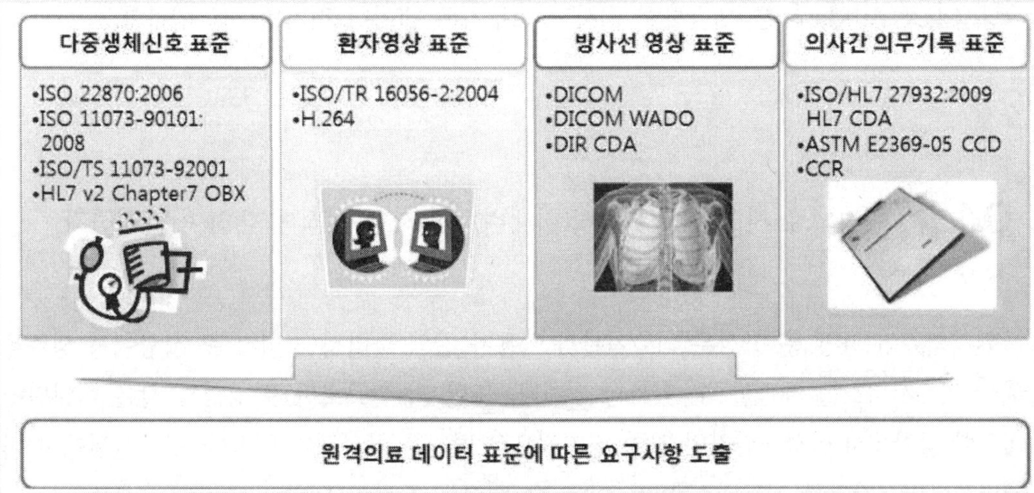

[그림 2-12] 원격의료 시스템 데이터 표준(Standard of data for telemedicine)

2. 환자영상 요구조건 분석 및 성능평가 기술개발

① 환자영상과 관련된 압축 코덱과 동영상 품질평가 방법론에 따른 요구조건을 분석함.

② 분석한 요구조건에 따라 동영상 인코딩과 주관적 평가에 대한 평가기준을 마련함.

③ 코덱 분석기를 통해 동영상 인코딩 방법을 분석하여 환자영상 인코딩 평가기준을 평가하고, DSCQS 방법론에 따라 주관적으로 환자영상 품질을 평가함.

3. 방사선영상 요구조건 분석 및 성능평가 기술개발

① 방사선 영상 규격인 DICOM과 전송규격에 따른 요구조건을 분석함.

② 분석한 요구조건에 따라 방사선 영상이 DICOM 규격을 준수하는지를 검증하고, 전송규격을 따르고 있는지를 평가하기 위한 평가기준을 마련함.

③ DICOM Validation Toolkit을 활용하여 방사선 영상 규격(DICOM)을 검증하고, CDA Validator를 개발하여 방사선 영상 전송규격(DIR CDA)을 평가함.

4. 의사간 의무기록 데이터 요구조건 분석 및 성능평가 기술개발

① 의사간 의무기록 데이터 항목과 데이터 전송규격을 바탕으로 요구조건을 분석함.

② 분석한 요구조건에 따라 의사간 의무기록 데이터 항목과 전송규격(Health Summary CDA)를 준수하는지를 평가하기 위한 평가기준을 마련함.

③ CDA Validator를 개발하여 의사간 의무기록 데이터 평가기준을 평가함.

04 원격의료 시스템에서 원격(비대벼)진료시 문제점에 대하여 분석하라.

원격의료의 가장 큰 장점은 의료기관과 이용자 간의 물리적 거리가 큰 상황에서 생존을 위한 의료서비스를 제공할 수 있다는 것이다. 또한 최근 코로나19 상황과 같은 비대면이 필요한 상황에서 만성질환자와 같이 정기적으로 병원을 방문해야 하거나, 응급상황에서 비대면을 통한 간단한 진료와 처방을 받을 수 있다는 장점이 있다.

이러한 편의성에도 불구하고 여러 가지 우려되는 점이 있다. 이와 같은 제한점은 대부분의 경우 제도적인 요인이지만 이러한 제도를 갖게 된 제한요인을 나열하고, 이중 기술로서 해결할 수 있는 요인들을 정리해 보고자 한다.

여기서는 우선 비대면진료에 관련된 이슈들을 다루고자 한다. 의료계나 일부 시민단체 등에서 제시하는 비대면진료의 문제점은 대략 아래와 같이 정리할 수 있다(바른의료연구소, 2020). 이중 과학기술로서 보완이 가능한 문제점은 1), 2), 3)번 이슈일 것이다

〈표 2-5〉 이슈되는 비대면진료의 문제점

비대면진료의 문제점	비고 (이슈)
1) 의료/건강 관련 개인정보 유출의 위험성	○
2) 의료의 질 저하 및 이에 따른 오진 등의 가능성 증대	○
3) 의료남용의 가능성	○
4) 우리나라의 의료접근성이 좋기 때문에 굳이 필요 없다는 점	×
5) 의료의 집중에 따른 의료전달체계 붕괴, 의료민영화 진행 가능성	×

1. 의료/건강 관련 개인정보 유출의 위험성의 문제점

첫 번째 문제점에서 의료/건강 관련 개인정보의 중요성에 대해서는 이견의 여지가 없다.

예전에 종이차트에 수기로 기록하거나 필름으로 출력한 영상정보는 당연히 유출의 가능성이 더 적었을 것으로 보인다. 그러나 사회의 모든 분야에서 진행되고 있는 전산화 · 정보화에 따라 의료기관 내의 의무기록, 처방전, 영상정보, 검사정보, 간호정보 등이 병원정보 시스템(Hospital Information System, HIS)하에 전자의무기록(Electronic Medical Record, EMR), 처방전달 시스템(Order Communication System, OCS), 영상저장전송 시스템(Picture Archiving and Communication System, PACS), 간호정보 시스템(Nursing Information System, NIS), 검사실정보 시스템(Laboratory Information System, LIS), 약물정보 시스템(Pharmacy Information System, PIS) 등이 구축되어 있다.

디지털화된 정보는 예전보다 용이하게 그리고 대량으로 의료기관 외부로의 유출에 대한 우려가 있는 것은 사실이다. 그러나 이러한 정보보안 분야에 대해서는 금융정보, 국가안보 정보나 군사정보 등도 전산화되어 있고, 매우 높은 보안수준을 유지하고 있음을 보면 이미 기술이 성숙되어 있다고 볼 수 있다.

이와 관련하여 최근 의료데이터의 소유권이 "병원에 있느냐? 환자 개인에게 있느냐?"의 이슈와 관련이 있다. 기본적으로 환자 개인의 소유라고 하더라도 본인의 그동안 쌓인 여러 병원의 의료 빅데이터나 그 외 웨어러블 디바이스 등에서 얻은 환자 유래 의료데이터 등 모든 건강데이터를 본인만의 클라우드나 서버에 저장(Personal Data Storage, PSD)하여 주치의나 담당 의료진에게 접근권한에 대한 조절을 통해 관리하는 방식으로, 최근 정부에서 추진하는 마이데이터 사업이 대표적인 예가 되겠다.

또한 블록체인 기술 도입 등을 통해 감시하는 등 새로운 방식의 보안기술들이 개발되고 있다. 물론 이전의 포털사이트나 금융기관에서 개인정보의 유출이 있었고, 의료정보도 분명 유출의 가능성이 있지만 의료분야가 금융, 군사 등 다른 분야에 비해 보안 관련하여 기술적으로 해결해야 할 문제는 큰 차이가 없을 것으로 보인다.

2. 의료의 질 저하 및 이에 따른 오진 등의 가능성 증대

두 번째 문제점과 관련하여 진찰은 고전적으로 문진 외 시진, 촉진, 청진, 타진으로 구성되어 있다. 비대면진료시에 문진, 시진이나 청진은 카메라와 마이크, 디스플레이, 스피커 기술의 발전으로 현재 과학기술 수준으로 충분히 가능하다고 여겨진다. 여기에 Tytocare (https://www.tytocare.com/)의 예와 같이 목 안쪽이나 외이도 등도 볼 수 있고 청진기 등을 대신할 간단한 도구들이 개발되어 있다.

그러나 촉진, 타진의 경우 비대면진료로 활용할 수준의 소위 햅틱(Haptic) 기술은 아직 미흡하다고 할 수 있다. 따라서 진찰의 제한이 있는 것은 사실이고 이러한 한계를 극복하기 위한 기술의 개발이 필요하다. 이러한 상황으로 분명 오진의 가능성이나 진단이 늦어지는 등의 상황이 예견이 된다.

그러나 실제로 대면진료에서도 오진이나 진단이 늦어지는 경우가 있는 것이 현실이다. 따라서 대면에 비해 비대면진료에 의한 오진이나 그 외 부작용에 대한 데이터를 통한 실질적인 비교가 필요하며, 비대면진료에 따른 편의성과 비용 등을 감안하고 원격의료가 가능한 대상 증상이나 질환들의 제한을 통한 활용이 가능할 것이다. 과학기술적으로는 카메라에 다양한 기능(예를 들어 분광센서)을 추가하여 맨눈으로 볼 수 없는 정보를 확인할 수도 있다.

3. 의료남용의 가능성

세 번째 문제와 관련하여 원격진료의 도입에 따라 소위 닥터쇼핑 등 의료남용의 가능성이 분명 높을 것이다. 그러나 의료의 접근성 증가와 의료남용을 명확하게 구분하기는 어렵다. 비용 효과적인 면에서 보면 초기에 잦은 진료로 비용이 증가될 것이나 이로 인해 비용이 많이 드는 중병의 조기진단이나 이행을 막게 됨에 따른 비용절감의 효과와의 비교가 필요하다. 과학기술적인 측면에서는 현재 대면진료의 경우 병원방문에 대한 정보가 상호확인(Cross-check)이 안되거나 시간이 걸리지만 비대면진료 플랫폼 상에서는 기술적으로 실시간으로 의료남용을 모니터링하거나 제한할 수 있다.

4. 우리나라의 의료접근성이 좋기 때문에 굳이 필요 없다는 점

네 번째 의료 접근성 이슈 관련하여서는 도시의 경우 접근성이 매우 높지만 아직 도서산간 벽지 지역이 있다. 그동안 시범사업이 진행되었던 원항선원, 재외 공관이나 해외교포 등의 수요가 있고 편의성 및 시간의 제약(근무시간, 야간 등)으로 인한 접근성이 어려운 상황인 경우의 필요성이 있다. 이에 대해서는 과학기술적으로 해결하거나 보완할 사항은 기존의 기술들을 각 상황에 따라 보완하는 것들이 필요할 것이다.

출처 : 원격의료 실현을 위한 국내 과학기술의 현황과 극복과제, KAST, 2021.

학습 2

학습활동.2 교수 · 학습 방법

교수 방법

- 원격의료 시스템의 기술동향에 대한 관련 용어, 구성, 방식 이해 정도를 파악한 후 수업을 진행한다.
- 교수자의 주도로 원격의료 시스템의 기술동향 등의 내용을 PPT 자료로 제시한 후 설명한다.
- 가능하면 사전에 개인별 학습 자료를 준비하여 모든 학생이 참여할 수 있는 문제 해결식 수업, 협력 수업이 가능하도록 한다.
- 원격의료 시스템의 기술동향 전 과정을 작업의 순서에 따라 단계적으로 실습이 이루어질 수 있도록 지도한다.
- 교재를 통해 수업을 준비하는데 있어서 필요한 모든 정보나 팁, 힌트 등 도움이 될 만한 내용들을 확인할 수 있다.
- 학생들이 만들게 될 각 모델들은 수업시간에 중점적으로 다뤄질 부분과 어휘, 질문, 답을 포함하고 있으며 또한 탐구할만한 추가적인 아이디어들도 포함하고 있다.

학습 방법

- 원격의료 시스템의 기술동향에 대한 관련 용어를 숙지하고, 원격의료 시스템의 기술동향에 대해 이해한다.
- 원격의료 시스템의 기술동향의 각 단계별 중점 사항을 체계적으로 학습한다.
- 원격의료 시스템의 기술동향의 수행순서의 전 과정을 실습한다.
- 원격의료 시스템의 기술동향의 내용을 이해한다.
- 원격의료 시스템의 기술동향을 이해하고 숙달이 될 때까지 학습한다.

학습활동.2 평가 및 피드백

평가 준거

- 평가자는 피평가자가 수행 준거 및 평가 내용에 제시되어 있는 내용을 성공적으로 수행할 수 있는 지를 평가해야 한다.

학습내용	평가항목	성취수준		
		상	중	하
원격의료 시스템의 기술동향	원격의료 시스템의 기술동향을 이해할 수 있다.			

평가 방법

• 작업 포트폴리오

학습내용	평가항목	성취수준		
		상	중	하
원격의료 시스템의 기술동향	원격의료 시스템의 기술동향을 이해할 수 있다.			

• 필기시험

학습내용	평가항목	성취수준		
		상	중	하
원격의료 시스템의 기술동향	원격의료 시스템의 기술동향을 이해할 수 있다.			

• 체크리스트를 통한 관찰

학습내용	평가항목	성취수준		
		상	중	하
원격의료 시스템의 기술동향	원격의료 시스템의 기술동향을 이해할 수 있다.			

• 피드백

1. 작업 포트폴리오
   - 제출한 보고서를 평가한 후 주요 사항에 대하여 표시하여 돌려준다.
2. 필기시험
   - 평가 결과 성적이 저조한 학생은 보고서 제출 기회를 부여한다.
3. 체크리스트를 통한 관찰
   - 실습 과정에서 평가한 후 개선해야 할 사항 등을 정리하여 돌려둔다.

참 | 고 | 문 | 헌

- https://www.msdmanuals.com
- 김철중, 한국이 개발한 원격의료기술, 외국인이 사용, https://www.chosun.com/
- 최윤섭, 한국의 원격의료에 대한 생각과 그 생각에 대한 생각, www.yoonsupchoi.com, 2020.5.20.
- https://dgrz.tistory.com/55
- 원격의료 시스템, 튜메니의 신경외과 연방 센터, 2013.
- https://ko.wikipedia.org/wiki
- 원격의료로 달라지는 세상, MK뉴스, 2014.06.23.
- 원격진료 혜택 부유한 젊은 층만 받네, 동아 사이언스, 2014.02.07.
- '언제 어디서나' 헬스케어, business watch 뉴스, 2014.04.21.
- https://www.yoonsupchoi.com/2020/05/20/thoughts_on_telemedicine/
- 법무부, 교정시설 원격의료 시스템, https://moj.go.kr/moj/184/subview.do
- https://m.blog.naver.com/lowensteinkorea/222575589485
- https://www.hesel.co.kr/public/severance.php
- https://www.hicare.net/#provides
- https://images.search.yahoo.com
- 정용 외 8, 원격의료실현을 위한 국내과학기술의 현황과 극복과제, 한림연구보고서 139, KAST, 2021.
- 한구영 · 윤지윤 · 전은경, 원격의료 합법화를 고려한 건강보험 정책제언 : 원격진료플랫폼, 원격모니터링기기, 디지털 치료기기 및 재택치료의료기기 중심으로, HIRA RESEARCH, 2022.02.

학습 1	원격의료 시스템의 개요
학습 2	원격의료 시스템의 기술동향
학습 3	**원격의료 시스템의 플랫폼**
학습 4	원격의료 시스템의 제도화
학습 5	원격의료 시스템의 관리기술
학습 6	원격의료 시스템의 인공지능 기술
학습 7	원격의료 시스템의 빅데이터 기술
학습 8	원격의료 시스템의 블록체인 기술
학습 9	원격의료 시스템의 의료용 사물인터넷 기술
학습 10	원격의료 시스템의 생체측정기술
학습 11	원격의료 시스템의 활용사례
학습 12	원격의료 시스템의 미래
학습 13	원격의료 시스템의 시장현황
부 록	용어정리

학습 목표	1. 원격의료 시스템의 플랫폼을 이해할 수 있다.

3-1 원격의료 시스템의 플랫폼 개요

원격의료 시스템 플랫폼은 의료전문가와 환자 사이의 상호작용을 온라인으로 가능하게 해주는 기술이다. 이러한 시스템은 건강 상태 모니터링, 진료, 처방, 상담 등 다양한 의료서비스를 제공할 수 있다.

[그림 3-1]처럼 원격의료 시스템은 다양한 플랫폼을 사용할 수 있다. 일반적으로 원격상담 및 진료를 위해 다음과 같은 화상통화 플랫폼, 의료전자기록(EMR) 플랫폼, 원격 모니터링 플랫폼, 의료챗봇 플랫폼 등이 사용된다.

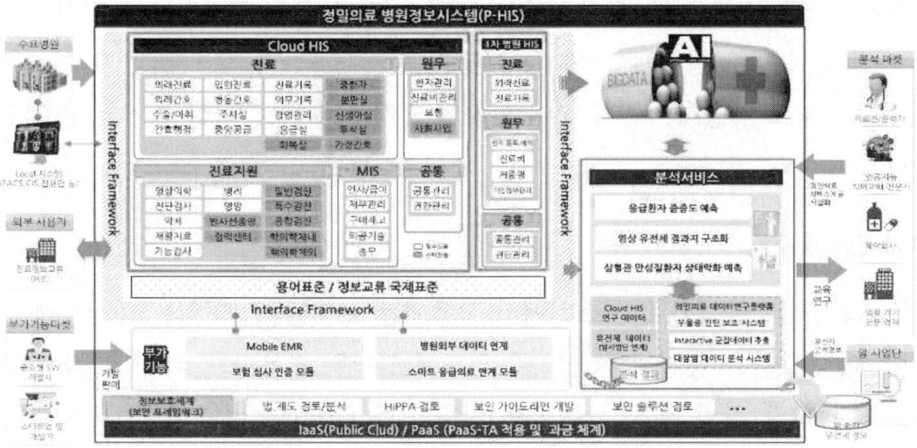

[그림 3-1] 원격의료 시스템의 플랫폼 구성사례

1. 화상통화 플랫폼

원격의료 시스템에서 화상통화 플랫폼은 환자와 의료진이 서로 대화하고 상담을 진행하는 데 사용되는 중요한 도구이다.

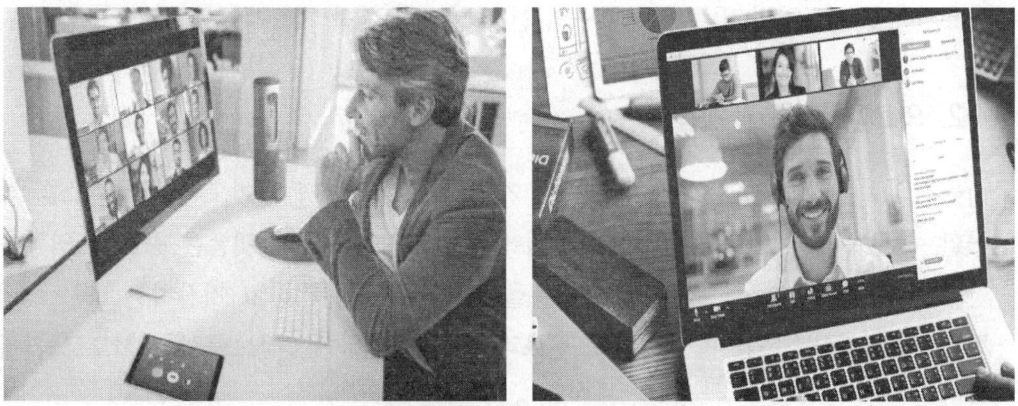

[그림 3-2] 화상통화 플랫폼 사례

이러한 플랫폼은 다양한 기능과 보안기능을 제공하여 의료서비스 제공자와 환자 모두에게 안정적이고 안전한 원격의료 서비스를 제공한다. 이를 위해 예시로 몇 가지 대표적인 화상통화 플랫폼을 살펴보겠다.

1) Zoom

Zoom은 원격의료 시스템에서 가장 인기있는 화상통화 플랫폼 중 하나이다. 이 플랫폼은 HD 비디오 및 오디오 통화 기능을 제공하며, 환자와 의료진이 안정적으로 대화할 수 있도록 높은 수준의 보안기능을 제공한다. Zoom은 또한 화면공유 및 녹화기능도 제공하여 의료진이 환자의 건강 상태를 추적하고 기록할 수 있도록 한다.

2) Doxy.me

Doxy.me는 원격의료 시스템에서 사용되는 또 다른 인기있는 화상통화 플랫폼이다. 이 플랫폼은 손쉽게 접근할 수 있도록 간단한 사용자 인터페이스를 제공하며, 의료진과 환자 간의 실시간 대화를 지원한다. Doxy.me은 또한 HIPAA(Health Insurance Portability and Accountability Act) 준수기능을 제공하여 개인정보 보호 및 보안에 대한 엄격한 요구사항을 준수한다.

3) Skype

Skype는 일반적으로 비즈니스와 개인용으로 사용되지만, 의료분야에서도 널리 사용되는 화상통화 플랫폼이다. Skype는 HD 비디오 및 오디오 통화기능을 제공하며, 의료진과 환자 간에 안정적이고 보안된 대화를 지원한다. Skype는 또한 화면공유기능을 제공하여 의료진이 환자의 건강 상태를 추적하고 기록할 수 있도록 한다.

2. 의료전자기록 플랫폼

원격의료 시스템은 환자와 의료진이 지리적으로 떨어져 있어도 의료서비스를 제공할 수 있는 체계이다. 이러한 시스템에서 의료전자기록 플랫폼은 중요한 역할을 한다. 의료전자기록 플랫폼은 의료기록을 전자적으로 관리하고 저장하는 도구로 의료진 간의 의사소통을 향상시키고 진료과정에서 발생하는 정보를 체계적으로 기록한다.

다양한 의료전자기록 플랫폼이 있지만, 여기서는 대표적인 의료전자기록 플랫폼 중 하나인 Epic Systems Corporation의 사례를 살펴보겠다.

1) Epic EMR

Epic Systems Corporation은 미국의 건강정보 기술회사로 원격의료 시스템에서도 많이 사용되는 의료전자기록 플랫폼인 Epic EMR을 제공한다.

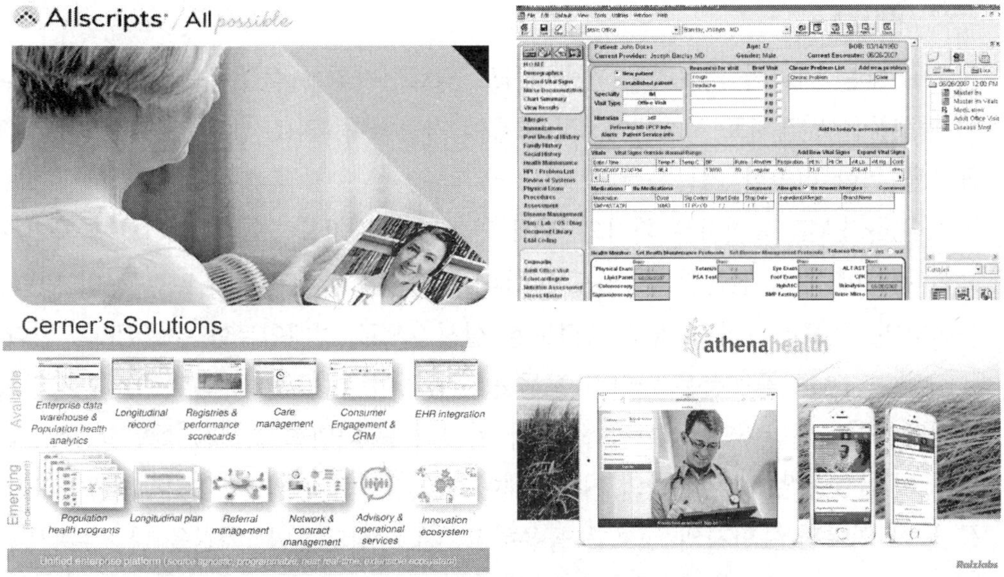

[그림 3-3] 다양한 의료전자기록 플랫폼 사례

Epic EMR은 다음과 같은 특징을 가지고 있다.

① 종합적인 기능 : Epic EMR은 환자정보, 진단서, 처방전, 검사결과 등 모든 의료정보를 종합적으로 관리한다. 또한 의료진 간의 의사소통을 위한 메시징 기능도 제공한다.

② 보안성 : Epic EMR은 환자의 개인정보를 안전하게 보호하기 위해 강력한 보안기능을 제공한다. 데이터 암호화, 다중 인증, 사용자 권한관리 등의 보안기능을 갖추고 있다.

③ 유연성 : Epic EMR은 다양한 의료기관에서 사용될 수 있는 유연성을 가지고 있다. 사용자 정의기능을 제공하므로 각 기관의 요구에 맞게 환경설정이 가능하다.

④ 통합성 : Epic EMR은 다른 의료기술과 연동이 가능하다. PACS(Picture Archiving and Communication System)와 RIS(Radiology Information System) 등 다른 시스템과의 통합을 지원하여 의료진이 한 곳에서 모든 정보를 확인할 수 있도록 한다.

⑤ 사용자 친화성 : Epic EMR은 사용자 친화적인 인터페이스를 제공한다. 사용하기 쉽고 직관적인 디자인으로 의료진의 업무 효율성을 높여준다. 또한 대규모 의료기관에서 사용되는 의료전자기록 플랫폼으로 전세계 190개국 이상에서 사용되고 있다.

2) Cerner

Cerner는 미국의 의료정보 기술회사로 의료전자기록 플랫폼을 제공하고 있다. 이 플랫폼은 원격의료 시스템에서도 이용이 가능하며, 의료정보의 효율적인 관리와 공유를 위한 다양한 기능을 제공한다.

Cerner EMR 플랫폼은 환자의 전체 의료정보를 저장하고, 의료진과 환자가 필요한 정보에 쉽게 접근할 수 있도록 한다. 또한 이 플랫폼은 의료진 간의 협력을 촉진하며, 의료진이 환자의 의료정보를 실시간으로 업데이트할 수 있도록 한다.

Cerner EMR 플랫폼은 다양한 모듈을 제공하며, 이를 통해 의료진은 환자의 진료내역, 약물 처방내역, 검사결과, 의학 이미지 등 다양한 정보를 확인할 수 있다. 또한 이 플랫폼은 의료진 간의 커뮤니케이션을 강화하기 위한 기능도 제공한다. 예를 들어 의료진은 환자의 정보를 공유하고, 서로 상담하며, 의견을 나눌 수 있다.

Cerner EMR 플랫폼은 의료진이 의료정보를 보호하기 위한 보안기능도 제공한다. 이 플랫폼은 의료정보를 안전하게 저장하며, 의료진이 필요한 정보에만 접근할 수 있도록 제한한다. 또한 이 플랫폼은 의료정보를 보호하기 위한 다양한 보안기술을 사용하고 있다.

Cerner EMR 플랫폼은 원격의료 시스템에서도 이용이 가능하다. 이 플랫폼은 의료정보를 안전하게 전송하고, 의료진이 실시간으로 정보를 확인하고 업데이트할 수 있도록 한다. 또한 이 플랫폼은 환자가 집에서도 의료정보에 접근할 수 있도록 하는 기능도 제공한다.

마지막으로 Cerner EMR 플랫폼은 사용이 쉽고, 확장성이 뛰어나다. 이 플랫폼은 의료기관의 크기나 복잡도에 관계없이 적용 가능하며, 사용자 정의 기능도 가능하다.

3) Allscripts

Allscripts는 원격의료 시스템에서 사용되는 의료전자기록 플랫폼 중 하나이다. Allscripts EMR은 의료진이 환자정보를 저장 · 공유 및 업데이트 할 수 있는 클라우드 기반 플랫폼으로 환자데이터를 안전하게 보호하고, 의료진 간 협업을 강화하며, 환자치료에 필요한 정보를 제공한다.

Allscripts EMR의 핵심기능 중 하나는 환자정보 관리이다. EMR은 환자의 기본정보, 진단서, 검사결과, 처방전 및 기타 의료기록을 저장하고 관리할 수 있다. 또한 EMR은 환자의 치료계획을 작성하고 추적하며, 전자처방서를 작성할 수 있다.

Allscripts EMR은 의료진간의 협업을 강화하는 기능도 제공한다. 예를 들어 EMR은 다양한 의료진이 환자정보를 공유하고 업데이트할 수 있도록 협업기능을 제공한다. 또한 EMR은 의료진이 환자정보를 실시간으로 공유할 수 있도록 온라인 상담기능도 제공한다.

Allscripts EMR은 보안에 대한 강력한 보호기능을 제공한다. EMR은 환자정보에 대한 접근권한을 엄격히 제한하고, 암호화 및 백업기능을 제공하여 데이터 유실 및 침해를 방지한다. 또한 EMR은 의료기록 보관기준을 준수하여 의료법 및 규제를 준수한다.

Allscripts EMR은 환자치료에 필요한 정보를 제공하므로 환자치료와 관련된 의사결정을 지원한다. 예를 들어 EMR은 환자의 의료기록, 진단, 치료계획 등을 종합하여 의료진이 최적의 치료방법을 결정하는 데 도움을 준다.

이와 같이 Allscripts EMR은 의료진의 업무 효율성을 높이고, 환자치료의 효과를 개선하는 등 다양한 기능을 제공한다.

4) Athenahealth

Athenahealth는 클라우드 기반 의료전자기록 플랫폼을 제공하는 회사 중 하나이다. 이 회사의 EMR 플랫폼은 의료기관이 환자정보를 관리하고 의료서비스를 제공하는 데 필요한 모든 기능을 제공한다.

Athenahealth의 EMR 플랫폼은 원격의료 서비스를 제공하는 데 매우 적합하다. 이 플랫폼은 인터넷 연결만 있으면 어디서든 접근할 수 있으며, 모바일 기기와 호환되기 때문에 의료진은 언제 어디서든 환자정보에 접근할 수 있다.

이 플랫폼은 환자정보를 안전하게 저장하고 보호한다. 모든 환자정보는 암호화되어 저장되며, 이를 해독할 수 있는 열쇠는 해당 의료기관의 책임하에 관리된다. 또한 이 플랫폼은 HIPAA 등의 규제요건을 준수하여 환자정보 보호를 최우선으로 한다.

Athenahealth의 EMR 플랫폼은 다양한 기능을 제공한다. 의료진은 환자정보를 열람하고 수정할 수 있으며, 처방전 작성, 예약 및 수술 일정관리 등의 작업을 수행할 수 있다. 또한 이 플랫폼은 의료기관이 보험청구를 처리하고, 결제를 추적할 수 있도록 지원한다.

마지막으로 Athenahealth의 EMR 플랫폼은 의료기관이 보다 효율적으로 운영할 수 있도록 도와준다. 이 플랫폼은 작업의 자동화, 데이터 분석 및 예측, 의사결정 지원 등의 기능을 제공하여 의료기관의 업무를 최적화한다.

3. 원격 모니터링 플랫폼

원격의료 시스템의 원격 모니터링 플랫폼은 환자의 건강 상태를 원격으로 모니터링하고 관리하는 데 사용되는 시스템이다. 이러한 시스템은 의료전문가가 환자의 건강상태를 지속적으로 추적하고 문제가 발생하면 조기 대응할 수 있도록 도와준다.

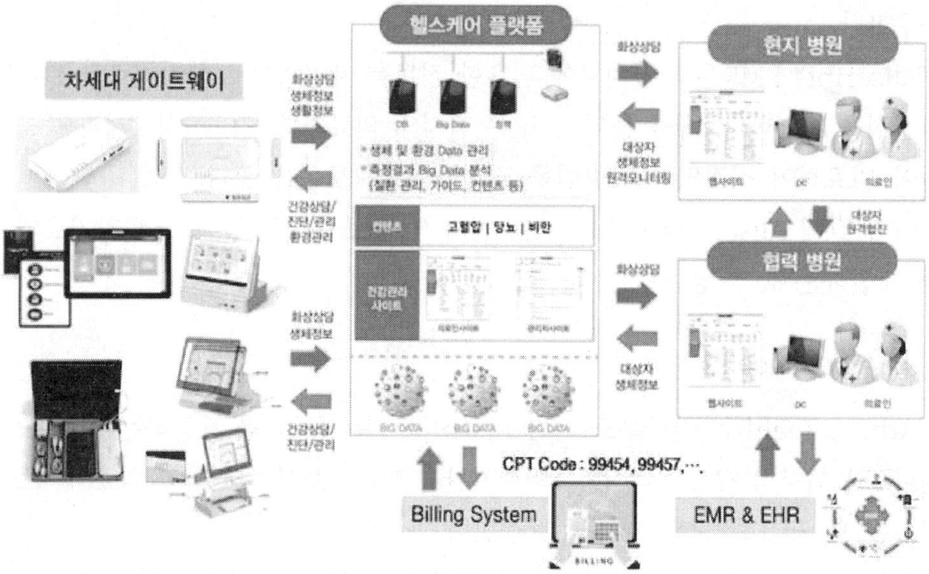

[그림 3-4] 원격 모니터링 플랫폼 사례

[그림 3-4]처럼 일반적으로 이러한 플랫폼은 환자의 생체신호 및 건강 관련 데이터를 수집하고 분석하여 의료전문가와 공유한다. 이러한 데이터는 실시간으로 전송될 수 있으며, 건강 상태에 대한 경고 또는 알림을 생성할 수 있다. 또한 이러한 데이터는 비상상황에서 의료전문가들이 신속하게 대응할 수 있도록 저장된다.

이러한 플랫폼은 최신 기술을 사용하여 환자와 의료전문가 간의 효율적인 통신을 가능하게 한다. 이를 통해 환자는 건강 상태를 더 잘 관리할 수 있고, 의료전문가는 환자의 건강 상태에 대한 정보를 더 빠르게 얻을 수 있으며, 이를 통해 적시에 대처할 수 있다.

1) Philips Healthcare

Philips Healthcare는 대형 의료장비 및 관련 솔루션을 제공하는 글로벌 회사로 원격의료 및 모니터링 플랫폼도 제공한다. Philips의 제품군 중 하나는 환자 모니터링과 상담을 위한 플랫폼인 eCareCoordinator이다.

2) Medtronic

Medtronic은 의료기기 및 관련 소프트웨어를 제공하는 회사이다. 이 회사는 원격의료 모니터링 시스템인 CareLink를 개발하여 수술 후 환자의 관리와 치료 진행 상황을 추적할 수 있도록 도와준다.

3) Honeywell Life Care Solutions

Honeywell Life Care Solutions는 환자 모니터링 및 상담을 위한 클라우드 기반 플랫폼인 LifeStream를 제공한다. 이 회사는 환자들에게 더 나은 건강결과를 제공하기 위해 집중치료를 제공한다.

4) Qualcomm Life

Qualcomm Life는 의료 모니터링 및 관리 솔루션을 제공하는 회사이다. 이 회사는 환자의 건강 상태 및 치료 진행상황을 추적하고 분석하기 위한 클라우드 플랫폼인 2net를 개발한다.

5) Boston Scientific

Boston Scientific는 의료기기 및 소프트웨어를 개발하는 회사로 환자의 심장건강과 관련된 솔루션을 제공한다. 이 회사는 심장 이상신호를 모니터링하고 관리하기 위한 리모트 모니터링 솔루션인 LATITUDE NXT를 제공한다.

이 외에도 여러 회사들이 다양한 원격의료 및 모니터링 플랫폼을 제공하고 있다. 이러한 회사들은 환자 건강 상태 모니터링 및 관리를 개선하고, 의료전문가들이 환자들의 건강 상태를 더욱 효과적으로 관리할 수 있도록 돕고 있다.

4. 의료챗봇 플랫폼

원격의료 시스템에서 사용되는 의료챗봇 플랫폼은 많은 혜택을 제공한다. [그림 3-5]처럼 의료챗봇은 환자와 의료진 간의 효율적인 커뮤니케이션을 돕고, 의료진의 업무부담을 줄이며, 환자들이 자가진단 및 치료를 받을 수 있도록 지원한다.

의료챗봇 플랫폼은 다양한 기술을 사용하여 구현될 수 있다. 가장 기본적인 형태의 의료챗봇은 질문에 대한 단순한 답변을 제공하는 것이다. 그러나 최신 기술을 활용한 의료챗봇은 자연어 처리기술, 머신러닝, 딥러닝 등의 기술을 활용하여 더욱 정교한 대화와 진단을 제공할 수 있다.

의료챗봇은 다양한 환자들의 질문에 대한 답변을 제공하고, 증상에 대한 진단을 도와주며, 약물정보를 제공하는 등의 역할을 수행할 수 있다. 또한 의료챗봇은 환자들의 건강관리를 지원하고, 예방을 강조하는 라이프스타일 조언과 관련 정보를 제공한다.

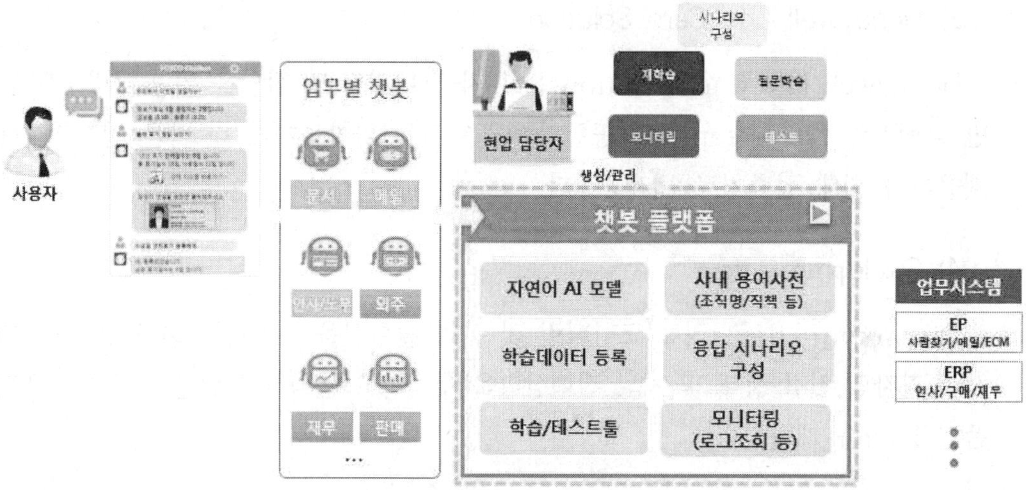

[그림 3-5] 의료챗봇 플랫폼 사례

의료챗봇 플랫폼은 원격의료 시스템에서 매우 유용한 기술이다. 의료진이 바쁜 시간에도 환자와 소통하고, 환자들이 신속하고 정확한 진단과 치료를 받을 수 있도록 지원한다. 또한 의료챗봇을 활용하여 비대면상담과 예방적인 건강관리를 강조하는 시스템을 구축할 수 있다.

원격의료 시스템에서 사용되는 의료챗봇 플랫폼을 개발하는 회사들은 많이 있다. 이 중 몇 가지 대표적인 회사를 소개한다.

1) Babylon Health

Babylon Health는 인공지능 기반 의료챗봇 플랫폼을 제공하는 회사로 환자들이 증상을 직접 입력하면 자동으로 진단을 내리고 필요한 의료서비스를 제공한다. 이 회사는 영국 NHS와 파트너십을 맺어 의료서비스를 제공하고 있으며, 현재는 일부 국가에서 사용이 가능하다.

2) Infermedica

Infermedica는 의료챗봇, 스크리닝 및 진단도구를 개발하는 회사이다. 이 회사의 챗봇은 사용자의 증상을 분석하고 다양한 질병 가능성을 평가할 수 있다. 또한 Infermedica는 의료서비스 제공업체 및 보험회사들과 파트너십을 맺어 의료진단에 사용되는 기술을 제공하고 있다.

학습 3

3) Your.MD

Your.MD는 개인화된 의료챗봇을 제공하는 회사이다. 이 회사의 의료챗봇은 사용자의 증상과 건강 상태에 대한 정보를 분석하여 건강조언 및 진료옵션을 제공한다. Your.MD는 현재 70개 이상의 국가에서 사용이 가능하다.

4) Ada Health

Ada Health는 사용자의 증상을 분석하여 개인맞춤형 건강조언을 제공하는 의료챗봇 플랫폼을 제공하는 회사이다. 이 회사의 챗봇은 사용자가 증상을 입력하면 가능한 질병을 추정하고 의료전문가와 상담할 수 있는 기능도 제공한다.

이 외에도 다양한 회사들이 의료챗봇 플랫폼을 제공하고 있으며, 챗봇을 활용한 의료서비스는 점차 더 많은 관심을 받고 있다.

3-2 원격의료 시스템의 해외 플랫폼 현황

1. 미국의 원격의료 시스템 플랫폼

미국의 원격의료 시스템 플랫폼은 의료서비스 제공자와 환자가 실시간으로 온라인상에서 상호작용할 수 있는 기술적 기반을 제공한다. 이러한 플랫폼은 전자의료기록, 환자상담, 진단, 처방, 모니터링 등의 기능을 제공한다.

대표적인 미국의 원격의료 시스템 플랫폼으로는 Teladoc, Amwell, Doctor On Demand, MDLive, Lemonaid 등이 있다. 이들 플랫폼은 모두 환자가 모바일 앱이나 웹 사이트를 통해 의료서비스 제공자와 비대면으로 상담하고, 의사결정을 내릴 수 있도록 지원한다.

원격의료 시스템 플랫폼은 보험청구, 의료서비스 비용결제, 개인정보보호 등의 문제도 고려해야 한다. 미국의 경우 원격의료 서비스가 보험으로 커버되는 경우가 많으며, 이러한 보험청구와 관련된 문제는 각 플랫폼이 직접 처리한다.

또한 원격의료 서비스는 의료서비스 제공자와 환자 간의 커뮤니케이션이 기밀성을 보장하도록 보안시스템을 강화해야 한다. 이를 위해 HIPAA(Health Insurance Portability and Accountability Act)와 같은 법적 요구사항을 준수해야 하며, 각 플랫폼은 이러한 보안문제를 극복하기 위한 기술적인 해결책을 제공하고 있다.

1) 텔라독 헬스

텔라독 헬스(Teladoc Health)는 온라인 진료, 상담 및 처방서비스를 제공한다. 회원가입 후 의사와 비디오 채팅을 할 수 있다.

텔라독(Teladoc)은 미국의 원격의료 서비스 기업으로 환자들이 온라인상담, 영상진료, 전화상담 등의 방식으로 의사와의 진료를 받을 수 있도록 지원한다.

텔라독 헬스는 이러한 원격의료 서비스를 제공하는 전문기업으로 전세계적으로 활동하고 있다. 텔라독 헬스는 다양한 분야의 의사들과 협력하여 실시간으로 온라인 상담을 제공하며, 치료법 제안 및 처방, 건강상담, 진료예약, 검사결과 해석 등을 지원한다.

텔라독 헬스는 진료의 형태 또한 다양하게 제공하고 있다. 비디오, 전화, 메시지, 앱 등을 통해 환자들이 진료를 받을 수 있다. 또한 헬스케어 통합관리 서비스를 제공하여 환자들의 건강 상태 추적 및 관리를 돕고 있다.

이러한 텔라독 헬스의 서비스는 환자들에게 시간과 비용을 절약할 수 있는 혜택을 제공하며, 의료서비스 접근성을 높여준다. 또한 전세계적으로 확산되고 있는 코로나19 팬데믹 상황에서는 텔라독 헬스의 서비스가 더욱 중요한 역할을 하고 있다.

2) 암 웰

암웰(Amwell)은 온라인 진료와 의료상담을 제공한다. 회원가입 후 의사와 실시간으로 대화할 수 있다.

암웰은 미국의 원격진료(Remote Healthcare) 회사로 온라인상에서 환자와 의료진 간의 의료상담 및 진료를 제공하는 플랫폼을 운영하고 있다. 환자는 스마트폰, 태블릿, 노트북 등을 통해 암웰 플랫폼에 접속하여 전문 의료진과 가상상담을 할 수 있으며, 암웰은 의사, 간호사, 심리치료사 등 다양한 의료전문가들이 참여하고 있다.

암웰은 환자의 건강 상태에 따라 실시간 동영상 상담, 채팅상담, 전화상담 등 다양한 의료서비스를 제공하며, 암웰 의료진은 처방전 발급, 진료보고서 작성 등을 온라인상에서 처리할 수 있다.

또한 암웰은 환자의 건강기록과 진료내용을 안전하게 보관하며, 보험청구와 같은 서비스도 제공하고 있다.

최근 COVID-19 팬데믹으로 인해 암웰의 인기는 더욱 높아지고 있으며, 이러한 원격진료 시장의 성장가능성도 크게 평가되고 있다.

3) 닥터 온 디맨드

닥터 온 디맨드(Doctor on Demand)는 온라인 진료, 상담 및 처방서비스를 제공한다. 환자는 비디오 채팅을 통해 의사와 대화할 수 있다.

닥터 온 디맨드는 비디오 통화를 통해 의료상담을 제공하는 온라인 의료서비스이다. 이 서비스는 휴대폰, 태블릿, 데스크탑 컴퓨터 등 인터넷에 접속가능한 모든 기기에서 이용할 수 있다. 예약 없이 24시간 언제든지 이용할 수 있으며, 의사와 간호사 등의 전문가로 구성된 의료진이 환자의 건강문제에 대해 상담하고 진단서를 발급해준다. 환자는 이 서비스를 통해 처방전을 받을 수도 있으며, 약국에서 직접 약을 수령하거나 온라인으로 주문하여 받을 수 있다.

닥터 온 디맨드는 미국을 비롯한 여러 나라에서 이용가능한 서비스로 환자의 건강 상태와 관련된 모든 문제를 다루며, 의료보험도 적용된다. 또한 닥터 온 디맨드는 의료진이 제공하는 상담내용의 기록을 보관하여 이후에 환자가 필요한 경우 이를 다시 확인할 수 있도록 한다.

닥터 온 디맨드는 의료서비스의 편리성과 접근성을 높이는데 큰 역할을 하고 있으며, 특히 거리적인 제약이 있는 지역이나 질병으로 인해 집에 갇혀있는 환자들에게 매우 유용하다.

4) 엠디라이브

엠디라이브(MDLive)는 온라인 진료, 상담 및 처방서비스를 제공한다. 회원가입 후 의사와 비디오 채팅을 할 수 있다.

엠디라이브(MD LIVE)는 미국의 원격의료 회사로 온라인 상담과 비디오 의료진료를 제공한다. 환자들은 언제 어디서나 자신의 스마트폰, 태블릿, 혹은 컴퓨터를 통해 의사와 화상으로 상담할 수 있다.

엠디라이브는 의료전문가들로 이루어진 네트워크를 가지고 있으며 가정의학, 내과, 소아과, 정신건강 등 다양한 의료분야를 다룬다. 환자들은 원하는 전문 분야의 의사를 선택하여 예약할 수 있다.

엠디라이브는 비용 효율적인 의료서비스를 제공하며, 의료보험 계획이나 자가지불 등 다양한 지불방법을 제공한다. 엠디라이브는 또한 환자들의 의료기록을 안전하게 저장하며, 의료진과의 상호작용 및 전자처방을 제공한다.

엠디라이브는 일상적인 질병의 치료뿐만 아니라 응급상황에서도 환자들에게 의료서비스를 제공한다. 이를 통해 환자들은 즉각적인 의료지원을 받을 수 있으며, 응급상황에서 병원에 가지 않아도 된다는 장점이 있다.

총괄적으로 엠디라이브는 미국의 원격의료 시장에서 가장 큰 회사 중 하나이며, 환자들에게 비용 효율적이고 편리한 의료서비스를 제공한다.

2. 영국의 원격의료 시스템 플랫폼

1) NHS Digital

영국의 원격의료 시스템 플랫폼은 NHS(National Health Service)가 운영하는 'NHS Digital'이라는 플랫폼을 말한다. 이 플랫폼은 온라인상에서 환자들이 의료서비스를 받을 수 있도록 돕는 기술을 제공한다. 이 플랫폼을 통해 환자들은 의료진단, 처방전 발급, 약국에서 약 배달 등의 서비스를 받을 수 있다. 또한 비상상황에서도 의료진과의 통화가 가능하며, 의료기록과 결과를 안전하게 보관할 수 있다.

NHS Digital 플랫폼은 COVID-19 대유행으로 인해 큰 관심을 받아왔으며, 영국의 국민건강 서비스를 개선하는 데 중요한 역할을 한다. 이 플랫폼은 의료서비스의 효율성을 높이고, 의료진료에 필요한 시간과 비용을 절약하는 등 많은 이점을 제공한다.

3. 일본의 원격의료 시스템 플랫폼

일본에서는 '메디컬 모바일 라이센싱(Medical Mobile Licensing)'이라는 원격진료 플랫폼이 인기를 얻고 있다. 이 플랫폼은 의사와 환자를 연결해 주는 시스템으로, 스마트폰 앱을 통해 의사와 환자가 화상진료를 할 수 있다.

또한 일본에서는 '메디콤(Medical Corporation)'라는 기업이 개발한 '메디콤 마이메디(Medicon MyMedi)'라는 플랫폼도 인기가 있다. 이 플랫폼은 의사와 환자의 채팅, 화상진료, 전화상담 등 다양한 원격진료 서비스를 제공한다.

그 외에도 일본에서는 '메디네트(Medinet)'라는 플랫폼이 있으며, 이는 의사와 환자를 연결해 주는 화상진료 플랫폼이다. 또한 일본의 대표적인 인터넷 포털인 '야후! 재팬(Yahoo! Japan)'에서도 의료서비스를 제공하고 있다. '야후! 재팬 헬스(Yahoo! Japan Health)'는 화상진료 서비스뿐만 아니라 건강관리 서비스도 제공하고 있다.

4. 중국의 원격의료 시스템 플랫폼

중국의 원격의료 시스템 플랫폼에는 여러 가지가 있다. 그 중에서 대표적인 것은 다음과 같다.

1) AliHealth

알리바바 그룹이 운영하는 원격의료 플랫폼으로 온라인 진료, 건강상담, 약물배달, 건강검진 등의 서비스를 제공한다.

2) WeDoctor

텐센트 그룹이 출시한 원격의료 플랫폼으로 환자와 의료전문가 간의 온라인 상담, 온라인 진료, 약물배달 등의 서비스를 제공한다.

3) Ping An Good Doctor

핑안 금융서비스 그룹이 운영하는 원격의료 플랫폼으로 온라인 진료, 건강상담, 약물배달, 건강검진 등의 서비스를 제공한다.

이러한 원격의료 플랫폼은 온라인으로 의료서비스를 제공함으로써 환자들이 집에서 편리하게 의료서비스를 이용할 수 있도록 해준다. 또한 의료전문가들도 확장된 진료시간과 범위로 환자들에게 빠르고 효율적인 서비스를 제공할 수 있다.

3-3 원격의료 시스템의 국내 플랫폼 현황

한국의 원격의료 시스템은 최근 몇 년간 급격하게 발전해 왔다. 이 시스템은 COVID-19 대유행으로 인해 더욱 중요해졌으며, 환자들은 집에서 거주하면서 의료서비스를 받을 수 있게 되었다. 이를 위해 한국의 원격의료 시스템 플랫폼에는 다음과 같은 특징들이 있다.

① 보안성 : 한국의 원격의료 시스템 플랫폼은 환자의 개인정보보호를 위해 강력한 보안기능을 갖추고 있다. 이러한 보안기능은 민감한 의료정보를 안전하게 저장하고 전송하는 데 중요하다.

② 사용의 편의성 : 한국의 원격의료 시스템 플랫폼은 직관적인 인터페이스를 제공하여 사용자가 쉽게 이용할 수 있도록 하고 있다. 이를 통해 누구나 쉽게 의료서비스를 이용할 수 있다.

③ 다양한 서비스 제공 : 한국의 원격의료 시스템 플랫폼은 의사와 환자 간의 직접적인 상호 작용뿐만 아니라, 처방전 발급 및 의약품 배달 등 다양한 서비스를 제공한다. 이를 통해 환자들은 집에서 편리하게 의료서비스를 받을 수 있다.

④ 고도화된 기술활용 : 한국의 원격의료 시스템 플랫폼은 인공지능 및 빅데이터 분석기술 등 고도화된 기술을 활용하여 환자들의 건강 상태를 모니터링하고 예방적 의료서비스를 제공한다.

⑤ 정부지원 : 한국정부는 원격의료 시스템에 대한 지원을 확대하고 있으며, 이를 통해 국민들의 건강한 삶을 유지하는 데 노력하고 있다. 이러한 지원은 원격의료 시스템의 보급과 발전을 촉진한다.

이러한 특징들은 한국의 원격의료 시스템 플랫폼이 급속히 발전하고 있음을 보여주고, 다양한 원격의료 시스템 플랫폼이 개발되어 있다.

1. NUGUNA(누구나)

환자와 의사를 연결해주는 온라인 의료 플랫폼이다. 환자가 플랫폼에 접속하여 의사와 화상상담을 할 수 있으며, 진료결과와 처방전을 제공한다.

'누구나'는 대한민국 보건복지부에서 주도하는 프로젝트로 전국적으로 의료진과 환자들이 참여하여 만들어졌다. '누구나'는 원격상담, 진료예약, 처방전 발급 등의 기능을 제공하여 환자들이 언제 어디서든 의료서비스를 이용할 수 있도록 돕는 것을 목적으로 한다. 이 시스템은 스마트폰 어플리케이션과 웹 사이트를 통해 이용할 수 있으며, 의료진과 환자들이 쉽게 접근하고 사용할 수 있도록 사용자 친화적인 인터페이스를 제공한다. 또한 의료진과 환자들이 안전하게 의료정보를 주고받을 수 있도록 보안체계가 강화되어 있다.

2. WooriDoc

전문의와 환자를 연결해주는 온라인 진료 플랫폼이다. 환자는 플랫폼에 접속하여 전문의와 화상상담을 할 수 있으며, 온라인 처방서비스도 제공된다.

WooriDoc는 한국의 원격의료 시스템 플랫폼 중 하나이다. 이 시스템은 환자와 의료진 간의 원격상담과 진료를 가능하게 한다.

WooriDoc는 안드로이드 및 iOS 모바일 애플리케이션으로 제공되며, 의료진과 환자 모두가 이를 사용할 수 있다. 환자는 진료예약, 의료진과의 온라인 상담, 진료비 결제 등을 할 수 있다. 의료진은 원격진료, 처방전 발급, 검사결과 확인 등을 수행할 수 있다.

WooriDoc는 안전한 의료정보 보호를 위해 256비트 AES 암호화와 SSL 보안연결 등의 보안기능을 강화하고 있다. 또한 전문가의 인증을 받은 의료진만이 시스템에 가입할 수 있도록 하여 의료서비스의 질을 보장하고 있다.

WooriDoc는 원격의료 시스템의 편리성과 효율성을 제공하고, 특히 거리나 시간 등의 제약으로 인해 의료서비스를 받지 못하는 사람들에게 좋은 대안을 제공하고 있다.

3. Dr. ME

Dr. ME는 한국의 원격의료 시스템 플랫폼 중 하나이다. 이 시스템은 의사와 환자 간에 실시간으로 의료상담을 할 수 있는 온라인 플랫폼을 제공한다. 이는 국내 최초의 인공지능 의료진료 플랫폼으로 인공지능 기술을 활용하여 환자들의 증상에 대한 진단과 치료를 제공한다.

Dr. ME는 다음과 같은 기능을 제공한다.

① 환자상담 : 환자는 인터넷을 통해 Dr. ME 플랫폼에 접속하여 실시간 상담을 받을 수 있다. 이는 휴대폰, 태블릿, 노트북 등 모든 기기에서 가능하다.

② 환자관리 : Dr. ME 플랫폼은 환자의 건강기록, 약물처방, 진료예약, 검사결과 등의 정보를 관리한다. 이를 통해 의사는 환자의 전반적인 건강 상태를 파악하고, 효과적인 진료를 제공할 수 있다.
③ 의사상담 : Dr. ME 플랫폼은 의사와 환자 간의 실시간 상담을 제공한다. 이를 통해 의사는 환자의 증상에 대한 진단과 치료방법을 제시할 수 있다.
④ 보안 : Dr. ME 플랫폼은 환자의 개인정보를 보호하기 위한 강력한 보안시스템을 갖추고 있다. 모든 환자정보는 암호화되어 저장되며, 인가된 의사만이 접근할 수 있다.
⑤ 다양한 의료서비스 : Dr. ME 플랫폼은 다양한 의료서비스를 제공한다. 이에는 내과, 외과, 소아과, 약물 처방, 피부과, 치과 등이 포함된다.
⑥ 편리한 결제시스템 : Dr. ME 플랫폼은 신용카드, 직불카드, 휴대폰 결제 등 다양한 결제수단을 제공한다.

Dr. ME는 쉽고 빠르게 의료서비스를 이용할 수 있는 간편한 시스템을 제공한다. 이를 통해 의사와 환자 모두에게 많은 혜택을 제공하고 있다.

4. TeleMedCare

코로나19 대응을 위한 온라인 진료 및 상담서비스를 제공하는 플랫폼이다. 의사와의 화상상담을 통해 증상진단과 치료가 가능하다.

'TeleMediCare'는 한국의 의료기기 및 IT 기업들이 협력하여 만든 원격의료 시스템 플랫폼이다. 이 시스템은 환자들이 가정에서 집에서 모바일 기기를 통해 진료를 받을 수 있도록 돕는 것을 목적으로 한다. 이 시스템은 카메라, 마이크, 스피커 등의 기기를 통해 의료진과 환자들이 실시간으로 대화하고 검사결과 등의 정보를 주고받을 수 있도록 한다. 또한 이 시스템은 의료진이 처방전을 발급하고 환자들이 약을 받을 수 있는 전자처방 서비스도 제공한다.

TeleMedCare는 한국의 원격의료 시스템 플랫폼 중 하나이다. 이 시스템은 의료진과 환자 간에 원격으로 의료상담 및 진료를 제공할 수 있는 기능을 제공한다. 또한 의료진이 환자정보를 확인하고, 환자와 원격으로 대화하며, 온라인으로 처방전을 발행할 수 있는 기능을 제공한다. 환자는 웹 브라우저 또는 모바일 앱을 통해 TeleMedCare 플랫폼에 접속하고, 의료진과 실시간 대화를 할 수 있다.

TeleMedCare는 환자의 건강상태와 관련된 정보를 안전하게 저장하며, 의료진의 이를 기반으로 진료 및 처방을 수행할 수 있다. 이를 통해 환자들은 의료진과의 대면진료 없이도 편리하게 의료서비스를 이용할 수 있다.

TeleMedCare는 한국 내의 다양한 의료기관에서 사용할 수 있으며, 실제로 일부 병원과 의원에서 이미 도입되어 사용 중이다. 이를 통해 환자들은 원격의료 서비스를 이용하며, 의료진들은 더욱 효율적으로 진료를 수행할 수 있게 된다.

5. Oktokki Space

어린이 전문 의료진과 부모님을 연결하는 온라인 의료플랫폼이다. 어린이를 대상으로 한 화상상담 및 진료, 온라인 처방서비스를 제공한다.

Oktokki Space는 한국의 원격의료 시스템 플랫폼 중 하나로, 의료서비스 제공자와 환자 간의 원격상담 및 진료를 지원하는 플랫폼이다. Oktokki Space는 환자 중심의 의료서비스를 제공하며, 특히 지역간 의료격차 해소와 의료서비스 개선을 위한 다양한 기능을 제공한다.

Oktokki Space의 기능 중 하나는 실시간 원격진료이다. 의료서비스 제공자는 Oktokki Space를 통해 환자와 온라인으로 상담하고 진료를 진행할 수 있다. 환자는 원격으로 의료서비스를 받을 수 있어서 시간과 장소에 제약을 받지 않으며, 의료서비스 제공자도 더욱 다양한 지역에서 환자를 진료할 수 있으므로 의료서비스 제공 범위를 확대할 수 있다.

Oktokki Space는 환자의 건강 상태를 모니터링하는 기능을 제공한다. 환자는 스마트폰이나 웨어러블 기기를 통해 건강 데이터를 수집하고, 이를 의료서비스 제공자와 공유할 수 있다. 의료서비스 제공자는 환자의 건강 상태를 실시간으로 모니터링하고, 필요한 조치를 취할 수 있다.

또한 Oktokki Space는 환자의 건강정보를 중앙에서 관리하는 전자건강기록(EHR) 시스템을 제공한다. 환자의 건강정보를 한 곳에서 체계적으로 관리할 수 있어서 의료서비스 제공자는 더욱 정확하고 신속한 진료를 제공할 수 있다. 또한 환자도 자신의 건강정보를 쉽게 열람할 수 있어서 자신의 건강 상태를 더욱 체계적으로 관리할 수 있다.

마지막으로 Oktokki Space는 의료서비스 제공자와 환자 간의 안전한 의료정보 공유를 보장하기 위한 보안시스템을 갖추고 있다. 데이터 암호화 및 개인정보보호에 대한 강력한 보안조치를 취하여 환자의 의료정보가 무단으로 유출되거나 타인에게 노출될 우려를 최소화한다.

위와 같은 플랫폼을 통해 원격의료 서비스를 이용할 수 있다. 단, 이러한 서비스는 전문의의 진단과 처방을 대체하지는 않으며, 급한 상황이나 중대한 질병의 경우에는 실제 병원을 찾아 진료를 받는 것이 바람직하다.

인하대병원도 재외 국민 온라인 의료상담과 자문서비스를 하고 있다. 현지 병원에서 진단받은 의료기록 자료를 의료진이 분석하고 치료계획도 제시한다. 보건복지부가 재외 한국인을 대상으로 원격진료를 시범적으로 시행할 수 있도록 허가했기 때문이다. 연세대 세브란스병원은 2019년부터 외국인을 대상으로 영어, 러시아어, 중국어, 일본어 등 4개 국어로 원격진료를 하고 있다.

6. 보이닥 플랫폼

가톨릭의대와 카이스트대 연구진은 의사와 환자가 영상통화로 대화를 나누면 음성인식을 기반으로 원격진료 내용이 문서로 전환되어 전자의무기록에 저장하는 원격진료 플랫폼 '보이닥(Voidoc)'을 개발했다.

진료내용이 즉시 전자차트가 되어 원격진료를 활성화하고 정확도를 높이는 기술로 세계적으로도 그 기술력을 인정받고 있다. 은평성모병원이 이를 건강검진 환자 대상으로 활용하고 있다. 권순용 은평성모병원 원장은 "외국에서도 문의가 많이 들어오는 이 기술을 정작 우리나라에선 원격진료에 폭넓게 활용할 수 없어 아쉽다"고 말했다.

보이닥은 홈 모니터링 기술로 혈압 · 심박수 · 혈당 등은 물론, 활동량 · 스트레스 · 심전도 · 숨차는 증세 등도 실시간으로 체크, 환자관리 플랫폼에 입력한다. 이를 통해 부정맥 · 수면 무호흡증 · 심부전 · 당뇨병 · 만성 신부전 · 우울증 · 치매 등을 원격 관리할 수 있다. 하지만 이런 기술들도 원격 조작 · 처방범위에 해당한다고 해 의료기관에서는 쓰지 못한다. 국내서만 원격 조절장치를 꺼놓는 '코미디' 같은 일이 일어나고 있다.

대한특허변호사회 구태언 회장은 "우리가 개발한 원격진료 플랫폼이 이런 식으로 사장되면 나중에는 중국이나 일본 원격의료 플랫폼을 도입해야 할 것"이라고 말했다. 정용 카이스트 바이오 및 뇌공학과 교수는 "원격의료는 환자 건강과 질병을 종합적으로 관리하는 기술이고 의료비를 낮춘다"며 "남용될 소지를 제한하고 안전성을 확보하면 의료서비스 질을 높이는 획기적인 계기로 발전할 수 있다"고 말했다.

수행 내용

재료 · 자료

- 원격의료 시스템 관련 자료

기기(장비 · 공구)

- 컴퓨터, 문서작성 프로그램, 프린터, 주변기기

안전 · 유의사항

- 원격의료 시스템 관련 장비의 안전 및 유의사항을 숙지한다.

수행 순서

01 보이닥 원격의료 시스템에 대하여 분석하라.

1. 전문의료진과 함께하는 믿을 수 있는 시스템

진료과별 국내 최고인과 함께 한다. 높은 수준의 관리 시스템과 환자를 제어하는 프로그램, 의료장비를 통해 환자의 케어를 가까이에 돕는다.

① 국내 빅5병원 내 환자 이자형 1위

② 고객서비스 품질 4년 연속 1위

③ 국내 최고 수준의 전문직

2. 퍼즐에이아이의 보안기술로 상담기록 보호

화려한 인공지능 연구개발 경력을 보유한 연구진이 개발한 의료분야에 특화된 보안기술을 제공한다.

위변조가 최대 퍼즐에 AI만의 워터마크를 상담중 발생하는 환자의 모든 기록을 안전하게 보관한다.

학습 3

보이닥 원격의료 시스템은 의료진과 환자 간의 원격진료를 지원하는 시스템이다. 이 시스템은 의료진과 환자 간의 실시간 통신을 통해 진단, 처방, 건강 모니터링 등을 수행할 수 있다. 보이닥은 의료서비스를 확장하고, 지역 간 의료격차를 해소하며, 의료서비스의 효율성을 높이기 위해 개발되었다.

보이닥 원격의료 시스템은 다양한 기능을 제공한다. 가장 기본적인 기능은 화상진료이다. 의사와 환자가 화면을 통해 대화를 나누고, 환자의 증상과 진료이력 등을 확인하여 진단과 처방을 할 수 있다. 또한 실시간으로 생체신호를 모니터링하고, 의사나 간호사에게 전송하여 원격으로 건강 상태를 모니터링할 수 있다. 이를 통해 만성 질환 환자의 건강 상태를 지속적으로 관찰하고, 조기발견 및 치료가 가능하다.

또한 보이닥 원격의료 시스템은 전자처방, 예약, 치료비 결제 등의 기능도 제공한다. 의사가 진단과 처방을 마친 후 전자처방서를 작성하면 환자는 전자적으로 처방을 받을 수 있으며, 약국에서 바로 처방약을 수령할 수 있다. 이를 통해 환자는 병원에 방문하지 않고도 처방약을 구매할 수 있으며, 의료서비스 이용의 편리성이 높아진다.

보이닥 원격의료 시스템은 의료서비스의 효율성을 높이는 데 큰 역할을 한다. 의료진과 환자 간의 실시간 통신을 통해 의료서비스의 품질을 향상시키고, 의료비용을 절감할 수 있다. 또한 지역 간 의료격차를 해소하고, 의료서비스의 접근성을 높여 더 많은 환자들이 의료서비스를 이용할 수 있도록 도와준다.

02 원격의료 플랫폼의 필요기술에 대하여 분석하라.

원격의료 시스템은 의료서비스를 제공하기 위해 온라인으로 구성된 시스템이다. 이 시스템은 의료전문가와 환자 사이에 물리적인 접촉없이 의료서비스를 제공할 수 있다. 이를 위해 다양한 기술군이 사용되며, 이들을 살펴보면 다음과 같다.

1. 비디오 콘퍼런싱(Video Conferencing)

의료전문가와 환자 사이의 실시간 대화를 가능하게 한다. 화상통화를 통해 의사와 환자가 실시간으로 소통할 수 있으며, 필요한 조치나 처방을 바로 받을 수 있다.

2. 원격 모니터링(Remote Monitoring)

환자들의 건강상태를 모니터링하고, 증상을 실시간으로 추적한다. 이를 위해서는 건강관련 장비나 앱 등이 사용된다. 환자들은 집에서 건강 관련 데이터를 수집하고, 이를 의료전문가와 공유할 수 있다.

3. 전자처방(E-Prescribing)

전자처방은 의사나 약사가 전자적인 방법으로 처방전을 작성하고, 환자가 이를 전자적인 방법으로 수령할 수 있는 시스템이다. 전자처방은 실수나 약물 상호작용 등을 방지할 수 있어 환자의 안전성을 높일 수 있다.

4. 의료기록(Electronic Medical Records)

환자들의 의료기록을 전자적인 방식으로 관리한다. 이는 의료전문가들이 실시간으로 환자의 의료기록을 열람하고, 업데이트할 수 있어, 진료와 관련된 의사결정에 도움을 준다.

5. 인공지능(Artificial Intelligence, AI)

의료진단, 치료, 예방, 예측 등의 다양한 분야에서 활용된다. 예를 들어 의료영상 분석을 통해 종양 등의 이상징후를 탐지하거나, 환자들의 건강 상태를 예측하여 조기예방을 할 수 있다.

6. 가상현실(Virtual Reality)

환자들에게 가상의 세계를 제공하여, 실제상황을 체험하거나 심리치료 등에 활용된다.

03 원격의료 시스템의 플랫폼에서 소프트웨어 기술에 대하여 분석하라.

원격의료 시스템에서 사용되는 소프트웨어 기술은 다양하며, 각각의 기술은 특정 기능을 수행하거나 문제를 해결하기 위해 설계되어 있다. 다음은 원격의료 시스템에서 사용되는 주요 소프트웨어 기술에 대한 설명이다.

1. 웹 및 애플리케이션 개발기술

원격의료 시스템에서는 환자 및 의료진이 사용할 수 있는 웹 및 모바일 애플리케이션을 개발해야 한다. 이를 위해 웹 및 애플리케이션 개발기술이 필요하다. 주요 기술로는 HTML, CSS, JavaScript, React Native, AngularJS, Vue.js, Django 등이 있다.

2. 데이터베이스 기술

원격의료 시스템에서는 환자 및 의료진의 개인정보와 의료기록을 안전하게 저장하고 관리해야 한다. 이를 위해 데이터베이스 기술이 필요하다. 주요 기술로는 MySQL, MongoDB, PostgreSQL, Oracle 등이 있다.

3. 통합기술

원격의료 시스템은 다양한 기기 및 소프트웨어와 통합되어야 한다. 이를 위해 통합기술이 필요하다. 주요 기술로는 HL7, FHIR, DICOM 등이 있다.

4. 보안기술

원격의료 시스템에서는 환자 및 의료진의 개인정보와 의료기록을 안전하게 보호해야 한다. 이를 위해 보안기술이 필요하다. 주요 기술로는 SSL, TLS, VPN, 암호화 등이 있다.

5. 인공지능 기술

원격의료 시스템에서는 인공지능 기술을 활용하여 의료진단 및 예측, 의료영상 분석 등을 수행할 수 있다. 주요 기술로는 머신러닝, 딥러닝, 자연어 처리 등이 있다.

6. 클라우드 컴퓨팅 기술

원격의료 시스템에서는 대용량 데이터 처리 및 저장을 위해 클라우드 컴퓨팅 기술을 활용할 수 있다. 주요 기술로는 AWS, Google Cloud Platform, Microsoft Azure 등이 있다.

학습활동.3 교수 · 학습 방법

교수 방법

- 원격의료 시스템의 플랫폼에 대한 관련 용어, 구성, 방식 이해 정도를 파악한 후 수업을 진행한다.
- 교수자의 주도로 원격의료 시스템의 플랫폼 등의 내용을 PPT 자료로 제시한 후 설명한다.
- 가능하면 사전에 개인별 학습 자료를 준비하여 모든 학생이 참여할 수 있는 문제 해결식 수업, 협력 수업이 가능하도록 한다.
- 원격의료 시스템의 플랫폼 전 과정을 작업의 순서에 따라 단계적으로 실습이 이루어질 수 있도록 지도한다.
- 교재를 통해 수업을 준비하는데 있어서 필요한 모든 정보나 팁, 힌트 등 도움이 될 만한 내용들을 확인할 수 있다.
- 학생들이 만들게 될 각 모델들은 수업시간에 중점적으로 다뤄질 부분과 어휘, 질문, 답을 포함하고 있으며 또한 탐구할만한 추가적인 아이디어들도 포함하고 있다.

학습 방법

- 원격의료 시스템의 플랫폼에 대한 관련 용어를 숙지하고, 원격의료 시스템의 플랫폼에 대해 이해한다.
- 원격의료 시스템의 플랫폼의 각 단계별 중점 사항을 체계적으로 학습한다.
- 원격의료 시스템의 플랫폼의 수행순서의 전 과정을 실습한다.
- 원격의료 시스템의 플랫폼의 내용을 이해한다.
- 원격의료 시스템의 플랫폼을 이해하고 숙달이 될 때까지 학습한다.

학습활동.3 평가 및 피드백

평가 준거

- 평가자는 피평가자가 수행 준거 및 평가 내용에 제시되어 있는 내용을 성공적으로 수행할 수 있는 지를 평가해야 한다.

학습내용	평가항목	성취수준		
		상	중	하
원격의료 시스템의 플랫폼	원격의료 시스템의 플랫폼을 이해할 수 있다.			

학습 3

평가 방법

- 작업 포트폴리오

학습내용	평가항목	성취수준		
		상	중	하
원격의료 시스템의 플랫폼	원격의료 시스템의 플랫폼을 이해할 수 있다.			

- 필기시험

학습내용	평가항목	성취수준		
		상	중	하
원격의료 시스템의 플랫폼	원격의료 시스템의 플랫폼을 이해할 수 있다.			

- 체크리스트를 통한 관찰

학습내용	평가항목	성취수준		
		상	중	하
원격의료 시스템의 플랫폼	원격의료 시스템의 플랫폼을 이해할 수 있다.			

- 피드백

1. 작업 포트폴리오
   - 제출한 보고서를 평가한 후 주요 사항에 대하여 표시하여 돌려준다.
2. 필기시험
   - 평가 결과 성적이 저조한 학생은 보고서 제출 기회를 부여한다.
3. 체크리스트를 통한 관찰
   - 실습 과정에서 평가한 후 개선해야 할 사항 등을 정리하여 돌려둔다.

참 | 고 | 문 | 헌

- https://www.msdmanuals.com
- 김철중, 한국이 개발한 원격의료기술, 외국인이 사용, https://www.chosun.com/
- 최윤섭, 한국의 원격의료에 대한 생각과 그 생각에 대한 생각, www.yoonsupchoi.com, 2020. 5.20.
- https://dgrz.tistory.com/55
- 원격의료 시스템, 튜메니의 신경외과 연방 센터, 2013.
- https://ko.wikipedia.org/wiki
- 원격의료로 달라지는 세상, MK뉴스, 2014.06.23.
- 원격진료 혜택 부유한 젊은 층만 받네, 동아 사이언스, 2014.02.07.
- '언제 어디서나' 헬스케어, business watch 뉴스, 2014.04.21.
- https://www.yoonsupchoi.com/2020/05/20/thoughts_on_telemedicine/
- 법무부, 교정시설 원격의료 시스템, https://moj.go.kr/moj/184/subview.do
- https://m.blog.naver.com/lowensteinkorea/222575589485
- https://www.hesel.co.kr/public/severance.php
- https://www.hicare.net/#provides
- https://images.search.yahoo.com
- https://voidoc.io/
- 정용 외 8, 원격의료실현을 위한 국내과학기술의 현황과 극복과제, 한림연구보고서 139, KAST, 2021.
- 한구영 · 윤지윤 · 전은경, 원격의료 합법화를 고려한 건강보험 정책제언 : 원격진료플랫폼,원격모니터링기기, 디지털 치료기기 및 재택치료의료기기 중심으로, HIRA RESEARCH, 2022.02.

학습 목표

1. 원격의료 시스템의 제도화를 이해할 수 있다.

4-1 원격의료 시스템의 제도화

1. 원격의료 시스템의 제도화 개요

원격의료 시스템의 제도화는 건강보험법 및 의료법 등의 법적인 규제와 함께 이루어져야 한다. 다음은 원격의료 시스템을 제도화하는 데 필요한 주요한 요소들인 법적인 규제, 보안 및 개인정보보호, 기술적인 요소, 의료인력의 역량강화, 보험급여 제도 등이다.

2. 원격의료 시스템의 문제점

원격의료 시스템은 의료서비스의 혁신적인 방법 중 하나로 새로운 기술과 인터넷을 통해 환자와 의료전문가가 지리적 · 시간적 제약없이 대화하고 상담할 수 있도록 한다. 그러나 원격의료 시스템의 제도화에는 여러 가지 문제점이 존재한다. 이러한 문제점은 다음과 같다.

1) 의료보험 급여체계의 미비성

원격의료 시스템은 기존의 진료방식과는 다르기 때문에 보험체계가 이에 대응하지 못하고 있다. 보험체계가 원격의료 시스템을 지원하지 않거나, 지원해도 일부 비용만 보장하는 경우가 많아 의료비 부담이 크다.

2) 의료정보보호 문제

원격의료 시스템은 개인정보를 주고받는 시스템이기 때문에 개인정보 유출의 위험이 크다. 따라서 의료정보보호 문제를 극복할 수 있는 보안시스템이 개발되어야 한다.

3) 기술적 문제

원격의료 시스템을 구현하기 위해서는 고도의 기술력과 시스템 문제를 극복해야 한다. 이러한 기술력과 시스템 구현을 위해서는 많은 비용이 필요하다. 또한 기술적인 문제가 발생할 경우 이를 신속하게 대처할 수 있는 인력이 필요하다. 의료전문가와 환자 간의 통신이 중단되거나 연결이 끊어지면 문제가 발생할 수 있다. 따라서 의료전문가와 환자가 원활하게 상호작용할 수 있는 기술적인 기반을 갖춰야 한다.

4) 인프라 문제

원격의료 시스템을 구현하기 위해서는 의료 인프라가 필요하다. 그러나 일부 지역에서는 의료 인프라가 미흡하여 원격의료 시스템을 구현하기 어렵다. 이러한 문제를 해결하기 위해서는 의료 인프라를 보강하는 정책이 필요하다.

원격의료 시스템을 이용하려면 인터넷을 통한 접속이 필요하다. 그러나 인터넷 환경이 안정적이지 않은 지역에서는 원활한 서비스 제공이 어려울 수 있다. 이러한 인프라 문제를 극복해야 원격의료 시스템이 보다 널리 사용될 수 있다.

5) 의료인력 부족 문제

원격의료 시스템을 이용하려면 의료전문가가 필요하다. 그러나 원격의료 시스템을 운영하려면 의료전문가의 수요가 늘어나야 한다. 현재 의료 인력부족 문제가 심각하게 대두되고 있기 때문에 이러한 문제를 극복해야 한다.

6) 의료진단 정확도 문제

원격의료 시스템은 의료진단에 대한 정확성 문제가 있을 수 있다. 진료실에서 직접 환자를 진료하면서 획득할 수 있는 정보들 중 일부를 원격의료 시스템에서는 얻을 수 없기 때문이다. 따라서 원격의료 시스템을 구현하기 위해서는 의료진단에 대한 정확성을 보장할 수 있는 기술적인 개선이 필요하다.

7) 국가별 규제의 차이

원격의료 시스템은 국가간 규제가 상이하다. 각 국가별로 의료법이 다르며, 이를 준수하기 위해서는 각 국가의 규제를 파악하고 이를 준수해야 한다.

〈표 4-1〉는 세계 주요국의 의사-환자 간 원격의료 법적책임 및 코로나19 이후 대응이다.

〈표 4-1〉 세계 주요국의 의사-환자 간 원격의료 법적책임 및 코로나19 이후 대응

구분	미국(메디케어)	일본	프랑스	중국
법적 책임	• 원격지 의사와 환자의 상황에 의존(판례) - 면허규정 및 치료기준 준수, 필 수기록 보존 시 대면의료에 비 해 의료사고 위험이 높지 않다고 보고(Medical Economics, 2019.6.28)	• 의료사고 발생시 최종 책임은 원칙적으로 의사에게 있음(대면진료와 동일) - 단, 의사가 환자 혹은 가족에게 주의를 준 경우, 환자 귀책사유 등은 제외	• 원격의료 중 발생한 의사의 과실에 대한 법적 책임은 대면진료와 동일 - 의료과실 증명 책임은 환자에게 있음 • 장비오작동으로 인한 사고시 의사 책임	• '의료 품질안전 사건의 보고 및 일시 중단 규정' 적용 • (의사-환자 간) 해당 의료기관이 책임져야 함 • (의료인 간) 법률 및 쌍방이 체결한 협정 내용에 따라 분쟁 처리
코로나19 이후 대응 (한시적 허용)	• 장소요건 완화 - 농촌, 전문의 부족지역의 모든 의료시설과 자택 • 원격의료 수가범위 확대 및 대면진료와 동등한 수가 적용 • 원격진료 수단 확대 - SNS 기반 화상시스템을 통한 원격의료도 한시적으로 허용	• 초진 환자도 허용 • 진료과목 확대 - 코로나19로 인한 폐렴, 꽃가루 알레르기 등 • 비대면 처방 및 약수령(택배) 허용 - 온라인 복약지도 허용(2020.9~)	• 주치의 의뢰없이도 원격진료 허용 • 초진환자 허용 • 진료비 100% 보험적용	• 원격진료비, 전자처방에 의한 약품비 등 의료보험 적용 • 해외 거주 중국인 대상 무료 원격진료 서비스 실시(알리바바헬스) • '코로나19 온라인 의사상담 플랫폼' 구축(알리바바, 바이두 등 총 11개기업 참여

4-2 원격의료 시스템의 법적인 규제

원격의료 시스템을 제도화하기 위해서는 의료법과 건강보험법 등의 법적인 규제가 필요하다. 이는 원격진료가 의료진료와 동등한 효과를 발휘하고 안전성이 보장될 수 있도록 규제를 정비하는 것이다.

원격의료 시스템이 제도화될 때는 여러 가지 법적 규제사항이 적용된다. 이러한 규제사항은 환자의 안전성과 개인정보보호를 보장하고, 의료서비스 제공자와 환자 간의 책임과 권리를 명확히 하기 위해 만들어졌다.

1. 의료법과 규정

원격의료 시스템은 일반적인 의료서비스와 마찬가지로 국가의 의료법과 규정에 따라 제공되어야 한다. 예를 들어 의료기기의 인증과 검증, 의료진의 자격 요건, 의료서비스의 범위와 내용 등이 규제사항으로 적용된다.

2. 개인정보보호법

원격의료 시스템에서는 환자의 개인정보가 주고받아지므로 개인정보보호법이 적용된다. 이에 따라 의료진과 환자는 개인정보보호에 대한 책임을 갖게 된다. 또한 개인정보보호를 위한 기술적 · 물리적 · 관리적 보호조치도 필요하다.

3. 의료책임법

원격의료 시스템에서도 의료진과 환자 간에는 책임과 권리가 적용된다. 의료진은 환자의 건강 상태와 관련된 모든 정보를 제공하고, 적절한 의료서비스를 제공해야 한다. 환자는 자신의 건강 상태와 관련된 모든 정보를 의료진과 공유해야 한다.

4. 국제 규제

원격의료 시스템은 국경을 초월하여 환자와 의료진이 서로 대화하고 서비스를 제공할 수 있다. 따라서 국제법과 규제도 적용된다. 예를 들어 환자와 의료진이 다른 국가에 있을 경우에는 각 국가의 법과 규제에 따라 이용이 제한될 수 있다.

종합적으로 원격의료 시스템의 제도화는 환자의 안전성과 개인정보보호를 보장하고, 의료서비스 제공자와 환자 간의 책임과 권리를 명확히 하는 데 중요한 역할을 한다.

4-3 원격의료 시스템의 보안 및 개인정보보호

원격의료 시스템을 사용함에 있어서 환자의 개인정보와 의료정보가 보호되어야 한다. 따라서 보안 및 개인정보보호를 위한 규제가 필요하다.

원격의료 시스템은 전자적인 기술을 사용하여 의료서비스를 제공하는 방식으로 의료진료 및 치료에 대한 접근성과 효율성을 높일 수 있다. 하지만 이러한 시스템에서는 보안과 개인정보보호에 대한 중요한 이슈가 존재한다. 따라서 원격의료 시스템의 제도화는 보안 고려와 개인정보보호 사항을 강화하는 것이 필요하다.

1. 보안적인 측면

보안적인 측면에서는 원격의료 시스템에 접근할 때 인증 및 접근 제어기능을 강화하여 불법적인 접근을 막아야 한다. 또한 원격의료 시스템에서 사용되는 데이터를 보호하기 위해 암호화, 백업 및 복구기능을 구현하고, 데이터 전송시 보안 프로토콜을 사용하여 데이터 유출 및 변경을 방지해야 한다.

2. 개인정보보호 측면

개인정보보호 측면에서는 환자정보를 제한된 접근권한을 가진 의료진만 접근할 수 있도록 제한해야 한다. 또한 개인정보보호법에 따라 개인정보 수집, 보유, 이용, 파기 등의 처리과정에서 적법한 절차를 준수해야 한다. 환자의 동의를 받지 않은 경우에는 개인정보를 수집하거나 이용하지 않도록 해야 한다.

또한 원격의료 시스템의 제도화에는 보안 및 개인정보보호 교육과 교육 프로그램도 포함되어야 한다. 의료진과 관리자들은 보안 및 개인정보보호에 대한 교육을 받아서 시스템의 안전성을 높이고, 개인정보보호 위반사례를 방지할 수 있다.

따라서 원격의료 시스템의 제도화는 보안 및 개인정보보호에 대한 강화된 조치와 교육이 필요하다. 이러한 조치를 통해 원격의료 시스템이 환자들에게 안전하고 신뢰성 있는 의료서비스를 제공할 수 있도록 보장할 수 있다.

4-4 원격의료 시스템의 기술적인 요소

원격의료 시스템을 구현하기 위해서는 기술적인 요소가 필요하다. 이는 의료기기, 통신기술 등과 같은 기술적인 인프라가 필요하며, 이에 대한 규제도 필요하다.

원격의료 시스템은 전화, 비디오 채팅, 웹 캠 등 다양한 기술을 이용하여 환자와 의료진 간의 의사소통을 원격으로 수행하는 시스템이다. 제도화되는 과정에서 고려해야 할 기술적 요소사항은 다음과 같다.

1. 보안요소

원격의료 시스템에서는 환자의 개인정보와 의료진의 의료기록 등 매우 중요한 정보가 전송되므로 보안에 대한 고려가 필수적이다. 보안요소로는 인증, 암호화, 방화벽 등이 있다.

원격의료 시스템에서 보안은 매우 중요한 요소이다. 환자의 건강정보와 개인정보는 민감한 정보이기 때문에 해커나 사기꾼과 같은 악의적인 공격으로부터 보호되어야 한다. 보안요소는 다음과 같이 분류될 수 있다.

1) 인증과 접근제어

모든 사용자는 시스템에 접근하기 전에 인증을 받아야 한다. 이러한 인증절차는 사용자의 신분을 확인하고 접근권한을 부여한다. 또한 각각의 사용자는 자신의 권한 수준에 따라 특정 기능만 사용할 수 있도록 제한된다.

2) 데이터 암호화

환자의 건강정보와 개인정보는 암호화되어 저장되어야 한다. 암호화된 데이터는 해독 키 없이는 액세스할 수 없으므로 데이터가 유출되더라도 외부에서 이를 읽을 수 없다.

3) 데이터 백업 및 복원

원격의료 시스템은 정기적으로 데이터를 백업해야 한다. 데이터를 백업하면 데이터 유실이나 손상으로부터 보호될 수 있으며, 데이터 복원기능을 통해 시스템 장애 시 데이터를 복구할 수 있다.

4) 취약점 분석과 보안강화

원격의료 시스템은 보안취약점 분석을 통해 보안위협을 파악하고 보안강화 조치를 취해야 한다. 이러한 조치에는 최신 보안 업데이트를 적용하거나, 보안취약점을 수정하는 것이 포함된다.

5) 사용자 교육

모든 사용자는 시스템의 보안정책 및 절차를 이해하고 따라야 한다. 사용자 교육을 통해 보안위협에 대한 인식을 높이고, 보안정책을 준수하는데 도움이 된다.

이러한 보안요소들은 원격의료 시스템에서 보안을 강화하기 위해 필요한 기술적인 요소이다. 이들을 충실히 준수함으로써 원격의료 시스템에서 환자의 건강정보와 개인정보를 안전하게 보호할 수 있다.

2. 플랫폼 관련 기술요소

원격의료 시스템에서는 다양한 플랫폼 관련 기술이 사용된다. 이를 위해서는 기술의 안정성, 호환성 등이 고려되어야 한다. 또한 시스템의 사용성, 접근성 등을 고려하여 사용자 중심의 설계가 필요하다.

원격의료 시스템은 환자와 의료진 간의 상호작용을 인터넷을 통해 수행하는 의료서비스이며, 이를 위해 다양한 기술요소가 필요하다. 이 중에서도 플랫폼 관련 기술요소는 매우 중요하다.

플랫폼 관련 기술요소는 원격의료 서비스를 제공하는데 필요한 기술적인 요소를 포함한다. 이러한 요소는 다음과 같다.

1) 클라우드 기술

클라우드 기술은 서버, 데이터 저장소, 응용 프로그램 및 네트워크 등을 인터넷을 통해 연결된 컴퓨터에 호스팅하여 사용자에게 서비스를 제공하는 기술이다. 클라우드 기술을 사용하면 원격의료 시스템에서 필요한 대규모 데이터 저장 및 처리, 실시간 통신 등을 지원할 수 있다.

2) 통신기술

효과적인 원격의료 서비스를 위해서는 안정적인 통신망과 인터넷 연결이 필수적이다. 의료정보를 안전하게 전송하고 수신할 수 있는 암호화 기술과 같은 보안기술도 중요하다.

3) 인터페이스 기술

환자 및 의료진은 플랫폼 인터페이스를 통해 서로 상호작용한다. 이러한 인터페이스는 사용자 친화적이며, 쉽고 편리한 사용자 경험을 제공해야 한다. 또한 다양한 장치와 플랫폼에서 동작할 수 있도록 다양한 인터페이스 기술이 필요하다.

4) 빅데이터 기술

원격의료 시스템에서는 대량의 의료데이터를 수집하고 분석해야 한다. 이를 위해서는 빅데이터 기술을 사용하여 데이터의 수집, 저장, 분석, 처리 및 시각화 등을 수행해야 한다.

5) 인공지능 기술

인공지능 기술은 의료진단 및 예측, 건강 상태 모니터링, 개인맞춤형 치료 등에 활용될 수 있다. 이러한 기술은 의료서비스의 정확성과 효율성을 높일 수 있다.

3. 인프라 요소

원격의료 시스템은 대량의 데이터 전송이 필요하므로 인프라 요소가 매우 중요하다. 인프라 요소로는 대역폭, 네트워크 구성, 서버구성 등이 있다.

인프라 기술요소는 원격의료 시스템이 안정적으로 작동하고 확장 가능하며, 보안성을 유지할 수 있도록 필요한 기술적 요소들을 말한다.

인프라 기술요소는 크게 다음과 같이 분류할 수 있다.

1) 네트워크 인프라

원격의료 시스템은 환자와 의료진 간에 실시간으로 통신해야 한다. 이를 위해 안정적인 네트워크 인프라가 필요하다. 이러한 네트워크 인프라는 고성능 라우터, 스위치, 방화벽 등의 네트워크 장비들로 이루어져야 한다.

2) 클라우드 컴퓨팅

대규모 데이터를 처리하고 저장하기 위해서는 클라우드 컴퓨팅 기술이 필요하다. 클라우드 컴퓨팅은 원격의료 시스템에서 발생하는 대규모 데이터 처리와 저장을 위한 유연하고 확장가능한 인프라를 제공한다.

3) 보안 인프라

원격의료 시스템은 환자의 건강정보를 다루기 때문에 보안이 매우 중요하다. 보안 인프라는 암호화 기술, 방화벽, 침입 탐지 시스템 등의 보안장비들로 이루어져야 한다.

4) 데이터베이스 관리

원격의료 시스템은 대량의 의료데이터를 저장하고 분석해야 한다. 이를 위해서는 데이터베이스 관리기술이 필요하다. 데이터베이스 관리기술은 대용량 데이터를 처리할 수 있는 데이터베이스 시스템, 데이터 마이닝 기술, 데이터 웨어하우스 등이 있다.

5) 디바이스 연결기술

원격의료 시스템은 의료장비와 연결되어 환자의 건강정보를 수집하고 분석한다. 이를 위해서는 디바이스 연결기술이 필요하다. 이러한 기술은 의료장비와의 통신을 위한 프로토콜, 인터페이스 등이 있다.

이러한 인프라 기술 요소들은 안정적이고 확장 가능한 원격의료 시스템을 구축하기 위해 필수적이다.

4. 규제요소

원격의료 시스템의 규제는 다양한 법적 규제가 존재하며, 각국의 의료법과 보안 규제 등을 준수해야 한다. 따라서 원격의료 시스템의 제도화에는 규제요소를 고려하여야 한다.

규제요소는 의료기관 및 관련 기업이 원격의료 서비스를 제공하는 방식과 이에 따른 규제와 제도화에 영향을 미치는 다양한 요소를 말한다.

1) 기술적 안전성

원격의료 서비스에서는 환자의 건강 상태에 대한 정보를 전송하고 수신해야 한다. 따라서 이러한 정보를 보호하고 안전하게 전송하는 기술적 요소가 필요하다. 이를 위해서는 강력한 보안시스템과 인증 및 암호화 기술을 적용해야 한다.

2) 품질보증

원격의료 서비스는 신뢰성과 품질보증이 보장되어야 한다. 이를 위해 의료전문가들과 기술 전문가들이 협력하여 원격의료 서비스의 품질을 검증하고, 적절한 인증 절차를 수립해야 한다.

3) 규제준수

원격의료 시스템에서는 관련 규제를 준수해야 한다. 이를 위해서는 의료기관 및 기업이 원격의료 서비스를 제공하기 전에 규제요건을 충족하는지 검토하는 절차를 수립해야 한다.

4) 개인정보보호

원격의료 시스템에서는 환자의 개인정보를 보호해야 한다. 이를 위해서는 개인정보보호 관련 법률 및 규제를 준수하고, 안전하게 정보를 저장하고 전송할 수 있는 기술적 요소를 갖추어야 한다.

5) 적절한 설치와 운영

원격의료 시스템은 적절한 설치와 운영이 필요하다. 이를 위해 의료전문가들과 기술전문가들이 협력하여 시스템 설치 및 운영방식을 검토하고, 적절한 훈련을 제공해야 한다.

6) 상호운용성

원격의료 시스템은 다양한 의료기관 및 기업에서 사용될 수 있다. 이를 위해 서로 다른 시스템 간의 상호운용성을 고려해야 한다. 이를 위해서는 산업표준을 준수하고, 시스템 표준도입이 중요하다.

이와 같은 기술적 요소사항을 고려하여 원격의료 시스템을 제도화함으로써 의료서비스를 보다 쉽고 안전하게 이용할 수 있게 된다.

4-5 원격의료 시스템의 의료인력의 역량강화

원격의료 시스템을 이용하기 위해서는 의료인력의 역량강화가 필요하다. 이를 위해서는 교육과 인력양성이 필요하다.

원격의료 시스템은 의료서비스를 제공하기 위해 텔레컴퓨팅 기술을 이용하는 시스템이다. 이 시스템이 잘 작동하기 위해서는 의료인력의 역량이 강화되어야 한다. 이에 대한 설명은 다음과 같다.

1. 디지털 기술 역량

의료인력은 원격의료 시스템을 사용하려면 디지털 기술에 대한 역량이 필요하다. 의료인력은 다양한 디지털 기술, 예를 들면 온라인 상담, 비디오 채팅, 전자진료 기록 등을 사용하는 방법을 알아야 한다.

2. 의료 인공지능(AI) 기술

원격의료 시스템은 인공지능 기술을 활용하기 때문에 의료인력은 의료 인공지능 기술에 대한 이해와 활용방법을 배워야 한다. 이를 통해 의료인력은 환자치료 및 진단을 더욱 정확하게 할 수 있다.

3. 의사소통 역량

원격의료 시스템은 환자와 의료인력 간의 원활한 의사소통이 필요하다. 의료인력은 상황에 따라 다양한 방식으로 환자와 의사소통할 수 있어야 한다. 또한 의료인력은 문제발생시 상황을 잘 파악하고, 적절한 대처방법을 찾아내는 능력이 필요하다.

4. 환자중심의 의료서비스 제공

원격의료 시스템은 환자중심의 의료서비스를 제공해야 한다. 의료인력은 환자의 요구와 욕구를 잘 이해하고, 이에 맞는 서비스를 제공할 수 있어야 한다.

5. 윤리적 책임

의료인력은 의료서비스 제공시 윤리적 책임을 지니고 있어야 한다. 원격의료 시스템에서도 환자의 개인정보보호 및 안전을 보장하기 위해 의료인력은 윤리적인 책임을 지니고 있어야 한다.

이러한 역량을 가진 의료인력이 원격의료 시스템에서 성공적으로 활동할 수 있으며, 이는 환자의 건강과 복지를 향상시키는 데 큰 역할을 할 수 있다.

학습
4

4-6 원격의료 시스템의 보험급여제도

원격의료 시스템을 제도화하기 위해서는 보험급여제도의 개선이 필요하다. 이는 원격의료 시스템이 보험급여 대상에 포함되어야 하며, 이에 대한 급여기준이 마련되어야 한다.

원격의료 시스템의 제도화에는 보험급여제도의 적용이 중요한 요소 중 하나이다. 보험급여제도는 의료서비스를 제공하는 의료기관이나 의료인에게 보험급여를 적용하기 위한 기준을 제시하는 제도이다. 이 제도는 국가나 지역의 법령에 따라서 다양한 규정이 존재한다.

원격의료 시스템에서도 보험급여제도는 중요한 역할을 한다. 일반적으로 원격의료 서비스는 실제 진료와는 다른 형태의 의료서비스이기 때문에 보험급여가 가능한지 여부가 논의된다. 이를 위해 보험급여제도에서는 원격진료에서도 보험급여가 가능한 경우와 그렇지 않은 경우를 구분하여 규정하고 있다.

일반적으로 보험급여제도에서 원격의료 서비스를 보험급여 대상으로 인정하는 경우에는 다음과 같은 요건을 충족해야 한다.

① 원격진료가 실제진료와 동등한 효과를 가지는 경우
② 원격진료가 의학적으로 적절하고 안전한 경우
③ 원격진료가 법적으로 인정되는 경우

이와 같은 요건을 충족하는 경우에는 보험급여가 인정될 수 있다. 또한 국가별로 보험급여제도가 상이하기 때문에 해당 국가에서 적용되는 보험규정을 확인하여야 한다.

원격의료 시스템에서는 보험급여제도와 관련하여 다양한 기술적인 문제들이 제기될 수 있다. 예를 들어 보험급여 대상으로 인정되는 원격진료를 위해서는 보안 및 개인정보보호 문제, 의료용 기기 및 소프트웨어 등 기술적인 문제들을 극복해야 한다. 따라서 원격의료 시스템에서 보험급여제도를 적용하기 위해서는 기술적인 문제들도 함께 고려하여야 한다.

이러한 요소들을 고려하여 원격의료 시스템을 제도화하면, 보다 안전하고 효과적인 의료서비스를 제공할 수 있다.

수행 내용

재료 · 자료

- 원격의료 시스템 관련 자료

기기(장비 · 공구)

- 컴퓨터, 문서작성 프로그램, 프린터, 주변기기

안전 · 유의사항

- 원격의료 시스템 관련 장비의 안전 및 유의사항을 숙지한다.

수행 순서

01 한국의 원격의료 규제현황에 대하여 분석하라.

우리나라 원격의료에 대한 규제는 포지티브 규제(Positive Regulation)이다. 포지티브 규제는 원칙적 금지, 예외허용을 원칙으로 법에 나열된 것만 허용하는 것이다. 즉 사전규제 방식으로 사후 문제발생을 최소화하는데 초점을 맞춘 것이다.

우리나라 규제는 일반적으로 포지티브 규제 형태를 따르고 있고, 특히 의료에 관련된 엄격한 포지티브 규제 형태를 취하고 있다.

현재 의료법 제33조에 따르면 의료인은 의료법에 따른 의료기관을 개설하지 않고서는 의료업을 할 수 없고, 일부 예외적 사항을 제외하고는 그 의료기관 내에서만 의료업을 하여야 한다고 의료업을 할 수 있는 '장소'를 규제하고 있다. 이 조항에 따르면 원격의료는 상대 의료인 혹은 환자가 물리적 장소(의료기관)에 없기 때문에 의료법 제33조에 저촉이 될 수 있다. 그에 따라 원격의료에 대한 의료법 제34조는 '제33조 제1항에도 불구하고'라는 내용으로 원격의료가 예외적 의료서비스 전달수단임을 분명히 하고 있다.

의료법 제34조에 따라 현재 허용된 원격의료는 '의료인과 의료인 사이의 원격의료'이다. 국민편의 증진과 의료기술 발전 등 보건의료 환경변화에 따라 국민건강의 지속적 관리와

학습 4

예방, 의료비에 대한 정부부담 절감 등에 대한 필요성에 의해 2002년 의료법 개정을 통해 허용되었다.

의료법 제34조 제1항에는 원격의료의 정의, 원격의료 허용 주체, 허용방법, 허용 의료행위에 대해 규정되어 있다.

원격의료 정의에 대해서는 '의료인은 컴퓨터 · 화상통신 등 정보통신 기술을 활용하여 먼 곳에 있는 의료인에게 의료지식이나 기술을 지원하는 것'으로 규정하고 있다. 원격의료 허용 주체에 대해서도 의료인과 의료인 사이, 즉 의료업에 종사하는 의사 · 치과의사 · 한의사로 규정해두고 있고, 의사-환자간은 허용하지 않고 있다. 또한 원격의료 허용방법으로는 '컴퓨터 · 화상통신 등 정보통신 기술을 활용할 것'으로 규정하고 있고, 허용되는 의료행위 역시 '의료지식이나 기술을 지원'하는 것에 한정해 둠으로써 진단과 처방은 허용하지 않고 있다. 즉 원격의료 정의, 원격의료 허용 주체, 허용방법, 허용 의료행위에 대해 규제해 놓고 나머지는 모두 금지해두는 포지티브 규제 형태이다.

물론 일부 법학자의 경우 제34조는 제33조 1항의 예외규정일 뿐 원격의료 자체를 금지하는 것도 아니며, 의사의 진찰방식을 제한하거나 대면진료를 의무화한 규정이라고 할 수 없기 때문에 현행 의료법에 원격의료를 금지하고 있는 규정은 없다고 주장한다. 그럼에도 불구하고 원격의료가 금지되었다고 여기는 이유에는 2가지가 있다.

첫째, 건강보험 요양급여기준에 원격진찰이나 상담 등에 대해서 급여를 인정하지 않기 때문에 비용을 받았을 경우 국민건강보험법 위반이나 진료비 허위청구 문제가 발생할 수 있기 때문이다.

둘째, 원격의료의 결과로 진단서를 발급하거나 처방을 하는 경우에는 의료법 제17조 및 제17조의 2의 규정을 위반하게 된다. 17조에 진단서, 검안서, 증명서에 대한 규정이고, 제17조의 2는 처방전에 관한 규정인데, 2개의 조항 모두 의사가 '직접 관찰'한 경우에만 진단서 혹은 처방전을 발행하도록 하고 있다. 따라서 원격의료 행위결과로 진단서와 처방전을 발행하면 의료법을 위반하게 되는 것이기 때문에 원격의료가 금지된 것으로 보고 있는 것이다.

요약하면 원격의료는 의료법 제33조에 따라 장소기준에 부합하지 않고, 의료법 제34조에 따라 정의, 허용주체, 방법, 의료행위가 한정적으로 규제되어 있으며, 원격의료 행위에 대한 건강보험 요양급여 기준 불인정, 의료법제 17조와 제17조 2에 따른 원격의료 결과로 진단서 혹은 처방전 발행 위법성으로 인해 규제되고 있다.

02 원격의료 규제현황에서 규제완화에 대하여 분석하라.

현재 우리나라에서는 의료인간 원격의료를 제외하고는 다른 유형의 원격의료는 규제되어 있는데 정부에서는 원격의료에 대한 규제완화의 사전 작업으로 의사-환자 간 원격의료 허용을 위해서 2014년부터 원격의료 시범사업 운영하였고, 이후에도 5G 기반 스마트협진 시범사업, 일차의료 기반 만성질환 관리 스마트관리 연구 등 원격의료와 유사한 시범사업들 을 계속해서 시행하고 있다.

그러나 본 사업들은 원격의료 규제완화를 위한 사전 사업들로 볼 수 있지만 2018년 강원도 디지털 헬스케어 규제자유특구 지정 및 의사- 환자 간 원격의료 허용, 코로나19 사태에 따른 전화진료 허용은 원격의료 규제에 대한 직접적인 완화 조치로 볼 수 있다. 2018년 3월 규제샌드박스(Regulatory Sandbox Sandbox) 도입을 위한 규제혁신 5법(정보통신융합법, 산업융합촉진법, 금융혁신법, 지역특구법, 행정규제기본법)을 국회에 발의(개정, 전부개정, 제정 등)하였고, 그 중 지역특구법에 근거하여 2019년 7월 24일 강원도를 디지털 헬스케어 규제자유특구로 규정하고 의사-환자 간 원격의료를 허용하였다.

규제샌드박스는 새로운 기술과 서비스의 원활한 시장진출을 위해 혁신성과 안전성을 바탕으로 시장진출의 기회를 주거나, 시간과 장소, 규모에 재한을 두고 테스트 할 수 있도록 일정기간 기존 규제에서 벗어나게 해주는 제도를 말한다. 강원도는 규제자유특구로 지정되면서 원격의료 허용 특례를 부여받았는데 강원도 격오지 만성질환자 중 재진 환자를 대상으로 1차 의료기관에서 원격의료 모니터링, 내원안내, 상담 · 교육, 진단 · 처방을 허용 받았다. 사업기간은 4년이다. 이것은 그동안 법적 문제와 의료계의 반대로 하지 못했던 의사-환자 간 원격의료를 규제샌드박스에 포함하여 결과적으로 원격의료 규제완화가 된 것으로 볼 수 있다. 2020년 5월 기준으로 의원급 의료기관 8곳, 기업 13곳, 병원 3곳, 대학산학협련단 4곳이 참여중이다.

2020년 2월부터 국내에 코로나19 감염자가 급격히 증가하면서 확진자의 병원 내원으로 인한 병원폐쇄 사태가 계속해서 발생하였다. 이에 의료진과 국민 모두의 건강을 지키기 위해 코로나19 방역 대책 강화방안의 하나로 전화진료상담 및 처방을 2월 22일부터 한시적으로 허용하였다.

의료계의 반대가 있었지만 전화진료대상을 고혈압 · 당뇨와 같은 만성질환자 중 대면진료 경험이 있는 환자로 한정하면서 사실상 전화진료가 허용되었다. 2020년 2월 24일부터 9월

학습 4

20일까지 총 79만 6,795건의 전화진료가 이루어졌다.

정부는 전화진료를 영리목적의 원격의료가 아닌 공공의 안전을 위한 비대면 의료이며 감염병 유행상황에서 불가피하게 한시적으로 허용했다고 하지만 이는 원격의료 유형 중 의사-환자 간 원격의료 중에서도 '원격진료'에 해당한다.

허용된 전화를 통한 비대면진료는 충분한 환자의 진찰이 가능한 정보통신 기술이 아닌 전화를 의사소통수단으로 이용하고, 그것에 의존하여 진단과 약의 처방까지 허용되기 때문에 환자 건강에 대한 안전성 우려가 가장 우려되는 원격의료의 유형이다.

즉 정부는 코로나19 사태에서 원격의료의 가장 극단적인 유형인 원격진료를 허용함으로써 원격의료에 대한 규제를 완화 차원이 아니라 해제한 상태라 볼 수 있다. 물론 코로나19 유행상황에서만 한시적이라고 하였지만 코로나19는 2020년 하반기가 되었음에도 전세계적으로 확산추세이며 언제 종식될지 그 누구도 알 수 없다. 그러면 코로나19가 종식될 때까지 전화진료는 계속 허용될 것이고, 현재는 의료사고 등이 보고되고 있지 않지만 앞으로도 그럴 것이라는 보장은 누구도 할 수 없다.

그러나 정부는 전화진료가 허용된 2월 이후 4월에는 비대면진료 규제개혁 추진계획을 발표하였고, 6월 재외국민 비대면진료·상담서비스 임시 허가, 7월 비대면진료 도입 근거가 될 수 있는 감염병의 예방 및 관리에 관한 법률 개정안 상정(감염병 상태가 심각단계 이상 위기경보 발령시 비대면진료 허용) 등 원격의료 규제를 완화하기 위한 일련의 계획들을 비대면진료라는 명목 하에 계속해서 발표하고 있다.

코로나19 사태 이전에 해외 국가들의 원격의료 정책 규제완화 조치를 살펴보면 다음과 같다.

미국은 주별로 원격의료 허용 규정을 정해놓았는데, 특히 보험적용여부에 따라 원격의료의 활성화의 차이가 있다. 일부 주(미시시피, 뉴멕시코, 캘리포니아 등)에서는 원격의료에 대한 제한없이 적극적으로 보험적용을 해주고 있으며, 일부 주(코네티컷, 아이오와, 로드아일랜드 등)에서는 원격의료에 대한 보험적용을 불가하였다.

그러나 코로나19 확진자가 미국 내 급속하게 늘어나면서 미국 원격의료협회(American Telemedicine Association, ATA)는 미국정부에 원격의료 적용범위 확대를 요청하였고, 이에 미국보건부는 건강보험 양도 및 책임에 관한 법률(Health Insurance Portability and Accountability Act, HIPAA) 규정을 일시에 완화하여 페이스타임, Skype 등 SNS 애플리케이션, 오디오 청취만으로도 의료서비스를 제공할 수 있도록 원격의료 규제를 완화하였다.

또한 medicare는 3월 6일부터 원격의료 가능 장소에 환자거주지를 포함하였고, 원격의료 가능 질병항목에 80개 질병을 추가하여 보험적용을 허용하였다.

일본은 의사-환자 간 원격의료를 2016년 4월 허용하였으나 일본 내에서는 원격의료가 활발하게 시행되지는 않았다. 그러나 코로나19 확진자가 급속하게 늘어나면서 2020년 4월 10일부터 온라인·전화진료 및 복약지도가 가능하도록 고시를 개정하였고, 기존 원격의료에는 허용하지 않았던 초진 허용, 대상 질환, 의약품 택배배송까지 허용하였다.

영국의 경우 코로나19 확산 이전에는 원격의료가 활발하게 이루어지지 않은 국가였는데 코로나19가 급속하게 확산되자 영국 국가보건의료 서비스(National Health Service, NHS England)에서는 영국 내 1차 의료를 담당하는 일반의(general Practitioner, GP)에게 환자를 전화 또는 화상으로 진료할 것을 권하였고, 원격의료 서비스 이용이 늘어나고 있다.

해외 국가들도 마찬가지로 원격의료에 대해서 코로나19 사태 이후 규제를 일부 완화하고 있다. 이는 대면진료가 불가능한 코로나19 상황에서 비대면진료라는 의료서비스 전달 수단을 제한적으로 허용한 것이고, 우리나라와 같이 경제 활성화 수단으로 허용한 것은 아니다. 이것이 원격의료 규제완화 측면에서 해외 국가들과 우리나라의 차이점이다.

학습 4

03 의료법의 원격의료 규정과 법원의 해석에 대하여 분석하라.

1. 설정법 규정

의료법에서는 '원격의료'라는 제하의 조문을 두고 있고, 그 내용은 아래와 같다.

제33조(개설 등) ① 의료인은 이 법에 따른 의료기관을 개설하지 아니하고는 의료업을 할 수 없으며, 다음 각 호의 어느 하나에 해당하는 경우 외에는 그 의료기관 내에서 의료업을 하여야 한다.

1. 「응급의료에 관한 법률」 제2조제1호에 따른 응급환자를 진료하는 경우
2. 환자나 환자 보호자의 요청에 따라 진료하는 경우
3. 국가나 지방자치단체의 장이 공익상 필요하다고 인정하여 요청하는 경우
4. 보건복지부령으로 정하는 바에 따라 가정간호를 하는 경우
5. 그 밖에 이 법 또는 다른 법령으로 특별히 정한 경우나 환자가 있는 현장에서 진료를 하여야 하는 부득이한 사유가 있는 경우

제34조(원격의료) ① 의료인(의료업에 종사하는 의사·치과의사·한의사만 해당한다)은 제33조 제1항에도 불구하고 컴퓨터·화상통신 등 정보통신 기술을 활용하여 먼 곳에 있는 의료인에게 의료지식이나 기술을 지원하는 원격의료(이하 "원격의료"라 한다)를 할 수 있다.

② 원격의료를 행하거나 받으려는 자는 보건복지부령으로 정하는 시설과 장비를 갖추어야 한다.

③ 원격의료를 하는 자(이하 "원격지의사"라 한다)는 환자를 직접 대면하여 진료하는 경우와 같은 책임을 진다.

④ 원격지의사의 원격의료에 따라 의료행위를 한 의료인이 의사·치과의사 또는 한의사(이하 "현지의

사"라 한다)인 경우에는 그 의료행위에 대하여 원격지의사의 과실을 인정할 만한 명백한 근거가 없으면 환자에 대한 책임은 제3항에도 불구하고 현지의사에게 있는 것으로 본다.

의료법 시행규칙 제29조(원격의료의 시설 및 장비) 법 제34조제2항에 따라 원격의료를 행하거나 받으려는 자가 갖추어야 할 시설과 장비는 다음 각 호와 같다.
1. 원격진료실
2. 데이터 및 화상(畵像)을 전송 · 수신할 수 있는 단말기, 서버, 정보통신망 등의 장비

그런데 위 규정은 비록 제목은 "원격의료"로 시작하고 있지만, 보다시피 의사가 원격으로 환자를 진료하는데 대한 규정이 아니고, 의사가 원격지에 있는 다른 의사를 정보통신수단을 통하여 지원하는, 소위 "원격자문"에 대한 규정이다. 오히려 아래의 의료법 제17조 제1항으로 인하여 의료인이 환자를 상대로 원격으로 진료를 할 수 있는지와 관련하여 문제가 된다.

제17조(진단서 등) ① 의료업에 종사하고 직접 진찰하거나 검안(檢案)한 의사[이하 이 항에서는 검안서에 한하여 검시(檢屍)업무를 담당하는 국가기관에 종사하는 의사를 포함한다], 치과의사, 한의사가 아니면 진단서 · 검안서 · 증명서를 작성하여 환자(환자가 사망하거나 의식이 없는 경우에는 직계존속 · 비속, 배우자 또는 배우자의 직계존속을 말하며, 환자가 사망하거나 의식이 없는 경우로서 환자의 직계존속 · 비속, 배우자 및 배우자의 직계존속이 모두 없는 경우에는 형제자매를 말한다) 또는 「형사소송법」 제222조제1항에 따라 검시(檢屍)를 하는 지방검찰청검사(검안서에 한한다)에게 교부하지 못한다. …

종합하면 현행 의료법 제34조가 원격의료를 환자가 아닌 다른 의사를 상대로 하는 '원격자문'의 형태로만 인정을 하고 있으므로 반대해석상 환자를 상대로 하는 원격의료는 금지되는 것으로 보아야 하는 것인가 하는 문제, 그리고 제17조의 환자를 '직접 진찰한 의사'라는 구절로 인하여 환자를 오직 대면으로만 진찰하는 것이 법적으로 강제되는 것인가 하는 문제가 생기는 것이다. 여기에 대하여 연구자들 및 실무가들 사이에서는 의료법의 해석상 환자를 직접 대상으로 하는 원격진료가 허용된다는 견해와 허용되지 않는 견해가 팽팽하게 대립되고 있다.

2. 판 례

사법부인 헌법재판소와 법원에서도 역시 현행 의료법상 환자를 직접 대상으로 하는 원격진료가 허용되는지가 다투어진 바 있는데, 다음과 같이 현재로서는 원격진료는 허용되지 않는다는 견해를 취하고 있는 것으로 파악된다. 관련된 판례는 다음과 같다.

1) 헌법재판소 2012.3.29. 2010 헌바83 결정

2006.1.4.부터 2007.5.18.까지 총 672회에 걸쳐 자신의 병원에서 환자를 직접 진찰하지 아니하고 전화로 통화한 다음 처방전을 작성하여 환자가 위임하는 약사에게 교부하였다는 이유로 약식명령이 고지되어 정식재판을 청구하였으나 벌금형이 선고된 산부인과 의사가 제기한 헌법소원이다.

이 사건에서 헌법재판소는 몇 가지 이유에서 의료법 제17조의 '직접 진찰한'이란 조항이 환자를 대면하여 진찰한다는 의미로 해석된다고 판단하였다.

첫째, 사전적인 의미로 '직접'은 '중간에 제3자나 매개물이 없이 바로 연결되는 관계' 또는 '중간에 아무것도 게재시키지 아니하고 바로'를 의미하는바, 이 사건 법률조항에서의 '직접 진찰한'은 '의료인과 환자 사이에 인적 · 물적 매개물이 없이 바로 연결되어 진찰한', 즉 '대면하여 진료한'을 의미한다고 보았다.

둘째, 이 조항은 의료법이 2007.4.11. 개정되면서 종전의 '자신이 진찰한'을 '직접 진찰한'으로 대체된 것인데, 진찰의 방법을 대면진료로 한정하는 것이 아니라고 한다면, 이는 종전의 '자신이 진찰한'이라는 문구만으로도 충분하고, 구태여 위와 같이 대체할 필요가 없다고 보았다.

셋째, 의료법 제17조 제2항 본문은 "의료업에 종사하고 직접 조산한 의사 · 한의사 또는 조산사가 아니면 출생 · 사망 또는 사산증명서를 내주지 못한다."고 규정하고 있는바, 진찰의 경우는 대면진료 이외의 방법이 있을 수 있다 하더라도 조산의 경우는 대면조산 이외의 방법을 상정하기 어려움에도 불구하고, 위 규정에서 굳이 '직접 조산한' 이라는 문구를 사용하고 있는 것에 견주어 보더라도, 이 사건 법률조항의 '직접 진찰한'은 '대면하여 진료한'으로 해석하지 않을 수 없다고 보았다.

헌법재판소는 이상과 같이 법해석론에 충실한 논거뿐만 아니라 정책적인 논거도 제시하였는데, 의료인이 환자를 대면하지 아니하고 전화통화에 의한 문진 등 일부 방법만으로 병상 및 병명을 규명 · 판단하는 것은 진료의무를 성실히 이행한 것이라고 보기에 부족하고, 또 현재의 일반적인 의료수준이 대면진료를 하지 않고도 이와 동일한 정도의 진료를 할 수 있는 수준에 달하였다고 보기 어렵다고 한 부분이 그것이다.

2) 대법원 2020.11.5. 선고 2015도13830 판결

한의원을 운영하는 한의사가 환자를 직접 진료하지 않고 전화로 상담한 후 한약을 제조하여 택배로 배송한 것이 의료법 위반인지를 다룬 형사사건이다. 대법원은 판결에서 "의료법이 의료인에 대하여 의료기관 내에서 의료업을 영위하도록 한 것은 그렇지 않을 경우 의료의 질 저하와 적정 진료를 받을 환자의 권리 침해 등으로 인해 의료질서가 문란하게 되고 국민의 보건위생에 심각한 위험을 초래하게 되는 것을 사전에 방지하고자 하는 보건의료정책상의 필요성에 의한 것"이라고 전제한 다음, "현재의 의료기술 수준 등을 고려할 때 의료인이 전화 등을 통해 원격지에 있는 환자에게 의료행위를 행할 경우, 환자에 근접하여 환자의 상태를 관찰해가며 행하는 일반적인 의료행위와 동일한 수준의 의료서비스를 기대하기 어려울 뿐만 아니라 환자에 대한 정보부족 및 의료기관에 설치된 시설 내지 장비의 활용제약 등으로 말미암아 부적정한 의료행위가 이루어질 가능성이 높고, 그 결과 국민의 보건위생에 심각한 위험을 초래할 수 있다"고 설시하였다. 이러한 고려 하에 대법원은 의료인이 전화 등을 통해 원격지에 있는 환자에게 행하는 의료행위는 설령 환자나 환자 보호자의 요청에 따라 진료하는 경우에도 특별한 사정이 없는 한 의료법 제33조 제1항에 위반되는 행위라고 보았다.

그런데 이 사건은 환자를 영상으로 접할 수 있는 화상전송장치가 아닌 단순한 전화로 진료가 이루어진 사건이므로 법원이 "환자에 근접하여 환자의 상태를 관찰해가며 행하는 일반적인 의료행위와 동일한 수준의 의료서비스를 기대하기 어렵다"는 판단을 하였던 것인데, 만약 화상회의 장치 등을 통하여 환자를 시각적으로 관찰할 수 있을 뿐만 아니라 환자의 기초 활력징후 등의 정보를 전송받을 수 있는 환경에서 원격진료가 이루어졌다고 하면 대법원 기준을 충족하게 되어 합법적이 될 수 있는 것 아닌가 하는 의문이 남기는 한다.

3. 코로나19 대응을 위한 원격진료의 예외적 허용

2020년 초부터 코로나19의 확산으로 인하여 환자가 직접 의료기관을 방문하는 것이 망설여지거나 적절하지 않은 경우가 발생하자 보건복지부는 전화상담과 처방을 한시적으로 허용하게 되었다. 이에 따르면 의사의 의료적 판단에 따라 안전성이 확보된다고 판단되는 경우에는 전화로 상담 또는 처방을 실시함으로써 국민이 의료기관을 이용하면서 감염되는 것을 방지하기 위해 의료기관 이용의 한시적 특례를 인정하였다. 보건복지부는 이러한 특례의 법적 근거로 「보건의료기본법」 제39조, 제40조 및 제44조, 「감염병의 예방 및 관리에 관한 법률」 제4조와 함께 아래와 같은 내용의 의료법 제57조 제1항을 제시하였다.

> 제59조(지도와 명령) ① 보건복지부장관 또는 시 · 도지사는 보건의료정책을 위하여 필요하거나 국민보건에 중대한 위해(危害)가 발생하거나 발생할 우려가 있으면 의료기관이나 의료인에게 필요한 지도와 명령을 할 수 있다.

그런데 과연 의료법 제59조에 따른 보건복지부장관의 지도와 명령으로 제17조와 제33조에 따른 '직접 진찰' 의무, 즉 대면 진찰의무를 면제할 수 있는지는 상당한 의문이 있다. 왜냐하면 행정부는 입법부인 국회에서 정한 법률을 집행할 권한만을 가지고, 예외적으로 국회가 위임입법을 통하여 법률의 일부를 시행령이나 시행규칙으로 보충할 것을 미리 정한 경우에만 행정입법의 권한도 갖는 것이다.

그런데 헌법재판소와 대법원이 의료인의 대면진료 의무를 규정한 것이라고 해석한 조항들에서 입법부가 행정부에게 아무런 위임입법을 하고 있지 아니하므로, 행정부가 의료법 제17조와 제33조의 내용을 수정할 수 있는 권한은 없다고 보아야 하고, 이는 의료법 제59조의 행정지도 명령권한을 통해서도 가능하지 않다고 보아야 한다.

보건복지부가 의료법 제59조에 근거하여 위와 같이 예외적으로 원격의료를 허용한 것은 법률적 논란을 감수하고서라도 현실에서의 필요에 대응하겠다는 뜻으로 보인다. 의료법상의 원격의료 관련 조항들이 워낙 정치적으로 민감한 사안이라서 그동안 작은 수정이라도 할 기회가 없었는데, 돌이켜보면 감염병 발생과 같이 공중보건을 위하여 비대면진료가 필요한 경우에는 예외적으로 허용하는 규정이 마련되었어야 했다는 생각이고, 지금이라도 국회가 의료법이나 감염병의 예방 및 관리에 관한 법률에 이런 예외적 원격진료 허용근거를 도입할 필요가 있다.

이처럼 법조문만 놓고 보면 환자를 대면이 아닌 원격으로 진료하는 것이 허용이 되는지 금지가 되는지는 논란의 여지가 있다. 하지만 헌법재판소와 근래의 대법원 판결은 의료법 제17조와 제33조의 해석상 환자를 직접 대상으로 하는 원격진료가 허용되지 않는 것으로 보고 있으므로 현장에서는 사실상 감염병 대응차원에서 정부가 특별히 허용하는 경우 등이 아닌 이상 원격진료를 실시하는 것이 금지되고 있다.

04 원격진료를 허용하기 전에 필요한 제도적 정비에 대하여 분석하라.

현행 의료법상 원격진료는 금지된다고 해석하더라도 의회에서 의료법을 개정함으로써 원격진료를 얼마든지 허용할 수 있다. 즉 제34조에서 의료인을 상대로 한 '원격자문'을 허용한 것과 유사하게 환자를 상대로 한 "원격진료"를 명시적으로 허용하는 규정을 삽입하는 것이다. 물론 그러한 입법은 의회가 우리나라 의료전달체계를 고려하여 충분히 숙고를 거친 뒤에 통과시켜야 할 것이다.

그런데 지금까지 국내의 논의는 앞으로 원격진료를 허용한다면 어떤 범위에서 누구를 상대로 허용해야 할지에 관한 논의에 집중되어 이루어져 왔고, 원격진료가 허용이 될 경우 해소되어야 할 다른 제도적인 환경에 대해서는 미처 충분한 논의가 있어오지 않은 것으로 보이므로 이하에서는 이 후자 카테고리에 해당하는 이슈들을 살펴보고자 한다.

1. 수가정책

원격진료가 법적으로 허용된다고 하더라도 실제로 의료인에 의하여 활용될 것인지는 완전히 별개의 문제이고, 오히려 건강보험상의 수가정책의 영향을 받는 문제가 될 것이다. 즉 의료인의 입장에서는 환자와 라포트를 형성하기에 더 불편한 원격진료를 활용할 유인이 충분히 있는지가 의문이므로 만약 건강보험에서 원격진료를 대면진료와 동등한 또는 적어도 상당히 합리적인 수준의 수가를 인정해주지 않는다면 의료인들에 의하여 원격진료가 외면될 여지가 있다. 이러한 현상은 원격진료가 제일 활발한 나라 가운데 하나인 미국에서도 목격되었다고 한다.

과거에는 미국 의료보험회사들이 원격진료에 대한 수가를 대면진료 수가보다 훨씬 낮게 책정하는 바람에 미국 의료인들이 원격진료를 기피하는 경향이 있었는데, 코로나19가 창궐하자 의료보험회사들이 원격진료 수가를 대면진료 수가에 상응할 정도로 상향하였고 그러자 비로소 의료인들이 원격진료를 활용하는 비율도 올라갔다고 한다.

2. 진료장면 녹화

원격진료가 화상회의 플랫폼을 통해서 이루어지면 이제는 환자들도 자신의 장치를 이용하여 진료장면을 녹화하는 것이 가능해진다. 이는 최근 수술실 CCTV 설치 의무화 논란과 비슷한 맥락에서 고민해 볼 필요가 있다. 물론 일부에서 수술실 CCTV 설치 의무화를 주장하는 것은 환자가 의식이 없는 마취 상태에서 의료인에 의하여 비윤리적인 행위가 벌어지거나 심지어는 비의료인이 수술에 참여하는 것을 방지하기 위한 목적이어서 환자가 의식을 갖고 있는 진료실에서도 CCTV 설치를 의무화하자는 데까지 이어지는 것은 아니다.

하지만 화상장치를 통하여 원격으로 진료가 이루어지면서 진료현장의 녹화가 버튼 하나 클릭하는 정도로 쉬워진다면, 환자들 가운데 여러 가지 이유에서 진료장면을 녹화하려는 시도가 충분히 있을 수 있다. 또한 그 반대의 경우도 생각할 수 있다. 의료인이 향후 분쟁 등에 대비하여 방어적인 차원에서 진료장면을 녹화하는 것이다. 이미 진료실 내에 CCTV를 설치하여 장차 발생할 수 있는 잠재적인 의료분쟁에서 자신을 방어하려는 것과 마찬가지 취지에서이다.

이렇게 현실적인 이유에서 원격진료 화면을 녹화하려는 욕구를 비난할 수만은 없다. 하지만 서로 상대방의 동의 없이 또는 일방적인 통보를 기초로 녹화를 하는 것도 바람직한 의사와 환자 관계의 모습은 아니다. 따라서 의료인과 환자 사이의 원격진료 녹화는 서로가 동의를 하는 모습이 녹화에 담겨 있어야 하고, 만약 양 당사자의 동의가 없는 경우에는 추후 법정에서 증거로 제출될 경우 증거능력을 부정하는 등 동의에 기반한 녹화허용을 유도해보는 것이

어떨까 한다.

3. 환자 본인확인

진료현장에서 병의원에 내원한 환자가 자신이 주장하는 본인이 맞는지 확인할 필요가 있는지는 건강보험 부정수급과 관련하여 논란이 많은 문제이다. 이처럼 건강보험 자격이 없는 사람이 타인을 사칭하여 건강보험을 부정 수급하는 현상은 원격진료로 인하여 심화될 수 있다. 원격진료는 대면진료보다 본인확인이 한 층 더 어려울 것이기 때문이다.

하지만 다른 한 편으로는 PC나 모바일 기기와 같은 전자기기를 이용하여 원격진료에 참여할 경우, 바로 원격진료에 접속하는 전자기기에서 본인인증을 거칠 수 있으므로 본인확인이 오히려 수월한 측면도 있다. 따라서 건강보험 재정의 정당한 집행을 위하여 본인확인이 필요하다면 원격진료 시작 직전에 환자가 보유한 전자기기에서 본인인증절차를 거치도록 하는 등의 방법으로 본인확인을 확보하되, 의료인이나 의료기관이 본인확인 절차에 직접 개입하지 않도록 함으로써 부작용은 최소화할 수도 있을 것으로 생각된다.

4. 의약품 비대면 구매

진료는 비대면으로 하면서 의사의 처방에 따른 의약품을 구매하기 위하여 반드시 약국을 방문해야 한다면 원격진료의 취지가 반감될 것이다. 물론 대개의 경우 의료기관의 접근성보다는 약국의 접근성이 높기 때문에 진료는 원격으로 받더라도 처방전에 따른 의약품 구매는 약국에서 대면으로 해야 한다는 논리도 성립이 가능하지만 원격진료는 반드시 의료기관이 방문하기 멀 정도로 원격에 있어서가 아니라 환자가 집 밖을 나가기가 힘들 정도로 거동이 불편하다거나 아니면 최근에 경험한 판데믹처럼 비대면적인 진료가 필요하기 때문에 요구되는 것이다.

따라서 진료뿐만 아니라 진료의 다음에 이어지는 의약품 구매도 비대면 구매를 정책적으로 허용할지 여부를 고민할 필요가 있다. 앞에서 언급한대로 코로나19에 대응하여 보건복지부가 한시적으로 비대면진료를 허용함과 함께 의약품 수령방식을 환자와 약사가 협의하여 결정하도록 함으로써 의약품의 비대면 수령을 예외적으로 허용한 바 있다.

5. 시설기준의 법제화

의료법 개정을 통하여 원격진료가 허용될 때 최소 시설기준도 함께 입법이 되어야 하는가? 기존 원격자문의 경우에는 위에서 본 의료법 제34조 제2항 및 시행규칙 제29조에서 "원격진료실, 데이터 및 화상(畵像)을 전송 · 수신할 수 있는 단말기, 서버, 정보통신망 등의 장비"

학습 4

정도로 비교적 가볍게 규제를 하고 있다. 환자를 대상으로 하는 원격진료가 허용이 되면 의료법에 이와 유사한 정도의 또는 이보다 훨씬 세세하고 엄격한 시설기준을 입법할 가능성이 있다.

시설기준을 법에서 자세하게 정하는 것은 장단점이 있는데, 단점으로는 일단 법제화가 된 기준은 경직성을 갖기 때문에 문제가 발생하더라도 유연하게 대처하기 어려워지고, 실제 현실을 충분히 고려하지 않은 입법이 이루어지면 오히려 당사자들의 불편을 초래할 수 있다는 것을 꼽을 수 있다.

대표적인 예로 공인인증서 강제 주의를 통해 금융거래 등의 안전을 보장받은 점도 있지만, 공인인증서를 대체할 수 있는 우월한 기술이 이미 개발되었음에도 불구하고 법에서 공인인증서라는 한 가지 안전장치를 강요하는 바람에 우리 국민이면 누구나 오랫동안 불편을 경험한 것을 들 수 있다.

시설기준의 법제화로 겪을 수 있는 불편이나 비합리성은 의료법에서도 어렵지 않게 찾아볼 수 있었다.

2016년 개정 이전의 의료법 시행규칙 제16조 제3호는 전자의무기록을 보존하기 위하여 "네트워크에 연결되지 아니한 백업저장 시스템"을 갖추도록 규정하고 있었는데, 대부분의 개인 병의원에서 네트워크에 연결되지 않은 백업저장 시스템을 갖추는 것은 번거로울 뿐만 아니라 컴퓨터 시스템 전문가가 아닌 의료인이 이와 같이 백업을 운영하는 것이 클라우드 백업 등 특화된 시스템의 도움을 받는 것에 비하여 더 안전하다는 보장도 없었다. 이러한 지적에 따라 뒤늦게 보건복지부가 시행규칙의 개정을 통하여 백업저장 시스템이 네트워크에 연결되지 아니해야 한다는 조건을 삭제하였다.

원격자문에 관한 현행 의료법 및 시행규칙을 보더라도 '서버'를 구비할 것을 강제하고 있는데 2021년 현재 이미 일반인들이 많이 사용하고 익숙하며 문제점도 비교적 빨리 제거되고 있는 Zoom, Webex 등의 플랫폼은 위와 같은 서버 구비 의무로 인하여 원격의료 현장에서는 이용할 수 없게 된다.

따라서 원격진료를 허용하는 입법을 함에 있어 원격진료에 관한 시설기준을 너무 처음부터 행정편의적인 발상에 기초하여 입법하기보다는 이미 우리 사회에 널리 이용되고 있는 화상회의 플랫폼들을 충분히 활용할 수 있는 방향으로 입법을 하되, 시행과정에서 보완이 필요한 부분이 발견되면 점진적으로 보완해나가는 태도를 취해야 할 것이다.

6. 의료사고시의 책임

진료가 대면이 아닌 원격의 형태로 진행되었는데 나중에 환자에게 좋지 않은 상황이 발생했을 경우의 책임 귀속 문제는 큰 관심의 대상일 것이다. 한 예로 과거 보건복지부가 입법예고했던 원격의료 조문에는 다음과 같은 조항이 포함되어 있었다.

> 원격지의사는 환자를 직접 대면하여 진료하는 경우와 같은 책임을 진다. 다만 다음 각 호의 어느 하나에 해당하는 경우에는 그러하지 아니하다.
> 1. 환자가 원격지의사의 지시를 따르지 아니한 경우
> 2. 환자가 갖춘 장비의 결함으로 인한 경우
> 3. 원격자문에 해당하는 원격의료로서 그 의료행위에 대하여 원격지의사의 과실을 인정할 만한 명백한 근거가 없는 경우

그러나 위와 같은 규정들은 사실 법에 제도화되어 있지 않다고 하더라도 달라지지 않았을 내용들이다.

우선 원격지 의사는 환자를 직접 대면하여 진료하는 경우와 같은 책임을 진다는 원칙은 별로 의문이 없을 것이다. 그에 대한 예외로서 환자가 원격지 의사의 지시를 따르지 않았다거나 환자가 갖춘 장비의 결함으로 인하여 문제가 발생한 경우에 의사의 책임을 물을 수 없는 것도 너무나 당연하다. 즉 위와 같은 내용의 조문들이 존재하지 않더라도 기존의 법질서라고 할 수 있는 민사상 의료과실에 대한 책임의 법리를 그대로 적용하면 위와 같은 조문의 내용대로 책임이 귀속될 것이다. 물론 그렇다고 하더라도 당사자들의 예측가능성을 높이기 위하여 당연한 귀결을 입법화하는 것을 부정적으로 볼필요는 없지만, 적어도 Davinci와 같은 기구의 도움을 받아 원격으로 수술이나 중재적 시술을 할 수 있는 상황이 아닌 이상, 원격진료에서 발생하는 의료분쟁은 별도의 제도적인 뒷받침이 없더라도 현행 법질서 안에서도 충분히 해설할 수 있을 것으로 보인다.

7. 개인정보보호

비대면진료가 실시될 경우 발생할 수 있는 문제점으로 개인정보보호 또는 프라이버시의 문제가 자주 거론되어 온 것은 사실이나, 대면진료시 발생하지 않았겠지만 원격진료로 인하여 발생할 수 있는 개인정보보호 이슈가 과연 의미있을 정도로 심각할지는 의문이다. 이미 현재의 대면진료 상황에서도 민감한 정보로 가득한 개인의 진료기록은 가장 두터운 보호를 받아야 한다. 그런데 의료인의 문진의 장소가 진료실에서 화상회의로 옮겨간다고 하여 크게 달라지는 것이 있다는 생각은 들지 않는다.

이론상으로야 누군가 화상진료실을 해킹하여 진료현장을 엿보는 일이 생기는 것을 생각할 수 없는 것은 아니지만, 그것은 기본적으로 화상진료 플랫폼을 개발하는 개발자의 주의의무나 귀책으로 귀결될 문제이고, 기술력을 인정받아 이미 널리 사용되고 있는 화상회의 플랫폼

을 채택한 의료인의 책임으로 귀결될 문제는 아닐 것이다.

그렇다고 의료인 스스로 원격진료 맥락에서 개인정보를 더욱 안전하게 취급하기 위하여 취할 수 있는 행동수칙이 없는 것은 아니다. 예를 들어 코로나19 초반에 화상회의에 초청받지 않은 불청객이 화상회의실에 무단 입장하여 불쾌한 행동을 하고 떠나는 소위 'Zoom-bombing' 현상이 만연하자 사용자들이 나름의 예방책을 세우고 Zoom에서도 이를 전파하였는데, 화상회의실 입장을 위한 비밀번호를 설정한다거나, 초대받은 참가자도 바로 회의실에 입장할 수 있는 것이 아니라 대기실에서 호스트가 입장을 허용해야만 입장하도록 설정한다든가 하는 것이다.

이와 유사한 조치들은 원격진료의 맥락에서도 의료인이 충분히 취해야 할 것이다. 다만 그러한 행동상의 안전장치들도 법제화를 하면 앞에서 시설기준을 법제화할 때 생기는 부작용과 마찬가지의 문제가 생길 수 있으므로 의사협회 등 단체에서 마련하여 자율수칙으로 준수하도록 하면 충분할 것이다. 아니면 개인정보보호법에서 인정하는 자율규제의 형태로 마련하는 것도 생각할 수 있다.

05 원격의료 실현을 위한 법적 · 제도적 개선과 사회적 합의의 필요성에 대하여 분석하라.

1. 비대면진료 실현을 위한 법 · 제도 개선이 시급

우리나라는 현행법상 아직 원격의료 중 비대면진료가 허용되지 않고 있다. 코로나19로 인해 한정적으로 허용되고 있는 원격진료를 합법화하기 위해서는 관련법 개정이 필요하다. 아울러 비대면진료 관련 수가정책, 환자 본인확인, 의약품 비대면 구매, 진료장면 녹화, 의료시설 기준의 완화, 의료인의 책임에 대한 특칙, 개인정보보호와 관련된 법제도 또한 함께 개정되어야 한다.

정부차원의 올바른 의료정책, 지불제도 정비, 원격의료 관련 기술의 표준화, 정보보안 강화, 법률 제정 등의 조치가 병행될 때 원격의료가 본격적으로 활성화될 수 있을 것이다.

2. 원격진료 솔루션과 시스템 개발이 필요

원격진료를 관리하기 위해서는 원격진료를 신청하는 단계부터 대면진료와 비대면진료의 스케줄, 간격 등에 대한 원칙과 이를 반영한 시스템 개발이 필요하다. 일본의 경우, 초진은 대면진료를 원칙으로 하며, 혈액검사와 같은 병원방문이 반드시 필요한 경우를 제외한 상황에서 비대면진료를 허용한다. 또한 6개월에 한 번은 반드시 대면진료를 하도록 규정하고 있다.

우리나라에서도 외국인을 대상으로 하는 비대면진료의 경우 예약신청, 데이터 전송, 화상 상담과 처방에 대한 시스템을 운영한다. 이처럼 원격진료의 한계를 극복하고 원격진료의 범위를 규정하기 위한 솔루션과 시스템의 개발이 요구된다.

3. 사회적 합의 형성을 위한 적용전략이 필요

비대면진료의 도입을 위해서는 관련 법 · 제도의 개선과 더불어 사회적인 합의를 이끌어 내기 위한 적용전략 모색 등의 접근방법이 필요하다. 우선 희귀질환을 앓고 있는 환자, 또는 의료시설에 대한 접근성이 떨어지는 환자 등 원격진료에 대한 필요성이 높은 집단을 대상으로 원격의료를 순차적으로 허용함으로써 원격의료의 효과와 필요성을 점진적으로 검토해 볼 수 있을 것이다.

아울러 비대면진료가 활성화될 수 있는 분야를 우선 선정하여 점차적으로 확대해 가는 방안, 그리고 대면의료가 꼭 필요한 분야를 정해 놓고 원격의료를 도입하는 방안 등을 단계적으로 적용할 수 있을 것이며, 가장 중요한 것은 소통을 통한 사회적 합의의 형성과정이라고 할 수 있다. 이를 바탕으로 의료계와 법조계, 과학기술계 등 다양한 분야의 관계자들이 안전한 의료문화를 구축해 가는데 앞장서 가야 할 것이다.

학습활동.4 교수 · 학습 방법

교수 방법

- 원격의료 시스템의 제도화에 대한 관련 용어, 구성, 방식 이해 정도를 파악한 후 수업을 진행한다.
- 교수자의 주도로 원격의료 시스템의 제도화 등의 내용을 PPT 자료로 제시한 후 설명한다.
- 가능하면 사전에 개인별 학습 자료를 준비하여 모든 학생이 참여할 수 있는 문제 해결식 수업, 협력 수업이 가능하도록 한다.
- 원격의료 시스템의 제도화 전 과정을 작업의 순서에 따라 단계적으로 실습이 이루어질 수 있도록 지도한다.
- 교재를 통해 수업을 준비하는데 있어서 필요한 모든 정보나 팁, 힌트 등 도움이 될 만한 내용들을 확인할 수 있다.
- 학생들이 만들게 될 각 모델들은 수업시간에 중점적으로 다뤄질 부분과 어휘, 질문, 답을 포함하고 있으며 또한 탐구할만한 추가적인 아이디어들도 포함하고 있다.

학습 방법

- 원격의료 시스템의 제도화에 대한 관련 용어를 숙지하고, 원격의료 시스템의 제도화에 대해 이해한다.
- 원격의료 시스템의 제도화의 각 단계별 중점 사항을 체계적으로 학습한다.
- 원격의료 시스템의 제도화의 수행순서의 전 과정을 실습한다.
- 원격의료 시스템의 제도화의 내용을 이해한다.
- 원격의료 시스템의 제도화를 이해하고 숙달이 될 때까지 학습한다.

학습활동.4 평가 및 피드백

평가 준거

- 평가자는 피평가자가 수행 준거 및 평가 내용에 제시되어 있는 내용을 성공적으로 수행할 수 있는 지를 평가해야 한다.

학습내용	평가항목	성취수준		
		상	중	하
원격의료 시스템의 제도화	원격의료 시스템의 제도화를 이해할 수 있다.			

평가 방법

• 작업 포트폴리오

학습내용	평가항목	성취수준		
		상	중	하
원격의료 시스템의 제도화	원격의료 시스템의 제도화를 이해할 수 있다.			

• 필기시험

학습내용	평가항목	성취수준		
		상	중	하
원격의료 시스템의 제도화	원격의료 시스템의 제도화를 이해할 수 있다.			

• 체크리스트를 통한 관찰

학습내용	평가항목	성취수준		
		상	중	하
원격의료 시스템의 제도화	원격의료 시스템의 제도화를 이해할 수 있다.			

• 피드백

1. 작업 포트폴리오
   - 제출한 보고서를 평가한 후 주요 사항에 대하여 표시하여 돌려준다.
2. 필기시험
   - 평가 결과 성적이 저조한 학생은 보고서 제출 기회를 부여한다.
3. 체크리스트를 통한 관찰
   - 실습 과정에서 평가한 후 개선해야 할 사항 등을 정리하여 돌려둔다.

참 | 고 | 문 | 헌

- https://www.msdmanuals.com
- 김철중, 한국이 개발한 원격의료기술, 외국인이 사용, https://www.chosun.com/
- 최윤섭, 한국의 원격의료에 대한 생각과 그 생각에 대한 생각, www.yoonsupchoi.com, 2020.5.20.
- https://dgrz.tistory.com/55
- 원격의료 시스템, 튜메니의 신경외과 연방 센터, 2013.
- https://ko.wikipedia.org/wiki
- 원격의료로 달라지는 세상, MK뉴스, 2014.06.23.
- 원격진료 혜택 부유한 젊은 층만 받네, 동아 사이언스, 2014.02.07.
- '언제 어디서나' 헬스케어, business watch 뉴스, 2014.04.21.
- https://www.yoonsupchoi.com/2020/05/20/thoughts_on_telemedicine/
- 법무부, 교정시설 원격의료 시스템, https://moj.go.kr/moj/184/subview.do
- https://m.blog.naver.com/lowensteinkorea/222575589485
- https://www.hesel.co.kr/public/severance.php
- https://www.hicare.net/#provides
- https://images.search.yahoo.com
- https://voidoc.io/
- 김진숙 · 오수현(대한의사협회 의료정책연구소 책임연구원), 디지털 융복합시대에 원격의료 규제 완화에 관한 쟁점 분석, 2020.12.20.
- 보건복지부 보도자료, 환자 편의 및 의료서비스 질 향상을 위한 '의료인 간 원격협진 시범사업' 실시, 2023.5.4.
- 정용 외 8, 원격의료실현을 위한 국내과학기술의 현황과 극복과제, 한림연구보고서 139, KAST, 2021.
- 박지순 · 부종식(2014), "건강보험 부당수급의 문제와 해결방안 - 본인 및 자격확인의무의 도입 을 중심으로 -", 사회보장법학, 제3권 제1호, 한국사회보장법학회.
- 백경희(2020), "미국의 원격의료에 관한 고찰 - 코로나19 대처에 대한 시사점을 중심으로 -", 법학논고, 제70권, 경북대학교 법학연구원.
- 이원복(2015), "의약품 온라인 판매 규제의 새로운 접근", 생명윤리정책연구, 제9권 제2호, 이화여자대학교 생명의료법연구소.
- 이원복(2021), "원격의료 실시에 수반되는 법적 쟁점들에 관한 고찰", 의료법학, 제22권 제1호, 대한의료법학회.
- 현두륜, 원격의료의 허용 여부에 관한 새로운 접근, 법률신문, https://m.lawtimes.co.kr/Content/Info?serial=162627, 2020.7.6.
- Lonergan, P.E., Iii, S.L.W., Branagan, L., Gleason, N., Pruthi, R.S., Carroll, P.R. & Odisho, A.Y.(2020). "Rapid Utilization of Telehealth in a Comprehensive Cancer Center as a Response to COVID-19 : Cross-Sectional Analysis", Journal of Medical Internet Research, 22(7), e19322.
- Shachar, C., Engel, J. & Elwyn, G.(2020). "Implications for Telehealth in a Postpandemic Future : Regulatory and Privacy Issues", JAMA, 323(23), pp.2375-2376.
- 한구영 · 윤지윤 · 전은경, 원격의료 합법화를 고려한 건강보험 정책제언 : 원격진료플랫폼, 원격모니터링기기, 디지털 치료기기 및 재택치료의료기기 중심으로, HIRA RESEARCH, 2022.02.

학습 1	원격의료 시스템의 개요
학습 2	원격의료 시스템의 기술동향
학습 3	원격의료 시스템의 플랫폼
학습 4	원격의료 시스템의 제도화
학습 5	**원격의료 시스템의 관리기술**
학습 6	원격의료 시스템의 인공지능 기술
학습 7	원격의료 시스템의 빅데이터 기술
학습 8	원격의료 시스템의 블록체인 기술
학습 9	원격의료 시스템의 의료용 사물인터넷 기술
학습 10	원격의료 시스템의 생체측정기술
학습 11	원격의료 시스템의 활용사례
학습 12	원격의료 시스템의 미래
부 록	용어정리

학습 목표	1. 원격의료 시스템의 관리기술을 이해할 수 있다.

5-1 원격의료 시스템의 관리기술 개요

1. 원격의료 시스템의 관리기술 개요

원격의료 시스템을 관리하는 데는 다양한 기술들이 사용된다. 이에는 다음과 같은 통신기술, 데이터 보안기술, 의료기술, DICOM, PACS, 클라우드 컴퓨팅 기술, 인공지능 기술, 빅데이터 기술 등이 포함된다.

① 통신기술 : 원격의료 시스템은 인터넷을 통해 데이터를 전송하고 통신한다. 따라서 원격의료 시스템을 관리하는 데에는 통신기술이 필수적이다. 이에는 무선통신, 유선통신, 인터넷 기술 등이 포함된다.

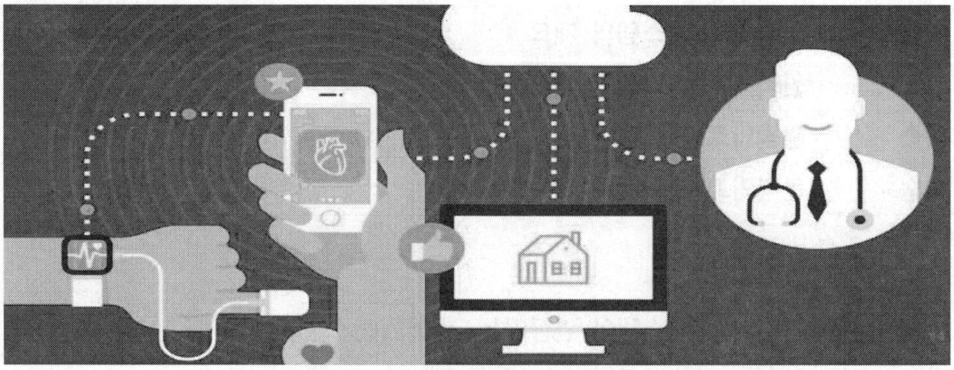

[그림 5-1] 원격의료 시스템의 관리사례

[그림 5-2]처럼 원격 혈압모니터링 시스템(Remote Blood Pressure Monitoring System, RPM)은 혈압센서와 IoT 게이트웨이의 통신기술을 통하여 환자의 건강상태를 모니터링하고 필요시 조치를 취할 수 있다.

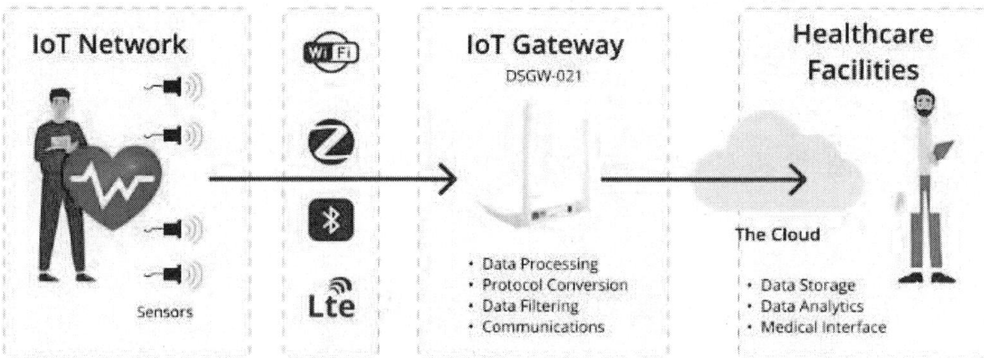

[그림 5-2] 원격 건강모니터링을 위한 IoT 게이트웨이 사례

출처 : 두산 원격 혈압 모니터링 가이드

② 데이터 보안기술 : 원격의료 시스템에서는 의료정보를 전송하고 저장한다. 따라서 이러한 정보를 안전하게 보호하기 위해서는 데이터 보안기술이 필요하다. 의료영상은 매우 민감한 정보를 담고 있기 때문에 보안이 매우 중요하다. 의료기관은 암호화된 데이터 전송, 접근제어 및 인증 등 보안기술을 사용하여 데이터를 보호할 수 있다.

③ 의료기술 : 원격의료 시스템에서는 의료기술이 필요하다. 이에는 환자 모니터링 시스템, 의료영상 기술, 의료기기 제어 등이 포함된다.

④ DICOM(Digital Imaging and Communications in Medicine) : 의료영상을 국제 표준화된 포맷으로 저장하고 전송하는 데 사용된다.

⑤ PACS(Picture Archiving and Communication System) : 의료영상을 저장하고 검색하는 데 사용되는 시스템이다. 의료전문가들은 PACS를 사용하여 원격으로 영상을 검토하고 진단을 내릴 수 있다.

⑥ 클라우드 컴퓨팅 기술 : 클라우드 컴퓨팅 기술은 원격의료 시스템의 운영을 더욱 효율적으로 만들어 준다. 이를 통해 데이터를 저장하고 처리하며, 보안적인 측면에서도 높은 안전성을 보장한다.
의료영상을 클라우드 저장소에 저장하면 의료전문가들이 언제 어디서나 영상을 열람하고 공유할 수 있다. 또한 클라우드 저장소는 비용 효율적이며, 보안성이 뛰어나기 때문에 많은 의료기관에서 사용되고 있다.

⑦ 인공지능 기술 : 인공지능 기술은 의료진단 및 치료 분야에서 점차적으로 사용되고 있다. AI 기술은 의료영상에서 발생하는 문제를 해결하는 데 매우 유용하다. 예를 들어 AI를 사용하여 의료전문가가 놓치기 쉬운 병변을 감지하거나, 의료영상에서 자동으로 측정을 수행할 수 있다. 원격의료 시스템에서는 인공지능 기술을 활용하여 환자 상태를 모니터링하거나 의료영상을 분석하는 등의 기술이 사용된다. 이러한 기술들을 효율적으로 활용하여 원격의료 시스템을 관리함으로써 환자의 진료를 보다 편리하고 정확하게 할 수 있다.

5-2 원격의료 시스템의 환자 모니터링 기술

1. 원격환자 모니터링 기술의 개요

원격의료 시스템에서 원격환자 모니터링(Remote Patient Monitoring)이란 [그림 5-3]처럼 환자의 신체정보, 활력 징후, 질병과 연관된 건강데이터를 병원 이외의 공간에서 모니터링하고, 이를 치료에 적용하는 일련의 기술과 의료행위를 말한다.

원격환자 모니터링의 3가지 구성요소는 다음과 같다.

① 침습적 또는 비침습적 방법을 통해 신체정보를 수집하는 센서
② 수집된 데이터를 의료진에게 전달하기 위한 네트워크와 통신기술
③ 방대한 양의 데이터를 저장하고 분석하여 유용한 정보를 찾아내는 클라우드 플랫폼

원격 모니터링은 크게 침습적인(Invasive) 방법과 비침습적인(Non-invasive) 방법으로 나눌 수 있다.

침습적인 방법은 신호를 취득하기 위하여 인체 내부에 센서를 직접 연결하는 방법이다. 예를 들면 바늘을 이용하여 주사를 놓아 신호를 측정하는 행위, 주사, 수술 등 몸을 통과하여 들어가는 행위, CVP를 이용한 혈압측정 등이다.

비침습적인 방법은 신체외부, 즉 피부를 통하여 생체신호를 측정하는 방법이다. 예를 들면 빛을 이용하여 피부를 통해 맥파나 산소포화도를 측정하는 방법, 경구약 피부연고 바르기, 파스붙이기, 혈압기로 협압재기 등이다.

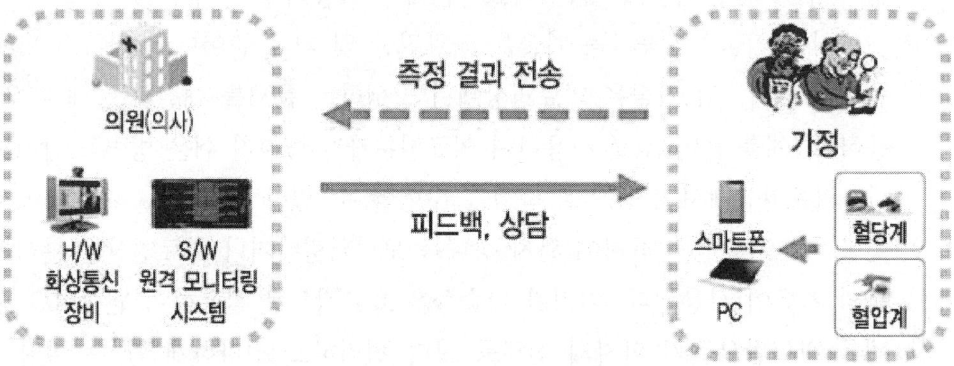

[그림 5-3] 원격환자 모니터링 서비스 사례

이러한 건강데이터 정보는 기계가 자동으로 측정할 수도 있고 환자에 의해 수동으로 측정될 수도 있는데, 얻어진 정보는 디지털화하여 휴대폰이나 인터넷 등을 통하여 병원 이외의 공간에서 의료진에게 전달된다.

획득된 정보가 전송되면 의료진이 검토를 하게 되며, 주기적으로 자료를 검토하는 능동적 방법과 미리 정해 놓은 특정 기준에 해당하였을 때 경고 메시지를 보내주는 수동적 방법이 있다. 획득한 데이터의 최종 사용자는 의사와 간호사 같은 의료진인 경우가 대부분이지만 환자 자신이 될 수도 있다. 예를 들어 체중조절을 위한 칼로리 섭취 조절 프로그램 또는 운동 프로그램 등은 스마트폰이나 PDA(Personal Digital Assistants) 등을 이용하여 환자 자신에게 피드백을 주게 된다. 원격 모니터링을 통해 환자의 상태가 악화되는 것을 인지하였을 때 대응할 수 있는 방식도 다양하여 전화, 이메일, 화상을 통한 상담, 가정방문, 병원방문 등이 가능하다.

전통적인 대면진료에서는 환자의 상태가 악화되어 병원에 내원한 후에야 치료를 할 수 있지만 원격 모니터링을 활용하면 환자의 건강데이터의 추세를 연속적으로 파악하여 증상이 많이 악화되어 병원에 내원하기 전에 조치를 취할 수 있는 장점이 있고, 질병의 조기진단 조기치료를 가능하게 하며 궁극적으로 입원과 사망률의 감소를 가져올 수 있다.

뿐만 아니라 환자의 교육 및 자가치료(Self-management)에도 활용될 수 있고 이를 통해 의료비 절감효과를 얻을 수 있다. 신체정보를 수집하는 다양한 센서의 개발, 착용형 또는 휴대용 기기의 발전과 더불어 스마트폰, 인터넷과 같은 통신기술의 발전으로 다양한 질환에 대한 원격 모니터링이 매우 간편하면서도 정확해지고 있다. 특히 코로나19 팬데믹으로 인해 대면진료에 많은 제한이 생기면서 전세계적으로 원격 모니터링의 발전과 사회적 확산이 가속화되고 있다. 원격 모니터링은 만성질환의 관리에 주로 활용되고 있으며, 심부전이나 부정맥 같은 심혈관계 질환을 비롯하여 당뇨병, 만성 폐쇄성 폐질환, 신경정신계 질환 등이 원격 모니터링이 적합한 대표적인 질환들이라 할 수 있다.

학습 5

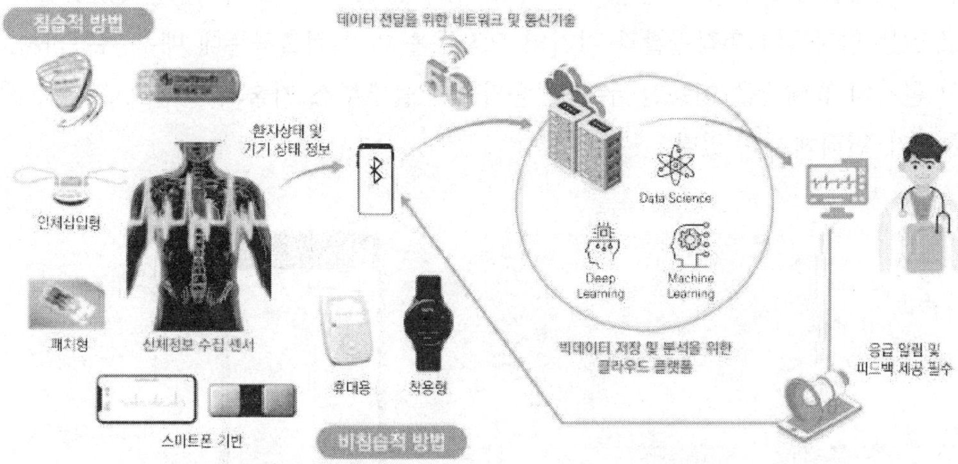

[그림 5-4] 원격 모니터링 필수요소 및 심혈관질환의 적용

2. 원격환자 모니터링 관리방법

원격의료 시스템의 원격환자 모니터링은 크게 침습적인(Invasive) 방법과 비침습적인(Non-invasive) 방법으로 나눌 수 있다.

1) 침습적인 방법을 이용한 모니터링

침습적인 방법을 이용한 모니터링은 심혈관계 질환과 당뇨병에서 주로 사용되고 있다. 환자의 체내에 이식하여 심장질환의 치료를 돕는 심박동기(Pacemaker), 삽입형 제세동기(Implantable Cardioverter Defibrillator, ICD), 심장재동기화 치료기(Cardiac Resynchronization Therapy, CRT) 등을 심장삽입 전기장치(Cardiac Implantable electronic devices, CIED)라고 하는데, CIED를 가지고 있는 환자의 다양한 신체정보를 원격으로 모니터링할 수 있다.

심박동기, 삽입형 제세동기, 심장재동기화 치료기 같은 CIED가 환자치료를 위해 사용되기 때문에 CIED를 가지고 있는 환자의 다양한 신체정보를 원격으로 모니터링할 수 있고, 이를 치료에 활용할 수 있다.

원격환자 모니터링은 원격 Interrogation과 경고(Alert) 전송으로 나눌 수 있다. 원격 Interrogation은 기존에 병원을 방문하여 주기적으로 CIED를 점검받던 것을 대신하여 원격에서 기기점검을 받는 것을 말한다.

가이드라인에서는 심박동기의 경우 매 3개월에서 12개월에 한 번, 제세동기의 경우 3개월에서 6개월에 한 번 점검을 하고 적어도 1년에 한 번은 병원에 직접 내원하여 대면으로 검사를 받을 것을 권고하고 있다. 원격 모니터링은 CIED를 가지고 있는 환자들의 추적관찰과 기기의 오작동을 미리 검출하는데 매우 유용하다. 특히 환자의 휴대폰을 이용한 무선 전송기술과 블루투스 기술의 발전으로 더욱 사용하기가 편리해지고 있다.

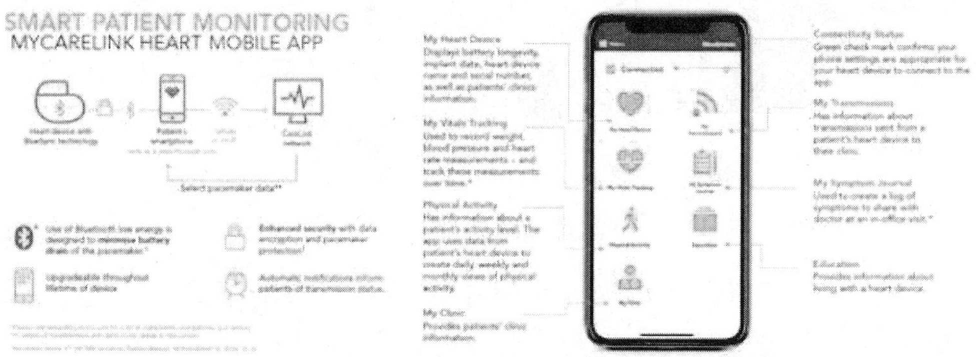

미 FDA 승인을 받았으며, CIED와 연동이 가능하며, 이를 통해 휴대폰을 이용한 원격 모니터링이 가능

[그림 5-5] MyCareLink Heart 모바일 애플리케이션

현재 미국 가이드라인에서는 CIED를 가지고 있는 모든 환자에게 표준적인 추적관찰의 일부로서 원격 모니터링을 제안하도록 권고하고 있다.

현재 우리나라에서는 4개 회사의 CIED가 사용되고 있으며, 최근 시행되는 모든 CIED는 무선으로 원격 모니터링을 할 수 있는 기능이 탑재되어 있는데 제품마다 약간씩 다른 특성을 가지고 있다.

[그림 5-5]처럼 원격 모니터링을 위해서는 환자의 CIED에서 나오는 정보를 수신

하여 전송하는 Transceiver가 필요한데, 최근에는 블루투스 기능을 이용하여 휴대폰 앱을 설치하면 휴대폰을 통하여 전송하는 방법도 사용되고 있어 향후에는 휴대폰을 이용한 원격 모니터링이 보편화될 것으로 예상된다.

(1) 심박동기(Pacemaker)

일반적으로 심박동기 거치술을 시행받은 후 안정적인 환자는 6~12개월 간격으로 병원을 방문하여 배터리 상태, 전극선(Lead)의 상태, 심방 또는 심실에서 나오는 전기신호를 잘 감지하는지 여부(Sensing), 심방 또는 심실을 조율할 때 필요한 역치값(Threshold) 등을 측정하고 심방 또는 심실에서 발생한 빈맥의 기록(빈도, 지속시간) 등을 점검한다. 2000년대 이후의 CIED는 병원에 방문하여 시행하는 위에 열거한 항목들을 자동으로 측정하고 기록할 수 있다. 따라서 원격 모니터링을 이용하면 정기적으로 병원을 방문할 필요가 없어진다. 환자는 병원을 방문하기 위해 필요한 돈과 시간을 절약할 수 있고, 일을 중단할 필요도 없으며, 일상생활도 정상적으로 영위할 수 있기 때문에 만족도가 높다.

학습 5

여러 연구에서 원격 모니터링이 기존의 방법보다 더 환자의 만족도가 높고 병원의 효율성도 더 높은 것이 증명되었으며, 안전성에 있어서도 기존의 방법과 비교하여 차이가 없었다. 또한 치료를 요하는 부정맥이 발생할 경우 정기적으로 병원을 방문하는 방법보다 더 조기에 진단을 할 수 있어서 입원 및 사망률을 감소시키는 것으로 나타났다. 기계가 오작동이 발생하는 경우는 매우 드물지만 예기치 않게 배터리 조기방전, 전극선의 이상이 발생할 수 있고 이는 생명을 위협하는 치명적인 결과를 초래할 수 있다. 기계 자체가 소리 또는 진동으로 환자에게 알리는 경고장치가 대부분의 기계에 내장되어 있지만 환자가 이를 잘 인지하지 못하는 경우도 발생한다(특히 소아나 노인의 경우). 원격 모니터링은 이러한 변화를 조기에 감지하여 의료진에게 알리는 기능이 가능하기 때문에 직접 병원을 방문하는 경우보다 더 조기에 진단하고 대처하는 것이 가능하다.

(2) 삽입형 제세동기(Implantable Cardioverter Defibrillator)

일반적으로 삽입형 제세동기 거치술을 받는 환자들은 심박동기에 비해서 심기능이 떨어져 있고 중한상태에 있는 경우가 많으며, 시술을 시행한 후에는 심박동기에 비해서 더 자주 추적검사가 필요하여 3~6개월 간격으로 검사를 할 것이 권장된다. 제세동기는 높은 전압으로 전기충격을 내보내서 심실빈맥 또는 심실세동과 같은 치명적인 부정맥을 치료한다. 하지만 심박수가 빠른 심방세동이 발생하거나, T파를 과감지(Oversensing)하거나, 잡음을 심실세동으로 인식하거나, 전자기파 간섭현상(Electromagnetic Interference) 또는 기계의 오작동 등으로 인해 부적절하게 전기충격(Inappropriate Shock)이 나갈 수도 있다. 원격 모니터링은 이러한 부적절한 전기충격이 발생할 가능성을 조기에 감지해서 예방할 수 있음이 여러 무작위 연구에서 증명되었다. 또한 적절한 전기충격이 나가더라도 환자는 큰 고통을 경험하게 되고, 전기충격 치료를 자주 받는 것 자체가 심부전 및 사망률을 증가시킬 수 있기 때문에 가능한 전기충격 치료가 많이 나가지 않도록 하는 것이 중요한데 원격 모니터링을 사용하면 조기에 원인을 찾아내고 교정해서 추가적인 전기충격 치료를 줄여줄 수도 있다.

(3) 심장재동기화 치료기(Cardiac Resynchronization Therapy, CRT)

심부전 환자의 심실수축이 보다 효율적으로 이루어질 수 있도록 좌심실과 우심실을 동시에 조율(Pacing)하는 치료가 심장재동기화 치료이다. 대부분의 경우 제세동기 기능을 같이 가지고 있는 기계를 시술하게 되므로 심박동기나 삽입형 제세동기에서 사용하는 원격 모니터링 기능을 모두 활용할 수 있고, 원격 모니터링을 통하여 심부전으로 인한 사망과 입원을 감소시킬 수 있다는 연구결과들이 보고되었다.

(4) 삽입형 루프 기록기(Implantable Loop Recorder, ILR)

원인을 알 수 없는 실신이나 반복적인 두근거림을 호소하는 환자에서 다른 검사방법으로는 진단이 되지 않을 때 삽입형 루프 기록기를 시행할 수 있다.

환자가 증상이 발생하였을 때 송신기의 버튼을 누르거나 최근에는 스마트폰 앱을 이용하여 의료진에게 전달되도록 할 수도 있고, 서맥이나 빈맥 등의 부정맥이 발생하였을 때 원격 모니터링 시스템의 서버로 자동으로 전달되고 중요한 검사결과를 의료진에게 이메일, 문자메시지, 팩스 등을 통하여 알려줄 수도 있다.

또한 원인 미상의 뇌졸중 환자에서 심방세동을 진단하기 위해 삽입형 루프 기록기를 시행할 수도 있으며, 원격 모니터링 기능을 통해 심방세동을 더 빨리 진단하고 조기에 치료할 수 있는 장점이 있다.

2) 비침습적 방법을 이용한 원격 모니터링

비침습적 방법을 이용한 원격 모니터링은 다른 만성질환들에게 적용하는데 일단 시술없이 주로 비침습적인 방법으로 측정된 생체신호를 사용하여 환자의 사태를 추적하는 것을 말한다. 이러한 생체신호에는 활력징후(혈압, 심박수, 호흡수, 체온), 산소포화도, 심전도, 혈당, 체중, 수면 상태, 폐활량 등이 포함된다.

반면 침습적인 모니터링 방법에서는 부정맥, 폐동맥 압력, 폐울혈, 혈당수치 등 좀 더 전문적인 정보를 직접 측정할 수 있다.

최근에는 신체에 삽입하는 형태보다는 비침습적인 형태의 기기들이 빠르게 발전하고 있으며 착용형 모니터링 기기가 대표적이다. 이러한 장비들은 여러 종류의 신체정보, 즉 다양한 활력징후(혈압, 체온, 호흡수, 맥박수 등)를 쉽고 간편한 방법으로 측정할 수 있고, 최근에는 기술의 발전으로 집에서 심장 질환, 호흡기 질환, 대사 질환, 신경계 질환 등을 지속적으로 모니터링할 수 있는 많은 기기들도 개발되어 대중화되고 있다. 최소한의 피부 접촉만으로 정확도가 높은 데이터를 비침습적으로 획득할 수 있도록 하는 하드웨어와 소프트웨어들이 계속 개발되고 있어 착용형 모니터링 기기(Wearable Device)가 헬스케어 분야의 패러다임을 바꿀 것으로 예상된다. 이러한 기술들은 신체정보를 수집하여 임상진단을 내리는데 도움을 줄 뿐만 아니라 고위험 환자들을 지속적으로 모니터링함으로써 상태가 악화되는 것을 조기에 진단해서 조기에 치료를 받도록 하여 입원을 줄이는 데도 도움이 된다. 더 나아가서 환자 개개인의 신체정보를 장기간 기록함으로써 개개인의 병태생리학적 특성을 깊이 이해할 수 있고, 개별화된 헬스케어(Personalized Health Care)를 가능하게 해줄 것으로 기대된다. 심혈관계 질환에서 이용되고 있는 비침습적 형태의 원격 모니터링 방법들을 소개한다.

(1) 심전도 기반 장치(ECG Based Devices)

① 휴대용 기기(Handheld Devices) : 단독으로 심전도를 측정할 수 있는 휴대용 기기들이 이미 많이 출시되어 있다. 이러한 기기들은 2개 또는 3개의 ECG 전극을 가지고 있으며, 30초에서 1분 정도 단일유도(Lead) 또는 다중유도 심전도를 기록한다. 대부분의 기기들은 자체적으로 부정맥을 진단하는 자동분석 알고리즘을 가지고 있는데, 심박동의 불규칙성을 분석하여 심방세동을 진단하는 것이 대표적이다. 심전도 기록을 저장할 수 있고, 컴퓨터에 업로드하거나 인터넷을 통하여 의료진이 확인할 수도 있다. 다양한 인구집단을 대상으로 한 여러 연구에서 이러한 기기들이 심방세동을 진단하는데 정확도가 높은 것으로 보고하였다. 우리나라에서는 ER-2000(보령수앤수)이라는 휴대용 심전도기가 시장에 출시되어 있으며, 이벤트 레코더로 보험급여도 가능하여 간헐

적인 부정맥 증상을 호소하는 환자들의 진단에 사용되고 있다.

② 착용형 기기(Wearable Devices) : 다양한 심장 질환, 특히 부정맥 질환을 진단하기 위해 장시간 심전도 검사가 필요한 경우가 있으며 이를 위해 홀터검사가 오랜기간 동안 사용되어 왔다. 하지만 홀터검사를 하기 위해서 환자는 병원에 가서 전극선, 심전도 패치, 홀터기계를 부착하고 24~48시간 동안 착용한 뒤 다시 병원에 내원하여 반납을 하고, 결과를 확인하기 위해 또 병원에 방문해야 하는 번거로움이 있었다. 더구나 장시간 모니터링할 수 있는 시간도 길어야 일주일로 제한되어 아주 드물게 발생하는 이벤트에 대해서는 진단율이 떨어질 수밖에 없었다.

기존에 사용되던 이러한 케이블/와이어 기반의 장치들이 전극이 붙어있는 착용형 패치로 대체되고 있다. 현재 상업적으로 사용되는 패치는 약 14일까지 부착할 수 있다. 또한 방수가 가능하여 모니터링 기간 중에 제거할 필요가 없고 지속적으로 착용 가능한 제품들도 있다. 단일유도 심전도를 지속적으로 또는 간헐적으로 기록할 수 있고 증상이 있을 때 누를 수 있는 버튼을 가지고 있다. 모니터링이 끝나면 기계회사로 반납하여 데이터를 추출하고 분석한 뒤 보고서가 담당 의사에게 전달되어 이 과정에서 수일~수주간의 지연이 발생할 수 있었으나 최근의 장치들은 스마트폰과 연결되어 획득한 데이터를 클라우드로 지속적으로 전송하고 바로 분석할 수 있기 때문에 거의 실시간으로 진단이 가능해졌다. 패치형 기기는 하나의 리드만 기록하지만 여러 개의 리드를 분석하는 홀터와 비교하여 심방세동을 진단하고 심방세동의 양을 측정하는데 있어 높은 일치율을 보였다.

케이블이 없고 간단하게 부착할 수 있기 때문에 전통적인 홀터에 비해 사용이 더 편리한 장점이 있다. 두 방법을 비교하였을 때 94%의 환자들이 홀터보다 패치형 기기를 선호하였다는 보고도 있다. 심전도 측정이 가능한 웨어러블 장치는 패치형뿐만 아니라 시계, 반지 등으로 형태도 이전보다 다양해지고 있으며, 사용자가 매우 많은 삼성과 애플의 스마트워치도 최근에 출시된 제품들은 모두 단일유도 심전도 측정이 가능하여 향후 부정맥 질환의 진단 및 치료에 미치는 파급력이 클 것으로 예상된다.

미국의 경우 2011년 첫 상용화된 지오패치(Zio-XT)가 기존 24시간 홀터를 대체하며 전체 미국 홀터시장의 약 30% 수준을 차지할 정도로 대중화되었지만, 국내의 경우에는 아직 사용이 보편화되지 못하고 있다. 최근 국내 기술로 제작된 여러 가지 제품들이 앞다투어 출시되고 있으나 아직 보험수가 문제 등이 해결되지 못하여 임상에서 널리 사용되지 못하고 있는 실정이다.

이외에도 환자의 편의성을 높이고 일상생활에 방해가 되지 않도록 생체 섬유(Biotextiles) 기술을 이용한 의복형 장치도 활발히 개발되고 있다. 신체활동이 많은 운동선수와 같은 경우에 특히 도움이 되며 전극이 붙어있는 조끼, 벨트, 밴드 등을 착용하여 신체정보를 측정하게 된다. 심전도 기록뿐만 아니라 신체활동의 정도, 호흡수, 수면 등에 관한 정보도 측정 가능하다.

미국에서는 속옷처럼 입는 착용형 제세동기도 출시되어 사용되고 있으며, 측정된 심전도 정보를 전송하여 원격 모니터링도 가능하게 되어있다. 최근에는 심음(Heart Sound)을 분석하여 심부전의 악화를 예측할 수 있는 장치도 개발되어 임상시험 중이다.

③ 스마트폰(Smartphone) 기반 기기 : 스마트폰 케이스에 부착된 두 개의 심전도 전극에 양손의 손가락을 각각 올려 놓고 단일유도 심전도를 30초 동안 기록하고, 스마트폰 앱과 블루투스 기능을 이용하여 저장한 뒤, 판독 및 서버로 전송하는 장치가 출시되어 사용되고 있다(ALIVECORE사의 KardiaMobile). 단일유도 심전도로 주로 심박의 불규칙성을 기반으로 심방세동의 진단에 활용되고 있으며, 많은 연구에서 민감도와 특이도가 매우 높은 것으로 나타났다. 하지만 조기수축, 심실성 부정맥 등 다른 부정맥 질환의 진단에 대해서는 아직까지 데이터가 충분하지 않은 상태이다.

(2) 비심전도 기반 장치(Non-ECG Based Devices)

이 분야에는 광전용적맥파 측정기(Photoplethysmography, PPG)와 진동측정법(Oscillometry)이 있는데, 스마트폰 카메라의 PPG 센서를 이용하면 손가락 말단부의 맥파를 분석하여 심방세동을 진단할 수 있다.

심전도를 직접 측정하는 것은 아니지만 심전도와 비교하여 상당히 높은 일치도를 보여주는 것으로 알려져 있으며, 고위험군에서 심방세동을 스크리닝하는 방법으로 스마트폰의 PPG 센서를 사용할 수 있음이 여러 연구에서 보고되었다.

또한 PPG 센서를 사용하면 손가락 말단부의 혈류량의 변화를 감지하여 혈압을 측정하는 것도 가능하다. 최근 출시된 갤럭시 스마트워치 등의 착용형 장치들은 PPG 센서를 이용한 혈압측정 기능을 제공하고 있으며, 커프(Cuff)를 사용한 혈압계와 비교하였을 때 오차가 매우 적기 때문에 혈압을 모니터링하고 치료방침을 세우는데 유용하게 사용할 수 있다.

진동측정법(Oscillometry)은 자동혈압계의 혈압측정에 사용되는 방법인데 맥박이 불규칙하면 오류가 생기는 특성이 있다. 이러한 특성을 이용하여 맥박이 불규칙한 것이 특징인 심방세동의 스크리닝에 자동혈압계가 사용되고 있고, 여러 연구에서 진단의 정확도가 높음을 보고하였다.

3. 원격 모니터링의 장점 및 한계점

최근의 CIED는 자신의 기능을 스스로 모니터링할 수 있고, 부정맥이 발생하면 저장할 수 있으며, 기타 신체 데이터들을 기록할 수 있을 뿐만 아니라 수집한 정보들을 환자가 시행하지 않아도 스스로 의료진들에게 전달할 수 있다.

예를 들어 반복적인 실신으로 삽입형 루프 기록기(Implantable Loop Recorder, ILR)를 시행한 환자의 경우 실신이 재발하였을 때 환자가 직접 병원에 내원할 필요 없이 즉시 심전도 정보를 전송해 주고, 이를 의료진이 확인할 수 있기 때문에 진단까지 걸리는 시간을 단축할 수 있다.

또한 삽입형 제세동기와 심장재동기화 치료기의 경우에도 원격 모니터링을 시행하면 조치가 필요한 이벤트가 발생하는 것을 조기에 진단할 수 있기 때문에 환자의 상태가 더 나빠지지 않도록 조기에 대처할 수 있고, 이를 통해 입원을 감소시키며 궁극적으로는 사망률의 개선을 기대할 수 있다.

또한 심방세동과 같이 사회경제적인 부담이 큰 부정맥 질환의 스크리닝에도 이용될 수 있어 뇌졸중과 사망률을 줄이는데 기여할 수 있다.

이외에도 원격 모니터링은 여러 가지 장점을 가지고 있는데 환자의 만족도도 중요한 장점 중의 하나이다. 원격 모니터링은 병원과 먼 지역에 거주하는 환자들의 의료 접근성을 향상시켜 환자의 만족도를 높이고 삶의 질을 증대시킬 수 있다.

또한 원격 모니터링을 통하여 예기치 않은 외래 방문, 응급실 방문, 입원을 50% 가량 감소시킬 수 있는 것으로 나타나 이것이 결국 의료자원 소비의 감소로 이어져서 의료비의 감소를 가져올 것으로 예상할 수 있다.

원격 모니터링이 가지는 장점은 많지만 여러 가지 한계점도 분명히 존재한다는 것을 알아야 한다. 먼저 기계와 환자의 정보를 획득하고 전달하는 과정이 늦어지거나 누락될 가능성이 있다. 여기에는 많은 내부적 · 외부적 위험요인들이 작용하는데 기계에서 나오는 정보를 수신하는 수신기(Transceiver)가 환자의 집에 제대로 설치되지 않을 수도 있고 CIED와 수신기 사이, 또는 수신기와 서버 사이의 신호전달에 오류가 생길 수도 있다. 신호는 제대로 전달되었더라도 적절한 의료진에게 전달되는 과정에서 늦어지거나 누락될 수도 있고, 환자에게 적절한 교육이 시행되지 못하거나 환자의 이해 부족(고령이나 어린이, 인지기능 장애 등)으로 제대로 실행이 안될 수도 있다.

따라서 이러한 많은 위험요인을 극복하기 위해 시스템을 정비하고, 작업 흐름(Work Flow)을 개선하는 지속적인 노력이 필요하다.

원격 모니터링이 병원에서 이루어지는 정기검사를 줄여주는 장점이 있지만 위험신호 알람이 너무 많이 발생하는 것이 또 다른 부담으로 작용할 수도 있고, 정기적인 Interrogation과 비정기적인 알람에서 나오는 정보들을 의무기록으로 어떻게 전환해야 하는지도 또 하나의 과제이다.

추가적으로 원격 모니터링을 통해 알게 된 이상소견에 대하여 늦게 반응을 하거나 반응을 하지 않았을 경우 발생하는 법적인 문제에 대한 우려도 있다. 이것이 원격 모니터링 도입을 더디게 하는 원인이 되기도 한다.

개인정보보호도 중요한 문제이다. 원격 모니터링을 통하여 얻어진 정보는 법에 의해 보호를 받아야 한다. 이러한 정보의 소유권은 누가 가지며 회사는 어느 정도까지 정보를 공개해야 하는지에 대한 논란이 있을 수 있다.

원격 모니터링이 효과적이라는 것은 여러 연구에서 증명되었으나 요양급여를 어떻게 산정하고 실행해야 하는지에 대해서는 이견이 많다. 미국과 독일에서는 원격으로 시행되는 서비스도 완전히 보상을 해주고 있지만, 우리나라에서는 아직 원격 모니터링에 대한 요양급여가 본격적으로 시행되지 못하고 있다.

모바일 헬스는 폭넓게 이용되고 있고 적용하기 쉽지만 여러 임상연구 결과가 재현되기 위해서는 이러한 기기들의 사용이 일반화될 수 있어야 한다. 노인들은 이러한 기기들을 사용하는데 어려움을 느낄 수 있다. 또한 가지고 있는 질환 때문에 (예를 들면 뇌졸중의 기왕력) 기기들의 사용이 불가능할 수도 있다. 스마트폰과 시계를 사용하기 위해서는 비용이 들기 때문에 사회경제적 수준이 낮은 계층이나 지역에 따라서는 적용되기 어려울 수 있다.

원격 모니터링은 환자가 자발적으로 협조해 줘야 하는 부분이 많기 때문에 순응도가 떨어지기 쉽다. 대면진료가 없이 원격 모니터링에만 의존하는 경우 순응도가 떨어지면 원격 모니터링의 장점을 전혀 살릴 수 없을 것이다. 환자가 지속적으로 원격 모니터링에 참여할 수 있도록 순응도를 올릴 수 있는 효과적인 전략을 개발하는 것도 매우 중요하다.

원격 모니터링의 장점은 분명하지만 현재의 의료시스템에 완전히 융화되어 자리를 잡기 위해서는 많은 노력과 비용이 요구된다.

데이터의 저장과 전송 등의 과정도 표준화가 필요하고, 이러한 데이터가 현재의 전자의무기록 시스템에 통합되도록 해야 한다. 따라서 원격 모니터링이 제대로 임상에서 활용되기까지 여러 가지 시행착오는 불가피하나 궁극적으로는 더 높은 품질의 의료서비스를 제공하고 환자의 만족도를 높이며 의료비용도 절감할 수 있을 것으로 전망된다.

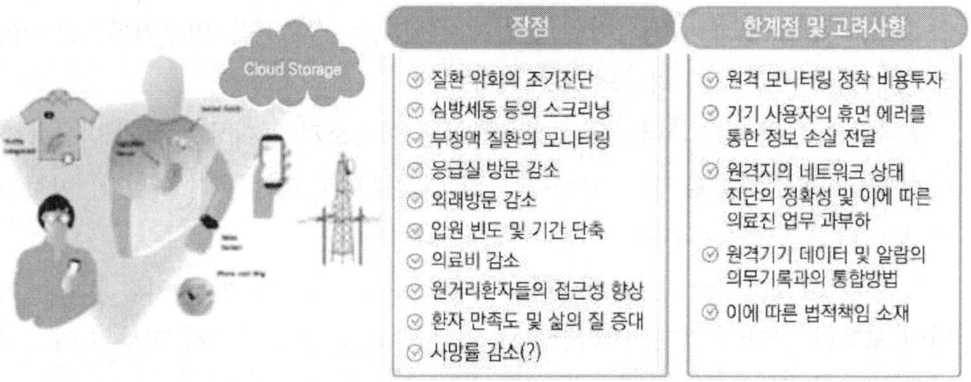

[그림 5-6] 원격 모니터링의 장점 및 현 의료시스템 적용의 한계점 및 고려사항

원격 모니터링의 미래는 매우 밝다. 일상생활에서 지속적인 모니터링을 통해 생명을 위협하는 상태 또는 중대한 사건을 빨리 진단할 수 있다. 불필요한 입원을 줄이거나 자가치료를 가능하게 해서 의료비를 절감할 수 있다. 또한 이러한 기기들을 이용해서 드문 질환들의 진단과 치료법을 개발할 수도 있고, 개별화된 의료를 가능하게 해줄 수 있다.

기술의 발전은 매우 빠른 속도로 진행되고 있지만 원격 모니터링이 널리 적용되기 어렵게 만드는 비기술적인 장벽들이 있다. 제도적인 문제, 개인정보보호의 문제, 수가산정 등이 충분한 논의를 거쳐 해결되어야 원격 모니터링의 잠재력이 충분히 발휘될 수 있을 것으로 보인다.

우리나라에서도 원격 모니터링이 하루 빨리 시행될 수 있도록 학회 및 유관기관들의 유기적인 협력과 노력이 필요할 것으로 생각된다.

5-3 원격의료 시스템의 주요 관리기술

1. 원격의료영상 관리시스템(VNA)

원격의료(Virtual Health)는 환자와 의료전문가 간의 거리적 또는 기술적 제약으로 인해 직접적인 진료가 어려운 상황에서도 의료서비스를 제공할 수 있는 기술이다. VNA(Vendor Neutral Archive) 기술은 의료영상 및 관련 데이터를 저장·관리·검색하는 데 사용되는 중앙집중식 영상관리 시스템으로써 원격의료 분야에서 매우 중요한 역할을 한다. VNA는 의료영상을 제조사 제한없이 관리하고 공유할 수 있는 기술이다. 즉 다양한 제조사의 영상장비에서 생성된 의료영상을 VNA 서버에 통합하여 하나의 시스템에서 관리할 수 있다. 이를 통해 환자의 영상정보를 중앙집중화하여 접근성을 높이고 의료전문가들 간의 협업을 촉진할 수 있다.

학습 5

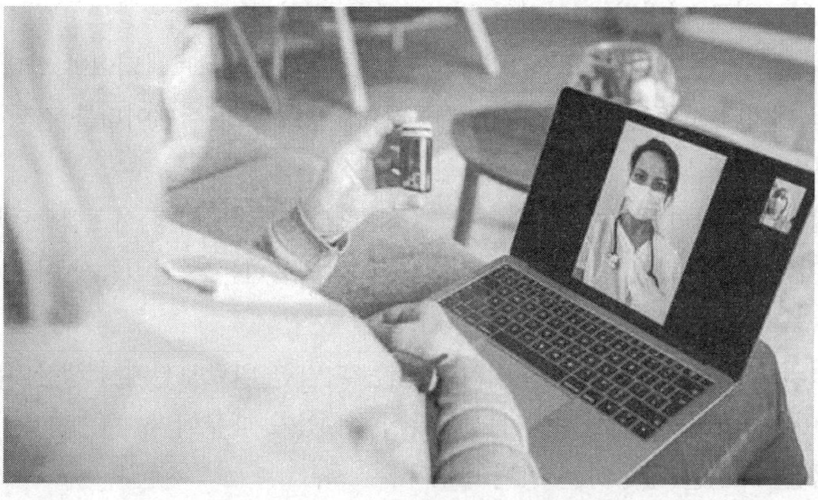

[그림 5-7] 원격의료 영상관리 시스템 사례

원격의료에서 VNA 기술은 의료영상을 안정적으로 전송하고 저장하는 데 중요하다. 원격진료 시스템에서 VNA 기술을 활용하면 의료전문가들은 다양한 위치에서 환자의 의료영상을 빠르게 검토할 수 있으며, 필요한 경우 전문적인 지원을 제공할 수 있다. 또한 VNA 기술은 의료영상의 보안성을 보장하므로 개인정보보호 측면에서도 안전하다.

기존의 의료 이미징 시스템은 특정 제조업체의 장비와 소프트웨어에 종속되어 있었다. 예를 들어 CT 스캐너와 관련된 이미지는 해당 CT 제조업체의 PACS(Picture

Archiving and Communication System)에 저장되고, MRI 스캐너와 관련된 이미지는 해당 MRI 제조업체의 PACS에 저장되는 식이었다. 이렇게 각각의 장비와 관련된 PACS는 데이터 형식, 저장방식, 액세스 방법 등에서 차이가 있어 상호 간에 데이터 공유가 어려웠다.

VNA는 이러한 문제를 해결하기 위해 개발되었다. VNA는 여러 제조업체의 장비에서 생성된 의료 이미지를 표준화된 형식으로 저장하고 관리함으로써 제조업체 간의 호환성 문제를 해결한다. VNA 시스템은 DICOM(Digital Imaging and Communications in Medicine) 표준을 사용하여 이미지 데이터를 저장하며, DICOM은 의료 이미징 시스템 간에 상호운용성을 제공하는 표준 프로토콜이다.

VNA는 다양한 형식의 의료 이미지 데이터를 통합하여 한 곳에서 중앙집중식으로 저장한다. 이러한 중앙집중식 아카이브는 여러 병원이나 의료기관 간에 데이터를 공유하고 액세스할 수 있도록 한다. VNA 시스템은 보안 및 데이터 무결성을 유지하며, 필요에 따라 데이터 암호화 및 백업기능을 제공하기도 한다.

VNA는 의료 이미지 데이터의 장기보존을 위한 중요한 역할도 수행한다. 의료 이미지 데이터는 법적인 요구사항에 따라 일정기간 동안 보관되어야 한다. VNA는 이러한 데이터 보존을 위한 기능을 제공하며, 필요한 경우 데이터를 검색하고 검색된 데이터를 표시하는 기능을 제공한다.

종합적으로 말하면 VNA는 다양한 제조업체의 의료 이미징 시스템으로부터 생성된 데이터를 표준화된 형식으로 저장 · 관리 및 공유하는 중앙집중식 아카이브 시스템이다

원격의료에서는 VNA가 필수적이다. 이는 다양한 의료시설에서 생산되는 의료영상 데이터를 효율적으로 관리하고 공유할 수 있기 때문이다.

다음은 VNA를 구성하는 방법이다.

1) 요구사항 정의

VNA를 구성하기 전에, 시스템의 요구사항을 정의해야 한다. 이는 시스템이 처리할 데이터 유형, 저장용량, 사용자 인터페이스 등을 포함한다.

2) 데이터 매핑

VNA는 다양한 의료영상 시스템과 통합되어야 한다. 이를 위해 각 시스템에서 생성된 데이터를 VNA에서 사용가능한 형식으로 변환하는 데이터 매핑을 수행해야 한다.

3) 데이터 저장

VNA에서는 의료영상 및 관련 데이터를 안전하게 저장해야 한다. 이를 위해 고성능 스토리지 및 백업 시스템을 구성해야 한다.

4) 데이터 검색

VNA에서 저장된 데이터를 검색하고 검색결과를 사용자에게 제공해야 한다. 이를 위해, 강력한 검색엔진 및 사용자 인터페이스를 구현해야 한다.

5) 보안 및 규정준수

의료데이터는 매우 민감한다. 따라서 VNA 시스템은 데이터 보안 및 규정준수를 준수해야 한다.

6) 시스템 감시

VNA 시스템은 항상 정상적으로 작동해야 한다. 따라서 시스템 감시 및 오류복구 기능을 구성해야 한다.

7) 유지보수

VNA 시스템은 지속적인 유지보수가 필요하다. 시스템을 지속적으로 갱신하고 업그레이드해야 하며, 오류를 수정하고 보안문제를 해결해야 한다. 이러한 단계를 따라 VNA를 구성하면 의료영상 데이터를 효율적으로 관리하고 원격의료에 사용할 수 있다.

따라서 VNA 기술은 원격의료분야에서 중요한 역할을 하고 있으며, 의료영상의 효율적인 관리와 전송을 위해 필수적인 기술 중 하나이다.

2. 전자처방(e-Prescription)시스템

원격의료 전자처방(e-Prescription) 시스템은 의사가 환자를 직접 만나지 않고도 전자적인 방법으로 처방전을 발행할 수 있는 기술이다. 이를 통해 환자들은 거주지에서 직접 병원에 방문하지 않고도 의료서비스를 받을 수 있다.

[그림 5-8]처럼 전자처방 시스템의 기본 구성요소는 다음과 같다.

① 처방자(Prescriber) : 일반적으로 의사(Physician)

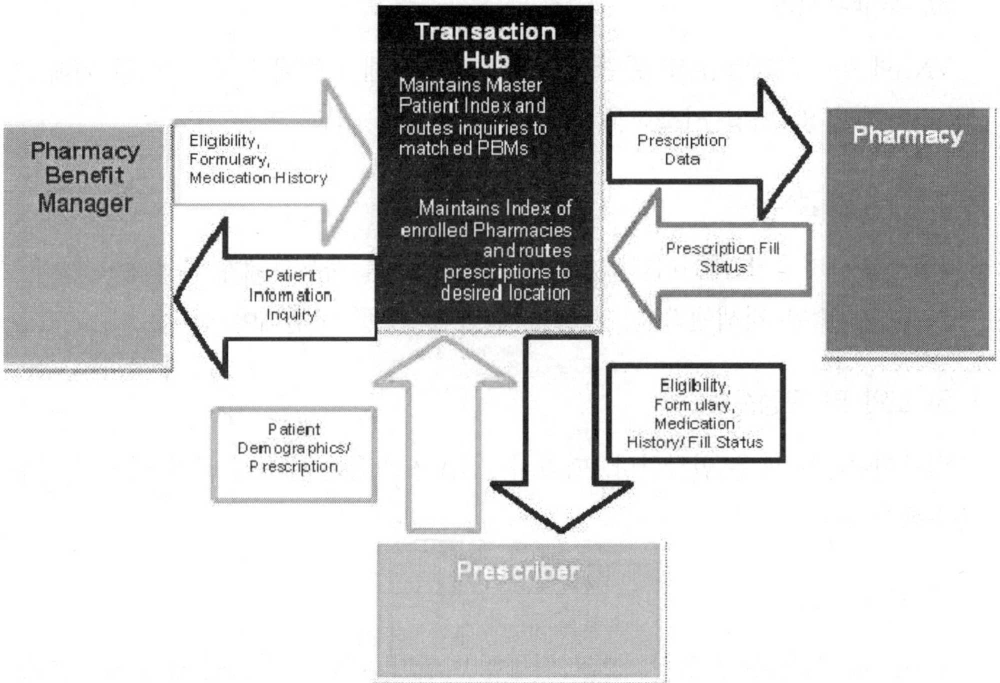

[그림 5-8] 전자처방의 역할과 과정도

② 트랜잭션 허브(Transaction hub)
③ 전자처방 소프트웨어(e-prescribing Software)가 구현된 약국(Pharmacy)
④ 약국 혜택 관리자(PBM, Pharmacy Benefit Manager)

PBM과 트랜잭션 허브는 긴밀하게 협력한다. PBM은 정보의 정확성을 보장하기 위해 중간 행위자 역할을 하지만 다른 모델에는 커뮤니케이션 프로세스를 간소화하기 위해 PBM이 포함되지 않을 수 있다.

1) 처방자

일반적으로 의사 또는 의료직원인 처방자는 전자처방 시스템 사용자로 정의되며, 확인 프로세스를 통해 시스템에 로그인하여 신원을 인증한다.

처방자는 이름과 성, 생년월일, 현재 주소 등과 같은 환자별 정보를 사용하여 환자 기록 데이터베이스를 검색한다. 올바른 환자파일에 액세스하면 처방자는 현재 의료정보를 검토하고 업로드하거나 의료파일에 대한 새로운 처방정보에 대하여 업데이트한다.

2) 트랜잭션 허브

트랜잭션 허브는 모든 행위자(처방자, 약국 혜택 관리자 및 약국) 간의 공통 링크를 제공한다. 환자의 의료정보와 약국 목록에 빠르게 액세스할 수 있도록 마스터는 환자 인덱스를 저장하고 유지한다.

처방자가 새로운 처방정보를 환자파일에 업로드하면 트랜잭션 허브로 전송된다. 트랜잭션 허브는 환자 인덱스에 대해 확인한다. 이렇게 하면 이 트랜잭션에 대한 정보가 PBM에 자동으로 전송되고 PBM은 환자 자격, 처방집 및 투약내역에 대한 정보를 트랜잭션 허브로 다시 보내 허브에 응답한다. 그런 다음 트랜잭션 허브는 이 정보를 처방자에게 전송하여 처방을 완료하고 승인함으로써 환자관리 및 치료를 개선한다. 그러면 처방전 정보가 환자가 주로 가는 약국으로 전송된다.

학습 5

3) 약 국

약국이 트랜잭션 허브에서 처방정보를 받으면 확인 메시지를 보낸다. 약국은 또한 시스템을 통해 처방전 주문이 완료되었음을 처방자에게 전달할 수 있다. 추가 시스템 개발은 환자관리를 개선하기 위해 곧 환자가 약을 가져가지 않거나 약을 가져가는 데 늦는 것과 같은 다양한 메시지를 허용할 것이다.

4) 이미징

이미징 센터에서 처방전을 받으면 이미징 센터에서 환자에게 연락하여 환자의 스캔 일정을 잡는다. 전자처방전(e-Prescribing)의 장점은 종종 환자에게 종이 스크립트를 건네줄 때 환자가 처방전을 잃어버리거나 전화 및 일정을 기다리게 된다는 것이다. 이는 심각한 기저 질환을 가진 환자에게 재앙이 될 수 있다. 의뢰가 도착하는 즉시 이미징 센터에서 환자에게 전화를 걸어 일정을 잡는다. 이를 잘 처리하는 웹 포털뿐만 아니라 모바일 전자처방전(e-Prescribing)은 포털이 있는 것이 장점이다.

전통적인 처방방식에서는 의사나 간호사가 환자의 처방전을 종이로 작성하고 환자나 약국에게 직접 전달하는 방식으로 진행되었다. 하지만 이 방식은 여러 가지 문제점을 내포하고 있다. 예를 들어 실수로 잘못된 약을 처방할 수 있고, 약사가 처방전을 잘못 이해하여 오남용을 유발할 수 있다.

미국에서 사용되는 전자처방 시스템은 다음 기능을 모두 수행할 수 있어야 한다.

5) 환자의 신분증

① 보험 제공자로부터 받은 전자데이터를 통합할 수 있는 완전한 활성약물 목록을 생성한다.

② 환자의 과거 데이터에 대한 액세스가 필요하다.

③ 새로운 약을 처방하거나 추가하고 처방전을 조제할 약국을 선택한다.

④ 실습 내에서 기존 약물로 작업한다. 여기에는 약물 세부정보 보기, 활성약물 목록에서 약물 제거, 약물에 대한 복용량 변경 등이 포함될 수 있으며, 하나 이상의 약물을 갱신할 수 있다.

⑤ 처방전을 인쇄한다.

⑥ 거래허브에 처방전을 전자적으로 전송한다.

⑦ 약물사용 검토로 알려진 통합 의사결정 지원시스템을 사용하여 모든 안전 점검을 수행한다. 안전점검에는 다음이 포함된다.

㉠ 처방되는 약물, 잠재적인 부적절한 용량 또는 투여경로, 약물 - 약물 상호작용, 알레르기 문제 또는 주의 경고에 대한 정보를 제공하는 자동 프롬프트

㉡ 더 저렴하고 치료적으로 적절한 대안(있는 경우)의 가용성 표시

㉢ 환자의 보험 제공자로부터 전자적으로 받은 처방집 또는 계층화된 처방약, 환자 자격 및 승인 요구사항에 대한 정보제공

㉣ 시스템 통합기능(㉲ 다양한 데이터베이스와의 연계, 약국 및 약학 급여관리 시스템과의 연계)

㉤ 교육기능(㉲ 환자교육, 제공자 피드백)

전자처방(e-Prescription) 기술은 이러한 문제점을 해결하기 위해 개발되었다. 이 기술은 의사나 간호사가 전자적인 방법으로 처방전을 작성하고 전송할 수 있게 해주며, 약사는 전자적인 방법으로 처방전을 확인하고 약을 제조한다. 이를 통해 처방과 약물사용의 안전성이 크게 향상된다.

전자처방 시스템은 의사와 약사 간의 의사소통을 향상시켜 의약품 오류를 줄일 수 있고, 집에서 치료를 받는 환자들에게 편리함을 제공한다. 또한 전자처방 시스템은 의료데이터를 효율적으로 관리할 수 있어 의료서비스의 품질을 향상시키는 데도 기여한다.

전자처방 시스템은 보안과 개인정보보호 문제에 대한 고민이 필요하다. 따라서 전자적인 인증 및 보안시스템이 구축되어야 하며, 의사와 약사들은 전자처방 시스

템을 안전하게 사용할 수 있는 교육을 받아야 한다.

최근 코로나19 대유행으로 인해 원격의료와 전자처방 기술의 중요성이 더욱 부각되고 있다. 또한 전자처방(e-Prescription) 기술은 원격진료에서 매우 유용하다. 의사나 간호사는 인터넷을 통해 환자와 대화하고 진단을 내릴 수 있으며, 필요한 경우 전자처방을 작성하여 바로 환자의 약사에게 전송할 수 있다. 이를 통해 환자들은 약국에 가지 않고도 집에서 약을 받을 수 있으므로 불필요한 외출을 줄일 수 있다.

앞으로 이러한 기술은 더욱 발전하여 의료서비스를 더욱 편리하고 효율적으로 제공하는 데 기여할 것으로 기대된다.

학습 5

3. 전자건강기록(EHR) 시스템

원격의료 EHR 시스템은 전자건강기록(EHR)을 사용하여 환자진료 및 관리를 원격으로 수행하는 시스템이다. 이러한 시스템은 의료진과 환자가 지리적으로 떨어져 있거나, 장애 또는 질병으로 인해 직접적인 접촉이 어려운 상황에서 의료서비스를 제공하는 데 유용하다.

원격의료 EHR 시스템은 의료정보기술(IT)을 사용하여 환자정보를 안전하게 저장하고, 의료진 간에 정보를 공유하며, 환자와 의료진 사이의 커뮤니케이션을 간소화한다. 이러한 시스템은 텔레메딕(Telemedicine) 및 텔레헬스(Telehealth) 서비스와 함께 사용되며, 의료진이 진료를 위해 필요한 정보를 언제 어디서나 접근할 수 있도록 한다.

원격의료 EHR 시스템은 의료진의 생산성을 높이고, 진료품질을 향상시키며, 환자 만족도를 높일 수 있다. 그러나 보안문제와 같은 기술적인 문제도 발생할 수 있으므로 이러한 시스템을 설계 및 운영하는 과정에서 이러한 문제에 대한 대비책을 마련해야 한다.

원격진료 시스템의 관리기술 플랫폼은 진료기록, 환자데이터 수집과 관리, 처방기록 등이 담겨져 있기 때문에 전자의무기록(Electronic Medical Record, EMR)과 연계되어야 하며, 플랫폼의 표준화가 필요하다.

[그림 5-9]처럼 한국에서의 EMR의 표준화를 위해 EMR 표준 인증사업이 한국보건의료정보원에서 단계적으로 추진되고 있다. 1단계는 EMR 표준기능을 적용하고, 평가 및 양적 확대에 중점을 두고 있으며, 2단계에서는 인증도입 준비를 목표로

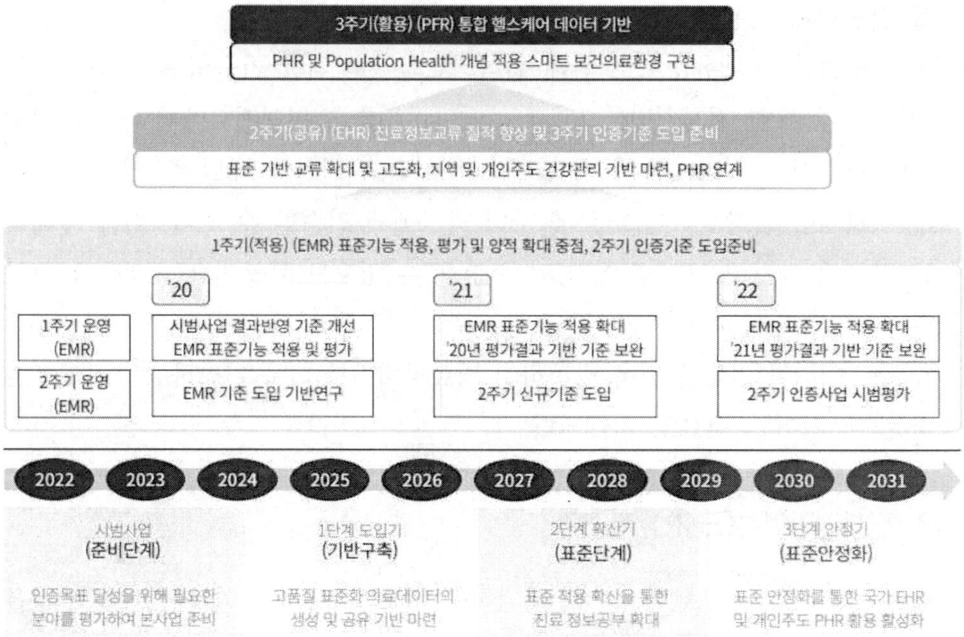

[그림 5-9] EMR 인증사업 로드맵 및 수가시행 로드맵

출처 : 한국보건의료정보원. 전자의무기록시스템

해당 EMR의 표준화를 통해 전자건강기록(Electronic Health Record, EHR), 진료정보교류 질적 향상을 목표로 진행된다. 마지막으로 3단계에서는 통합 헬스케어 데이터를 기반으로 하여 개인건강기록(Personal Health Record, PHR)의 도입이 이뤄진다.

안전한 개인의료정보 관리, 의무기록 활용을 위해서는 원격진료 플랫폼의 표준화와 EMR 연계가 필요하다. 현재 추진중인 EMR 인증사업을 원격진료 시스템의 관리 플랫폼에도 적극 적용하여 표준화를 통해 원격진료 시스템의 관리 플랫폼에서 축적되는 데이터 역시 EMR, EHR(Electronic Health Record), PHR(Personal Health Record)에 포함될 수 있도록 해야 한다.

EMR 연계를 통해 건강보험 수가체계 중 원격진료가 가능한 질환군부터 시범사업의 형태로 플랫폼에서 건강보험 적용 및 의료비 결제 등을 할 수 있도록 적용하도록 하고, 코로나19 비대면진료를 통해 경험한 감기와 같은 경증질환과 관리가 필요한 만성질환에 우선 적용하는 것이 필요하다.

4. 의료영상 저장전송 시스템(PACS)

원격의료진료에서 의료영상 저장전송 시스템(醫療映像貯藏電送, PACS : Picture

Archiving and Communication System)은 매우 중요한 역할을 한다. 의료영상 저장전송 시스템은 디지털 의료영상 이미지를 DICOM(Digital Imaging and Communications in Medicine)이라는 국제표준규약에 맞게 저장(Archiving), 판독(Reading), 검색(Viewing), 가공, 전송하는 시스템이다.

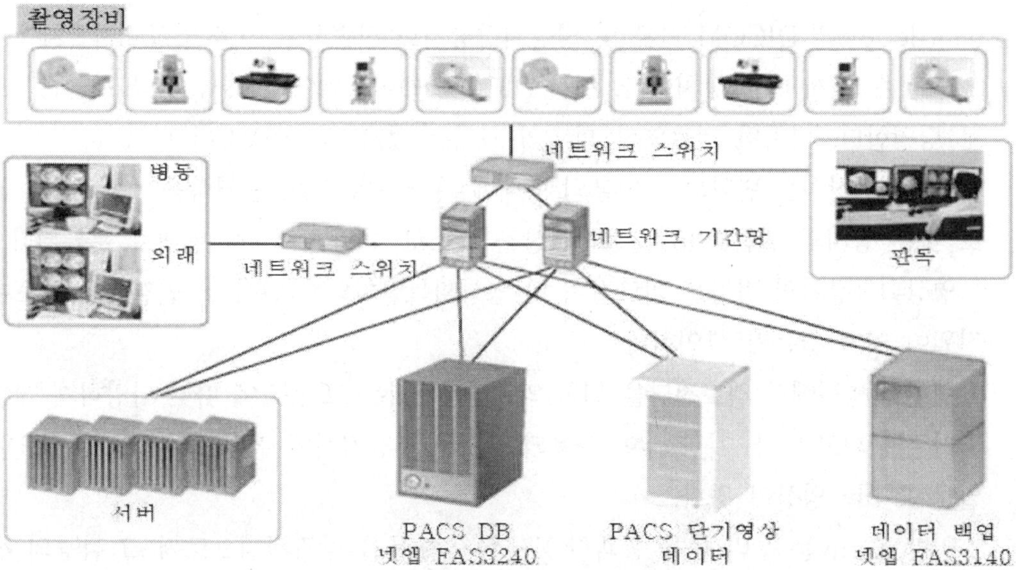

[그림 5-10] 의료영상 저장전송 시스템(PACS)

CT, MRI 같은 디지털 의료영상 장비를 사용하여 획득된 의료영상 이미지는 DICOM 형식으로 저장되게 되며, 판독결과와 진료기록이 추가될 수 있다. 또한 네트워크를 통해서 병원 내, 외의 단말로 전송이 가능하다. 즉 의료영상을 취득 · 저장 · 관리 및 전송하는 기술이다.

디지털 의료영상 장비는 이전에 사용했던 엑스레이 필름 대신 저장소(Storage)가 있어서 촬영한 의료영상 이미지를 파일형식으로 저장하게 된다. 이 이미지는 DICOM 규격을 지원하는 뷰어를 통해서 볼 수 있다.

원격의료 진료에서는 이러한 시스템을 사용하여 의사나 간호사와 환자 사이의 비대면진료를 수행하고, 진료 중 발생한 의료영상을 전송하고 저장할 수 있다. 이를 통해 전문적인 진료서비스를 제공하고, 환자의 편의성과 진료 효율성을 높일 수 있다.

의료영상 저장전송 시스템은 보안문제가 중요한 이슈이기 때문에 데이터 보호 및 보안기능을 강화해야 한다. 또한 시스템의 안정성과 신뢰성도 매우 중요하다. 이를 위해 백업 시스템과 재해복구 시스템 등을 갖추어야 한다.

최근에는 클라우드 기반의 의료영상 저장전송 시스템이 등장하고 있으며, 이를 통해 의료영상 데이터를 효율적으로 관리하고, 의료진과 환자 간에 손쉽게 데이터를 공유할 수 있다.

1) 영상획득장치

영상획득장치는 DICOM이 지원되지 않는 장비에서 나오는 영상 및 기존 필름(Hardcopy)의 DICOM 변환 및 영상저장장치로 전송하여 이를 영상표시장치에서 표시할 수 있게 하는 장치이다. 이를 DICOM 게이트웨이(Gateway)라고 일반적으로 명명한다. 디지털 의료영상 파일의 크기는 200KB~16MB이다.

영상획득장치는 변환되는 원본의 형태에 따라 구분되며, 동영상을 소스(Source)로 하는 장치와 필름(Film), 정지영상을 소스로 하는 두 가지 형태로 분류된다.

영상획득장치의 점검은 의료장비 및 영상획득장치의 전원이 잘 연결되어 있으며 전원이 켜져 있는지 확인한다.

현대식 병원에서 의료진단을 위한 의료영상기기는 그 용도에 따라 다양하게 개발되어 사용되고 있다. 가장 많이 사용되고 모든 건강검진에 거의 필수적으로 필요한 일반 X-ray 영상이 있다.

일반 X-ray는 우리 몸을 통과한 X-ray가 필름을 감광시킴으로써 그 감광의 정도에 따라 우리 몸 내부의 여러 상태를 진단하는데 사용된다. 그러나 이 X-ray영상은 영상으로서 몸 내부의 자세한 변화를 보는 데 한계가 있다.

같은 원리를 이용하여 우리 몸속의 혈관을 주로 촬영하는 혈관 조형술이 있고, 위 투시와 같은 Fluo Roscopy가 있다. 이 모든 영상은 아날로그 상태의 정보가 X-ray필름에 아날로그 상태로 저장된다.

다음으로 우리 몸 내부를 Projection상태의 영상이 아닌 실제 내부를 보는 것과 같은 단층촬영법이 있는데 단층촬영을 위해 어떤 수단을 사용하느냐에 따라 여러 영상기기로 나누어다.

우선 가장 먼저 개발되어 사용되고 있는 CT가 있다. CT는 X-ray를 우리 몸의 각 방향에서 발생시키며, 우리 몸을 통과한 X-ray를 받아 이를 컴퓨터로 재구성하여 단층영상을 얻어 내는 장치이다.

이와 비슷한 장치로 강한 자장을 이용하는 MRI, 방사선동위원소를 우리 몸 속에 주입하여 이 동위원소가 붕괴되면서 나오는 양전자나 감마선을 감지하여 영상을 재구성하는 양전자 방출형 단층촬영기와 단광자 방출형 단층촬영기 등 핵의학 영상기기가 있다.

이 단층 영상들의 특징은 얻어진 신호를 디지털로 바꾸어 컴퓨터를 이용하여 재구성함으로써 디지털 영상이 얻어지는 것이다. 이 디지털 영상을 다시 아날로그로 바꾸어져 X-ray 필름에 수록되어 의사가 이 필름을 보는 기존의 판독방법이다.

또한 PACS를 이용하여 임산부나 간, 심장 등의 진단에 주로 쓰이는 초음파 영사장치가 있는데 이 장치는 실시간 영상을 볼 수가 있어서 우리 몸 속의 내부 움직임, 특히 심장을 봄으로써 진단에 도움을 준다.

지금까지의 PACS는 주로 진단용 의료영상을 위해 개발되었고, 이러한 의료영상은 대부분 Gray-level이고, PET와 초음파 영상의 일부가 Pseudo Color를 이용하는 칼라 영상이다.

이 밖의 의료영상으로 내시경 영상과 현미경 영상 등이 있으며, 이 영상들은 정확한 칼라정보를 유지하여야 하고 높은 해상도가 필요하다. 이에 대한 컬러 PACS도 연구되고 있다.

학습 5

2) 영상저장장치 및 관리(DB)

의료영상 저장장치는 의료영상을 의료장비로부터 받아들여 영상조회장치에서 조회가 가능하도록 영상의 정보 및 영상데이터를 저장하는 장치이다. 즉 기존 필름보관실 기능을 컴퓨터로 처리하는 부분이다. 즉 영상획득부로부터 전송된 데이터를 대용량 데이터베이스를 이용하여 저장하고, 사용자의 요청이 있으면 영상을 제공하는 기능이다.

영상저장장치는 크게 영상을 받아들이는 서버와 영상 및 영상의 정보가 저장되는 저장장치로 구성된다.

① 서버 : 영상저장, 저장장치에 저장 및 백업, 영상압축 등의 역할을 한다.
② 저장장치 : 서버가 영상을 저장하는 장치이며, 영상저장장치와 영상정보(Database) 저장장치로 구성된다.

영상저장장치의 점검은 영상저장장치의 디스크 용량을 확인하여 영상저장장치의 저장용량이 충분한지 점검한다.

3) 영상조회장치

영상조회장치(Viewer)는 영상저장장치에 저장되어 있는 영상을 로딩(Loading)하여 영상을 조회할 수 있게 하는 장치이다. 영상조회장치는 사용목적에 따라 판독용과 임상용으로 구분된다.

① 판독용 뷰어 : 영상의학과 전문의가 판독을 하는 장치로서 고사양 워크스테이션 2~4개의 고사양 모니터를 사용한다.

② 임상용 뷰어 : 영상의학과 판독 이외의 각 진료과나 병동에서 사용자가 병원정보 관리시스템용 PC 및 모니터로 영상을 조회하는 장치이다.

영상조회장치의 점검은 영상조회장치의 전원이 켜져 있는지 점검하고, 영상조회장치의 오퍼레이팅 시스템이 잘 구동하고 있는지 점검한다. 또한 영상조회장치의 로그인(Log-in)이 올바로 되었는지 확인 및 점검한다.

4) 영상출력장치

영상출력장치는 영상표시장치 및 장비에서 필요한 영상을 필름 등으로 출력하는 장치이다. 영상출력장치의 구성요소는 필름 로딩모듈, 프린트 엔진모듈, 콘트롤러 등으로 구성되어 있다

① 필름 로딩모듈 : 필름 크기별로 단일 또는 다중으로 필름 적재가 가능한 부분으로 필름이 공급되어 출력이 가능하게 한다.

② 프린트 엔진모듈 : 의료영상을 전달받아 필름에 노출시켜 의료영상을 출력하는 부분이다.

③ 콘트롤러 : 의료영상의 처리를 수행하여 프린트 엔진에게 전송하는 부분이다.

영상출력장치의 점검은 영상출력장치의 전원이 켜져 있는지 확인하고, 영상출력장치에 필름 또는 종이가 충분히 들어 있는지 점검한다.

5) 통신망

대용량의 의료영상을 신속히 전송하기 위해 통신망의 성능이 매우 중요하다. 평균 8MB의 CR영상이 2초 이내에 조회되어야 한다.

최근 기가비트(GB)급 전송을 지원하는 ATM, CDMA 및 기가 이더넷(Ethernet)을 많이 사용한다. 의료영상 통신용 프로토콜은 DICOM을 사용한다.

5. 의료영상 전송장치 소프트웨어

의료영상 전송장치 소프트웨어는 의료용 디지털 영상 및 통신인 DICOM(Digital Imaging and Communications in Medicine) 3.0 표준을 이용하여 다양한 영상저장장치와의 인터페이스를 통해 유방 촬영사진 등을 모니터에 표시하고, 소프트

웨어 툴을 조작하여 영상을 판독 · 조작 · 분석 · 후처리 · 저장 및 전송하는 기능을 제공한다.

의료영상 전송장치 소프트웨어는 휴대형 의료영상 전송장치 소프트웨어 서버 접근통제[1], 소프트웨어 사용자 인증, 환자데이터 전송 및 저장, 의료영상 표시 등을 고려하여야 한다.

1) 휴대형 의료영상 전송장치 소프트웨어 서버 접근통제

개인 의료정보를 포함하는 '휴대형 의료영상 전송장치 소프트웨어 서버(Server)'에 접근통제 기능을 부여해야 한다. 또한 개인 의료정보 유출에 대한 탐지 및 역추적을 위한 시스템 로그를 기록해야 한다.

① 사용자의 로그인/로그아웃
② 개인 의료정보의 열람, 생성, 변경, 삭제
③ 개인 의료정보의 수집, 전송 등의 활동

사전 설정된 휴지시간 이후에는 자동적으로 로그오프, 세션이 종료되도록 한다. 지정된 인증기간이 만료되면 개인 의료정보의 접근을 종료하도록 한다. 휴대형 의료영상 전송장치 소프트웨어 사용자에게 유일한 ID를 할당하여야 한다.

2) 휴대형 의료영상 전송장치 소프트웨어 사용자 인증

① 인증과정을 통하여 각 개인이 휴대형 의료영상 전송장치 소프트웨어 서버에 접근할 수 있는 권한 부여를 확인할 수 있어야 한다.
② 인증정보를 노출하지 않도록 시스템을 구현하여야 한다.
③ 개인의 ID, 비밀번호 등은 기기의 성능과 상황에 최적의 조합을 이루어 인증 방안을 이행해야 한다.
④ 비밀번호 생성 정책(길이, 특수문자사용, 교체주기) 및 비밀번호 재설정(분실, 침해 등의 사고) 방안을 설정하여 이행해야 한다.

3) 환자데이터 전송 및 저장

① 개인 의료정보를 전송시 유출 및 위 · 변조 방지를 위하여 SEED 등 암호화 메커니즘을 적용하여야 한다. 특히 네트워크상에서 전송되는 개인 의료정보는

---

1) 접근통제 : 인가된 사용자에 한하여 휴대형 의료영상 전송장치 소프트웨어 서버의 자원에 접근할 수 있도록 제한하는 것을 말한다.

학습 5

데이터 가로채기 및 위·변조 등을 방지하기 위해 IPSec, SSL, WAP 등의 보안 프로토콜을 사용하여 전송한다.

㉠ SEED : 128비트 국산 표준 블록암호 알고리즘

㉡ IPSec(Internet Protocol Security Protocol) : 네트워크 통신상의 패킷 처리 계층에서 사용되는 표준 보안 프로토콜

㉢ SSL(Secure Socket Layer) : 웹브라우저와 웹서버 간에 안전하게 데이터를 송수신하기 위하여 암호화 기능을 제공하는 표준 보안 프로토콜

㉣ WAP(Wireless Application Protocol) : 이동통신망과 인터넷 간에 안전하게 데이터를 송수신하기 위하여 암호화 기능을 포함한 표준 통신 프로토콜

② 스마트폰 등과 같은 이동장치에서 로그인하여 판독 및 조치내용 등을 기록하여 재전송할 경우 서명정보도 함께 전송될 것을 권고한다.

4) 의료영상 표시

의료영상이 압축되었을 경우는 의료영상 표시화면에 압축방법과 압축률(%)을 표시하여야 한다.

6. 원격병리

최근 현미경 검경을 위해 제작한 유리 슬라이드를 이미지 스캐너를 통해 '버츄얼 슬라이드' 파일로 디지털화하여 조직병리를 평가하는 '디지털 병리'가 도입되는 추세이다. 병리과는 환자 검체의 세포수준의 형태와 유전자, 단백 발현을 종합하여 질환을 확진하고 상태를 평가하여 진료과의 환자 처치방향을 결정하는 중추적인 역할을 한다.

병리검사는 현미경 수준의 형태 검경에 해당하는 조직 및 세포검사 이외에 면역조직화학검사, 분자유전체검사 등 다양화되고 있다. 질병분류도 점점 세분화돼 각각에 맞는 치료법에 따라 적절한 전문진단의 중요성이 부각되고 있지만 병리검사는 암환자의 증가와 더불어 매년 3~5% 가량 증가하고 있으며, 병리전문의는 전세계적으로 매년 감소하여 업무량 과중으로 인한 인적 평가오류의 위험에 항상 노출되어 있다.

디지털 병리란 슬라이드 스캐너를 사용하여 현미경 검경의 주 대상인 유리 슬라이드를 고해상도의 디지털 이미지로 변환하고, 디지털 영상을 통해 병리진단 업무를 비롯한 자문 및 자료교환을 수행하는 병리시스템이다.

여타 산업의 디지털화가 업무의 효율성과 생산성 향상에 기여한 바와 같이 디지

털 병리는 유리 슬라이드를 제작하여 광학현미경으로 판독하는 방식으로 이루어지는 고전적인 병리검사 방식과 비교하여 디지털 병리자료 교환을 통한 세부 전문 분야에 대한 자문활성화 및 과거 병리자료 및 관련 자료의 손쉬운 접근을 통한 정보확대로 진단 정확도를 높이고, 진단 소요시간을 줄이며 슬라이드 보관공간과 노동력 절감효과가 있을 것으로 예상된다.

병리영상은 디지털 시대 이전에도 자문, 자료교환, 교육 및 보관을 위해 존재하였으며, 디지털 이미지 기술과 통신의 발달과 함께 획득 및 사용방식이 변화하였다. 병리학자들은 현미경에 생성된 이미지를 동일한 질병이나 질병의 새로운 사례를 연구할 때 참조할 수 있도록 사진으로 인화하여 보관하였으며, 전문가 자문을 위해 이를 공유하였다.

1960년대 후반 정보통신 기술의 발달로 슬라이드 이미지를 원거리로 전송한 것이 원격병리의 효시이다. 1968년 흑백 현미경 사진이 보스턴 공항에서 매사추세츠 병원으로 전송되고, 1986년 위성을 통해 컬러 비디오를 사용하여 텍사스와 워싱턴 D.C. 간에 원격병리가 시연되었다. 1990년대 병리 이미지를 디지털화할 수 있는 스캐너 장비가 상용화되면서 많은 양의 데이터를 처리·분석 및 저장할 수 있게 되었다.

병리과의 진단은 환자와의 대면 형태가 아닌 검사결과를 보고하는 진단 레포트(Report)로 나가게 되므로 원격병리를 통한 진단은 수행형태에 따라 최종 진단을 기관 외부에서 시행하는 원격판독(Remote Sign-out)과 내부 기관의 병리의가 외부기관의 전문의에게 2차 소견 및 의견을 자문하는 원격자문(Tele Consultation)이 있으며, 두 형태 모두 검체가 있는 곳에 적정한 평가를 진행할 병리의가 없는 경우, 응급도 및 질환의 복잡성, 전문성 수준 및 기관의 자원 가용성 등의 필요에 따라 시행된다.

원격병리의 현황과 국내 병리 검사실에서 원격병리를 도입하고 운영하기 위한 기본적인 고려사항을 제시하고자 한다.

1) 원격병리의 역사 및 현황

원격병리란 유무선 통신수단을 이용한 디지털 또는 실시간 병리영상 전송환경 또는 그와 관련된 분야로서 크게 다른 지역전문가에게 자문(Tele Consultation)을 받을 목적, 원격시설의 검체를 진단(Telediagnosis)하는 목적, 그리고 교육을 위한 목적으로 활용된다.

원격병리는 디지털화된 의료자료를 교환하여 진료 혹은 환자관리에 사용하는 원격의료에 속하는 행위로 병리검사에 특화된 부분을 칭하는 용어이다.

진단을 위한 원격병리는 1968년에 최초 보고되었고, 1986년 비디오 영상을 통한 원격 진단이 이루어졌고, 1990년대 관련된 상업적 시스템이 개발되면서 미국의 재향군인병원(Department of Veterans Affairs(VA) Hospital)을 중심으로 원격병리를 활용한 자문진단을 시행하였는데, 이때 사용한 시스템은 로보틱 기술을 활용한 실시간 원격 현미경 조정기술을 활용하여 원격지에서 현미경의 대물대를 원격으로 움직여 유리 슬라이드를 화면으로 검경하는 방식으로 이루어졌다.

종래에는 원격제어 현미경을 이용하여 유리 슬라이드 영상을 실시간 영상으로 전송하는 방법이 이용되었으나, WSI(Whole-Slide Image)라 불리는 전체 슬라이드 영상을 스캐너를 이용해 디지털 이미지를 획득할 수 있게 되면서 혁신적인 원격병리, 원격진단이 가능하게 되었다

원격병리에서 사용되고 있는 전달 이미지는 크게 다음의 세 가지이다.

(1) 정적 이미지

디지털 카메라로 현미경 또는 육안 이미지를 캡처하거나 저장하여 인터넷/인트라넷을 통해 디지털화된 이미지를 전송하는 방식이다.

정적 영상은 가장 단순하면서 오랫동안 사용된 방법이다. 원격병리학 시스템 중 가장 비용이 적게 들지만 전체 슬라이드 이미지가 표시되지 않고 이미지 선택을 현장 작업자에게 의존하기 때문에 판독에 제한이 많고, 이미지 획득용 시스템이 필요하다.

2000년 초반까지 현미경에 부착된 고해상도 디지털 카메라는 고가였고, 폐쇄적 시스템으로 인해 필름 인화용 사진 획득보다는 용이하더라도 사용에 한계가 있었으나, 최근 휴대용 전화기의 카메라 획득기술과 영상의 질이 높아지면서 현미경에 개인 휴대폰을 거치하고 이미지를 획득하여 개인통신을 통해 이미지를 전달하는 것이 용이해졌다.

(2) 디지털 스트리밍 비디오

디지털 카메라를 통해 스트리밍으로 전송되는 이미지를 의미한다. 스트리밍을 통해 원격지의 병리 의사가 진단을 내리기 위해서 현미경을 원격으로 제어해 슬라이드 표본을 보는 방식이다. 원격지에 있는 의사와 양방향 커뮤니케이션이 가능하며, 초점 맞추기나 화면 전환 등이 현미경 검경과 유사한 장점이 있으나, 진단에 적합한 수준의 움직임을 위해서는 네트워크 속도와 화면 해상도 등의 기술적 요소의 뒷받침이 필요하며, 여러 슬라이드를 연속해서 검경하기 위해서는 원격지에 보조자가 필요하다.

(3) 전체 슬라이드 이미지(Whole Slide Image, WSI)

현재 사용하는 가장 최신 원격병리 솔루션 기술로 진단에 적합한 해상도로 디지털화된 WSI를 확보하고, 이를 접속권한을 가진 여러 사용자가 동시에 저장·검색 및 공유할 수 있는 장점이 있다.

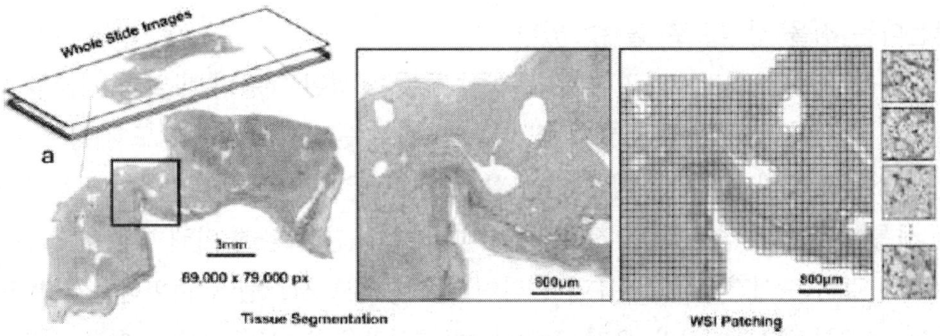

[그림 5-11] 전체 슬라이드 이미지(WSI)

[그림 5-11]처럼 WSI는 스캐너를 이용해 유리 슬라이드 한 장을 모두 스캔하여 디지털 변환된 고해상도 스캔 이미지로, 전용 영상뷰어 소프트웨어를 통해 볼 수 있다. 전체 슬라이드 이미지 WSI, 가상 슬라이드(Virtual Slide), 가상 현미경(Virtual Microscopy)라고도 불린다.

스캔을 시행하여야 하기 때문에 스캔에 소요되는 시간과 큰 크기의 파일을 위한 저장소 및 서버, 뷰어기술 등의 시스템이 필요하다. 최근 WSI와 라이브 스트리밍을 결합한 hybrid 시스템도 소개되고 있다.

세 가지 이미지 전달 및 판독방식을 비교하면 〈표 5-1〉과 같으며, 정적 영상의 경우 비용은 저렴하나 전달하는 이미지 선택에 제한이 있어 정확한 진단평가에 한계가 있고, 원격조정에 의한 실시간 화면 전송이나 WSI를 이용한 방법은 모두 현미

〈표 5-1〉 원격병리 전달방법 비교자료

원격병리 방법	영상획득	원격조정	전송영상	영상선택	네트워크 속도	비용
정적 영상	사전촬영	불가	제한적	요청자	낮음	낮음
동적 영상	라이브	가능	무제한	원격판독의	높음	높음
전체 슬라이드 이미지	사전촬영	가능	무제한	원격판독의	높음	높음
혼합형	사전촬영 및 라이브	가능	무제한	원격판독의	높음	높음

경 검경과 동일한 수준의 판독환경을 제공하여 진단이 가능하나, 네트워크 속도 및 시스템 구축을 위한 비용이 높다.

동적 영상을 활용한 원격진단은 실시간 초점 맞추기가 가능하기 때문에 WSI에 비해 유리 슬라이드의 다양한 상태에 따라 적절한 대응을 할 수 있다는 장점이 있다. 이는 스캔에 소요되는 시간을 절약하고, WSI에 필요한 저장소 확보가 필요하지 않는다는 점을 장점으로 볼 수 있다.

WSI을 활용한 원격병리의 경우 스캔시간 및 생성된 대용량 파일의 처리를 위한 별도 시스템이 필요하나, 스캐너 및 뷰어의 경우 원격병리 이외에도 사용할 수 있는 시스템으로 라이브 시스템에 비해 활용도가 높은 장점이 있다. 이미 확보된 WSI를 사용한 진단의 경우 화면 전환속도가 라이브 화면 전환에 비해 빨라서 스캔파일 확보에 걸리는 시간과 혹은 유리 슬라이드를 라이브 시스템에 준비하는 시간의 차이는 약 2분 정도 WSI가 오래 걸리나, 판독시간은 WSI의 경우 라이브 시스템에 비해 평균 7분 정도 짧아 총 판독시간은 WSI를 활용한 판독이 더 효율적이라는 보고가 있다. 그러므로 WSI가 활성화될수록 라이브 기술을 활용한 원격병리에 비해 활용도가 높을 것으로 예상된다.

2) 원격병리 서비스의 임상활용

원격병리를 활용한 서비스에는 일차 진단, 수술 중 동결 절편 진단, 신속세포 판독, 2차 자문, 특수검사 판독, 과거 관련 검사 리뷰, 질 관리, 원격협진 혹은 환자상담 등이 있다.

일차 원격진단의 경우 디지털 자료를 기반으로 화면을 통해 최종 진단을 내는 것으로 유리 슬라이드 판독과 모니터 판독의 일치도에 대한 대규모 연구로 동등성을 인정하는 국가가 증가하면서 원격병리를 통한 일차진단도 기술적으로는 가능하다. 해당 분야 세부 전문의가 없거나, 응급판독이 필요한 상황에 전공의 혹은 대체 전문의가 부재한 경우 기관 외부에서 일차진단을 시행할 수 있도록 여러 국가에서 허용하고 있으나, 진료에 적정한 환자정보의 제공, 검사를 의뢰한 임상의와의 의견 교류, 외부 공간에서의 환자정보보호 환경 등 기술적 측면 이외에 고려해야 할 사항이 많은 부분이다.

수술 중 동결 절편 진단은 일차진단 중에서도 응급성을 요하는 분야로 세부 분야 전문의가 적은 분야일수록(예 신경병리) 원격병리의 활용도가 높은 분야이다.

동결 절편 슬라이드의 경우 통상의 조직 슬라이드와는 달리 표면이 불규칙하고 수술 중에 신속하게 이루어져야 하기 때문에 WSI에 비해 원격조정에 의한 라이브 화면 판독기술이 일찍부터 시도되었으나, WSI 스캔기술의 발달로 WSI를 통한 판독도 시간 및 화질확보에 문제가 차이가 없다는 연구가 있다.

신속 세포판독은 세침 흡입검사의 경우 검체를 채취하는 검사과에서 채취 검체 내에 진단에 충분한 수의 세포가 적정하게 채취되었는지를 신속히 판단하는 용도로 사용하는 것으로 현재까지 세포 병리 검체의 모니터 판독의 경우 WSI는 한계가 있으며, 로보틱스 기술을 활용한 라이브 판독이 좀 더 선호되고 있다.

2차 자문은 일차 판독과는 달리 다른 기관의 전문의에게 자문을 구하는 행위로 공식적 자문행위와 비공식적 자문으로 구분할 수 있으며, 국내의 경우 병리과에서 경제적 비용이 발생하는 공식적 자문은 기관 내에서 진단하여야 하는 해당 세부 분야 전문의가 없거나, 시행하지 못하는 검사의 경우에 한해 외부기관 수탁의 형식으로 환자 검체를 외부기관에 보내어 진단하고 있다. 국내에서 다른 기관으로 유리 슬라이드 판독을 의뢰하는 경우는 환자가 직접 의료기관을 옮겨 진료하는 경우로, 환자가 본인의 유리 슬라이드를 타 기관에 등록하여 재판독을 받는 경우에 해당한다.

두 경우 모두 원격병리가 활용될 수 있으며, WSI를 활용할 경우 외부기관에 반출하기 위한 유리 슬라이드 제작과정을 줄여서 검체 낭비를 예방할 수 있고, 환자가 여러 번 기관을 방문해야 하는 번거로움도 줄일 수 있으며, 외부기관에서 시행한 검사결과를 유리 슬라이드 대신 디지털 이미지로 원격 확인할 경우 슬라이드 이동시간을 줄일 수 있어 진단 소요시간을 줄일 수 있는 장점이 있다.

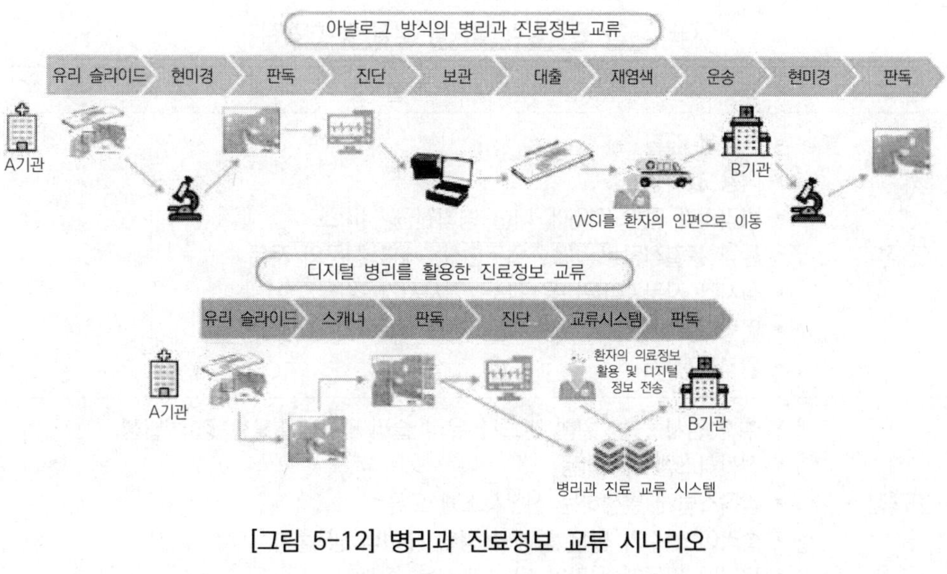

[그림 5-12] 병리과 진료정보 교류 시나리오

비공식적인 2차 자문은 병리전문의들 간에 이루어지며, 2차 자문의 활성화는 환자진단의 안전성 확보에 중요한 역할을 한다. 병리검사의 오진으로 환자에게 심각한 위해가 있었던 미국의 의료사고 연구보고에 따르면, 세부전문의 판독 부재로 인한 해석오류가 오진의 한 원인으로 보고하고 있다.

원격병리는 슬라이드 전달에 필요한 비용이나 시간소요 없이 2차 자문을 손쉽게 할 수 있는 시스템으로 활용할 수 있다

원격병리는 과거 병리자료가 타 기관에 있어도 환자정보 교류방식으로 진행할 경우 환자의 직접 이동없이 진료에 중요한 정보를 확인할 수 있는 방법이 될 수 있다.

질 관리는 표준화된 지표관리를 통해 검사실의 질을 관리하는 행위로 병리검사의 경우에도 검체 처리 및 진단행위의 지표를 모니터링하여 검사의 질을 유지관리하는 행위이다. 면역조직화학 검사 등의 특수검사 숙련도 평가, Peer-review를 통한 진단 질 관리 등이 있으며, 원격병리를 활용할 경우 해당 숙련도 평가 및 진단 수준 관리에 소요되는 유리 슬라이드 제작 및 이동비용을 줄일 수 있고, 적은 비용으로 여러 기관이 참여할 수 있다는 장점이 있다.

원격협진은 다학제 협진, 전문의 간 진단 합의, 혹은 환자상담에 활용할 수 있으며, 최근 코로나19 발병으로 비대면 접촉 환경의 필요성이 증가하면서 원격병리는 비대면 접촉방식으로 원할한 협진이 이루어질 수 있게 한다.

협진은 과거에도 있었으나 촬영된 병리 이미지를 활용한 집담회 방식으로 준비된 증례 이상의 자료에 대한 논의가 어려웠고, 준비과정에 추가의 업무 및 유리 슬라

〈표 5-2〉 원격병리 활용의 장점 및 한계점

분 류	설 명
장점	• 신속한 진단 • 비용 효과성 • 병리의가 없는 지역에 대한 병리진단 서비스 • 원격 동결진단 서비스, 업무분산, 세부 전문의 자문 • 실시간 자문, 이동비용 감소, 검사시간 감소 • 이동 중 발생할 수 있는 슬라이드 파손 및 분실예방 • 원격협진
한계점	• 추가 검사 등을 위해 반드시 유리 슬라이드가 필요한 경우 발생 • 전산시스템 유지비용 • 갑작스럽게 발생하는 전산시스템 오류 • 슬라이드 수가 많은 증례의 경우 데이터 양 증가 • 모니터 판독에 시간이 더 소요되는 증례

이드 검색 혹은 재제작이 필요하였으나, 디지털 병리 시스템을 활용할 경우 이러한 단점을 극복할 수 있다.

의료체계에 원격병리 활용은 신속한 진단과 비용절감, 실시간 자문 및 원격의료의 취지인 공간적 한계 제거 등의 다양한 장점들이 존재하지만 반대되는 명확한 한계점도 존재한다. 원격병리 활용의 장점 및 한계점은 〈표 5-2〉와 같다.

3) 원격병리의 기술적 고려사항

원격병리에 필요한 시스템에는 이미지 획득 기기, 모니터, 이미지 저장 및 전송기술이 있다. 이미지 획득에는 카메라 및 슬라이드 스캐너가 있으며, 모니터는 컴퓨터 모니터, TV 수상기와 휴대기기 등이 있다. 모니터에서 평가할 사항은 화면의 크기, 해상도 및 색상과 관련한 사항이며, 화면의 크기는 시야거리의 80% 크기의 화면을 사용하도록 권고하고 있고, 적정한 배율조정 및 위치변경이 가능해야 한다. 색상의 조절에서는 아직 표준화된 색상 조정기준은 없으나, 사용기관에서 사용 전에 유리슬라이드와 비교판독을 통한 검증을 시행하고 사용하기를 권고하고 있다. 휴대기기의 사용은 모니터의 크기 및 색상과 함께 사용하는 공간에 대한 정보보호가 중요 쟁점사항으로 정보노출이 가능한 공용 공간에서의 사용은 추천하지 않고 있다. WSI를 활용한 원격병리의 경우 공유하는 파일의 크기가 크며, 이에 따라 충분한 정도의 저장소 및 속도확보가 원격진단의 성공에 중요한 요소이다.

수행 내용

재료 · 자료

- 원격의료 시스템 관련 자료

기기(장비 · 공구)

- 컴퓨터, 문서작성 프로그램, 프린터, 주변기기

안전 · 유의사항

- 원격의료 시스템 관련 장비의 안전 및 유의사항을 숙지한다.

수행 순서

01 원격의료 시스템에서 원격의료 의무기록의 특성 및 중요성에 대하여 분석하라.

1. 원격의료 시스템의 원격 의무기록 개요

전세계적으로 2010년대 이후 의료서비스는 대면진료에서 가상방문 및 원격환자 모니터링으로 발전해왔다. 오늘날의 소비자들은 품질과 비용만큼 편리함을 중요하게 생각하며 의료서비스 역시 이러한 소비자, 즉 환자의 수요와 요구에 대응하여 바뀌고 있다. 식당에 가서 음식을 먹지 않고 배달음식을 시켜 먹는 문화가 정착되면서 배달앱 시장이 성장하고, 마트나 백화점에 가서 생필품을 사는 것이 아니라 휴대폰으로 주문하는 e-commerce 시장이 확산되는 것처럼 "꼭 병원에 가야 하는가"라는 질문에 대한 대답으로 '원격진료'가 계속 각광을 받고 있는 것이다.

또한 코로나19의 확산을 막기 위해 사람간의 대면상황을 줄이는 것이 감염예방 측면에서 가장 중요한 방법으로 여겨지면서 미국이나 영국과 같이 코로나 확산으로 인해 고통받은 국가들은 불가피하게 원격의료 서비스를 적극적으로 활용해야 했고, 병/의원들은 원격진료가 가능한 가상 솔루션을 찾아야 했다. 이 과정에서 원격의료는 빠르게 추진력을 얻게 되었고 일부 시장분석 기관에서는 원격의료 시장이 2020년에만 전세계적으로 1,550억 달러를 넘을 것으로 예측하고 있다.

아직 원격의료와 관련된 정책이 확정되지 않아 혼선을 빚고 있는 우리나라와는 다르게 이러한 국가에서는 원격의료 시장이 급증하고 있는 것이다.

나아가서 미국과 영국, 브라질, 인도 등 코로나19로 인해 대면진료가 어려운 국가에서는 병원이나 의원에서 원격진료가 가능한 가상 솔루션에 투자하지 않는 경우 기존의 환자를 잃을 위험성이 커지고 있다.

미국에서 시행된 최근 설문조사에 따르면 환자의 33%는 원격의료 서비스를 제공하는 병원을 선호하는 것으로 나타나고, 기존에 본인이 진료를 받았던 병/의원에서 원격의료 서비스를 제공하지 않는다면 병원을 옮길 수 있다고 응답했다. 따라서 원격진료와 관련된 논의를 하는 데에 있어 외국의 사례를 살펴보는 것은 우리에게 좋은 참고자료가 될 수 있다.

학습 5

이러한 시대적 흐름에 더해 최근 신종 코로나 바이러스의 확산을 막기 위한 방법이자 치료의 연속성을 유지하며 의료접근성을 향상시킬 수 있는 좋은 대안으로 원격의료는 더더욱 가치가 높아지고 있다.

사실 원격의료는 2000년대 이후 비대면진료에 필요한 기술적 지원(통신망, 화상진료 솔루션 등)이 가능해지면서 지속적으로 발전해 왔고, 도서·산간지역의 의료접근성이 떨어지는 환자를 위한 대안으로 인정받았다.

그러나 실제로 많은 병원에서는 코로나19 이전에 이를 도입하는 데 어려움을 겪어 왔다. 대부분의 병원과 의원들은 원격의료를 해외 환자진료나 불가피한 상황에서만 활용하고 일반적인 진료행위에 있어서는 실행가능한 옵션으로 보지 않았다. 여기에는 여러 가지 이유가 있겠지만 그중 대표적인 것이 바로 의무기록이다.

2. 원격의료 의무기록의 중요성

전자의무기록은 기존에 종이차트에 기록했던 인적사항, 병력, 건강상태, 진찰, 입·퇴원기록 등 환자의 모든 정보를 전산화하여 입력·관리·저장하는 형태라고 정의하고 있다. 이러한 기술은 의료기관에서 환자의 의무기록이 종이형태로 관리되던 과거방식에서 IT 기술을 접목하여 디지털 병원을 구축하는 핵심기술로 활용되고 있다.

1) 그렇다면 이 의무기록이 원격의료와 어떤 관계가 있을까?

엄밀하게 이야기하면 원격의료의 시작은 40년 전으로, 첫 시도는 보는 시각에 따라 차이가 있으나 통상 유럽에서 제일 먼저 시작됐다고 본다. 사회의료제도를 일찍이 시도한 영국이 원격의료의 시초라고 봐도 무리가 아니다. 영국에서 1970년도에 기초적인 연구를 시작했으나 그 당시 정보통신 기술은 매우 초보적인 단계로 기술적인 발전은 없었으며, 대신 원격의료의 윤리적 측면, 법률적 측면, 기존의 대면진료 체계에 미칠 파급효과와 사회 전반에 미칠 사회학적 요소들을 연구했다.

즉 이러한 준비는 앞으로 일어날 정보통신 기술의 발전으로 의료의 패러다임이 바뀔 수 있다는 것을 인지하고, 이를 어떻게 받아들일지에 대한 학문적 기초를 닦아둔 셈이다. 미국에서도 유사한 연구가 급속히 진행됐고, 간단한 무선장비 혹은 유선전화를 이용해 원격의료의 원시적인 체제로 시도를 했다. 특히 군사적 용도가 높은 점이 인식돼서 연방정부의 재정적 지원을 받으며 기초를 다졌다. 이후 비로소 1980년대에 PC라고 불리는 개인 소형 컴퓨터가 개발되고, 1990년에는 전세계를 연결하는 인터넷이 구축되면서 오늘날 원격의료의 모습을 갖췄다. 그러나 급속히 성장하던 원격의료는 그 후 20년간은 정체된 상태로 소위 원격의료의 암흑시대로 불리는데 그 이유는 바로 의무기록의 비호환성과 유럽이나 미국 전역을 연결하는 의료네트워크가 준비되어 있지 않았기 때문이다.

의무기록은 환자와 의사 사이의 고리역할을 한다. 다른 의료인이 진료에 참여하고자 하면 같은 의무기록을 실시간으로 열람할 수 있어야 하고 지속적으로 업데이트되어야 한다. 또한 모든 환자의 의무기록이 전산화돼야 하고, 어디서든 원하는 시간에 열람할 수 있는 전산화의 무기록(Electronic Medical Record, EMR)이 필수적이다.

그러나 천문학적 비용이 드는 관계로 의무기록 전산화 비율은 매우 저조했다. 이러한 문제점을 극복하기 위해 미국은 의료정책개혁을 시도했다. 모든 의료인 및 의료시설은 미국연방 의료복지 보험공단인 메디케어의 환자를 보려면 의무기록 전산화를 필수조건으로 했다. 이러한 정책은 미국의 대다수 환자가 메디케어 가입자인 것을 감안하면 병원 혹은 개원의들은 정부의 정책을 따르지 않을 수 없었다.

그러나 의무기록 전산화 비용을 일반 개원의들은 감당할 수 없어 상당수가 폐업하거나 중대형병원의 봉직의로 직장을 옮기는 사태가 발생했다. 실제로 연방정부의 재정지원이나 특별세제감면 등의 지원에도 개원의들은 문을 닫을 수밖에 없는 상황으로까지 진행되었다.

2) 우리나라의 경우는 어떨까?

전국의 동네의원들이 전산화된 의무기록이 점차 가시화되고 있더라도, 전국에 의료전산망을 구축하려면 상당한 비용과 시간이 걸린다. 그 비용을 누가 부담하는지도 알 수가 없다. 또 의료전산망도 호환성 있는 전산화된 의무기록조차 마련되지 않았고, 원격의료의 경우 기존의 EMR과 또 다른 EMR이 필요하다는 것을 고려하면 미국에서 발생한 문제가 우리나라에서는 발생하지 않을 것이라고 이야기하기는 쉽지 않다. 이것이 바로 원격의료에 적합한 EMR을 병/의원에서 쉽게 사용할 수 있도록 도와주는 제도적 장치가 필요한 이유이고, EMR이

얼마나 중요한지를 보여주는 사례라 할 수 있다.

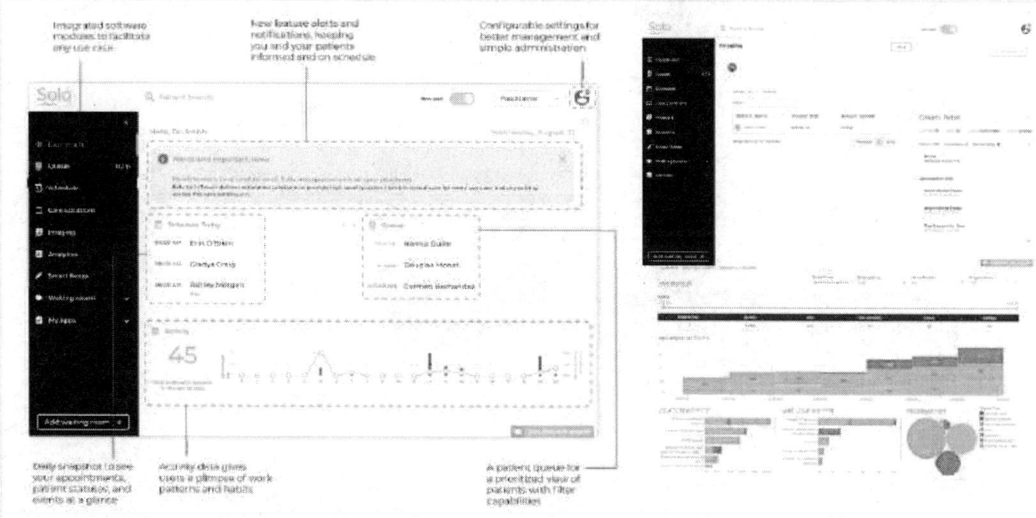

[그림 5-13] 원격의료에 사용되는 의무기록의 예

Teledoc Health의 Enterprise Virtual Care for Hospitals & Health Systems인 Solo 플랫폼의 의무기록 화면 구성.

3. 비대면진료 의무기록과 기존 의무기록의 차이점

사실 갑작스러운 변화는 이러한 변화를 받아들일 수 있는 준비가 되어 있지 않은 상태에서는 여러 문제를 초래할 수 있다. 실제로 미국에서 2020년에 원격진료 수가가 인정되면서 원격진료가 급증함에 따라 매우 큰 문제점이 발견되었는데 그중 가장 중요한 것이 기존 병원에서 사용하던 전자의무기록(Electrical Health Record, EHR)과 관련된 것이다.

텔라닥의 등장 이후 미국의 병원들은 꽤 오랫동안 기존에 사용하던 EHR에 원격의료 인프라를 구축해 왔지만 생존을 위해 불가피하게 원격의료를 사용해 1차 의료기관 혹은 카이저 퍼머넌트와 같이 Digital Transformation에 적극적으로 참여하는 의료체인을 제외하고는 대부분의 병원들은 대면진료와 원격진료 비율이 9:1 정도였다. 하지만 코로나19로 인해 비대면진료를 할 수밖에 없는 상황에서 기존의 대면진료와 비대면진료의 비율은 역전이 되었는데 아직 원격의료에 익숙하지 않은 의료진들이 갑작스럽게 원격진료를 하도록 강요받는 상황에서 의무기록의 완결성에 문제가 발생하게 되었다. 사실 의료정보의 안정성과 연속성은 반드시 유지되어야 한다. 그러나 현실적으로 이전에 대면진료를 통해 작성되었던 의무기록과 비교해서 비대면진료를 통해 취합된 '의료정보'는 분명 차이가 날 수밖에 없음에도 원칙적으로 환자의 상태 및 의료진의 처치 등을 정리한 의무기록은 질적으로 차이가 나서는 안되기 때문에 발생하는 문제가 있는 것이다.

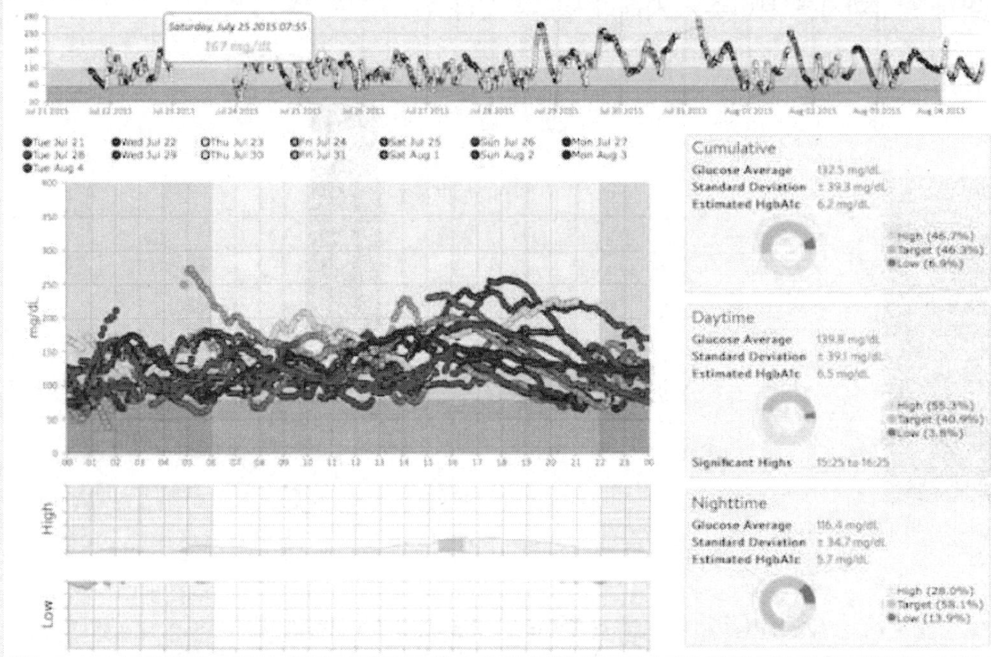

[그림 5-14] 의료진을 위한 연속혈당 데이터 시각화 도구 및 뷰어, 글루뷰

예를 들면 다음과 같다.

① 의료인들의 경우 환자가 정기적으로 병원에 내원하는 직접방문과 동일한 정보를 얻을 수가 없다. 예를 들어 대면진료시에는 환자의 혈압과 같은 생체신호를 직접 측정하고 이를 기록하는데 비대면진료에서는 불가능하다. 이렇게 되면 고혈압 환자의 치료에 필요한 기본 정보인 혈압을 의무기록에 기재할 수가 없기 때문에 EHR 문서화 문제를 야기하게 되는 식이다.

② 기존 대면진료시에는 전혀 고려하지 않았던 다른 정보를 추가해야 하는 상황이 발생한다는 점이다. 예를 들어 대면진료의 경우 모든 의무기록은 병원에서 작성되었다. 의료진도 환자도 모두병원이라는 물리적 동일공간에 존재하기 때문에 '환자의 위치'라는 항목은 대면진료시 작성하는 의무기록에는 존재하지 않는다.

그러나 원격진료의 경우에는 환자가 집에 있는지 학교에 있는지, 직장에 있는지와 같은 대면진료시에는 전혀 고려하지 않았던 새로운 정보를 파악해야 하고 이를 기록에 남겨야 한다. 다시 말해서 비대면진료의 의무기록을 작성하는 사람은 기존 대면진료에서 이미 문서화 되었을 수 있는 정보 이외에 어떤 정보를 추가로 작성해야 하는지에 대해 고민해야 한다.

③ 의무기록 작성과 관련된 기술적 지원이다.

원격진료시의 의무기록 작성방법이 기존과 다르기 때문에 이에 대한 안내를 할 수 있는 인력이나 기술지원이 가능한 헬프데스크가 필요하며, 의무기록 시스템에도 변화가 있어야 한다. 예를 들어 환자 진료시간을 기록하기 위해서는 전화상으로 통화가 시작된 시점과 끝나는 시점이 자동으로 의무기록에 연동되도록 하기 위한 전화-EHR 간의 정보교류가 가능해야 하는 것이다.

4. 비대면진료 의무기록의 특성과 중요성

원격진료시 가장 중요하게 확인해야 하는 것은 '그 환자'가 맞는가이다. 대면진료에서도 환자 혼동사고가 종종 발생하는데, 비대면 상태에서는 더욱더 환자 본인을 확인하는 장치가 마련돼야 한다.

타인의 명의를 도용해 보험급여를 받는 행위의 방지책도 필요하다. 환자 입장에서는 진료받으려는 '그 의사'가 맞는지 확인할 수 있어야 한다. 이러한 것들은 모두 의무기록이 없이는 불가능하다.

또한 원격의료가 잘 이루어지기 위해서는 진료 전 원격의료에 대한 강도 높은 설명도 필요하다. 비대면진료의 장단점과 대면진료가 반드시 필요한 경우에 대한 설명, 의료장비나 통신에 문제가 발생할 수 있으며 이 경우 즉시 의사에게 고지하여야 한다는 사실, 정보통신망의 장애나 외부 침입 등으로 진료내용 등이 외부로 유출될 가능성이 있다는 사실 등을 설명하고, 그럼에도 불구하고 환자가 비대면진료를 받겠다는 동의를 해야만 환자의 자기결정권이 보장될 수 있다. 그리고 이러한 내용은 모두 의무기록으로 남아야 한다.

또한 '진찰'에는 각종 방법이 있는데 원격진료의 경우 주로 '문진'으로 이뤄지고 제한적으로 '시진'과 '청진'이 가능하므로 대면진료보다 진단이 부정확할 가능성이 높다.

원격진료에서의 오진사례는 원격지 의사로 인한 것, 원격지 의사와 대면의사 간 협진 과정에서 발생하는 것, 정보통신망이나 기기의 오류로 인한 것으로 나눠 예상해 볼 수 있다.

첫 번째 경우는 문진시 확인해야 하는 사항들, 진료 도중 대면진료로 전환해야 하는 기준 등을 정립해서 이를 파악 가능한 형태의 의무기록으로 남길 필요가 있다.

두 번째는 의사 간 협진사례에 비춰 정보의 전달 및 협력의무를 강화하고, 역시 이에 맞는 기록을 남겨야 한다.

세 번째에 대비해서는 의사에게 어디까지 점검의무를 부여할 것인지, 장비의 이상 여부를 환자가 어떻게 알고 의사에게 고지할 수 있게 할 것인지 등을 고민해야 한다.

나아가 비대면진료의 경우 환자 측의 협조의무도 강조돼야 한다. 대면진료에서도 환자가 상태에 대해 정확히 고지하지 않아 문제되는 사례가 있는데 비대면진료의 경우 그러한 사례가 더욱 많을 것이기 때문이다.

비대면진료를 종료할 때도 비대면진료의 한계를 다시 한번 설명하고, 다른 증상이 나타나는 경우 반드시 대면진료를 받도록 설명해야 한다. 그리고 진료기록을 정확히 작성하고, 이 기록을 환자가 열람하고 수정을 요구할 수 있도록 할 필요가 있다.

마지막으로 비대면진료로 약 처방까지 이루어지는 경우, 처방약의 주문과 수령도 원격으로 할 것인지에 대해서도 검토해 봐야 한다.

비대면진료에서 작성된 의무기록이 대면진료와 같은 완결성을 갖추기 위해서는 의무기록을 작성하는 의료진(의사, 간호사, 방사선사, 물리치료사 등), 의무기록을 검토하는 의무기록사, 의료정보를 다루는 의료정보실 직원들과 같이 의무기록과 관련된 모든 관계자들이 비대면진료를 통해 취합되는 의료정보 및 의무기록의 특성을 충분히 이해하고 기존 의무기록과의 차이에 대해 파악하고 있어야 한다. 그러나 실제로 이러한 준비가 충분히 되어 있는 기관은 매우 제한적이다. 따라서 비대면진료가 활성화되기 위해서는 비대면진료에 적합한 의무기록을 작성할 수 있는 환경이 먼저 조성되어야 한다.

5. 원격의료에 적합한 전자의무기록(Electrical Health Record, EHR)

병원에서 사용하는 모든 EHR에 원격의료 기능이 동일하게 적용되는 것은 아니며, 이는 각각의 상호운용성 수준에서 명확한 차이를 보이게 된다.

EHR에 원격의료 기능이 있다고 말하기는 쉽지만 실제로 EHR이 원격의료 사용자 친화적인 경험을 제공할 수 있을 만큼 충분히 유연한지 평가하는 것은 전혀 다른 이야기이다. 따라서 의료진은 본인들이 사용하는 EHR이 원격진료를 더 쉽게 할 수 있도록 도와주는지 자문해야 한다. 예를 들어 원격의료 서비스의 환자데이터를 보험심사 청구부서로 쉽게 전송할 수 있는지? 아니면 몇 분 또는 몇 시간의 추가적인 데이터 입력이 필요한 것인지? 나아가서 환자의 진료를 도와주지 못하고 방해하는지 완전히 이해해야 한다.

원격의료 및 기타 임상기능이 클리닉의 기존 EHR 내에서 문제없이 상호운용 될 수 있는 경우, 의사는 환자와 함께 보내는 시간이 더 많고 서류작업이나 행정작업 등 진료 외 작업에 소요되는 시간은 줄어든다.

한 연구결과에 따르면 의사는 하루의 37%를 진료 외 업무에 사용하므로 개선의 여지가 상당하다. 또한 원격의료는 환자의 노쇼율을 줄이고 거동이 불편한 환자와 도서지역이나 농촌지역과 같은 의료접근성이 떨어지는 지역에 거주하는 환자에 대한 진료접근성을 높이는데 도움이 된다.

6. 의무기록의 상호운용성을 통한 일반적인 원격의료 문제해결

코로나19가 발생한 지 1년이 지난 현시점에도 많은 병원들은 여전히 최적화된 원격의료 솔루션을 갖추고 있지 않고, 대신 줌과 같은 단순한 가상회의 솔루션에 의존하고 있다. 이 방법은 의료서비스 제공자가 한 명인 의원급에서는 큰 문제가 없을 수 있지만 여러 의사가 있는 병원급에서는 비용이 빠르게 증가하는 문제가 발생한다.

하나의 가상회의 라이선스를 쉽게 구매할 수 있지만 여러 라이선스를 구매하면 기하 급수적으로 비용이 증가하기 때문이다. 또한 의무기록 작성기능이 지원되지 않기 때문에 진료가 끝난 후에도 환자데이터를 EHR에 입력해야 하므로 매우 비효율적이다. 따라서 쉽고 빠르게 의무기록 작성이 가능한 비대면진료 솔루션이 필수적이다.

원격의료 서비스를 제공하기 위해서는 진료과정의 재조정이 필수적이다.

대면진료 환경에서 환자는 직접 방문하여 프런트 데스크에 문의하여 약속을 정하고, 의사를 만나기 전에 일정서식을 작성하고, 예약하고 병원에 와서 진료를 받고 수납을 한 뒤, 처방전을 받고 약국에서 약을 받아간다. 그러나 원격의료에서는 병원에 방문할 일도, 약국에 방문할 일도 없다. 따라서 당연히 의무기록의 내용이나 형식도 달라지게 되고, 이러한 이유로 진료과정에 최적화된 새로운 Patient Journey를 만들어야 한다.

원격의료 솔루션을 사용하는 의료진 및 병원직원의 편안함도 개선해야 한다. 원격의료는 대부분의 병의원에서 낯선 경험이기 때문에 상호운용성을 통해 기술을 편안하게 사용할 수 있도록 해주어야 한다.

원격의료에 대한 학습곡선은 의료의 모든 핵심 구성요소가 통합되고, 하나의 EHR을 통해 연결되고 원활하게 함께 작동할 때 줄어들게 된다.

7. 원격의료와 의무기록의 미래

원격의료는 아직 초기 단계이지만 그 영향은 코로나19 대유행 후에도 오래 지속될 것이다. 원격의료의 활용도가 높아지면서 전염병의 확산을 줄이고 의료 접근성이 떨어지는 환자들이 의료서비스를 더 많이 이용할 수 있을 뿐만 아니라 가상 임상시험을 가능하게 해주고 있다.

가상 임상시험을 통해 공간에 제한받지 않고 연구를 진행할 수 있게 되었다. 환자 모집이 더 간단해지고 환자 참여가 더 쉬워졌다.

가장 중요한 것은 효과적으로 의무기록을 작성할 수 있도록 EHR과 통합된 원격의료 플랫폼이 환자의 생명을 구할 수 있는 약물 사용승인에 필요한 주요 환자데이터를 더 잘 수집하고 기록할 수 있다는 것이다. 앞으로는 이처럼 원격으로 진행되는 임상시험에 적합한 의무기록을 표준화하고 이를 활용할 수 있도록 해주는 다양한 임상시험 플랫폼이 각광을 받게 될

학습 5

가능성이 매우 높다.

그뿐만 아니라 앞으로 원격의료는 대면진료 환경과 최대한 유사하게 구현하는 방식으로 발전할 것으로 예상된다. 예를 들어 환자가 실제 진료실과 같은 느낌을 가질 수 있도록 메타버스 기술을 통하여 가상공간을 설계하고, 환자와 의사가 나눈 대화를 어떻게 효율적으로 기록할 것인지에 대한 방법을 찾아야 한다. 이를 위해 영상과 관련된 메타버스 기술, 블록체인 기술, AI 기술이나 의료녹취 시스템 등과 같은 솔루션들이 더 각광을 받게 될 것이다.

사람을 만나서 대화할 때는 어투나 몸짓, 분위기 등으로 파악가능한 것도 전화를 할 때는 파악하기 어려워 오해가 생길 수 있는 것처럼 정확도가 생명인 의무기록의 경우에는 환자와 의료진 간의 대화를 가장 정확하게 기록할 수 있는 기술적 지원이 필수적이다.

환자의 입모양을 보고 무슨 말인지를 파악하는 인공지능 기술이나 환자, 의료진이 말한 것을 손쉽게 의무기록으로 만들 수 있는 음성인식 기술이나 영상판정 기술과 같이 새로운 의무기록 보조 혹은 지원기술들이 각광을 받게 될 것이다.

원격의료는 더 이상 부가적인 서비스가 아니라 현대의료 환경의 필수요소이다. 의사가 더 효율적으로 환자를 치료하고, 환자와 더 효과적으로 의사소통하고 그러한 내용이 데이터로 저장될 수 있도록 의무기록 시스템도 변해야 한다. 디지털 시대에 맞는 새로운 의무기록이 나와야 진정한 의미의 '환자를 위한 원격의료'가 가능할 것이다.

02 원격의료 시스템에서 전자처방을 사용할 시에 발생되는 문제와 한계사항에 대하여 분석하라.

전자처방이 작업 흐름 프로세스를 능률화하고 시스템의 효율성을 높일 수 있는 능력이 있지만, 전자처방 관행의 광범위한 채택을 방해할 수 있는 문제와 한계는 다음과 같다.

1. 재정적 비용 및 투자수익(ROI)

이러한 시스템의 구매, 구현, 지원 및 유지관리와 관련된 비용은 대부분의 소규모 임상실습 수단을 넘어설 수 있으며, 가장 큰 구현장벽 중 하나로 알려져 있다.

의료처방을 담당하는 의료 종사자, 특히 소규모 진료소, 도심지역 또는 외딴 시골환경에 있는 의료 종사자는 전자처방과 관련된 비용 중 공정한 분담금보다 더 많은 비용을 부담할 수 있다. 이것은 재정적으로 지원하지 않고도 이러한 시스템에서 이익을 얻을 수 있는 다양한 다른 이해 관계자에 대한 응답으로 그들의 위험을 실질적으로 분산시킨다.

따라서 임상실습은 시스템 사양(독립형 시스템 또는 전체 EHR 시스템)에 따라 다양한 비용으로 하드웨어와 소프트웨어 모두에 상당한 투자를 해야 한다. 무료 전자처방 시스템을 받는 클리닉도 인터페이스 관리, 유연성으로 인한 사용자 정의, 교육, 유지관리 및 업그레이드와 관련된 재정적 비용에 직면할 수 있다. 여기에 더해 클리닉은 구현 전환 기간동안 손실된 시간과 효율성도 고려해야 한다. 결과적으로 대도시 지역은 시골 지역과 비교할 때 가장 큰 ROI를 볼 수 있다.

2. 변경관리

많은 사람들이 종이 기반 처방에서 전자처방으로 전환할 때 변경관리와 관련된 문제를 과소평가한다. 이는 특히 의료서비스 제공자와 관련 직원이 현재 관리시스템에 익숙한 바쁜 관행에서 사실이며, 이 경우 변경관리가 매우 중요해진다. 전자시스템의 도입으로 처방전 관리와 관련된 작업 흐름을 변경하는 방법을 이해하려면 잠재적으로 어렵고 시간이 많이 걸리는 분석이 필요할 수 있다.

변화는 또한 약사들이 임상적 위험을 줄이기 위해 그들의 활동을 가장 잘 목표로 삼기 위해 전자처방과 관련된 새로운 유형의 오류에 대한 인식을 높일 것을 요구한다. 결과적으로 효과적인 계획, 교육, 지원이다.

3. 하드웨어 및 소프트웨어 선택

올바른 하드웨어 플랫폼 및 소프트웨어 응용 프로그램을 선택하는 것은 특히 작고 바쁜 설정과 관련하여 실무에서 다소 어려운 작업이 될 수 있다.

많은 사람들이 전문 정보기술 인력/직원에 대한 접근이 제한되어 있어 시작방법, 적절한 공급업체 선택, 비용 및 기능 협상, 그리고 가장 중요한 것은 지속적인 기능과 의미있는 사용을 보장하기 위한 장기지원에 어려움을 겪고 있다.

4. 잘못된 경고

잘못 정의된 소프트웨어로 잘못된 팝업 경고 트리거로 인해 임상 의사결정 지원시스템을 효과적으로 사용할 수 없는 것도 큰 제약이다. 이러한 상황에서 많은 사람들이 알림을 해제하여 시스템의 가장 유익한 측면 중 하나를 비활성화한다.

5. 데이터 입력의 무결성

잘못된 환자를 선택하거나 용량메뉴에서 잘못된 선택을 클릭하는 등의 우발적인 데이터 입력오류가 발생할 수 있다. 소프트웨어 공급업체는 사용자 피드백을 지속적으로 검토하고 사용자 인터페이스 디자인의 모범사례를 따름으로써 오류를 줄일 수 있다.

6. 보안 및 개인정보보호

많은 eHealth 솔루션과 마찬가지로 전자형식으로 저장된 환자정보의 개인정보보호는 부적절한 보안관행을 통해 보호 대상 건강정보를 인터넷에 부주의하게 누설하는 것과 같은 새로운 오류의 가능성을 초래할 수 있다. 직원이 의도된 용도 이외의 조직에 처방전을 전달할 수 있는 태만의 경우도 발생할 수 있다. 미리 해결해야 할 또 다른 보안문제는 약사가 받은 처방전의 의학적 무결성을 보장하기 위한 전자서명의 검증이다. 병원, 진료소 및 약국은 방화벽으로 보호하고 엄격한 컴퓨터 권한 설정을 사용하며 침입 징후에 대해 경계를 유지하도록 권고받는다.

7. 시스템 중단시간

네트워크 관련 문제, 하드웨어 오류 또는 정전으로 인해 시스템 중단시간이 발생할 수 있다. 시스템에 접근할 수 없을 때 전자처방을 사용할 수 없다는 것은 큰 우려사항이며, 그러한 상황이 발생할 때 대체 절차 및 메커니즘에 대한 논의와 함께 해결되어야 한다.

8. 환자 액세스 상실

의료 제공자 사무실의 소프트웨어 오작동과 같이 환자가 통제할 수 없는 상황이 발생하는 경우 환자는 더 이상 의료 제공자에게 약국에 가져갈 종이 처방전을 요청할 수 없다(신규 필요한 의약품을 얻기 위해 예외를 제외하고 전자처방이 필수인 요크, 다른 주에서 이를 따름).

그러나 미국의 경우에 New York, Connecticut, Maine 및 Pennsylvania와 같은 주에서는 처방자가 일시적인 기술적 또는 전자적 오류의 경우 종이 처방전을 발행할 수 있도록 허용한다. 이로 인해 환자는 기술자 또는 발견할 수 없는 다른 작업자의 자비에 맡겨진다.

03 원격병리를 통한 진단시 고려사항과 한계점에 대하여 분석하라.

1. 원격병리를 통한 진단시 고려사항

원격병리가 성공하기 위해서는 현실적 비용, 단순한 운영방식, 양방향 소통, 인센티브에 기반한 사용자 참여 프로그램, 기관과의 강한 협력 관계, 훈련 및 사용자 교육이 뒷받침되어야 한다. 장애 요인으로는 개인정보보호에 대한 법적 규제로 인한 제한적 정보 교환, 적정한 유지관리를 위한 충분한 증례 확보, 국가 간 원격병리의 경우 문화적 차이, 정보통신 기술의 한계 및 차이 등이 있다.

원격병리를 통한 진단을 수행하기 위해 가이드라인에서 권고하고 있는 사항은 다음과 같다.

1) 교환할 정보활용에 대한 상호동의 및 신뢰성

환자정보 및 블록 및 슬라이드 번호 등이 충분히 원격병리 판독의에게 전달되어야 하며, 이를 위해서 검사실 업무자 및 기관 내 의료정보시스템 혹은 검사실 정보시스템과 유기적으로 연결되어야 업무의 중단없이 판독행위가 이루어질 수 있다.

2) 표준 진료방식에 의한 검사시행

관련 학회나 연구회에서 권고하는 판독지침에 따라 검사를 수행하는 것이 2차 자문 및 일차 판독에 있어 판독의 차이를 줄일 수 있다.

3) 기술적 지원

원격병리 시스템과 저장소 및 병원 정보시스템을 유기적으로 연결하고, 판독 중 네트워크 안정성 보장, 정보보호를 위한 보안기술, 사용자 로그 및 저장소 관리 프로토콜 수립을 위한 정보 전문가의 참여가 반드시 필요하다. 특히 여러 시스템의 유기적 연결 및 기술 검증을 위해서 판독의와 정보기술 전문가의 협업이 필수적이다.

4) 자문과 보관 등

원격병리를 통한 진단 혹은 자문의 경우에는 공식적인 자문 여부와 함께 보고서를 남기고, 전산 사용자의 로그를 포함한 관련 자료의 보관기간에 대한 지침을 갖고 있어야 하며, 원격병리의 정도관리는 기술적인 측면에서는 영상의 질, 장애 빈도, 네트워크 속도 및 기기관리 로그, 자료 무결성 확인 등의 항목으로 구성할 수 있다. 진단의 경우는 현미경 판독과 동일한 방식의 2차 Peer-review를 통한 진단 재평가로 시행할 수 있다.

2. 원격병리의 한계점

이미지를 활용한 진단검사라는 점에서 원격병리는 원격판독(Teleradiology)과 비교하여 동일한 방식으로 접근하려는 시도가 많으나, 본질적으로 병리과 및 영상의학과는 차이점이 많다.

영상의학과의 영상은 디지털 획득이 필름을 대치하여 이루어졌고, 이미 영상획득 장치가 모두 디지털에 기반을 두고 있으며, DICOM영상 표준화도 일찍 이루어졌다.

판독의의 판독방식도 모니터에 이미 익숙해져서 디지털 업무환경에 대한 기술적 이해도 및 적응도가 높은 상태로, 기기에 대한 평가 및 검증에 익숙한 상태이다.

병리영상은 유리 슬라이드를 스캔하여 얻는 영상으로 유리 슬라이드가 제작된 후 디지털 획득과정이 추가되므로 업무 편의성을 체험하기 어렵고, 생성되는 파일의 크기가 영상에 비해 커서 슬라이드 한 장당 1~2GB에 해당하고, 한 증례당 판독에 필요한 슬라이드가 증가할 경우 영상의학과의 영상과 같이 이동형 외장저장소를 사용한 이동이 불가능한 크기가 되기 쉽다. 따라서 환자가 기관을 변경하면서 영상자료처럼 본인의 병리 디지털 파일을 복사해서 전달하기가 어려울 수 있다.

기관간의 원격병리의 경우에는 기관 사이에 전달한 파일의 양이 커지기 때문에 자료 업로드 및 보관관리 프로토콜이 중요한 이유가 된다.

디지털 병리를 통한 판독의 경우 5~15%의 경우 유리 슬라이드 재검이 필요한 경우가 있어 원격병리를 통해 100% 진단이 이루어질 수 없다는 한계가 있고, 추가의 면역조직화학 검사 혹은 유전자 검사가 필요한 경우, 유리 슬라이드 혹은 검체가 필요하기 때문에 디지털 자료만으로 검사를 완료할 수 없다는 한계가 있다.

기기회사를 중심으로 빠르게 기술개발이 이루어진 반면에, 디지털 병리시스템의 표준화에 대한 논의가 활발하지 못하며, 진료현장에서는 도입비용에 비해 경제적 보상체계가 없고, 충분한 규모를 유지할 수 없는 경우가 많은 상태로 이는 디지털 병리를 통한 진단이 대중화되지 못하는 원인 중 하나이다.

대표적인 스캐너 및 시스템 회사, 병리 관련 유관학회가 중심이 되어 영상표준에 대한 논의를 진행하고 있으나 아직까지 확정된 영상표준은 없는 상태이며, 병리검사의 경우 의료정보 수준에서 검사표준 항목에 해당하는 항목은 검체 정보, 채취 부위 및 주요 진단명, 보고자 혹은 검사 일시, 블록 및 슬라이드 항목과 같은 검사 진행 관련 항목이며, 정작 중요한 병리결과 보고서의 경우는 표준화 논의 대상에 포함되지 못하고 있다. 병리결과의 대부분은 텍스트 형태의 보고서로 한 개의 항목에 해당하며, 보고서 내용이 정형화되어 있지 못하기 때문에 세부항목에 대한 표준화는 어려운 상태이다.

고속 스캐너 기술 및 빅데이터에 적합한 정보통신 기술을 기반으로 디지털 자료 및 기기를 통한 진단방식이 기존의 현미경 진단을 대치하는 시대적 변화에 맞추어 원격병리는 새로운 전환점에 들어서 있다. 새로운 기술을 받아들이기 위해서는 필요 당위성과 함께 기존 업무 방식의 단점을 보완하면서 사용자의 참여를 끌어들일 수 있는 기술적 요소 발굴과 제도적 보완이 함께 이루어져야 저항없는 변화가 가능할 것이다.

학습 5

학습활동.5 교수 · 학습 방법

교수 방법

- 원격의료 시스템의 관리기술에 대한 관련 용어, 구성, 방식 이해 정도를 파악한 후 수업을 진행한다.
- 교수자의 주도로 원격의료 시스템의 관리기술 등의 내용을 PPT 자료로 제시한 후 설명한다.
- 가능하면 사전에 개인별 학습 자료를 준비하여 모든 학생이 참여할 수 있는 문제 해결식 수업, 협력 수업이 가능하도록 한다.
- 원격의료 시스템의 관리기술 전 과정을 작업의 순서에 따라 단계적으로 실습이 이루어질 수 있도록 지도한다.
- 교재를 통해 수업을 준비하는데 있어서 필요한 모든 정보나 팁, 힌트 등 도움이 될 만한 내용들을 확인할 수 있다.
- 학생들이 만들게 될 각 모델들은 수업시간에 중점적으로 다뤄질 부분과 어휘, 질문, 답을 포함하고 있으며 또한 탐구할만한 추가적인 아이디어들도 포함하고 있다.

학습 방법

- 원격의료 시스템의 관리기술에 대한 관련 용어를 숙지하고, 원격의료 시스템의 관리기술에 대해 이해한다.
- 원격의료 시스템의 관리기술의 각 단계별 중점 사항을 체계적으로 학습한다.
- 원격의료 시스템의 관리기술의 수행순서의 전 과정을 실습한다.
- 원격의료 시스템의 관리기술의 내용을 이해한다.
- 원격의료 시스템의 관리기술을 이해하고 숙달이 될 때까지 학습한다.

학습활동.5 평가 및 피드백

평가 준거

- 평가자는 피평가자가 수행 준거 및 평가 내용에 제시되어 있는 내용을 성공적으로 수행할 수 있는 지를 평가해야 한다.

학습내용	평가항목	성취수준		
		상	중	하
원격의료 시스템의 관리기술	원격의료 시스템의 관리기술을 이해할 수 있다.			

평가 방법

- 작업 포트폴리오

학습내용	평가항목	성취수준		
		상	중	하
원격의료 시스템의 관리기술	원격의료 시스템의 관리기술을 이해할 수 있다.			

- 필기시험

학습내용	평가항목	성취수준		
		상	중	하
원격의료 시스템의 관리기술	원격의료 시스템의 관리기술을 이해할 수 있다.			

- 체크리스트를 통한 관찰

학습내용	평가항목	성취수준		
		상	중	하
원격의료 시스템의 관리기술	원격의료 시스템의 관리기술을 이해할 수 있다.			

- 피드백

1. 작업 포트폴리오
   - 제출한 보고서를 평가한 후 주요 사항에 대하여 표시하여 돌려준다.
2. 필기시험
   - 평가 결과 성적이 저조한 학생은 보고서 제출 기회를 부여한다.
3. 체크리스트를 통한 관찰
   - 실습 과정에서 평가한 후 개선해야 할 사항 등을 정리하여 돌려준다.

참 | 고 | 문 | 헌

- https://www.msdmanuals.com
- 김철중, 한국이 개발한 원격의료기술, 외국인이 사용, https://www.chosun.com/
- 최윤섭, 한국의 원격의료에 대한 생각과 그 생각에 대한 생각, www.yoonsupchoi.com, 2020.5.20.
- https://dgrz.tistory.com/55
- 원격의료 시스템. 튜메니의 신경외과 연방 센터, 2013.
- https://ko.wikipedia.org/wiki
- 원격의료로 달라지는 세상, MK뉴스, 2014.06.23.
- 원격진료 혜택 부유한 젊은 층만 받네, 동아 사이언스, 2014.02.07.
- '언제 어디서나' 헬스케어, business watch 뉴스, 2014.04.21.
- https://www.yoonsupchoi.com/2020/05/20/thoughts_on_telemedicine/
- 법무부, 교정시설 원격의료 시스템, https://moj.go.kr/moj/184/subview.do
- https://m.blog.naver.com/lowensteinkorea/222575589485
- https://www.hesel.co.kr/public/severance.php
- https://www.hicare.net/#provides
- https://images.search.yahoo.com
- https://voidoc.io/
- 한구영 · 윤지영 · 전은경, 원격의료 합법화를 고려한 건강보험 정책 제언 : 원격진료플랫폼, 원격모니터링기기, 디지털 치료기기 및 재택치료의료기기 중심으로, HIRA RESERCH, 2022.02.
- 원격혈압 모니터링 가이드
- https://dusuniot.com/ko/blog/remote-blood-pressure-monitoring-guide/
- 정용 외 8, 원격의료실현을 위한 국내과학기술의 현황과 극복과제, 한림연구보고서 139, KAST, 2021.

학습 1	원격의료 시스템의 개요
학습 2	원격의료 시스템의 기술동향
학습 3	원격의료 시스템의 플랫폼
학습 4	원격의료 시스템의 제도화
학습 5	원격의료 시스템의 관리기술
학습 6	**원격의료 시스템의 인공지능 기술**
학습 7	원격의료 시스템의 빅데이터 기술
학습 8	원격의료 시스템의 블록체인 기술
학습 9	원격의료 시스템의 의료용 사물인터넷 기술
학습 10	원격의료 시스템의 생체측정기술
학습 11	원격의료 시스템의 활용사례
학습 12	원격의료 시스템의 미래
학습 13	원격의료 시스템의 시장현황
부 록	용어정리

학습 목표	1. 원격의료 시스템의 인공지능 기술을 이해할 수 있다.

6-1 원격의료 시스템의 인공지능 기술 개요

원격의료 시스템에서 인공지능 기술은 매우 중요하다. 일반적으로 원격의료 시스템은 환자의 건강 상태를 실시간으로 모니터링하고, 의료진과 환자 간에 원격상담 및 진료를 수행할 수 있도록 돕는 시스템이다. 인공지능 기술은 환자진단, 예방, 치료 및 관리와 같은 여러 측면에서 의료전문가들을 지원하는 데 사용된다.

의료분야에 있어서도 환자영상 판독보조, 의료데이터의 변환, 자연어 처리 등에 있어서의 활용, 분석기술을 활용한 임상의사 결정보조 시스템, 수술로봇, 내시경 등 다양한 의료기기의 성능개선, 신약개발 및 임상시험 효율개선 등 다양한 영역에서 인공지능 기술이 활용되고 있다.

원격의료 분야에서도 실시간 원격데이터의 분석, 원격데이터와 기존 진료데이터의 통합 및 분석, 챗봇(Chat-bot) 등 다양한 인공지능 기반 대화형 요소기술, 비대면 진료보조를 위한 강화기술 등 다양한 인공지능 기술이 필요하다.

[그림 6-1]은 인공지능을 활용한 데이터 분석 등 원격의료 시스템의 핵심 개념이다. 인공지능 기술을 활용한 원격의료 시스템의 실현은 기존의 의료진과 환자 간의 의사소통, 계약관계, 의료서비스의 접근성, 그리고 의료서비스의 제공방식 등의 변화를 수반하게 된다. 이는 기존의 의료종사자의 역할과 필요성을 변화시킨다는 점에서 사회적 합의가 필요하지만 미래의료에 필수적인 기술임에는 분명하다.

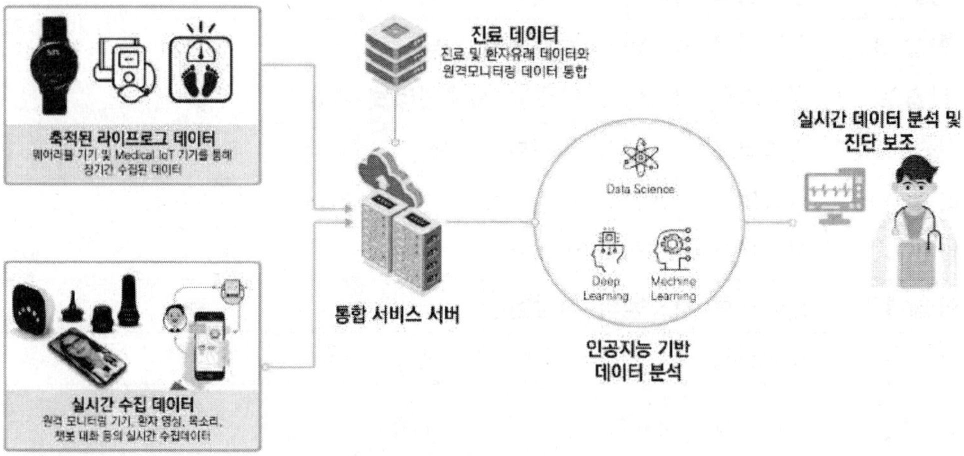

[그림 6-1] 인공지능을 활용한 원격의료 시스템의 핵심 개념

다음은 원격의료 시스템에서 인공지능 기술이 사용되는 자동진단, 의료영상 분석, 예방적 관리, 증상추적, 의료기록관리 등의 예이다.

1. 자동진단

인공지능 기술은 환자의 증상과 의료기록을 분석하여 질병을 진단할 수 있다. 이를 통해 의료전문가들은 환자를 빠르게 진단하고 치료를 시작할 수 있다.

원격의료에서 인공지능 기술을 사용하여 자동진단을 하는 방식은 크게 두 가지이다.

첫째, 규칙 기반 접근법(Rule-based Approach)은 인공지능 모델이 미리 설정된 규칙에 따라 질병을 진단하는 방식이다. 이 방식은 인공지능 모델이 의료전문가들이 수집한 다양한 의료정보, 진단 및 치료방법 등을 바탕으로 작동한다. 예를 들어 만약 환자가 발열, 기침, 두통, 몸살 등의 증상을 보인다면 이 모델은 이러한 증상을 바탕으로 코로나19, 독감, 감기 등의 질병 중 하나를 진단할 수 있다.

둘째, 기계학습 접근법(Machine Learning Approach)은 인공지능 모델이 예측을 위해 과거 데이터를 학습하도록 하는 방식이다. 예를 들어 인공지능 모델은 수천 건 이상의 이미지나 환자의 의료기록을 학습하여 다양한 질병을 분류하고 진단할 수 있다. 이 방식은 인공지능 모델이 학습데이터에 대한 정확한 정보를 보유하고 있을 때 가장 효과적이다.

어떤 방식을 사용하더라도 인공지능 기술을 사용하여 자동진단을 수행할 때는 항상 의료전문가의 지식과 경험이 필요하다. 인공지능 모델은 의료전문가의 판단을 보완할 수 있지만, 최종적인 진단은 여전히 의료전문가가 내릴 필요가 있다. 따라서 이 단계에서 인공지능 기술을 활용한 자동화된 데이터 처리, 분석과 의사결정보조를 하는 것은 매우 필요하다.

또한 인공지능과 ICT 기술을 활용하면 기존에는 획득, 활용하지 못했던 가속계, 운동센서, 자이로스코프 등을 활용하여 새로운 의료서비스를 제공할 수 있다. 예를 들어 운동센서, 가속계를 활용하여 재활훈련이 필요한 환자의 운동량을 자동으로 측정할 수 있고, 자이로스코프, 가속계 등을 활용하여 고령환자의 낙상사고 등을 감지하여 의료진에게 전달할 수 있을 것이다.

2. 의료영상 분석

의료영상 분석을 위해 딥러닝 알고리즘이 사용된다. 이를 통해 의료전문가들은 CT, MRI 및 X-레이 등의 영상을 분석하여 질병을 탐지하고 진단할 수 있다.

인공지능 기술을 사용한 원격의료에서 의료영상 분석은 주요 응용 분야 중 하나이다. 인공지능은 이미지 인식, 패턴 인식, 분류 및 예측 등의 기술을 사용하여 의료영상을 분석할 수 있다.

일반적으로 의료영상 분석을 위한 인공지능 기술은 다음과 같은 절차를 따른다.

① 이미지 획득 : 의료영상을 촬영하거나 스캔하여 디지털 형태로 얻는다.
② 전처리 : 이미지에 대한 전처리 과정을 거쳐 이미지의 특징을 추출하고 필터링한다.
③ 특징 추출 : 이미지에서 중요한 정보를 추출하기 위한 특징을 선택하고 추출한다.
④ 패턴인식 : 이미지의 특징을 기반으로 인식 및 분류 알고리즘을 사용하여 이미지를 분류한다.

⑤ 진단 및 예측 : 이미지 분류결과를 기반으로 의사 또는 의료전문가에게 진단 및 예측정보를 제공한다.

위와 같은 방식으로 의료영상 분석을 수행할 수 있으며, 딥러닝과 같은 인공지능 기술을 사용하여 이미지 인식 및 패턴인식 작업을 수행할 수 있다. 이를 통해 의료영상 분석의 정확성과 효율성을 향상시킬 수 있다.

3. 의료 빅데이터 시스템

원격환자 모니터링으로 획득된 정보, 개별환자의 유전정보 사회적 정보, 기존의 의료정보가 통합된 개별환자의 데이터를 모으며 새로운 형태의 의료 빅데이터를 구축할 수 있게 된다. 이를 통해서 개별환자 데이터의 특성을 넘어서서 다수 환자군의 데이터를 통합 · 분석할 수 있게 되며, 이 과정에서도 인공지능 기술을 유용하게 활용될 수 있다.

예를 들어 통합된 데이터의 분석을 통하여 기존에 알려지지 않은 질병의 원인이나 위험요소를 밝혀내거나 새로운 질병의 아형, 치료법 등을 찾아내는 데 활용될 수 있을 것이다. 또한 대상집단의 데이터 분석을 통하여 당뇨, 고혈압, 심장질환 등 다양한 질환의 발생위험을 예측하여 대응할 수 있을 것이다

4. 예방적 관리

인공지능 기술은 예방적 관리에도 사용된다. 예를 들어 환자의 건강 상태를 모니터링하고 잠재적인 질병의 위험을 식별하여 예방적으로 조치를 취할 수 있다.

인공지능 기술은 예방적 의료관리를 위해 다양한 방식으로 활용될 수 있다. 예를 들어 원격의료에서 인공지능 기술을 사용하여 다음과 같은 방식으로 예방적 관리를 할 수 있다.

① 개인맞춤형 건강관리 : 인공지능 기술은 개인의 건강 상태를 파악하고, 건강한 생활습관을 유도하는 맞춤형 건강관리를 할 수 있다. 개인의 건강정보와 생활습관을 기반으로 인공지능 기술이 건강 상태를 분석하고, 개인맞춤형 건강케어 계획을 제공할 수 있다.

② 조기진단 : 인공지능 기술을 사용하면 조기진단이 가능해져 질병예방에 큰 도움이 될 수 있다. 인공지능 기술은 환자의 건강정보와 의료영상을 분석하여 질

병의 초기증상을 파악하고, 조기진단 및 조기치료를 할 수 있다.

③ 건강검진 및 모니터링 : 인공지능 기술을 사용하여 건강검진과 모니터링이 가능하다. 인공지능 기술은 개인의 건강정보를 실시간으로 분석하여 건강 상태를 모니터링하고, 필요한 조치를 취할 수 있다.

④ 예방적 치료 : 인공지능 기술은 예방적 치료에도 사용될 수 있다. 인공지능 기술은 환자의 건강정보를 분석하여, 예방적인 치료를 제공하고, 질병의 재발을 예방할 수 있다.

⑤ 예방적 정보제공 : 인공지능 기술을 사용하여 예방적인 정보를 제공할 수 있다. 인공지능 기술은 개인의 건강정보와 생활습관을 분석하여 예방적인 정보를 제공하고, 건강한 생활습관을 유도할 수 있다.

이러한 방식으로 인공지능을 활용하여 예방적 관리를 할 수 있으며, 이는 질병 예방과 건강한 생활습관 유도에 큰 도움이 될 수 있다.

5. 증상추적

인공지능 기술은 환자가 언제 어떤 증상을 겪는지 추적할 수 있다. 이를 통해 의료전문가들은 환자의 건강 상태를 모니터링하고 필요에 따라 치료계획을 조정할 수 있다.

원격의료에서 인공지능 기술을 사용하여 증상추적을 하는 방식은 여러 가지가 있을 수 있지만, 일반적으로는 다음과 같은 방식으로 이루어진다.

① 증상데이터 수집 : 환자가 원격으로 의료서비스를 이용할 때, 인공지능 기술을 활용하여 체온, 혈압, 맥박 등의 증상데이터를 수집한다. 이를 위해 웨어러블 디바이스나 스마트폰 앱 등을 활용할 수 있다.

② 데이터 분석 : 수집된 증상데이터를 인공지능 알고리즘에 입력하여 분석한다. 이 때 딥러닝, 머신러닝, 자연어 처리 등의 기술을 활용하여 데이터 패턴을 파악하고 이상증상을 탐지할 수 있다.

③ 증상추적 및 예측 : 분석된 데이터를 바탕으로 인공지능 알고리즘이 환자의 증상추적 및 예측을 수행한다. 이를 통해 환자의 건강 상태 변화를 실시간으로 모니터링하고, 이상증상이 발생할 경우 의료진에게 경고를 보내어 조기에 대처할 수 있도록 돕는다.

④ 예방적 조치 및 개인맞춤형 치료 : 증상추적 및 예측을 통해 인공지능 알고리

증이 환자의 건강 상태를 파악하고 예방적인 조치를 제안할 수 있다. 또한 개인맞춤형 치료방안을 제시하여, 환자의 건강 상태를 최적화할 수 있도록 돕는다.

이러한 방식으로 인공지능 기술을 활용하여 증상추적을 수행하면 의료진의 업무 부담을 줄이고, 환자의 건강 상태 변화를 실시간으로 모니터링하여 조기 대처가 가능하게 되므로 의료서비스의 효율성을 높일 수 있다.

원격의료에 있어서 의료진-환자 상호작용은 상당 부분 컴퓨터-환자 상호작용으로 전환될 수 있는데 이는 인공지능 기반 대화 이해 및 생성기술을 활용하여 가능하다. 이러한 대화 이해 및 생성기술은 텍스트의 형태나 혹은 챗봇 등 다양한 형태로 구현 가능하며, 이미 정신건강이나 다양한 분야에서 이러한 실시간 인공지능 기반 대화기술의 가치들이 증명되고 있다.

6. 의료기록관리

인공지능 기술은 의료기록을 관리하는 데도 사용된다. 이를 통해 의료전문가들은 환자의 의료기록을 쉽게 검색하고 의료기록을 업데이트할 수 있다.

원격의료에서 인공지능 기술을 사용하는 경우, 의무기록관리는 다양한 방식으로 가능하다.

1) 의료전문가의 인공지능 시스템을 사용

가장 일반적인 방법은 의료전문가가 시스템을 사용하여 환자정보를 기록하고 관리하는 것이다. 이를 위해 의료전문가는 인공지능 시스템을 사용하여 환자의 증상, 진단, 치료계획 및 추적정보를 기록한다. 이러한 정보는 의료전문가가 시스템에 입력하고, 시스템은 이를 데이터베이스에 저장한다.

2) 인공지능 기술의 자연어 처리(NLP)를 사용

또한 의무기록 관리를 위해 인공지능 기술 중 하나인 자연어 처리(Natural Language Processing, NLP)를 사용할 수 있다. NLP는 기존 의료기록에서 정보를 추출하고 분석하여 의료전문가가 보다 효과적으로 환자를 관리할 수 있도록 도와준다. 예를 들어 NLP는 환자의 의학적 히스토리, 증상, 진단 및 치료에 대한 정보를 추출하여 이를 의료전문가에게 보고할 수 있다.

3) 의사결정 지원시스템(DSS)을 사용

마지막으로 인공지능 기술 중 하나인 의사결정 지원시스템(Decision Support System, DSS)을 사용하여 의료전문가가 환자정보를 쉽게 분석하고 관리할 수 있다. DSS는 의료전문가가 환자의 증상, 진단 및 치료에 대한 정보를 분석하고 의사결정에 도움을 주는 도구이다. 이러한 시스템은 환자정보를 정확하게 추적하고 관리할 수 있도록 도와준다.

총체적으로 의무기록 관리를 위해 인공지능 기술을 적용하는 방법은 다양하지만 의료전문가가 직접 시스템을 사용하여 정보를 기록하고 관리하는 것이 일반적이다. 이러한 방식으로 인공지능 기술은 원격의료 시스템에서 매우 중요한 역할을 한다.

7. 비대면진료 관련 보조기술

비대면진료는 전통적인 의료행위의 공간적인 제약을 극복하기 위한 기술이지만 본질적으로는 변형되더라도 일정한 형태의 대면 상호작용(Face-to-face Interaction)을 요구한다. 기본적으로 이는 정보통신 기술을 통해서 확보되나 이는 인공지능 기술을 통해서 더 강화될 수 있다. 예를 들어 전통적인 병력청취의 경우 현재는 대면진료의 경우에도 진료시간의 부족으로 다른 검사로서 대치되기 일쑤이다. 그러나 지능형 챗봇 기술을 활용하여 인공지능 기반 예진기술을 개발하게 되면 비대면진료 전 환자와의 예진을 통해 기본 병력을 얻고, 이를 데이터화하여 의사에게 제공함으로써 보다 높은 수준의 진료를 보장할 수 있다. 만성환자의 경우 이에 더하여 기존에 환자에게 모인 스마트 센서의 모니터링 정보, 예를 들어 혈당, 혈압, 심박수, 운동량 등과 통합하여 제공될 수 있을 것이다.

보다 나아가서 특정 분야, 예를 들어 피부질환의 영역에 있어서는 인공지능 기술이 원격진단을 보조할 수도 있을 것이다. 피부질환 중 특히 피부암의 경우 시각적인 진단에 있어서 인공지능모델이 피부과 전문의에 필적하는 성능을 보인다고 알려져 있다.

이러한 원격진단 보조는 유방암, 자궁경부암 검진 등의 분야로도 확장될 수 있다. 비대면진료의 중요한 영역의 하나인 원격수술에 있어서도 인공지능 기술이 다양하게 활용될 수 있다. 수술에 있어서 필수적인 수술계획 수립, 실시간 영상분석을 통한 위험영역(Danger Zone)의 설정과 수술시 실수방지 기술 등에 다양한 인공지능 기술의 적용이 가능하다.

6-2 원격의료 시스템의 인공지능 모델기술

원격의료 시스템에서 인공지능 모델은 다양한 의료데이터를 분석하고, 환자 진단, 예측, 치료 등의 의사결정에 도움을 준다. 이를 통해 의료진의 진단 및 치료 능력을 향상시키며, 환자치료 효과를 극대화할 수 있다.

인공지능 모델은 일반적으로 머신러닝 알고리즘을 사용하여 구성된다. 이 모델은 수많은 환자데이터를 학습하고, 이를 토대로 패턴을 파악하고 예측 모델을 구축한다. 이 예측 모델은 새로운 환자데이터를 분석하여 환자 상태를 예측하고, 적절한 치료방안을 제시하는데 사용된다.

인공지능 모델은 의료데이터를 처리하고 분석하는데 있어서 인간보다 높은 정확도와 속도를 보장할 수 있다. 이를 통해 의료진은 더 빠르고 정확한 진단을 내리며, 환자의 치료기간과 비용을 최소화할 수 있다.

또한 인공지능 모델은 의료진의 업무부담을 줄여주는 역할을 한다. 예를 들어 이 모델은 진료 전후의 문서작성이나 환자관리 업무를 자동화할 수 있다. 이를 통해 의료진은 더 많은 시간을 환자진료에 집중할 수 있으며, 보다 효율적인 의료서비스를 제공할 수 있다.

1. 인공지능 모델의 규칙기반 접근법(Rule-based Approach)

원격의료 시스템에서 인공지능 모델을 사용하는 경우, 모델의 구체적인 규칙 및 기준에 대한 접근법이 중요하다. 이를 위해 다음과 같은 구체적인 접근법이 있을 수 있다.

① 의료전문가와의 협력 : 인공지능 모델 개발시 의료전문가와의 협력이 필수적이다. 의료전문가들은 환자진료 과정에서 수집된 데이터를 분석하고 의료적인 규칙과 기준을 제시할 수 있다. 따라서 의료전문가와의 협력을 통해 인공지능 모델의 규칙과 기준을 정할 수 있다.

㉠ 국제적인 규제와 표준화 : 인공지능 모델은 환자의 건강과 안전에 직접적인 영향을 미칠 수 있다. 따라서 국제적인 규제와 표준화가 필요하다. 예를 들어 의료기기 규제기관에서 인공지능 모델을 평가하고 인증하는 프로세스를 마련하거나, 인공지능 모델의 테스트와 검증을 위한 표준화된 방법론

을 제공할 수 있다.

㉡ 투명성과 해석성 : 인공지능 모델의 결정과정이나 결과에 대한 투명성과 해석성이 중요하다. 이를 위해 인공지능 모델의 개발과정에서 사용된 데이터, 알고리즘, 파라미터 등에 대한 정보를 제공할 필요가 있다. 또한 모델의 결과를 분석하고 해석할 수 있는 도구나 방법을 제공할 수 있다.

㉢ 윤리적인 고려 : 인공지능 모델을 개발하고 사용할 때는 윤리적인 고려가 필요하다. 특히 개인정보보호, 공정성, 형평성 등에 대한 문제가 발생할 수 있다. 이러한 문제를 예방하기 위해 인공지능 모델의 개발과 사용에 대한 윤리적인 가이드라인을 마련하거나, 인공지능 모델의 개발 및 사용에 대한 관리시스템을 구축할 필요가 있다.

따라서 원격의료 시스템에서 인공지능 모델을 사용할 때에는 위와 같은 구체적인 규칙 및 기준을 고려하여 모델을 개발하고 사용해야 한다.

2. 기계학습 접근법(Machine Learning Approach)

원격의료 시스템에서 인공지능 모델을 개발하기 위한 기계학습 접근법은 크게 지도학습(Supervised Learning), 비지도학습(Unsupervised Learning), 강화학습(Reinforcement Learning)으로 구분된다.

① 지도학습 : 지도학습은 입력과 출력데이터 쌍을 사용하여 모델을 학습시키는 방법이다. 원격의료 시스템에서는 이미지 분석, 음성인식, 예측 등에 사용된다. 예를 들어 의료영상 데이터를 입력으로 사용하고 환자의 진단결과를 출력으로 사용하여 모델을 학습시킬 수 있다.

② 비지도학습 : 비지도학습은 입력데이터만을 사용하여 모델을 학습시키는 방법이다. 원격의료 시스템에서는 데이터 클러스터링, 이상치 탐지, 차원 축소 등에 사용된다. 예를 들어 의료영상 데이터를 입력으로 사용하여 유사한 이미지들을 그룹화하거나 이상한 이미지를 탐지할 수 있다.

③ 강화학습 : 강화학습은 에이전트가 환경과 상호작용하면서 보상을 최대화하도록 학습하는 방법이다. 원격의료 시스템에서는 진단, 치료, 예방 등에 사용된다. 예를 들어 강화학습을 사용하여 특정 약물치료가 환자에게 효과적인지 판단하고, 치료계획을 제안할 수 있다.

이러한 기계학습 접근법은 원격의료 시스템에서 다양한 문제에 대한 해결책을 제공할 수 있다. 그러나 모델을 구축하고 학습시키기 위해서는 충분한 양의 데이터와 전문가들의 도움이 필요하다. 또한 모델의 안전성과 신뢰성을 보장하기 위해 모델을 검증하고 테스트하는 과정이 필요하다.

6-3 원격의료 시스템의 인공지능 자연어 처리기술

원격의료 시스템에서 인공지능 기술은 많은 방법으로 활용된다. 그 중 자연어 처리는 의료정보의 처리와 분석에 큰 역할을 한다. 자연어 처리(Natural Language Processing, NLP)는 인공지능 분야에서 텍스트 데이터를 이해하고 처리하는 기술이다.

원격의료 시스템에서 NLP는 환자의 증상, 진단, 치료 등과 같은 의료정보를 분석하고, 이를 전문 의료진에게 제공하거나 환자와 직접 상호작용을 하기 위해 사용된다. 예를 들어 의료질문 답변 시스템은 환자의 증상에 대한 질문에 대한 답변을 자연어 처리를 통해 이해하고, 그에 대한 응답을 생성한다. 또한 의료전자기록 시스템에서는 의사가 작성한 진단보고서와 같은 텍스트 데이터를 자동으로 분류하고 요약하여 의료정보 처리를 용이하게 한다.

자연어 처리기술은 머신러닝, 딥러닝, 통계학 등 다양한 분야의 기술과 함께 사용된다. 예를 들어 자연어 처리기술을 이용하여 의료 질문 답변 시스템을 구현하려면 먼저 자연어 처리 모델을 학습시켜야 한다. 이를 위해 기존의 의료데이터를 수집하고, 이를 정제하여 모델을 학습시킨다. 이렇게 학습된 모델은 새로운 데이터를 입력받아 자동으로 분류하고 응답을 생성할 수 있다.

딥러닝을 이용한 자연어 처리기술은 최근에 많은 발전을 이루고 있다. 예를 들어 자연어 처리를 위해 사용되는 인공신경망 모델인 BERT, GPT 등은 뛰어난 성능을 보이고 있으며, 이를 활용하여 의료정보 처리와 분석에도 많은 기대가 된다.

6-4 원격의료 시스템의 인공지능 의사결정 지원기술

원격의료 시스템의 인공지능 기술 중 하나인 의사결정 지원시스템(DSS, Decision Support System)은 환자의 질병 및 건강 상태에 대한 정보를 수집하고 분석하여 의사결정을 지원하는 소프트웨어 시스템이다.

의사결정 지원시스템은 의료전문가들이 분류, 진단 및 치료결정을 할 때 결정을 지원하는 데 사용된다. 이 시스템은 주로 의료데이터베이스, 전문가 시스템 및 데이터 마이닝 기술을 기반으로 한다.

의사결정 지원시스템은 효율적인 진단 및 치료결정을 내리는 데 도움이 되는 다양한 기능을 제공한다. 예를 들어 DSS는 의사가 수행한 검사 및 검사결과를 분석하여 환자의 건강상태를 평가하고 진단을 제공한다. 이러한 DSS는 의료전문가들이 환자들을 치료하는 데 필요한 정보를 제공하는 데 큰 도움이 된다.

또한 DSS는 의료전문가들이 환자에게 적합한 치료방법을 결정하는 데도 사용된다. DSS는 환자의 질병, 약물복용 및 의학적 역력과 같은 다양한 요소를 고려하여 의료전문가들이 적절한 치료방법을 결정하는 데 도움이 된다.

최근 의료분야에서 인공지능 기술의 발전으로 DSS가 보다 정확하고 효과적으로 활용될 수 있게 되었다. 향후 원격의료 시스템에서 DSS의 사용이 더욱 확대될 것으로 예상된다.

학습 6

6-5 원격의료 시스템의 머신러닝 알고리즘

의료진단 및 예측 인공지능 알고리즘을 사용하여 환자의 건강 상태를 진단하고 예측할 수 있다. 예를 들어 인공지능 알고리즘을 사용하여 뇌졸중 환자의 CT 또는 MRI 이미지를 분석하여 뇌출혈 등의 문제를 식별할 수 있다.

의료영상 분석 인공지능 알고리즘을 사용하여 의료영상을 분석할 수 있다. 이를 통해 의사나 간호사 등 의료전문가들은 질병이나 부상의 정확한 위치와 심각도를 파악할 수 있다.

의료데이터 분석 인공지능 알고리즘을 사용하여 의료데이터를 분석하여 예측 모델을 구축할 수 있다. 이를 통해 환자의 건강 상태를 예측하고, 예방적 조치를 취할 수 있다.

인공지능 알고리즘 중 하나인 머신러닝은 의료데이터를 분석하고 패턴을 인식하는 데 사용된다. 이를 통해 의료진단, 예방, 치료 등 다양한 의료분야에서 의사 결정을 돕는데 활용된다.

머신러닝 알고리즘은 원격의료 시스템에서 중요한 역할을 한다. 이 알고리즘은 의료데이터를 분석하고 예측 모델을 구축하여 환자 진단 및 치료에 도움을 준다.

머신러닝 알고리즘은 크게 지도학습(Supervised Learning), 비지도학습(Unsupervised Learning), 강화학습(Reinforcement Learning)으로 분류된다.

1. 지도학습

지도학습(Supervised Learning)은 입력데이터와 해당하는 출력데이터가 함께 제공되는 경우에 사용된다. 예를 들어 환자의 건강 상태와 관련된 입력데이터가 주어지고, 이를 기반으로 환자가 암에 걸릴 확률을 예측하는 출력데이터가 함께 주어지는 경우에 사용된다. 이러한 알고리즘에는 결정트리(Decision Tree), 로지스틱 회귀(Logistic Regression), 인공신경망(Neural Network), SVM 등이 있다.

1) 의사결정나무

의사결정나무(Decision Trees)는 지도학습 알고리즘 중 하나로, 데이터를 분류하거나 예측하기 위해 사용된다. 예를 들어 의료전문가가 어떤 환자가 특정 질병에 걸렸는지를 예측할 때 의사결정나무 알고리즘을 사용할 수 있다. 의사결정나무는 진단 및 치료 권장사항을 제공하는 데 사용된다.

의사결정나무는 트리구조를 사용하여 데이터를 분석한다. 각 노드(Node)는 데이터의 특성(Feature)을 나타내며, 각 가지(Branch)는 특성의 값을 나타낸다. 루트 노드(Root Node)는 모든 데이터를 포함하는 가장 상위 노드이다. 각 노드는 자식 노드(Child Node)를 가질 수 있으며, 각 자식 노드는 부모 노드의 특성을 따라 각각 다른 특성의 값을 가진다.

의사결정나무는 데이터의 특성을 분석하여 가장 유용한 특성을 찾는다. 이를 위해 각 노드에서는 특성을 선택하고, 해당 특성의 값을 기준으로 데이터를 분할한다. 이 과정을 반복하여 각 노드에서 가장 유용한 특성을 선택하고, 최종적으로 예측 모델을 만든다.

의사결정나무는 분류(Classification)와 회귀(Regression)분석에 모두 사용될 수 있다. 분류분석에서는 각 노드에서 데이터를 다른 클래스로 분류하며, 회귀 분석에서는 각 노드에서 데이터의 값을 예측한다.

의사결정나무는 다른 지도학습 알고리즘과 비교하여 다음과 같은 장단점을 가지고 있다.

장점은 해석력이 높다. 각 노드에서는 특정 특성이 어떻게 영향을 미치는지 쉽게 이해할 수 있다. 또한 데이터의 스케일링이나 정규화 등의 전처리가 필요하지 않고, 비선형 관계를 모델링할 수 있다.

단점은 과적합(Overfitting)되기 쉽다. 과적합을 방지하기 위해서는 가지치기(Pruning) 등의 방법을 사용해야 한다. 또한 데이터의 작은 변화에도 예측결과가 크게 바뀔 수 있고, 다른 알고리즘에 비해 정확도가 낮을 수 있다.

따라서 원격의료 시스템에서 의사결정나무를 사용하기 전에 사전검토가 필요하다.

2) 로지스틱 회귀

로지스틱 회귀(Logistic Regression)는 이진분류 문제에 적합한 알고리즘이다. 이 알고리즘은 데이터를 분석하여 어떤 사건이 발생할 확률을 계산한다. 예를 들어 로지스틱 회귀는 암 진단에서 사용될 수 있다. 로지스틱 회귀는 암 진단 및 치료 권장사항을 제공하는 데 사용된다.

원격의료 시스템에서의 로지스틱 회귀는 확률적인 분류 알고리즘 중 하나로, 입력변수와 출력변수 사이의 관계를 모델링하는 데 사용된다. 입력변수는 환자의 의료기록, 생체신호 및 기타 관련 데이터로 구성된다. 출력변수는 환자의 질병 상태 또는 의료결과와 같은 이산적인 결과이다.

로지스틱 회귀는 입력변수와 출력변수 사이의 선형관계를 모델링한다. 이 모델은 S자 형태의 로지스틱 함수를 사용하여 입력변수의 선형조합을 이산적인 출력변수로 변환한다. 로지스틱 함수는 0과 1 사이의 값을 출력하며, 이것은 이진분류 문제에서 결과변수가 0 또는 1의 값을 가질 때 유용하다.

로지스틱 회귀 알고리즘은 학습 데이터 세트를 사용하여 모델의 가중치를 조정한다. 이러한 가중치는 입력변수와 출력변수 사이의 선형관계를 나타내며, 일반적으로 최대 우도 추정법(Maximum Likelihood Estimation)을 사용하여 학습된다. 최대 우도 추정법은 로그 우도를 최대화하는 가중치 값을 찾는 것으로, 일반적으로 경사하강법 또는 뉴턴 - 랩슨(Newton-Raphson) 방법과 같은 반복적인 최적화 알고리즘이 사용된다.

원격의료 시스템의 지도학습 알고리즘에서 최대 우도 추정법(Maximum Likelihood Estimation)은 파라미터(모델의 가중치 및 절편)의 값을 결정하는 데 사용되는 통계적 방법이다. 이 방법은 주어진 데이터 세트에 가장 적합한 모델 파라미터를 찾기 위해 사용된다.

최대 우도 추정법은 데이터에서 관측된 결과가 모델에 의해 생성될 가능성이 최대화되도록 모델의 파라미터 값을 선택하는 것이다. 즉 주어진 데이터에 대해 모델의 예측값과 실제 관측값 사이의 오차를 최소화하는 모델 파라미터 값을 찾는 것이다.

최대 우도 추정법은 데이터 세트에서 모델의 파라미터 값을 결정하기 위해 다음과 같은 단계를 따른다.

(1) 가능도 함수(Likelihood Function) 정의

가능도 함수는 주어진 데이터와 모델 파라미터에 대해 모델이 생성할 수 있는 모든 가능한 결과에 대한 확률을 나타낸다. 이 함수는 모델 파라미터에 대한 함수로 표현되며, 주어진 데이터에서 모델 파라미터를 조정하여 최대화된다.

(2) 로그-가능도 함수(Log-likelihood Function) 계산

로그-가능도 함수는 가능도 함수를 로그 변환한 것이다. 로그-가능도 함수는 계산이 더 편리하며, 최대화하기 위해 수치 최적화 알고리즘이 사용될 때 수렴 속도를 높일 수 있다.

(3) 파라미터 값 계산

로그-가능도 함수를 최대화하는 파라미터 값을 찾기 위해 수치 최적화 알고리즘을 사용하여 계산한다. 가장 일반적으로 사용되는 최적화 알고리즘 중 하나는 경사하강법(Gradient Descent)이다.

경사하강법은 기본적으로 다음과 같은 방식으로 작동한다.

① 먼저 모델의 파라미터를 임의의 값으로 초기화한다.
② 그런 다음 입력데이터와 출력 레이블을 사용하여 모델의 출력을 계산한다.
③ 모델의 출력과 실제 출력 레이블 간의 차이를 계산하여 손실함수(Loss Function)를 구한다.
④ 손실함수의 기울기(Gradient)를 계산한다.
⑤ 손실함수의 기울기와 학습률(Learning Rate)을 사용하여 모델의 파라미터를

업데이트한다.

⑥ 이전 단계에서 업데이트된 파라미터를 사용하여 새로운 출력을 계산하고, 손실함수를 다시 계산한다.

⑦ 이전 단계에서 계산된 기울기와 학습률을 사용하여 파라미터를 다시 업데이트한다.

⑧ 이러한 과정을 일정 횟수나 손실함수가 더 이상 개선되지 않을 때까지 반복한다.

이렇게 경사하강법을 사용하여 모델을 학습시키면 모델은 입력데이터와 출력레이블 간의 관계를 학습하고, 새로운 입력데이터에 대한 예측을 수행할 수 있다.

(4) 모델평가

계산된 파라미터 값을 사용하여 모델의 예측 성능을 평가한다. 이 단계는 모델 파라미터를 조정하여 다시 수행될 수 있다.

최대 우도 추정법은 지도학습 알고리즘에서 매우 일반적으로 사용되며 선형회귀, 로지스틱 회귀, 나이브 베이즈 등의 모델에서도 사용된다.

로지스틱 회귀 알고리즘은 이진분류 문제에 대해 효과적이며, 클래스 간 격차가 크지 않은 다중분류 문제에도 적용할 수 있다. 또한 모델이 출력하는 확률값은 클래스에 대한 확신도를 제공하므로 환자의 질병위험을 예측하는 데 유용하다. 그러나 로지스틱 회귀는 비선형적인 관계를 모델링하지 못하며, 입력변수 사이의 상호작용을 고려하지 않는다. 따라서 더 복잡한 분류문제에 대해서는 다른 머신러닝 알고리즘을 고려해야 한다.

2. 인공신경망

인공신경망(Artificial Neural Networks)은 뇌의 구조와 기능을 모방한 알고리즘이다. 인공신경망은 데이터의 복잡한 패턴을 인식하고 예측하는 데 사용된다. 예를 들어 인공신경망은 영상분석을 통해 환자의 병변을 검출할 수 있다. 인공신경망은 진단 및 치료 권장사항을 제공하는 데 사용된다.

원격의료 시스템은 인공신경망(ANN)과 같은 기술을 활용하여 환자들의 건강 상태를 모니터링하고 질병을 진단하는 데에 매우 유용하다. ANN은 다양한 의료정보를 학습하여 패턴을 파악하고, 환자들의 건강 상태를 예측하는 데 사용된다.

ANN은 인간의 두뇌를 모델링한 기술로 입력층, 은닉층, 출력층으로 구성되어 있다. 입력층은 환자의 의료정보(㉴ 혈압, 심박수, 혈당 수치 등)를 받아들이고, 은닉층은 입력층의 데이터를 처리하고 다음 층으로 전달한다. 출력층은 ANN의 최종 결과를 출력하는 부분으로, 예를 들어 환자의 질병 진단결과를 출력할 수 있다.

ANN의 학습과정은 지도학습(Supervised Learning) 알고리즘을 사용한다. 이는 입력데이터와 예상 출력데이터를 모두 포함하는 훈련 데이터셋을 사용하여 ANN의 가중치와 바이어스를 조정하는 것이다. ANN은 이러한 훈련데이터를 학습하면서 입력데이터의 패턴과 출력데이터의 관계를 파악하고, 이를 기반으로 새로운 입력데이터에 대한 출력데이터를 예측할 수 있다.

또한 ANN은 오차역전파(Backpropagation) 알고리즘을 사용하여 학습한다. 이는 ANN의 출력결과와 실제결과 간의 오차를 계산하고, 이 오차를 이용하여 ANN의 가중치와 바이어스를 조정하는 것이다. 이러한 과정을 여러 번 반복하면 ANN은 점차적으로 정확도를 높이며 예측력을 향상시킨다.

따라서 ANN은 원격의료 시스템에서 매우 유용한 기술 중 하나로, 환자들의 건강 상태를 모니터링하고 질병을 진단하는 데에 매우 유용하다.

1) 서포트 벡터머신

서포트 벡터머신(Support Vector Machines, SVM)은 데이터를 분류하거나 예측하기 위해 사용된다. SVM은 입력데이터를 분류하기 위한 선형 또는 비선형 모델을 학습하는 지도학습 알고리즘 중 하나이다. SVM은 분류문제에 가장 잘 맞는 알고리즘 중 하나로 알려져 있다.

SVM은 입력데이터를 고차원 공간으로 매핑하고, 그 공간에서 최적의 결정경계를 찾는다. 이 결정경계는 SVM이 학습된 데이터 포인트 중 가장 가까이 있는 지원벡터(Support Vector)로부터 생성된다. SVM은 이러한 지원벡터들을 기반으로 분류모델을 만든다.

3. 비지도학습

비지도학습(Unsupervised Learning)은 출력데이터가 주어지지 않는 경우에 사용된다. 이 알고리즘은 데이터의 패턴을 찾아내거나 클러스터(Cluster)를 찾아내는 데 사용된다. 예를 들어 환자의 건강 데이터를 비지도학습 알고리즘에 입력하여 환자를 서로 다른 그룹으로 분류하는 클러스터링(Clustering) 알고리즘을 사용할 수 있다. 이러한 알고리즘에는 K-means, PCA(Principal Component Analysis),

Autoencoder 등이 있다.

1) K-means

K-means는 클러스터링 알고리즘 중 하나로, 데이터를 미리 정해진 K개의 클러스터로 그룹화하는 비지도학습 알고리즘이다.

원격의료 시스템에서 K-means 알고리즘을 사용하면 환자데이터를 그룹화하여 질병패턴을 발견하고, 예측 모델을 만들 수 있다. 이를 통해 환자진단과 치료에 대한 결정을 더욱 정확하게 내릴 수 있다.

K-means 알고리즘의 작동방식은 다음과 같다.

① 먼저 K개의 클러스터 중심을 임의로 선택한다.
② 각 데이터 포인트를 가장 가까운 클러스터 중심에 할당한다.
③ 할당된 데이터 포인트들의 평균을 구하여 해당 클러스터 중심을 업데이트한다.
④ 클러스터 중심이 변하지 않을 때까지 두 번째와 세 번째를 반복한다.

알고리즘이 종료되면 각 데이터 포인트는 K개의 클러스터 중 하나에 속하게 된다. 이를 통해 환자데이터를 K개의 그룹으로 나누어 각 그룹마다의 특징을 파악하고 진단, 치료에 대한 의사결정을 내릴 수 있다.

K-means 알고리즘은 비교적 높은 정확도와 처리속도를 가지고 있어 대용량 데이터에 대한 클러스터링에 많이 사용된다. 하지만 클러스터의 수를 미리 정해야 하기 때문에 적절한 클러스터 수를 찾는 것이 중요하다. 이를 위해 엘보우 방법 등의 클러스터링 평가지표를 사용하기도 한다.

2) PCA

PCA(Principal Component Analysis)는 데이터의 주성분을 추출하는 비지도학습 알고리즘이다. 주성분은 데이터에서 가장 많은 분산(Variance)을 가진 방향이다. 따라서 PCA는 데이터를 가장 잘 설명하는 축을 찾는 기법으로도 이해할 수 있다.

PCA는 고차원 데이터를 저차원 데이터로 압축하거나, 데이터를 시각화하는 데에 유용하게 사용된다. 또한 데이터의 노이즈를 제거하거나 데이터를 전처리하는 데에도 사용된다.

PCA 알고리즘의 기본 아이디어는 입력데이터의 공분산 행렬(Covariance Matrix)을 계산하고, 이 공분산 행렬의 고유벡터(Eigen Vectors)와 고유값(Eigen Values)을 구하는 것이다. 고유벡터는 원본데이터의 차원 수와 같으며, 각 벡터는 서로 직교한다. 고유값은 각 고유벡터가 데이터 분산을 얼마나 잘 설명하는지를 나타내는 값으로 큰 고유값이 해당 고유벡터가 더 중요하다는 것을 의미한다.

PCA는 이렇게 구한 고유벡터를 사용하여 데이터를 새로운 축으로 변환한다. 변환된 데이터는 각각의 차원이 서로 독립적이므로 상관관계가 적은 데이터로 변환된다. 이러한 새로운 축은 데이터의 주성분을 나타내며, 이를 통해 데이터를 더 잘 이해하고 분석할 수 있다.

원격의료 시스템에서 PCA는 환자의 건강 상태나 진단결과와 같은 다양한 데이터를 분석하는 데 사용될 수 있다. 예를 들어 환자의 혈압, 체온, 혈당 수치 등의 다양한 생체 데이터를 PCA를 통해 차원 축소하여 각 환자의 건강 상태를 판단할 수 있다. 또한 PCA를 이용하여 다양한 환자들의 데이터를 시각화하여 질병 패턴을 파악하거나 환자 그룹간의 차이를 비교할 수도 있다.

3) Autoencoder

원격의료 시스템에서 Autoencoder는 데이터 압축 및 재구성에 사용되는 인공신경망 모델이다. Autoencoder는 비지도학습 알고리즘으로 라벨이 지정되지 않은 데이터를 사용하여 학습한다.

Autoencoder는 입력데이터를 입력계층으로 받아들이고, 인코딩 계층을 거쳐 데이터를 낮은 차원의 잠재공간으로 매핑한다. 이후 디코딩 계층을 통해 잠재공간의 정보를 다시 원래의 차원으로 복원한다.

이 과정에서 입력데이터와 재구성 데이터 사이의 오차를 최소화하는 방식으로 학습이 이루어진다. 이렇게 학습된 Autoencoder는 데이터의 특징을 추출하고 재구성할 수 있기 때문에 데이터 압축, 잡음 제거 및 이상 탐지 등에 사용된다.

원격의료 시스템에서 Autoencoder는 의료영상이나 신호처리에 적용될 수 있다. 예를 들어 의료영상에서 수백만 개의 픽셀을 처리하는 데는 많은 계산비용이 필요하다. 이런 경우 Autoencoder를 사용하여 영상을 잠재공간으로 압축하고, 필요한 경우 다시 디코딩하여 복원할 수 있다.

또한 Autoencoder는 이상 탐지에도 사용될 수 있다. 예를 들어 환자의 심전도 데이터가 정상범위에서 벗어날 경우 Autoencoder는 이상한 패턴을 감지하여 이상탐지를 수행할 수 있다.

종합하면 Autoencoder는 비지도학습 알고리즘으로 데이터 압축, 잡음제거, 이상탐지 등에 사용될 수 있다. 원격의료 시스템에서 의료영상이나 신호처리에 적용될 수 있으며, 데이터의 특징을 추출하고 재구성할 수 있다.

4. 강화학습

강화학습(Reinforcement Learning)은 에이전트(Agent)가 환경(Environment)과 상호작용하면서 보상(Reward)을 최대화하기 위한 행동을 학습하는 방식이다. 예를 들어 진단시스템에서 강화학습 알고리즘을 사용하여 환자의 건강 상태를 파악하고, 적절한 치료방법을 제안할 수 있다. 이러한 알고리즘에는 Q-Learning, SARSA 등이 있다.

1) Q-Learning

원격의료 시스템에서 강화학습 알고리즘 중 Q-Learning은 일반적으로 상태가치(State-value)를 추정하는 방법으로 사용된다.

Q-Learning은 다음과 같은 요소들로 구성된다.

① 상태(State) : 에이전트가 환경과 상호작용할 때 취할 수 있는 상태
② 행동(Action) : 에이전트가 상태에 따라 취할 수 있는 행동
③ 보상(Reward) : 에이전트가 특정 상태에서 특정 행동을 취했을 때 받는 보상
④ 할인 인자(Discount factor) : 미래의 보상에 대한 가치를 현재의 보상에 비해 얼마나 중요하게 생각할지를 결정하는 인자

Q-Learning은 각 상태(State)에서 가능한 모든 행동(Action)에 대해 현재의 상태가 주어졌을 때 받을 수 있는 총 보상을 추정하는 방식으로 학습한다. 이를 Q-value라고 하며, 다음과 같이 표현된다.

$$\text{Q(state, action)} = r + \gamma[\max(\text{Q}\langle\text{Next State, All Actions}\rangle)]$$

여기서 r은 현재 상태에서 취한 행동에 대한 보상이며, γ는 할인 인자이다. max[Q(next state, all actions)]는 다음 상태에서 가능한 모든 행동에 대해 Q-value를 계산한 후 그 중 최대값을 선택하는 것이다.

Q-Learning은 이러한 Q-value를 추정하기 위해 다음과 같은 과정을 거친다.

① Q-value를 초기화한다.

② 상태(State)를 관찰하고, 현재의 Q-value를 사용하여 어떤 행동(Action)을 취할지 선택한다.
③ 선택한 행동을 취하고, 보상(Reward)을 받는다.
④ 새로운 상태(State)를 관찰하고, 현재의 Q-value와 다음 상태에서 가능한 모든 행동에 대해 추정된 Q-value를 사용하여 Q-value를 업데이트한다.

위의 과정을 반복하여 Q-value를 업데이트하고, 최적의 행동을 학습한다.

이러한 Q-Learning 알고리즘은 원격의료 시스템에서도 활용될 수 있다. 예를 들어 의료진이 환자의 상태를 관찰하고 적절한 처치를 취하는 행동(Action)을 선택하면 시스템은 이에 대한 보상(Reward)을 제공하고, 다음 상태에서 가능한 모든 행동에 대해 Q-value를 추정하여 업데이트한다. 이를 반복하여 시스템은 최적의 처치 방법을 학습할 수 있다.

2) SARSA

원격의료 시스템에서 강화학습 알고리즘 중 하나인 SARSA는 상태-행동-보상-다음상태 - 다음행동(State-Action-Reward-Next State-Next Action)의 다섯 가지 항목으로 이루어진 강화학습 방법이다.

SARSA 알고리즘은 상태공간(State space)을 탐색하며 최적의 행동을 학습하는 모델이다. SARSA는 Q-러닝(Q-learning)과 유사하지만 현재 상태에서의 행동에 대한 보상과 다음 상태에서의 행동에 대한 보상을 고려한다.

SARSA의 작동방식은 다음과 같다.

① 에이전트는 상태 s에서 시작하여, 현재 상태에서 선택가능한 모든 행동 중에서 하나를 선택한다.
② 그리고 선택된 행동 a를 수행하고, 환경으로부터 그에 대한 보상 r과 다음 상태 s'를 받는다.
③ 그 후, 에이전트는 다음 상태에서 가능한 모든 행동 중에서 하나를 선택한다.
④ 이 선택된 행동 a'를 사용하여 다음 상태에서의 보상을 예측하고, Q(s, a)를 업데이트한다.
⑤ 이때 SARSA는 현재 상태와 현재 선택된 행동의 Q값, 다음 상태와 다음 선택된 행동의 Q값을 이용하여 Q(s, a) 값을 업데이트한다.
즉 SARSA는 현재 상태와 선택된 행동에 대한 보상을 고려하여 Q값을 계산한다.

이와 같은 방식으로 SARSA는 에이전트가 상태공간을 탐색하며 최적의 행동을 학습할 수 있다. SARSA는 Q-러닝과 달리 현재 상태에서의 행동에 대한 보상과 다음 상태에서의 행동에 대한 보상을 모두 고려하기 때문에 좀 더 안정적인 학습을 할 수 있다. 따라서 SARSA 알고리즘은 원격의료 시스템에서 환자진료나 검사 등의 다양한 상황에서 최적의 의사결정을 내리기 위한 강화학습 모델로 활용될 수 있다.

이러한 머신러닝 알고리즘을 적용하여 원격의료 시스템은 환자 건강 상태 예측, 질병진단, 치료제안 등 다양한 기능을 제공할 수 있다. 하지만 이러한 기술을 적용하는 과정에서는 데이터 개인정보보호 문제 등에 검토가 필요하다.

6-6 원격의료 시스템의 딥러닝 알고리즘

원격의료 시스템에서 딥러닝 알고리즘은 주로 의료영상 분석, 진단, 예측 등의 분야에서 활용된다. 딥러닝 알고리즘은 기존의 머신러닝 알고리즘보다 높은 정확도와 성능을 가지며, 대량의 데이터를 자동으로 처리하고 분석할 수 있다.

예를 들어 의료영상 분석 분야에서 딥러닝 알고리즘은 CT, MRI, X-ray 등의 영상데이터를 분석하여 질병의 유무, 크기, 위치 등을 자동으로 판단할 수 있다. 이를 위해 딥러닝 모델은 대량의 영상데이터를 학습하며, 특징 추출과 분류를 수행하는 레이어를 거쳐 최종적으로 진단결과를 출력한다.

또한 딥러닝 알고리즘은 예측 분야에서도 활용된다. 예를 들어 환자의 건강 상태를 예측하기 위해 딥러닝 모델은 환자의 건강기록, 생활습관, 유전자 정보 등 다양한 데이터를 입력 받아 예측 모델을 학습한다. 이를 통해 질병의 발생가능성을 예측하고, 조기예방 및 치료에 활용할 수 있다.

딥러닝 알고리즘은 대량의 데이터를 필요로 하며, 모델 학습 및 성능 향상을 위해 충분한 컴퓨팅 자원과 전문적인 지식이 필요하다. 따라서 원격의료 시스템에서 딥러닝 알고리즘을 활용하려면 이러한 요구사항을 충족시켜야 한다.

원격의료 시스템에서 사용될 수 있는 다양한 딥러닝 알고리즘이 있다. 이 중 몇 가지를 설명해 보겠다.

1. 컨볼루션 신경망

원격의료 시스템에서 사용되는 딥러닝 알고리즘 중 하나인 컨볼루션 신경망(Convolutional Neural Network, CNN)은 이미지 인식 및 분류에 매우 효과적이다. 컨볼루션 신경망은 인공신경망의 한 종류로 입력데이터에서 자동으로 특징을 추출하여 분류하는 데 사용된다.

CNN은 주로 이미지 인식 및 컴퓨터 비전 분야에서 사용된다. 이미지를 입력으로 사용하고, 이미지의 특징을 추출하기 위해 컨볼루션 레이어(Convolutional Layer)를 사용한다. 이 레이어에서 이미지에서 특징을 추출하기 위해 필터(Filter) 또는 커널(Kernel)을 사용한다. 이 필터는 이미지의 특정한 부분을 강조하는 역할을 하며, 이를 통해 이미지의 특징을 추출할 수 있다. 컨볼루션 레이어를 통해 추출된 특징은 풀링 레이어(Pooling Layer)에서 간소화된다. 이를 통해 특징 맵(Feature Map)의 크기를 줄이고, 계산량을 감소시킨다.

컨볼루션 레이어는 딥러닝 모델에서 이미지 분류 및 인식과 같은 컴퓨터 비전 문제에 널리 사용되는 레이어이다. 이 레이어의 핵심 아이디어는 이미지에서 지역적인 특징을 감지하기 위해 입력 이미지와 커널(필터) 사이의 합성 곱 연산을 수행하는 것이다.

커널은 작은 크기의 가중치 행렬로서 입력 이미지에서 이동하면서 적용된다. 커널의 크기는 일반적으로 정방형으로 설정되며, 예를 들어 3×3, 5×5 또는 7×7 등의 크기를 가질 수 있다. 커널의 값은 학습중에 업데이트된다.

컨볼루션 레이어의 출력은 입력 이미지의 지역적인 특징 맵(Feature Map)이다. 이 맵은 이미지에서 발견된 다양한 지역적인 특징들을 나타낸다. 예를 들어 하나의 특징 맵은 이미지의 모서리를 나타내는 특징을 감지하고, 다른 특징 맵은 이미지의 직선을 감지하는 데 사용될 수 있다. 컨볼루션 레이어는 보통 여러 개의 커널을 동시에 사용하여 여러 개의 특징 맵을 생성한다. 이는 입력 이미지에서 다양한 특징들을 동시에 감지하고 추출할 수 있게 해준다.

컨볼루션 레이어의 출력은 일반적으로 ReLU(Rectified Linear Unit)와 같은 비선형 함수를 통해 활성화된다. 이는 출력값의 비선형성을 증가시켜 모델의 복잡성을 높여준다.

[그림 6-2]처럼 ReLU는 입력값이 0보다 작을 때 0을 출력하고, 0보다 큰 경우에는 그 값을 그대로 출력한다.

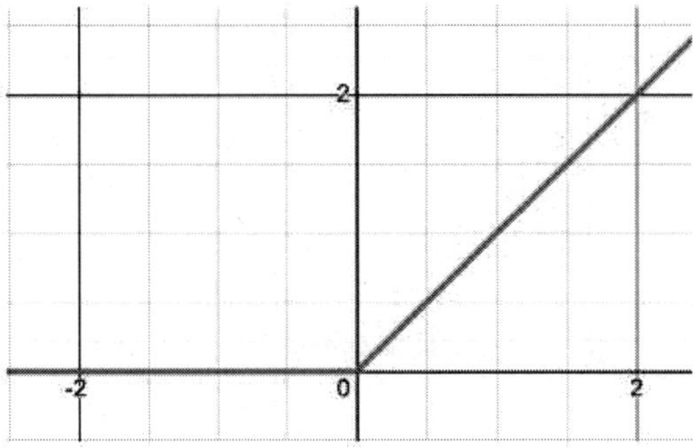

[그림 6-2] ReLU 함수

ReLU 함수의 수식은 다음과 같다.

$$f(x) = \max(0, x)$$

여기서 x는 입력값이다. 만약 x가 0보다 작으면 함수값은 0이 되며, 0보다 크다면 함수값은 그대로 x가 된다.

ReLU는 다음과 같은 이점이 있다.

① 비선형 함수 : ReLU는 비선형 함수로 다양한 입력값에 대해 다양한 출력값을 만들어내므로 CNN에서 비선형성을 추가하는 데 유용하다.

② 연산비용 : ReLU 함수는 간단한 비교연산으로 구성되기 때문에 다른 비선형 함수에 비해 연산비용이 적다.

③ Gradient vanishing 문제 개선 : Sigmoid나 Tanh와 같은 함수에서는 입력값이 너무 작거나 크면 기울기가 0에 가까워져 Gradient Vanishing 문제가 발생할 수 있다. 하지만 ReLU는 입력값이 0보다 크면 항상 기울기가 1이기 때문에 이러한 문제를 완화시킬 수 있다.

따라서 ReLU는 딥러닝에서 가장 많이 사용되는 비선형 함수 중 하나이다. 그러나 ReLU 함수는 입력값이 음수일 때 출력값이 0이 되므로, 이러한 문제점을 보완한 다른 활성화 함수도 사용된다.

예를 들어 [그림 6-3]처럼 LeakyReLU 함수는 입력값이 음수일 때, 일정한 비율(보통 0.01)만큼의 기울기를 가지도록 하는 함수이다.

학습 6

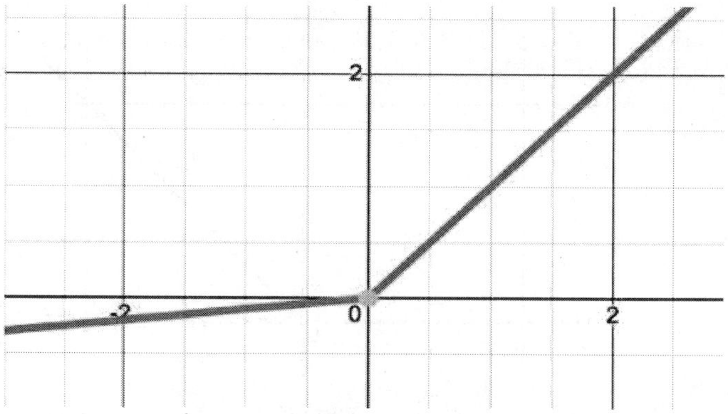

[그림 6-3] LeakyReLU 함수

LeakyReLU 함수는 다음과 같은 수식으로 표현된다.

$$f(x) = \max(0.01x,\ x)$$

이 외에도 다양한 활성화 함수가 존재하지만 대부분의 경우 ReLU 또는 LeakyReLU 함수가 사용되며, 이 함수들이 CNN 모델의 정확도와 효율성을 높이는데 큰 역할을 한다.

딥러닝 모델에서는 일반적으로 여러 개의 컨볼루션 레이어가 연속으로 쌓여 사용된다. 이를 통해 모델은 입력 이미지에서 더욱 복잡한 특징들을 추출하고 학습할 수 있다.

CNN은 이미지 분류를 위해 완전 연결 레이어(Fully Connected Layer)를 사용한다. 이 레이어는 이미지의 특징을 분류하는 역할을 한다. 마지막으로 출력 레이어(Output Layer)에서 분류결과를 출력한다.

CNN(Convolutional Neural Network) 알고리즘의 완전 연결 레이어(Fully Connected Layer)는 인공신경망의 구성요소 중 하나로, 마지막 단계에서 입력값을 분류하는 역할을 한다. 이 레이어는 일반적인 인공신경망의 완전 연결 레이어와 비슷하지만 입력값으로 3차원 배열을 받는다는 점이 다르다. 이 3차원 배열은 앞서 수행된 합성곱(Convolution) 및 풀링(Pooling) 레이어를 통해 생성된 특징 맵(Feature Map)이다.

전체 입력값을 하나의 벡터로 평탄화(Flatten)한 다음, 이전 레이어에서 학습된 가중치와 함께 연산된다. 이 과정은 일반적인 인공신경망의 완전 연결 레이어와 동일하다. 이렇게 입력값과 가중치의 곱을 더한 결과를 활성화 함수(Activation Function)를 통해 비선형성을 추가하고, 최종적으로 출력값을 계산한다.

활성화 함수란 입력신호를 받아 출력신호로 변환하는 함수를 말한다. CNN의 완전 연결 레이어에서는 일반적으로 ReLU(Rectified Linear Unit) 활성화 함수가 사용된다. ReLU 함수는 입력값이 0보다 작으면 0으로, 0보다 크면 입력값을 그대로 출력하는 함수이다. 즉 입력값이 양수일 경우 비선형적인 출력값을 생성하며, 이를 통해 CNN 모델이 비선형적인 데이터를 분류할 수 있게 된다. 이 완전 연결 레이어는 주로 분류(Classification)문제에 사용되며, 입력 이미지가 어떤 클래스에 속하는지를 예측하는 데 사용된다. 이를 위해 마지막 레이어에는 소프트맥스(Softmax) 함수가 적용되어 출력값을 확률값으로 변환한다. 이렇게 변환된 확률값을 기반으로 모델은 입력 이미지가 각 클래스에 속할 확률을 예측하게 된다.

이렇게 완전 연결 레이어는 CNN의 마지막 단계에서 입력값을 분류하는 역할을 수행한다. 이 과정에서 학습된 가중치와 활성화 함수를 통해 모델은 입력값을 적절한 클래스로 분류할 수 있도록 학습된다.

딥러닝 알고리즘 중에서도 CNN은 이미지 처리에 대한 뛰어난 성능을 보이며, 원격의료 시스템에서도 활용될 수 있다. 예를 들어 X-선 이미지를 분석하고, 질병 유무를 판단하는 데에 사용될 수 있다. 또한 흉부 CT 스캔 이미지에서 암 조직을 탐지하는 데에도 사용된다.

2. 순환신경망

원격의료 시스템에서 딥러닝 알고리즘 중 하나인 순환신경망(Recurrent Neural Networks, RNN)은 시계열 데이터를 다루는 데에 매우 유용하다. RNN은 입력과 출력이 시퀀스(Sequence) 형태인 경우에 사용된다. 예를 들어 환자의 심전도(ECG)나 생체신호(Biosignal) 데이터와 같은 것들이 시계열 데이터에 해당된다.

RNN은 다른 신경망 구조와 달리, 이전 상태에서 계산된 정보를 다음 계산의 입력으로 사용한다. 이전 상태의 정보는 RNN의 메모리 셀에 저장되며, 다음 계산에서 새로운 정보와 함께 업데이트된다. 이러한 구조는 RNN이 시퀀스 데이터를 이해하는 데 도움이 된다.

RNN의 구조는 크게 세 가지 구성요소로 이루어져 있다.

첫 번째는 입력층, 두 번째는 은닉층, 세 번째는 출력층이다. 입력층은 시퀀스 데이터의 각 시점(Time Step)에서 입력값을 받는다. 은닉층은 입력값과 이전 시점의 출력값을 고려하여 새로운 출력값을 계산한다. 출력층은 은닉층의 출력값을 바탕으로 최종 출력값을 계산한다.

RNN은 시계열 데이터에 대해 잘 작동하지만 기본 RNN의 경우 장기적인 의존성(Long-term Dependency) 문제가 발생할 수 있다. 이 문제를 해결하기 위해 LSTM(Long Short-Term Memory)이나 GRU(Gated Recurrent Unit)와 같은 변형된 RNN이 개발되었다. LSTM은 RNN의 메모리 셀에 입력 게이트, 삭제 게이트, 출력 게이트 등을 추가하여 장기적인 의존성 문제를 해결하였다.

딥러닝 알고리즘 중 RNN은 시계열 데이터를 다루는 데 특화되어 있으며, 원격의료 시스템에서 다양한 분야에서 활용될 수 있다. 예를 들어 심전도(ECG) 데이터의 분석에서 RNN을 활용하여 불규칙적인 심박동을 감지하거나, 생체신호(Biosignal) 데이터의 분석에서 RNN을 활용하여 질병 진단에 필요한 정보를 추출할 수 있다.

1) LSTM(Long Short-Term Memory)

RNN(Recurrent Neural Network)은 일련의 입력데이터를 처리할 때 순서를 고려하여 이전의 정보를 현재의 상황에 반영하는 알고리즘이다. 그러나 기존의 RNN은 입력데이터가 길어질수록 성능이 떨어지는 문제가 있다. LSTM(Long Short-Term Memory)은 이러한 문제를 개선한 RNN의 변형 알고리즘이다.

LSTM은 입력 게이트(Input Gate), 삭제 게이트(Forget Gate), 출력 게이트(Output Gate) 세 가지 게이트를 가지고 있다. 이 게이트들은 현재 입력과 이전 정보를 결합하여 현재 상황에서 필요한 정보만 선택적으로 전달하게 된다.

LSTM의 구조는 각 셀(Cell)마다 상태(State)를 가지고 있다. 이 상태는 이전 셀의 상태와 현재 입력을 조합하여 새로운 상태를 생성하게 된다. 이 때 각 게이트는 다음과 같은 기능을 수행한다.

① 입력 게이트 : 현재 입력과 이전 셀의 상태를 결합하여 새로운 정보를 생성하는 역할을 한다.
② 삭제 게이트 : 현재 입력과 이전 셀의 상태를 결합하여 불필요한 정보를 삭제하는 역할을 한다.
③ 출력 게이트 : 새로운 상태와 현재 입력을 결합하여 현재 셀의 출력을 생성하는 역할을 한다.

LSTM은 이러한 게이트를 통해 현재 상황에서 필요한 정보만을 선택적으로 전달하므로, 입력데이터의 길이가 길어져도 기존의 RNN보다 더욱 좋은 성능을 보여준다. 따라서 LSTM은 시계열 데이터나 자연어 처리와 같은 순서에 따른 데이터 처리에 적합한 알고리즘으로 폭넓게 활용되고 있다.

2) GRU

GRU(Gated Recurrent Unit)는 순환신경망(RNN)의 일종으로 Vanishing Gradient 문제와 Long-term Dependency 문제를 해결하기 위해 제안된 알고리즘이다.

GRU는 LSTM(Long Short-Term Memory)와 비슷한 구조를 가지고 있지만, 더 간단하고 효율적인 구조로 구성되어 있다. GRU는 LSTM에서 사용되는 Input Gate, Forget Gate, Output Gate 대신에, Reset Gate와 Update Gate를 사용한다.

Reset Gate는 이전 Hidden state와 현재 Input을 곱하여 이전 Hidden State에서 어떤 정보를 유지할 것인지를 결정한다. 이렇게 계산된 값을 기반으로 새로운 Hidden State를 계산한다.

Update Gate는 현재 Input과 이전 Hidden State를 고려하여, 얼마나 많은 정보를 현재 Hidden State로 유지할 것인지를 결정한다. 이렇게 계산된 값을 기반으로 현재 Hidden State를 계산한다.

학습 6

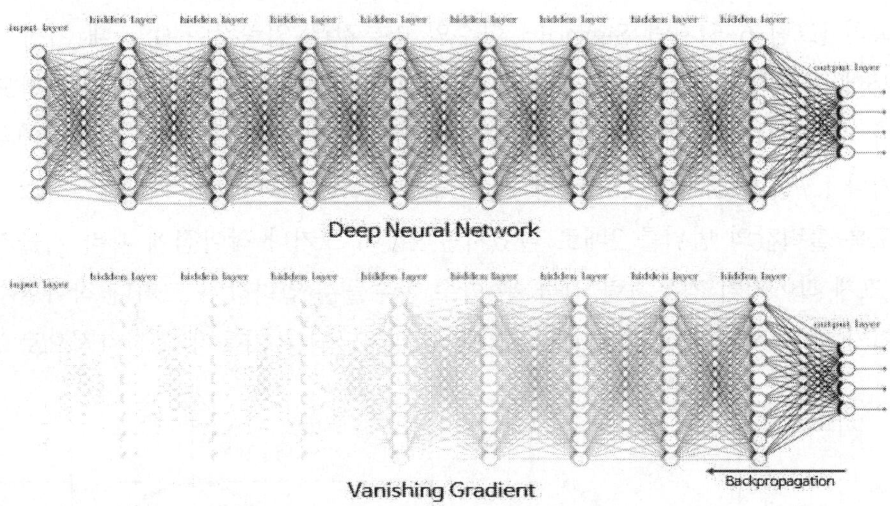

[그림 6-4] 기울기 소식 문제(Vanishing Gradient)

GRU는 LSTM보다 더 간단한 구조를 가지고 있기 때문에 계산비용이 적고 학습속도가 빠르다. 또한 [그림 6-4]처럼 Layer를 많이 쌓을수록 데이터 표현력이 증가하기 때문에 학습이 잘 될 것 같지만, 실제로는 Layer가 많아질수록 학습이 잘 되지 않는 Vanishing Gradient(기울기 소실) 문제현상과 Long-term Dependency(장기 의존성) 문제를 해결할 수 있기 때문에 자연어 처리, 음성인식, 이미지 캡셔닝 등의 다양한 분야에서 사용된다.

Vanishing Gradient 문제는 기울기가 사라지는 문제를 의미한다. 딥러닝 모델에서는 역전파 알고리즘을 사용하여 가중치를 조정한다. 이 알고리즘에서는 입력층에서 출력층으로의 전달과정에서 각 층에서의 가중치에 대한 기울기(Gradient)를 계산한다. 그러나 일부 활성화 함수(Activation Function)들은 기울기가 너무 작아지거나 크게 될 수 있다.

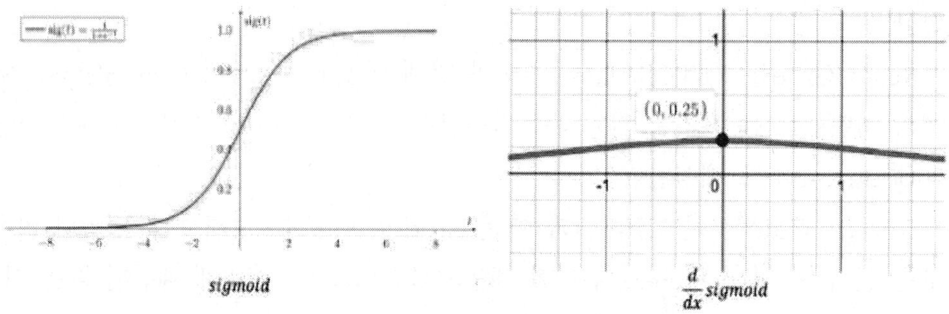

[그림 6-5] Sigmoid 함수원형과 미분 그래프

특히 [그림 6-5]처럼 Sigmoid 함수의 미분값은 입력값이 0일 때 가장 크지만 0.25에 불과하고, x값이 크거나 작아짐에 따라 기울기는 거의 0에 수렴함으로 역전파 과정에서 미분값이 거듭 곱해지면 출력층과 멀어질수록 기울기값이 매우 작아지거나 [그림 6-6]처럼 Tanh 함수는 0을 기준으로 출력값이 최대 1, 최소 -1값을 갖도록 출력값의 범위를 2배로 늘렸지만 x값이 크거나 작아짐에 따라 기울기 크기가 크게 작아지기 경우처럼 이들 두 함수 함수들은 입력값이 크거나 작아질수록 기울기가 매우 작아져서 역전파 알고리즘에서 전달되는 기울기가 점차적으로 작아지

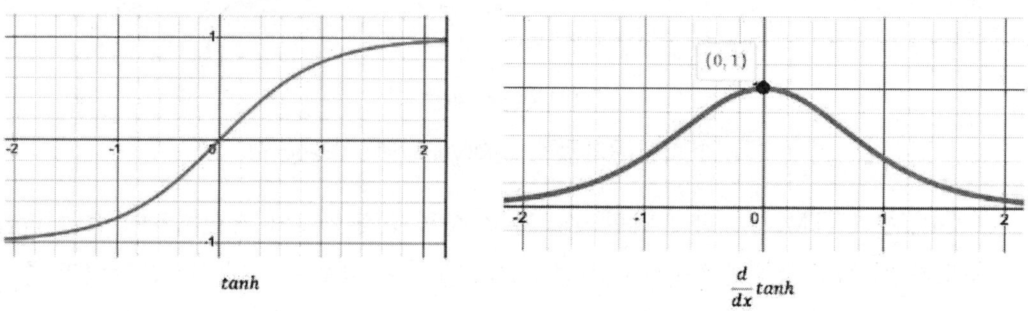

[그림 6-6] Tanh 함수원형과 미분 그래프

는 문제가 발생할 수 있다. 이는 학습이 멈추거나 느리게 될 수 있으며, 최종적으로는 모델의 정확도에 영향을 미칠 수 있다.

[그림 6-7]처럼 장기 의존성(Long-term Dependency) 문제란 기계번역, 자연어 처리 등에서 일어나는 문제 중 하나로, 문장의 길이가 길어질수록 문장 내에서의 정보전달이 어려워지는 문제이다. 이 문제는 기계학습 모델이 입력 시퀀스와 출력 시퀀스 간의 관계를 학습할 때 발생한다.

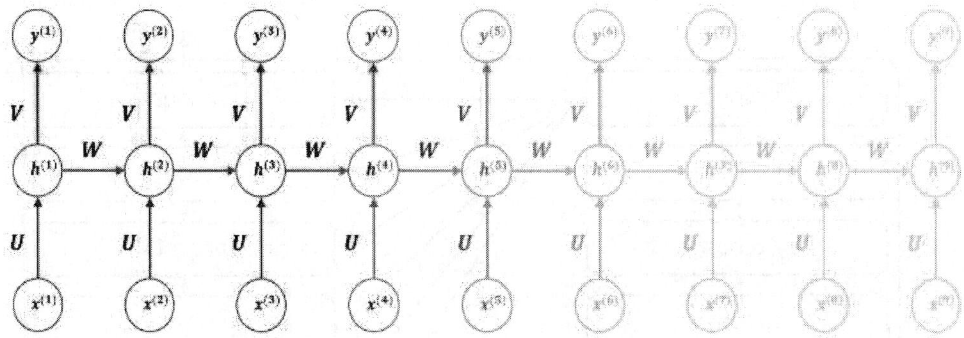

[그림 6-7] 장기 의존성 문제

예를 들어 'The Cat Sat on The Mat'과 같은 간단한 문장을 번역하는 경우에는 입력과 출력 사이의 관계가 직관적이고 간단하지만 "While John was walking down the street, he saw a man with a telescope who was looking at the stars."와 같은 긴 문장을 번역하는 경우에는 입력과 출력 사이의 관계가 복잡해진다.

이러한 복잡한 문장에서는 단어 간의 관계가 멀리 떨어져 있어서 이전 정보가 현재 상황에 어떤 영향을 끼치는지를 모델이 파악하는 것이 어렵다.

즉 Feed-forward의 관점에서는 뒷단으로 갈수록 앞의 정보를 충분히 전달할 수 없고 Back-propagation의 관점에서는 Tech의 함수의 기울기가 0에 가깝거나 굉장이 큰값이 발생할 수 있어 기울기 손실 혹은 폭발의 문제를 일으킨다. 이는 RNN(Recurrent Neural Network)과 같은 일부 모델에서 발생하는데, 이들 모델은 입력 시퀀스에서 이전 정보를 저장하고 다음 정보에 영향을 미치는 방식으로 동작하기 때문이다. 이러한 문제를 해결하기 위해 트랜스포머(Transformer)와 같은 새로운 딥러닝 아키텍처가 제안되어 Long-term Dependency 문제를 더 잘 다룰 수 있게 되었다.

Transformer는 딥러닝에서 자연어 처리를 위한 아키텍처 중 하나이다. 2017년에 발표된 이 모델은 기존의 RNN(Recurrent Neural Network)을 사용한 자연어 처리 모델에서 발생하는 문제점들을 해결하고, 성능을 크게 향상시키는 데 기여했다.

Transformer 모델은 Self-attention Mechanism을 기반으로 하며, RNN과는 달리 시간적인 순서나 위치에 대한 정보를 제공하지 않는다. 따라서 입력데이터의 순서를 바꿔도 결과는 동일하게 나오며, 병렬처리가 가능하다. [그림 6-8]처럼 프랜스포머(Transformer)는 인코더(Encoder)와 디코더(Decoder)로 구성된다.

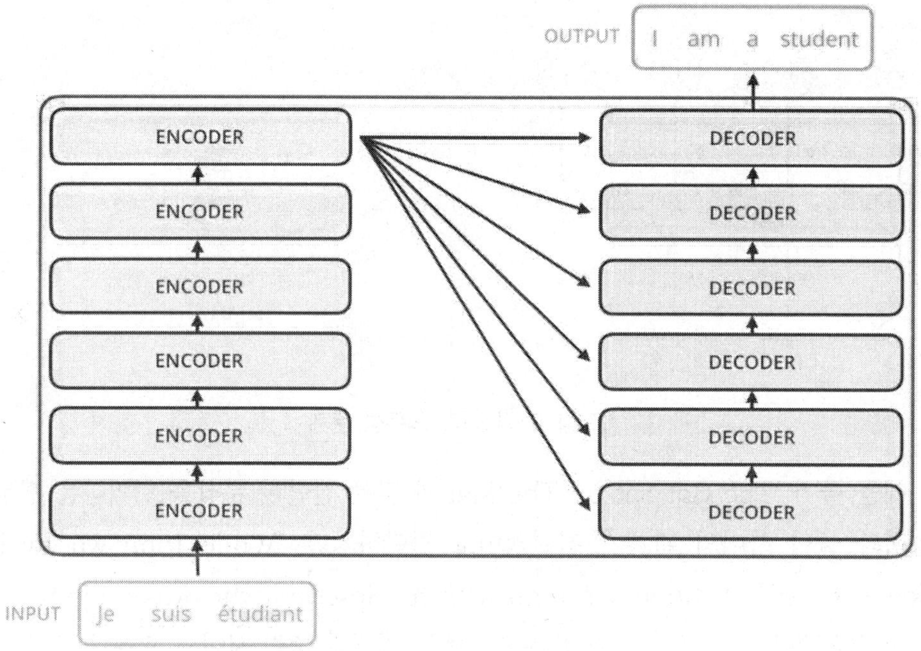

[그림 6-8] 트랜스포머 구조

Encoder는 입력데이터를 받아 인코딩하고, Decoder는 인코딩된 결과를 이용해 출력데이터를 생성한다. Encoder와 Decoder는 서로 다른 Self-attention Mechanism을 사용한다. Encoder는 입력데이터 각각에 대한 Self-attention을 사용하며, Decoder는 출력데이터 이전에 생성된 모든 데이터에 대한 Self-attention을 사용한다.

Self-attention 메커니즘은 BERT, GPT 및 T5와 같은 변환기 기반 모델을 포함하여 많은 자연어 처리(NLP) 모델의 핵심 구성요소이다. 셀프 어텐션 메커니즘을 통해 모델은 문장을 처리하는 동안 문장에서 다른 단어의 중요성을 평가할 수 있다. 즉 모델이 문장의 의미를 이해하는 데 가장 관련이 있는 문장 부분에 선택적으로 집중할 수 있다.

Self-attention 메커니즘에서 문장의 각 단어는 벡터로 표현되며 각 단어에 대한 주의 가중치 집합이 계산된다. 이러한 주의 가중치는 문장의 다른 단어에 비해 각 단어의 중요성을 나타낸다.

주의 가중치는 쿼리 단어의 벡터 표현과 문장의 다른 모든 단어의 벡터 표현 간에 내적을 취하여 계산된다. 결과 내적은 가중치를 정규화하고 합계가 1이 되도록 하는 Softmax 함수를 통과한다. 그 결과 정규화된 주의 가중치는 각 벡터에 대한 계수역할을 하는 가중치와 함께 문장의 모든 단어의 벡터 표현의 가중치 합계를 계산하는 데 사용된다. 이 가중합계는 원래 쿼리 단어의 표현으로 사용된다.

문장의 모든 단어에 대해 이 프로세스를 반복함으로써 Self-attention 메커니즘은 모델이 각 단어의 중요성을 고려하는 문장에 대한 새로운 벡터 표현 세트를 계산할 수 있도록 한다. 이러한 새로운 벡터 표현은 텍스트 분류, 질문응답 또는 언어 번역과 같은 다운스트림 작업에 대한 입력으로 사용할 수 있다.

Transformer는 자연어 처리에서 주로 사용되며 기계번역, 문서요약, 질문응답 시스템 등 다양한 응용분야에서 좋은 성능을 보인다. 이러한 모델은 입력 시퀀스에서 각 단어 간의 상호작용을 직접 모델링하는 방식으로 동작하므로 Long-term Dependency 문제를 효과적으로 처리할 수 있다.

이러한 2가지 문제를 해결하기 위해 다양한 활성화 함수(Activation Function)와 가중치 초기화(Weight Initialization) 방법을 개발하였으며, 이를 통해 기울기 소실(Vanishing Gradient) 문제를 완화시킬 수 있다. 또한 ResNet과 같은 Skip Connection을 사용하는 모델구조도 이러한 문제를 해결하는 데 도움이 된다.

딥러닝에서 RNN 계열의 알고리즘은 많은 연구와 발전이 있었으며, GRU도 그 중 하나이다. GRU는 LSTM보다 적은 파라미터와 빠른 학습속도를 가지고 있기 때문에 일반적으로 더 빠르고 경제적인 모델학습을 가능하게 한다.

3. 변이형 오토인코더

변이형 오토인코더(Variational Autoencoder, VAE)는 생성모델(Generative Model) 중 하나로, 데이터를 입력하는 잠재공간(Latent Space)으로 생성(Encoding)하고, 다시 이상(Decoding)하여 입력과 최대한 비슷하게 출력을 만들어내는 신경망 모델이다.

[그림 6-9]처럼 오토인코더(AutoEncoder, AE)는 잠재공간(Latent Space)에서 한 포인트(고정된 값 : 표현벡터)를 매핑하는 형태이고, 변형 오토인코더(VAE)는 잠재공간에서 포인트 주변의 정규분포(가우시안 확률분포)에 매핑이 된다. 즉 VAE는

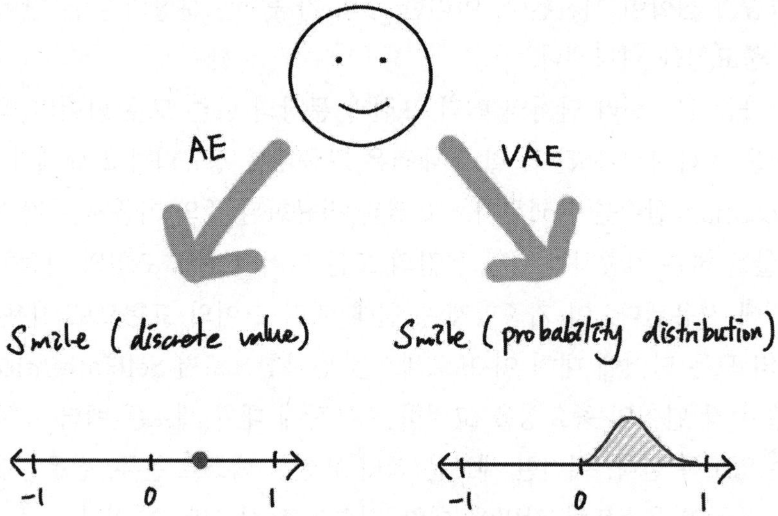

[그림 6-9] AE와 VAE 차이

잠재공간과 차원(Dimension)사이에 어떤 상관관계가 없다고 가정한다. 이 뜻은 인코더가 각 입력 이미지를 평균벡터와 분산벡터에만 매핑할 필요가 있다는 뜻이다.

[그림 6-10]처럼 오토인코더는 인코더와 디코더로 이루어진 신경망으로 인코더(Encoder) 네트워크는 고차원 입력데이터(6숫자)를 저차원 표현벡터(Representation Vector)[-1,0, -0.5]로 압축하고, 디코더(Decoder)네트워크는 주어진 표현벡터[-1,0, -0.5]를 원본차원으로 압축해제 한다. 즉 원본입력은 인코더와 디코더를 지나서 재구성된 이미지가 출력되며, 네트워크는 입력과 재구성된 이미지 사이의 손실을 최소화하는 가중치 매개변수를 찾기 위해 훈련한다.

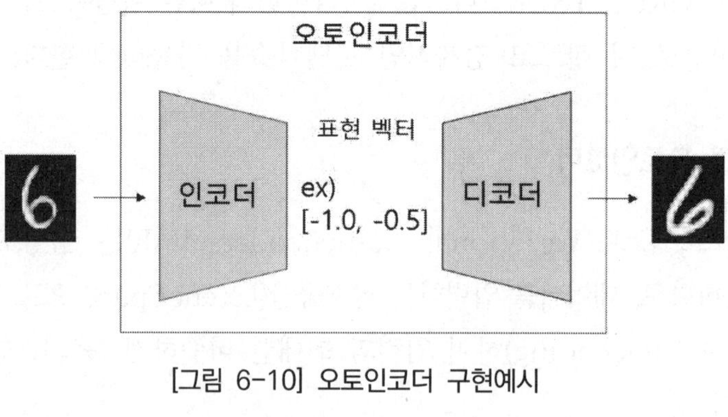

[그림 6-10] 오토인코더 구현예시

표현벡터는 원본 이미지를 저차원 잠재공간(Latent Space)으로 압축한 2차원 벡터로 표시[-1,0, -0.5]하는데 실제로는 2개 이상의 차원을 가지며, 이것은 이미지의 차이를 감지하기 위해서이다.

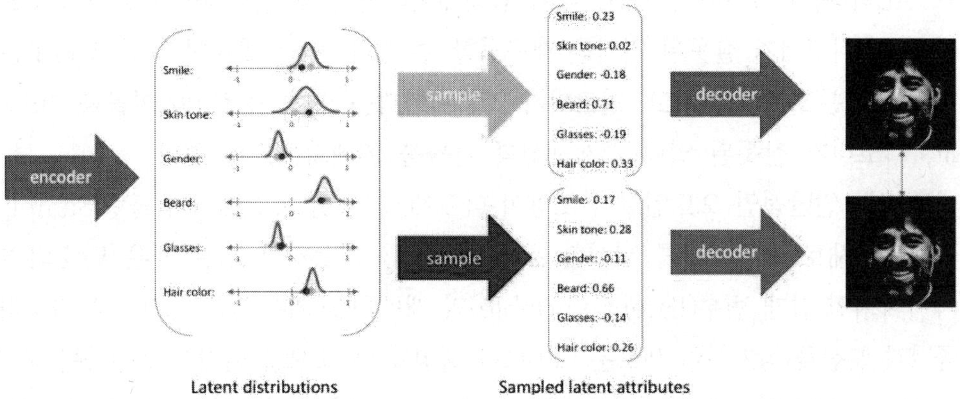

[그림 6-11] VAE 구현예시

[그림 6-11]처럼 VAE(Variational Autoencoder)는 인코더를 학습시키는 AE와 다르게 디코더(생성하는 부분)을 학습시키는 목적이다.

[그림 6-12]처럼 VAE 알고리즘은 생성 모델링(Decoder)에 사용되는 딥러닝 알고리즘이다. VAE는 기본적으로 인코더와 디코더로 이루어져 있다. 인코더는 입력데이터를 잠재 변수로 변환하고, 디코더는 잠재변수를 사용하여 원래 입력데이터를 재구성한다.

VAE의 학습은 인코더, 디코더와 별도 목표가 달라서 학습에 사용되는 입력데이터의 잠재변수를 학습하고, 새로운 데이터를 생성하는 능력을 갖추고 있어서 손실(Loss)도 2개이다. 즉 인코더의 Loss(KL-Loss; Killback Leibler Divergence)는 사전분포(Prio Distribution : 원본 이미지 확률분포)와 잠재분포(Latent Distribution : 잠재공간 확률분포)의 두 확률분포 간 거리의 손실이고 ,디코더 손실(Loss)인 원본 이미지와 생성된 이미지와의 오차(CEE)가 있다.

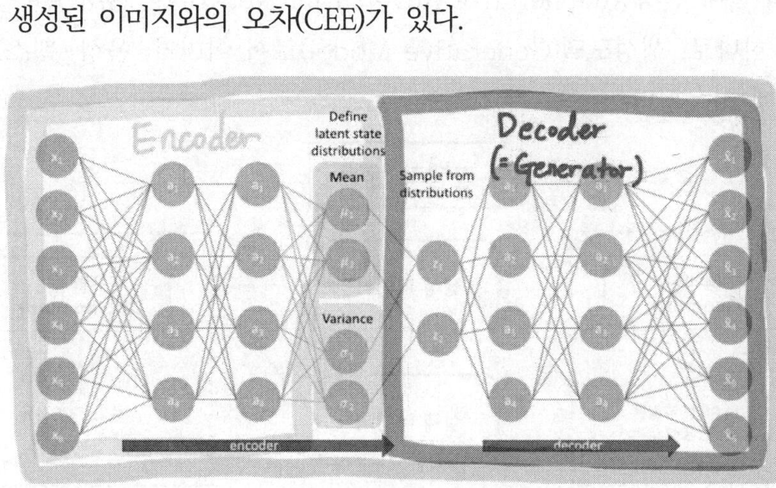

[그림 6-12] VAE구조

VAE의 핵심 아이디어는 인코더가 입력데이터를 잘못 인코딩할 가능성이 있으며, 이 경우 디코더가 잘못된 입력을 재구성할 수 있다. 이를 방지하기 위해 VAE는 잠재변수의 분포를 학습하고, 인코더가 입력데이터를 잘못 인코딩할 확률을 최소화하고, 디코더가 잘못된 입력을 재구성할 확률을 최대화하도록 한다.

VAE는 일반적인 오토인코더 모양이 다르게, 가능한 공간에서 샘플링(Sampling)을 통해 새로운 데이터를 생성할 수 있다. 이를 가능하게 하는 것은 VAE의 핵심 아이디어인 잠재 변수(Latent Variable)의 재배치를 가우시안 인력으로 가정하고, 중간과 분산을 상기시켜 새로운 데이터를 생성할 때 소요를 빌려서 생성하는 것이다.

VAE는 일반적으로 딥러닝 모델에서 흔히 사용되는 정규화 기법 중 하나인 KL Divergence(쿨백-라이블러 발산)을 사용하여 잠재변수의 분포를 학습한다. 이것은 인코더가 잠재 변수를 생성할 때 분포를 정규분포에 가깝게 유지하도록 유도하는 역할을 한다. 또한 VAE는 생성 모델링 분야에서 다양한 응용 분야에 사용된다.

VAE는 녹화로 이미지, 영상, 등 다양한 데이터 유형에 적용할 수 있으며 데이터 생성 및 변환, 데이터 압축, 컨버터 제거 등 다양한 응용 분야에서 사용된다. 예를 들어 의료 분야에서는 VAE를 사용하여 MRI나 CT 스캔과 같은 의료영상을 생성하고, 이를 통해 의료영상 진단에 대한 정보를 얻을 수 있다. 또한 VAE는 유전자 발현 데이터를 생성하고, 이를 통해 유전자 발현 패턴과 질병 간의 관계를 연구하는 데에도 사용된다.

4. 생성적 적대 신경망

생성적 적대 신경망(Generative Adversarial Networks, GAN)은 딥러닝 알고리즘 중 하나로, 생성모델(Generative Model)로서 이미지, 음성, 텍스트 등을 생성하는 데 사용된다.

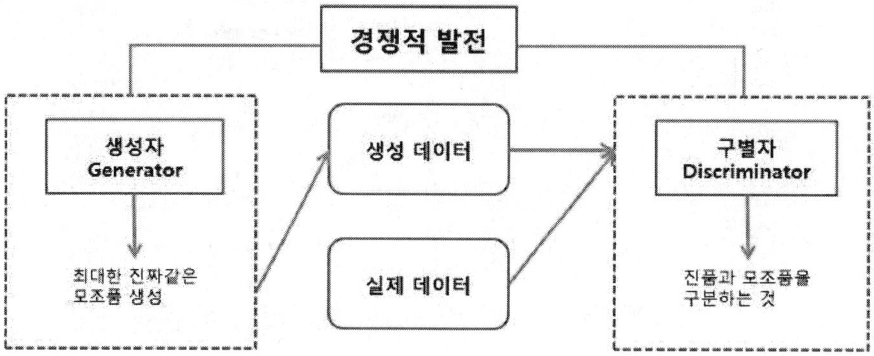

[그림 6-13] GAN의 구성

[그림 6-13]처럼 GAN은 두 개의 인공신경망을 경쟁시키는 방식으로 학습된다. 하나는 생성자(Generator) 신경망이며, 다른 하나는 판별자(Discriminator) 신경망이다. 생성자 신경망은 임의의 잡음벡터를 입력으로 받아 실제와 같은 데이터를 생성하려고 노력한다. 반면 [그림 6-14]처럼 판별자 신경망은 입력으로 실제 데이터와 생성자 신경망이 생성한 가짜 데이터를 받아 이를 실제인지, 거짓인지 판별하도록 학습(이진분류)하여 구분한다.

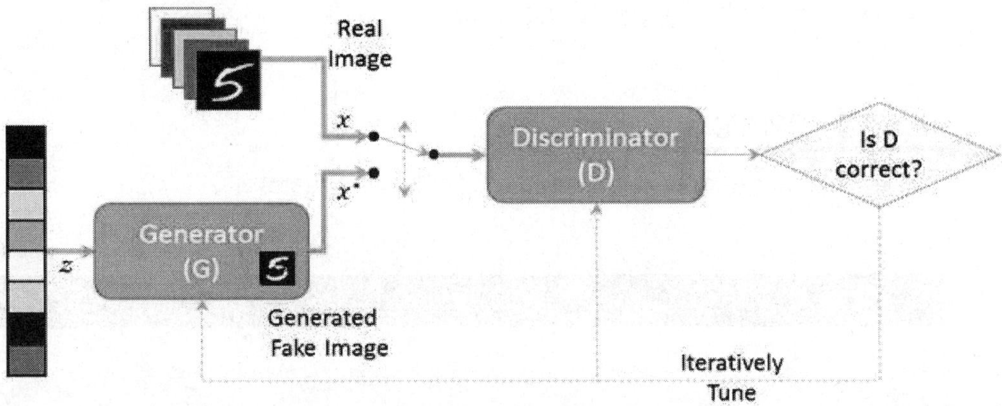

[그림 6-14] 판별자(Discriminator) 신경망

이 두 신경망은 동시에 학습되지 않고 서로 경쟁하며, 생성자 신경망은 판별자 신경망이 자신이 생성한 데이터를 실제 데이터로 인식하도록 속이는 것(판별자가 속이지 못한 데이터를 입력받아 학습을 반복함)을 목표로 한다. 판별자 신경망은 생성자 신경망이 만든 데이터를 실제 데이터와 구별할 수 있도록 학습(생성자에게 속은 데이터를 입력받아 학습을 반복함)한다. 이러한 경쟁과정을 통해 생성자 신경망은 실제와 같은 데이터를 더욱 정확하게 생성할 수 있게 되며, 판별자 신경망은 실제 데이터와 가짜 데이터를 더욱 정확하게 구별할 수 있게 된다. 이를 통해 GAN은 점차적으로 실제와 같은 데이터를 생성할 수 있게 되며 이미지 생성, 이미지 변환, 스타일 변환 등에 활용된다.

원격의료 시스템에서는 GAN 알고리즘을 이용하여 환자의 영상을 생성하거나 변환하는 등의 용도로 활용될 수 있다. 예를 들어 뇌영상 데이터를 이용하여 생성된 가짜 뇌영상을 사용하여 종양 등의 질병을 검출하거나, 빛의 각도나 환경 등을 변환하여 보다 정확한 진단을 돕는 등의 활용이 가능하다.

이 외에도 다양한 딥러닝 알고리즘이 있으며, 이들 알고리즘을 응용하거나 조합하여 보다 효과적인 의료진단과 치료방법을 개발할 수 있다.

학습 6

수행 내용

재료 · 자료

- 원격의료 시스템 관련 자료

기기(장비 · 공구)

- 컴퓨터, 문서작성 프로그램, 프린터, 주변기기

안전 · 유의사항

- 원격의료 시스템 관련 장비의 안전 및 유의사항을 숙지한다.

수행 순서

01 웨어러블로 인공지능 원격진료 진화에 대하여 분석하라.

웨어러블은 최근 몇 년간 의료분야에서 큰 발전을 이루고 있다. 특히 웨어러블 디바이스와 인공지능 기술을 결합하여 원격의료 분야에서 새로운 혁신을 이루고 있다. 웨어러블 디바이스는 환자의 생체신호를 측정하고 모니터링하며, 이를 기반으로 인공지능 기술이 데이터를 분석하여 질병진단 및 치료에 대한 의사결정을 도와준다.

인공지능 기술은 웨어러블 디바이스에서 수집된 데이터를 분석하여 환자의 건강 상태를 모니터링하고, 의료진이 환자를 진단하고 치료할 때 중요한 정보를 제공한다. 이를 통해 의료진은 환자의 건강 상태를 더 빠르고 정확하게 평가할 수 있으며, 환자의 건강 상태를 예측하여 예방적인 치료를 제공할 수도 있다. 또한 웨어러블 디바이스와 인공지능 기술을 결합하여 원격진료를 지원할 수 있다. 웨어러블 디바이스에서 수집된 데이터를 인공지능 기술이 분석하여 환자의 건강 상태를 평가하고, 의료진은 인터넷을 통해 환자와 원격으로 상담하며, 적절한 진단과 치료를 제공할 수 있다.

하지만 웨어러블 디바이스와 인공지능 기술을 활용한 원격의료는 여전히 제한적인 문제점이 존재한다. 예를 들어 웨어러블 디바이스의 정확성과 신뢰성에 대한 문제점이 있으며, 데이터 보안과 개인정보보호 문제도 여전히 중요한 과제이다.

결론적으로 웨어러블 디바이스와 인공지능 기술을 활용한 원격의료는 현재 매우 활발하게 연구되고 있으며, 앞으로 더 많은 발전이 예상된다. 하지만 이러한 기술의 발전에 따른 문제점들을 적극적으로 해결해 나가는 것이 중요하며, 이를 위한 보안 및 개인정보보호 대책이 중요한 과제이다.

02 ResNet과 같은 Skip Connection에 대하여 분석하라.

1. ResNet 구조

ImageNet 2012 경쟁에서 우승한 최초의 CNN 기반 아키텍처(AlexNet) 이후 모든 후속 수상 아키텍처는 오류율을 줄이기 위해 심층신경망에서 더 많은 레이어를 사용한다. 이는 적은 수의 레이어에서 작동하지만 레이어 수를 늘리면 Vanishing/Exploding Gradient와 관련된 딥러닝의 일반적인 문제가 있다. 이로 인해 기울기가 0이 되거나 너무 커진다. 따라서 레이어 수를 늘리면 훈련 및 테스트 오류율도 증가한다.

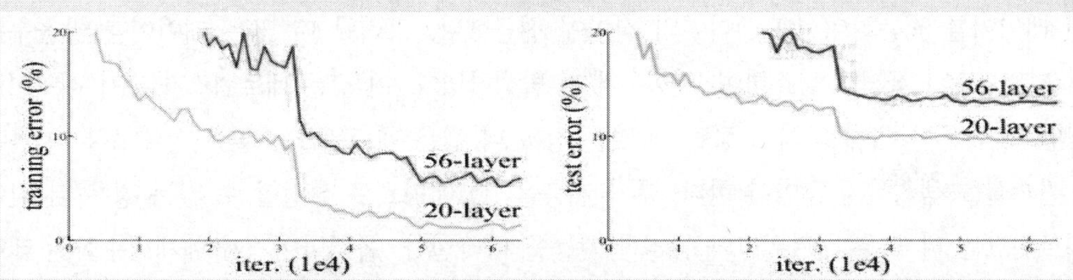

[그림 6-15] 20계층과 56계층 아키텍처 비교

[그림 6-15]처럼 우리는 56계층 CNN이 20계층 CNN 아키텍처보다 교육 및 테스트 데이터 세트에서 더 많은 오류율을 제공한다는 것을 관찰할 수 있다. 오류율에 대해 자세히 분석한 후 작성자는 기울기 소멸/폭발로 인해 발생한다는 결론에 도달할 수 있었다.

2015년 Microsoft Research의 연구원들이 제안한 ResNet은 Residual Network라는 새로운 아키텍처를 도입했다. 기울기(Gradient) 소실/폭발문제를 해결하기 위해 이 아키텍처는 Residual Blocks라는 개념을 도입했다. 이 네트워크에서는 건너뛰기 연결이라는 기술을 사용했다 .

학습 6

건너뛰기 연결은 중간에 일부 계층을 건너뛰어 계층의 활성화를 추가 계층에 연결한다. 이것은 잔차블록을 형성한다. Resnet은 이러한 잔여블록을 함께 쌓아서 만들어진다. 이 네트워크의 배후에 있는 접근방식은 레이어가 기본 매핑을 학습하는 대신 네트워크가 잔여 매핑에 맞도록 허용하는 것이다. 따라서 H(x), 초기 매핑 대신 네트워크가 맞도록 둔다.

$F(x) := H(x) - x$는 $H(x) := F(x) + x$를 제공

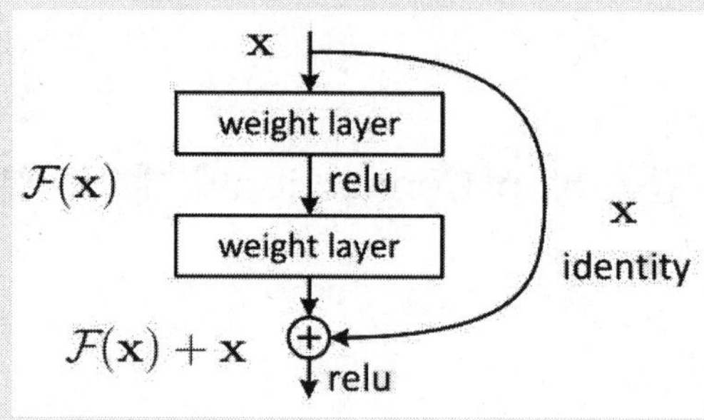

[그림 6-16] ResNet 아키텍처

이는 심층신경망에서 기울기가 사라지는 문제를 해결하기 위해 설계되어 효과적인 훈련을 어렵게 만들 수 있다.

ImageNet을 위해 2012년에 개발된 AlexNet 모델은 8계층 컨볼루션 신경망이었다. 옥스포드 대학의 VGG(Visual Geometry Group)가 2014년에 개발한 신경망은 3×3 컨벌루션 레이어를 적층하여 19 레이어의 깊이에 접근했다. 그러나 더 많은 레이어를 쌓을수록 훈련 정확도가 급격히 감소하여 '열화문제'가 발생하였다. 이 깊은 네트워크가 추가 레이어로 쌓인 더 얕은 상대에 의해 구성될 수 있는 경우 더 깊은 네트워크는 얕은 상대보다 더 높은 훈련손실을 생성하지 않아야 한다. 추가 계층을 ID 매핑으로 설정할 수 있는 경우 더 깊은 네트워크는 더 얕은 네트워크와 동일한 기능을 나타낸다. 옵티마이저가 매개변수화된 레이어에 대한 ID 매핑에 접근할 수 없다는 가설이 있다.

ResNet 아키텍처의 주요 혁신은 정보가 처리되지 않고 한 레이어에서 다른 레이어로 직접 전달될 수 있는 잔여연결을 사용하는 것이다. 이를 통해 성능을 희생하지 않고 수백 또는 수천 개의 레이어가 있는 훨씬 더 깊은 신경망을 생성할 수 있다.

[그림 6-16]처럼 Residual Network는 ID 매핑을 수행하는 건너뛰기 연결이 있는 네트워크로 특징지어지며 추가에 의해 계층출력과 병합된다. Residual Networks는 수십 또는 수백 개의 레이어가 있는 딥러닝 모델을 활성화하여 더 깊이 들어갈 때 쉽게 훈련하고 더 나은 정확도에 접근할 수 있도록 했다.

종종 '잔여연결'이라고 하는 ID 건너뛰기 연결은 [그림 6-17]처럼 Transformer 모델(예

BERT, GPT , ChatGPT), AlphaGo Zero 시스템, AlphaStar 시스템 및 AlphaFold 시스템에 사용되었다,

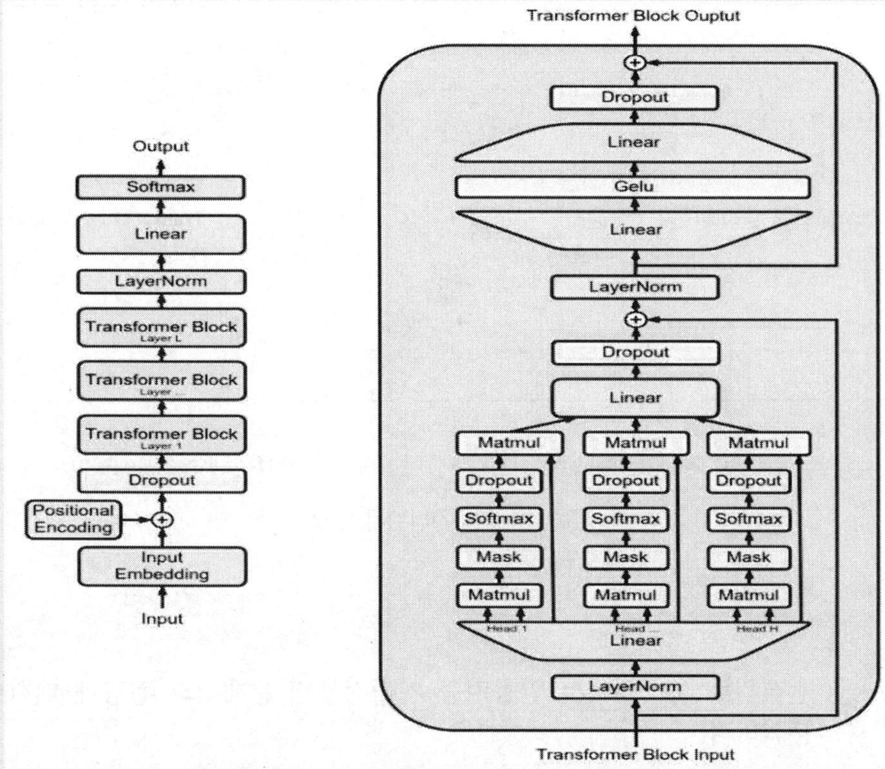

[그림 6-17] 원래 GPT 모델에 사용된 Transformer 아키텍처

ResNet은 이미지 분류, 객체감지 및 의미론적 분할을 비롯한 다양한 컴퓨터 비전작업에 널리 사용되었으며, 여러 벤치마크 데이터 세트에서 최첨단 성능을 달성했다. 또한 자연어 처리와 같은 다른 영역에서 사용하도록 조정되었다.

전반적으로 ResNet은 딥러닝 분야에 상당한 영향을 미쳤으며 훨씬 더 강력하고 복잡한 신경망 아키텍처의 개발을 위한 길을 닦는 데 도움을 주었다.

[그림 6-18]처럼 Skip Connection(건너뛰기 연결)은 심층신경망의 성능과 수렴을 향상시키기 위해 널리 사용되는 기술로, 신경망 계층을 통해 선형 구성요소를 전파하여 비선형성으로 인한 최적화의 어려움을 완화하는 것으로 여겨진다.

건너뛰기 연결은 특정 레이어의 출력을 출력이 발생한 레이어에 직접 인접하지 않은 네트워크의 이후 레이어에 공급하는 심층신경망의 연결이다.

학습 6

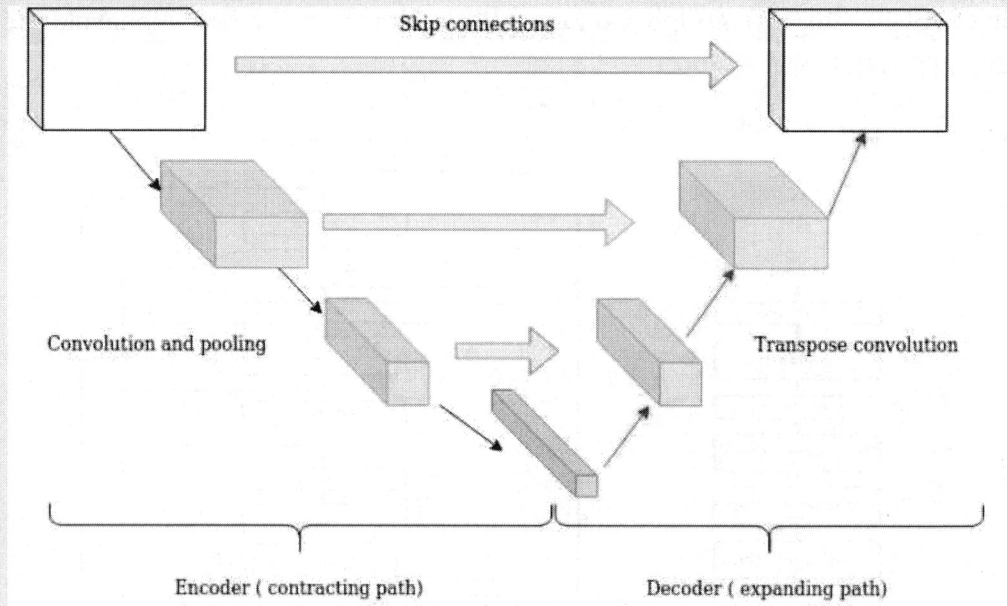

[그림 6-18] 건너뛰기 연결

03 원격의료 시스템에서 인공지능 기술적용의 문제점과 전망에 대하여 분석하라.

원격의료에 인공지능을 활용하는 것은 궁극적으로 의료의 질을 높이게 될 것이나 다양한 필연적, 기술적, 사회적 이슈들이 존재한다.

기술적으로는 많은 인공지능 기술이 가지고 있는 부족한 설명가능성과 데이터 의존성의 문제가 있다. 의료는 기본적으로 사람의 생명을 다룬다는 점에서 새로운 기술이나 의료행위의 도입에 보수적일 수밖에 없다. 따라서 새로운 기술을 도입할 때는 그 투명성과 설명 가능성이 매우 중요한 요소가 된다.

그러나 대부분의 인공지능 기술이 본질적으로 설명가능성의 문제가 있다. 이때 설명가능성은 단순한 개별 결정의 근거 만을 이야기하는 것이 아니라 해당 기술의 작동원리, 예외적인 요소, 적용실패의 상황 등 전면적인 시스템적인 이해를 의미한다. 또한 인공지능 기술이 데이터를 기반으로 하기 때문에 학습데이터의 분포와 특징을 반영할 수밖에 없다는 점에서 그 성능의 불안정성이 있다. 따라서 개발된 기술을 일반적인 의료상황에 적용하려면 독립된 현실 의료데이터(Real World Data)를 활용한 검증이 필수적이다.

또한 변화하는 의료환경에 적응하기 위해서는 현실 의료데이터를 활용한 지속적인 성능

개선이 필요할 수 있으나, 이는 현재의 의료기기 관계 법령과의 충돌을 유발하며 새로운 규제방법이 요구된다.

인공지능 활용에 따른 부작용을 방지하기 위해 제도적, 기술적, 사회적 지원이 필요하다.

인공지능의 역기능으로 인한 사회이슈를 해소하기 위해 OECD, G20 정상회의, 국제전기전자학회(IEEE), 세계경제포럼(WEF)등 전세계 정치인과 석학들은 앞다투어 인공지능 기술을 통한 포용성과 인간중심 가치를 기반으로 투명성, 견고성, 안전성, 책임성 등의 기본가치를 보장할 수 있는 '윤리적 AI개발 가이드라인'과 실무적인 기준 마련에 나서고 있다. 인공지능의 기술안전성을 향상하기 위해서 인공지능으로 인한 보안위협 대응을 위한 탐지기술 및 인공지능기반의 해킹방지 기술, 자가지도 및 복합인지 기술을 통한 보안위협 자율대응 등의 보안기술개발이 활발하게 연구되고 있다.

편향된 데이터나 알고리즘, 인공지능으로 발생하는 악의적인 사이버공격과 프라이버시 침해사고 등의 역기능을 방지하기 위해서는 기술적인 측면에서 암호화 기술 및 암호화된 상태에서 데이터를 처리할 수 있는 암호화 기술(동형암호)연구 및 AI 백신연구 등을 통해 악의적인 오용가능성을 방지할 수 있으며, 인력적인 측면에서는 인공지능 보안인력 육성 · 양성을 위한 투자가 중요과제라고 할 수 있다. 이외에도 인간중심 가치를 보존한 상태에서 인공지능 생태계 안전성을 확보하기 위해서는 인공지능 시스템 개발 라이프사이클을 고려한 가이드라인과 표준을 제시함으로써 보다 안전한 인공지능 활용을 통한 신뢰사회 구축이 가능할 것이다.

지금까지 발생가능한 보안위협을 예측하고 이를 대응하기 위한 대응전략을 살펴보았다.

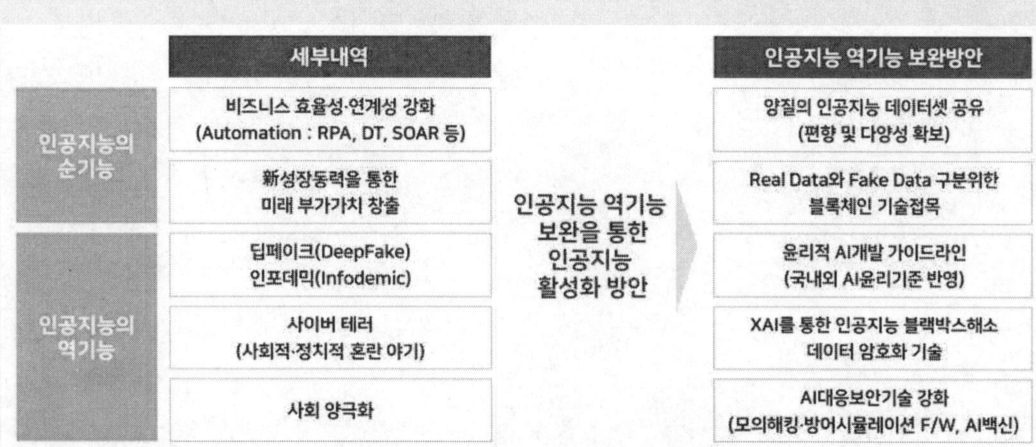

[그림 6-19] 인공지능의 순기능과 역기능을 통한 인공지능 활성화 방안

기업 비즈니스는 기술혁신과 더불어 옴니채널의 유기적 연계로 고객의 감성을 어필할 수 있는 맞춤형 초개인화 고객경험(Customer Experience) 확대, 신규 경쟁자의 시장진입으로

인한 무한경쟁체제, ESG경영 등의 모든 변화에 대응하기 위해 짧은 주기의 비즈니스 전략을 통해 새로운 생존전략을 모색하고 있다. 비즈니스 환경이 급변하는 가운데 공격자들 역시 인공지능, 빅데이터, 클라우드 등의 기술 이해도가 높은 공격 성숙도를 앞세서 공격의 수위를 높여가고 있다.

비즈니스 자산의 복잡성과 연계성으로 인한 위험(Risk)노출에 대한 가시성과 통찰력을 제공하기 위해 다양한 시도를 하고 있다. 위협 헌팅(Threat Hunting), 위협 인텔리전스(Threat Intelligence), 데이터마이닝 등을 통해 위협(Threat)요소를 식별하고, TTPs기반의 공격 아티팩트 분석과 활용을 위해 인공지능(AI/ML), 자동화(Automation) 기술을 결합한 SOAR, AI+X(AI기반 보안솔루션), EDR, XDR, 융합보안 등이 각광을 받고 있다.

고도화된 사이버 보안기술들은 사이버 보안체계 고도화 및 정보보호 안전성 확보에 이바지 하며 정보보호체계의 강건성을 확보하는데 중요한 역할을 수행하게 된다.

공격자와 방어자의 관계에서 절대적인 우위는 존재하지 않는다. 비즈니스 생태계 활성화를 위한 다양한 정책적 · 기술적 환경 조성에도 불구하고 다크웹을 통한 데이터 거래 및 유통, 개인정보 오남용 등 보안 리스트는 산업성장을 저해하게 된다. 사이버 공격의 폭풍속에서 살아남기 위해서는 긍정의 이면에 감춰진 위험(Risk)을 지속적으로 관리해야만 쟁취할 수 있다는 것을 잊지 말아야 할 것이다.

학습활동.6 교수 · 학습 방법

교수 방법

- 원격의료 시스템의 인공지능 기술에 대한 관련 용어, 구성, 방식 이해 정도를 파악한 후 수업을 진행한다.
- 교수자의 주도로 원격의료 시스템의 인공지능 기술 등의 내용을 PPT 자료로 제시한 후 설명한다.
- 가능하면 사전에 개인별 학습 자료를 준비하여 모든 학생이 참여할 수 있는 문제 해결식 수업, 협력 수업이 가능하도록 한다.
- 원격의료 시스템의 인공지능 기술 전 과정을 작업의 순서에 따라 단계적으로 실습이 이루어질 수 있도록 지도한다.
- 교재를 통해 수업을 준비하는데 있어서 필요한 모든 정보나 팁, 힌트 등 도움이 될 만한 내용들을 확인할 수 있다.
- 학생들이 만들게 될 각 모델들은 수업시간에 중점적으로 다뤄질 부분과 어휘, 질문, 답을 포함하고 있으며 또한 탐구할만한 추가적인 아이디어들도 포함하고 있다.

학습 방법

- 원격의료 시스템의 인공지능 기술에 대한 관련 용어를 숙지하고, 원격의료 시스템의 인공지능 기술에 대해 이해한다.
- 원격의료 시스템의 인공지능 기술의 각 단계별 중점 사항을 체계적으로 학습한다.
- 원격의료 시스템의 인공지능 기술의 수행순서의 전 과정을 실습한다.
- 원격의료 시스템의 인공지능 기술의 내용을 이해한다.
- 원격의료 시스템의 인공지능 기술을 이해하고 숙달이 될 때까지 학습한다.

학습활동.6 평가 및 피드백

평가 준거

- 평가자는 피평가자가 수행 준거 및 평가 내용에 제시되어 있는 내용을 성공적으로 수행할 수 있는 지를 평가해야 한다.

학습내용	평가항목	성취수준		
		상	중	하
원격의료 시스템의 인공지능 기술	원격의료 시스템의 인공지능 기술을 이해할 수 있다.			

학습 6

평가 방법

• 작업 포트폴리오

학습내용	평가항목	성취수준		
		상	중	하
원격의료 시스템의 인공지능 기술	원격의료 시스템의 인공지능 기술을 이해할 수 있다.			

• 필기시험

학습내용	평가항목	성취수준		
		상	중	하
원격의료 시스템의 인공지능 기술	원격의료 시스템의 인공지능 기술을 이해할 수 있다.			

• 체크리스트를 통한 관찰

학습내용	평가항목	성취수준		
		상	중	하
원격의료 시스템의 인공지능 기술	원격의료 시스템의 인공지능 기술을 이해할 수 있다.			

• 피드백

1. 작업 포트폴리오
   - 제출한 보고서를 평가한 후 주요 사항에 대하여 표시하여 돌려준다.
2. 필기시험
   - 평가 결과 성적이 저조한 학생은 보고서 제출 기회를 부여한다.
3. 체크리스트를 통한 관찰
   - 실습 과정에서 평가한 후 개선해야 할 사항 등을 정리하여 돌려둔다.

참 | 고 | 문 | 헌

- https://www.msdmanuals.com
- 김철중, 한국이 개발한 원격의료기술, 외국인이 사용, https://www.chosun.com/
- 최윤섭, 한국의 원격의료에 대한 생각과 그 생각에 대한 생각, www.yoonsupchoi.com, 2020.5.20.
- https://dgrz.tistory.com/55
- 원격의료 시스템. 튜메니의 신경외과 연방 센터, 2013.
- https://ko.wikipedia.org/wiki
- 원격의료로 달라지는 세상, MK뉴스, 2014.06.23.
- 원격진료 혜택 부유한 젊은 층만 받네, 동아 사이언스, 2014.02.07.
- '언제 어디서나, 헬스케어' business watch 뉴스, 2014.04.21.
- https://www.yoonsupchoi.com/2020/05/20/thoughts_on_telemedicine/
- 법무부, 교정시설 원격의료 시스템, https://moj.go.kr/moj/184/subview.do
- https://m.blog.naver.com/lowensteinkorea/222575589485
- https://www.hesel.co.kr/public/severance.php
- https://www.hicare.net/#provides
- https://images.search.yahoo.com
- https://voidoc.io/
- https://yozm.wishket.com/magazine/detail/278/
- 기울기 소실문제, https://heytech.tistory.com/388
- https://gilbertlim.github.io/categories/
- https://wjunsea.tistory.com/96
- 정용 외 8, 원격의료실현을 위한 국내과학기술의 현황과 극복과제, 한림연구보고서 139, KAST, 2021.
- 한구영 · 윤지윤 · 전은경, 원격의료 합법화를 고려한 건강보험 정책제언 : 원격진료플랫폼, 원격모니터링기기, 디지털 치료기기 및 재택치료의료기기 중심으로, HIRA RESEARCH, 2022.02.

학습 목표

1. 원격의료 시스템의 빅데이터 기술을 이해할 수 있다.

7-1 원격의료 시스템 빅데이터 기술의 개요

원격의료 시스템에서 빅데이터 기술은 의료정보를 수집, 분석 및 활용하는 데 중요한 역할을 한다. 이 기술은 대량의 의료데이터를 수집하고 저장하며, 이 데이터를 분석하여 의료전문가가 환자의 건강 상태를 신속하게 판단하고 진단 및 치료방법을 결정할 수 있도록 돕는다.

빅데이터 기술은 데이터마이닝, 머신러닝, 예측분석 등을 통해 의료데이터를 분석하고 예측모델을 만든다. 이러한 모델은 예방, 진단 및 치료를 위해 의사들이 데이터를 사용할 때 도움이 된다. 예를 들어 빅데이터 기술을 사용하여 의료데이터를 분석하면, 특정 환자 집단에서 특정 질병이 발생할 가능성을 미리 예측할 수 있다. 이를 통해 의사는 조기진단을 하고 치료계획을 수립할 수 있다.

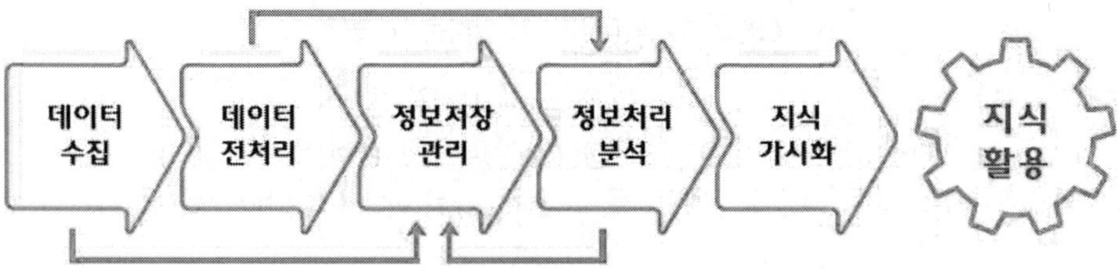

[그림 7-1] 빅데이터로부터의 지식 활용단계

빅데이터, 인공지능 등 관련 기술과 데이터가 밀접한 연관성이 있고, 이에 대용량의 데이터를 처리 · 분석하기 위한 데이터 저장 · 보관, 데이터 전송 등 인프라 구축 또한 매우 중요하다. 이에 데이터 클라우드, 서버, 네트워크 등의 데이터 인프라 또한 데이터 관련 비즈니스 영역으로 포함할 수 있다.

또한 빅데이터 기술은 의료 이미지 분석에도 활용된다. CT, MRI 및 X-선 등의 의료 이미지는 대량의 데이터를 생성하며, 이를 빅데이터 기술로 분석하면 의사는 환자의 건강 상태를 더 정확하게 평가할 수 있다. 따라서 빅데이터 기술은 원격의료 시스템에서 중요한 역할을 하며, 환자의 건강 상태를 개선하고 치료방법을 개선하는 데 도움이 된다.

원격의료 시스템에서는 환자의 건강 상태, 진료기록, 검사결과 등의 데이터를 수집하여 분석하고, 이를 바탕으로 진단과 치료에 필요한 정보를 제공한다. 이를 위해서는 다음과 같은 기술들이 사용될 수 있다.

학습 7

1. 데이터 수집기술

원격의료 시스템에서는 환자의 건강 상태를 실시간으로 모니터링하는 기술이 필요한다. 이를 위해 센서, 웨어러블 기기, 스마트 기기 등을 사용하여 데이터를 수집한다. 수집을 위하여 시스템이나 소프트웨어를 이용하여 로그를 수집하거나 크롤링, 하드웨어를 이용하여 수집을 한다.

빅데이터 수집기술은 데이터의 형태나 종류에 관계없이 수집할 수 있어야 한다. 단 빅데이터의 형태나 종류에 따라 수집방법이 달라지므로 다양한 수집방법이 필요하다. 수집한 데이터를 가공 · 재생산할 수 있어야 하며, 수집방법에는 데이터를 가공 · 재생산하는 과정을 포함해야 한다. 가시적 형태로 서비스를 제공하고 데이터를 효율적으로 활용할 수 있도록 저장해야 하며, 정형/비정형 형태로 데이터를 저장하는 기능을 제공해야 한다.

〈표 7-1〉 빅데이터 수집하는 기술들

방 법	내 용
로그수집기	내부에 있는 웹서버 로그를 수집한다. 웹로그, 트랜젝션 로그, 클릭로그, DB로그, 사용자 로그 등 각종 로그데이터를 수집하는 오픈소스 기술(Chukwa, Flume, Scribe 등)이다.
크롤링	주로 웹로봇, 크롤링 프로그램으로 거미줄처럼 얽혀 있는 인터넷 링크를 따라다니며 방문한 웹사이트의 웹페이지라든가 소셜데이터 등 인터넷에 공개되어 있는 데이터를 수집한다. 크롤링은 API를 제공하지 않는 기존 애플리케이션과의 연결성을 해결하는 기법으로 웹 상의 비정형 콘텐츠를 수집한다.
센싱	각종 센서로 데이터들을 수집한다. 이미지 음성, 온도, 전력, 압력, 화학물질, 전자 · 방사능, 수온, 강우 · 수량 등을 수집한다.
RDB Aggregator	관계형 데이터베이스(RDBMS)에서 정형데이터를 수집해 HDFS(하둡 분산파일시스템)나 HBase와 같은 NoSQL에 저장하는 오픈소스 기술(Sqoop, Direct, JDBC 등)이다.
RSS 리더	데이터의 생산, 공유, 참여 환경인 웹2.0을 구현하는 기술로 필요한 데이터를 프로그래밍으로 수집한다. 웹 기반 최신 정보를 공유하기 위한 XML 기반의 콘텐츠 배급 프로토콜인 RSS 서비스를 통해 데이터를 수집하는 기술로, RSS 사이트에서 제공하는 주소를 RSS Reader에 등록하면 자동으로 데이터를 전송받아 수집하는 기술이다.
ETL	데이터의 추출(Extraction), 변환(Transformation), 적재(Loading)의 약자로써 다양한 소스데이터를 취합하여 데이터를 추출하고, 하나의 공통된 형식으로 변환하여 데이터 웨어하우스에 적재하는 과정을 지원한다. 여기서 데이터의 전처리와 저장단계가 진행되기도 한다.
Streaming	인터넷에서 음성, 오디오, 비디오 데이터를 실시간으로 수집할 수 있는 기술이다.

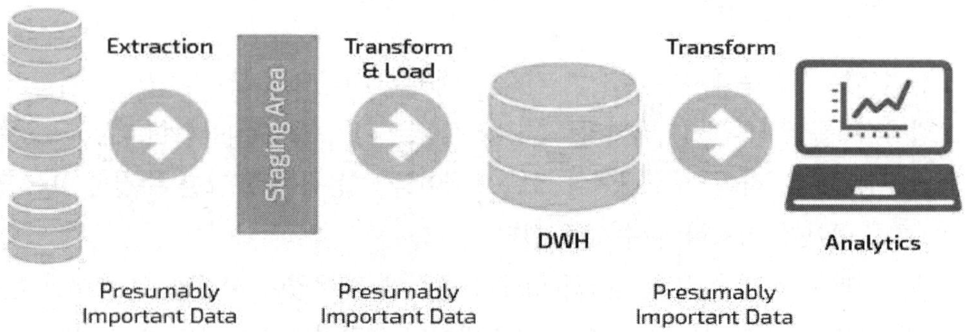

[그림 7-2] ETL 과정

원격의료 시스템에서 빅데이터 기술을 활용하여 데이터를 수집하는 방법은 다양하다. 다음은 몇 가지 예시이다.

1) 센서기술을 이용한 데이터 수집

생체센서는 체온, 심박수, 혈압 등을 측정하여 환자의 건강 상태를 모니터링하는 기술이다.

환경센서는 대기오염, 온도, 습도 등을 측정하여 환자의 건강 상태에 영향을 미치는 요인을 파악하는 기술이다.

2) 의료기기 연결을 통한 데이터 수집

의료기기를 통한 데이터 수집은 혈당 측정기, 호흡기 보조기, 체중계 등을 연결하여 환자의 건강 상태를 모니터링하는 기술 등을 통하여 수집이 가능하다.

실시간 모니터링를 통한 데이터 수집은 의료기기와 연결하여 실시간으로 환자의 건강 상태를 모니터링하는 기술 등을 통하여 수집이 가능하다.

3) 전자건강기록(EHR)을 이용한 데이터 수집

EHR를 통한 데이터 수집은 의료진이 작성한 환자의 건강기록을 전자적으로 관리하는 시스템을 통하여 수집이 가능하다.

EHR 데이터를 통한 데이터는 환자의 진단, 처방, 수술 등에 대한 정보를 포함하여 환자의 건강 상태와 관련된 정보를 제공하는 기술을 통하여 수집이 가능하다.

4) 환자 자가보고를 통한 데이터 수집

환자 자가보고를 통한 데이터 수집은 의료진이 지정한 양식에 따라 환자가 자신의 건강상태를 기록하는 기술을 통하여 데이터를 수집한다.

환자 피드백을 통한 데이터 수집은 환자가 직접 자신의 건강 상태에 대해 피드백하는 기술에 따라서 수집 가능하다. 이러한 데이터 수집기술은 빅데이터 분석을 통해 환자의 건강 상태를 예측하고, 질병예방 및 치료에 활용될 수 있다.

2. 데이터 저장기술

대량의 데이터를 저장하기 위해서는 클라우드 기술이 필요하다. 클라우드 기술을 사용하면 더 많은 데이터를 저장하고, 더 빠르게 접근할 수 있다.

수집한 데이터들은 정형, 비정형, 반정형의 형태를 갖추면 적절한 방법으로 빅데이터 시스템에 저장한다. 데이터 크기에 상관없이 저장함에 있어 저렴한 비용구조로 처리하고, 처리된 데이터를 빠르고 쉽게 하도록 하는 기술이다. 예를 들면 병렬

DBMS, 하둡(Hadoop), NoSQL 등의 기술이 있다.

〈표 7-2〉 빅데이터 저장기술

접근방식	내 용	기 술
분산파일 시스템	컴퓨터 네트워크로 공유하는 여러 호스트 컴퓨터 파일에 접근할 수 있는 파일 시스템을 갖춘다.	GFS(Google File System) HDFS(Hadoop Distributed File System) 아마존 Cloud의 S3파일시스템
NoSQL	데이터 모델을 단순환하여 관계형 데이터 모델과 SQL을 사용하지 않는 모든 DBMS, 데이터 저장장치에서 사용된다.	Cloudata, HBase, Cassandra
병렬 DBMS	다수의 마이크로프로세서를 사용하여 여러 디스크의 질의, 갱신, 입출력 등 데이터베이스 처리를 동시에 수행하는 데이터베이스 시스템이다.	VoltDB, SQP HANA, Vertica, Greenplum, Netezza
네트워크 구성 저장시스템	서로 다른 종류의 데이터 저장장치를 하나의 데이터 서버에 연결하여 총괄적으로 데이터를 저장 및 관리한다.	SAN(Storage Area Network) NAS(Network Attached Storage)

원격의료 시스템에서 빅데이터 기술을 활용하면 많은 양의 환자정보를 수집하고 저장할 수 있다. 이를 위해 데이터 저장기술은 중요한 역할을 한다.

1) 관계형 데이터베이스

가장 일반적인 데이터 저장기술 중 하나는 관계형 데이터베이스이다. 이러한 데이터베이스는 테이블 형식으로 데이터를 저장하며, SQL을 사용하여 데이터를 쿼리하고 검색할 수 있다. 이러한 데이터베이스는 원격의료 시스템에서 많이 사용되며 환자정보, 의료기록 및 의료영상 등을 저장할 수 있다.

2) 비관계형 데이터베이스

최근에는 비관계형 데이터베이스, 특히 NoSQL 데이터베이스가 더 많이 사용되고 있다. NoSQL 데이터베이스는 관계형 데이터베이스와는 다른 방식으로 데이터를 저장하며, 확장성과 유연성이 높다. 이러한 데이터베이스는 대규모 데이터 집합을 처리하고 분석하는 데 적합하다.

3) 클라우드 컴퓨터 기술활용

클라우드 컴퓨팅 기술을 활용하여 원격의료 시스템의 빅데이터를 저장할 수도 있다. 클라우드 컴퓨팅은 대규모 데이터를 저장하고 처리하는 데 매우 유용한 기술이며, 이를 활용하면 데이터를 보다 효율적으로 저장하고 관리할 수 있다.

4) 분산파일 시스템 활용

마지막으로 분산파일 시스템인 Hadoop Distributed File System(HDFS)를 사용하여 빅데이터를 저장할 수도 있다. HDFS는 대규모 데이터를 처리하는 데 최적화된 분산파일 시스템으로, 대규모 데이터를 저장하고 분석하는 데 적합하다.

이러한 데이터 저장기술을 활용하여 원격의료 시스템의 빅데이터를 효율적으로 저장하고 관리할 수 있으며, 이를 통해 의료분야에서 보다 정확하고 빠른 의사결정을 내릴 수 있다.

3. 데이터 처리기술

빅데이터 처리단계는 수집한 데이터를 실시간으로 일괄 처리하게 되는데, 이는 일종의 데이터 정제과정이다.

〈표 7-3〉 빅데이터 처리기술

기 술	내 용
빅데이터 일괄 처리기술	• 빅데이터를 여러 서버로 분산하여 각 서버에서 나누어 처리하고, 이를 다시 모아서 결과를 정리하는 분산처리 기술방식이다. • 구글 맵리듀스, 하둡 맵리듀스, 마이크로소프트 드라이애드 등이 있다.
빅데이터 실시간 처리기술	• 스트림 처리기술로 강화된 스트림 컴퓨팅을 지원하는 IBM의 InfoSphere Streams, 분산환경에서 스트리밍 데이터를 분석할 수 있게 해주는 트위터의 스톰이 있다.
빅데이터 처리 프로그래밍 지원기술	• 분산데이터를 처리하는 프로그래밍 언어인 구글의 Sawzall과 병렬처리를 하는 고성능 데이터-플로우 언어와 실행 프레임워크인 하둡 pig가 있다.

데이터 셋에서 원하는 부분만 혹은 전체를 추출하고, 분석을 위해 데이터 셋을 재배치하는 등의 데이터 셋의 폼을 바꾸는 과정이다. 대용량의 데이터를 저장 · 수집 · 관리 · 유통 · 분석을 처리하는 일련의 기술들이다.

빅데이터를 처리하고 분석하는 기술은 여러 가지가 있다. 분산 컴퓨팅, 병렬처리, 데이터마이닝, 머신러닝 등의 기술을 사용하여 데이터를 분석하고, 의료진과 환자에게 정보를 제공한다.

원격으로 시스템에서 빅데이터 기술을 활용하여 데이터 처리하는 방법에는 여러 가지가 있다. 이 중에서 대표적인 기술사례는 다음과 같다.

1) 분산데이터 처리 시스템

Hadoop, Spark, Flink 등의 분산데이터 처리 시스템은 대용량 데이터를 분산하여 처리하는 기술이다. 이러한 시스템을 사용하면 대규모 데이터를 빠르게 처리할 수 있으며, 많은 수의 머신에서 처리를 병렬로 수행하여 시간을 단축시킬 수 있다.

2) 데이터베이스 관리시스템

대규모 데이터를 처리하려면 대용량 데이터베이스를 구축하고 관리하는 것이 필요하다. NoSQL 데이터베이스인 MongoDB, Cassandra, HBase 등은 분산데이터 처리를 위해 설계된 데이터베이스 시스템으로, 대규모 데이터를 저장하고 처리할 수 있다.

3) 머신러닝 기술

머신러닝 기술은 대용량 데이터를 분석하고, 예측모델을 학습하는데 활용된다. TensorFlow, PyTorch, Scikit-learn 등의 머신러닝 프레임워크를 사용하면 대규모 데이터를 처리하고 분석하여 머신러닝 모델을 학습시킬 수 있다.

4) 데이터 시각화 및 분석도구

데이터를 시각화하고 분석하는 도구는 대규모 데이터 처리에서 중요한 역할을 한다. Tableau, PowerBI, QlikView 등의 데이터 시각화 도구를 사용하면 대규모 데이터를 시각화하여 쉽게 분석할 수 있다.

이러한 빅데이터 기술들을 활용하여 원격 시스템에서 대규모 데이터를 처리하고 분석하는 것은 더욱 용이해졌다. 향후에는 이러한 기술들이 더욱 발전하여 더욱 강력한 빅데이터 분석도구들이 개발될 것으로 기대된다.

4. 빅데이터 분석기술

빅데이터 분석기술은 데이터를 효율적이고 정확하게 분석하여 비즈니스 등의 영역에 적용하기 위한 기술이다.

상황에 따라 앞선 처리과정에서 전처리가 될 수도 있고 분석과정에서 먼저 전처리를 해준다. 데이터를 분석할 수 있는 타입(Type)으로 전처리한 후 수학적인 기법을 적용하여 통계분석, 데이터마이닝, 텍스트마이닝(Text Mining), 최적화 분석, 등의 기술이 있다. 인공지능(AI)에서 대표적인 딥러닝, 머신러닝 기법들을 통해 예측, 분리 등의 분석결과를 만들어 낸다.

텍스트마이닝은 자연어 처리(NLP)기술로 인간의 언어로 쓰인 비정형 텍스트에서 유용한 정보를 추출하거나 다른 데이터와의 연계성을 파악하면 분류나 군집화 등 빅데이터에 숨겨진 의미있는 정보를 발견하는 분석방법이다.

5. 데이터 시각화 기술

데이터를 시각화하여 보다 쉽게 이해할 수 있도록 하는 기술도 중요하다. 이를 위해 다양한 시각화 도구와 기술이 사용된다. 분석결과를 시각화하는 과정으로 분석결과와 그 자체가 될 수 있고 그래프, 스프레드시트, DB, 인포그래픽 등 다양한 형태로 직관적이고 보기 편하게 표현한다. 표현을 위하여 R과 Python의 Plot모듈로 그래프 표현이 가능하다. 표현단계는 개발자, 엔지니어들만의 작업영역이 아닌 비즈니스 시스템의 이해관계자들의 공통의 작업도 필요하다.

원격의료 시스템에서 빅데이터 기술을 활용하여 데이터 시각화를 구현하는 경우에는 다양한 형태의 데이터를 수집, 분석하고 시각화하는 것이 가능해진다. 이를 통해 의료전문가들은 다양한 질병이나 건강 관련 이슈에 대한 인사이트를 얻을 수 있다.

다음은 빅데이터 기술을 활용하여 데이터 시각화를 구현한 사례 중 하나이다.

예를 들어 건강한 가정과 관련된 데이터를 수집하고 분석하여 시각화하는 경우를 살펴볼 수 있다. 이 경우, 가정 내부의 환경요인(예 습도, 온도, 이산화탄소 농도 등) 및 가족 구성원의 건강 상태(예 체중, 혈압, 심박수 등)와 같은 정보를 수집할 수 있다. 이러한 데이터를 수집하여 시각화를 구현하면, 가족 구성원의 건강 상태 및 가정 내부의 환경요인에 대한 인사이트를 얻을 수 있다.

데이터 시각화를 구현하는 방법 중 하나는 대시보드를 사용하는 것이다. 대시보드를 사용하면 데이터를 시각적으로 표현하고 그래프, 차트, 지도 등 다양한 방법으로 표현할 수 있다. 또한 대시보드에서는 필요한 데이터를 선택하거나 필터링하여 사용자가 원하는 정보를 쉽게 얻을 수 있다.

다른 예로는 환자의 건강 상태와 관련된 데이터를 수집하고 분석하여 시각화하는 경우를 들 수 있다. 이 경우, 환자의 생체신호(예 심전도, 혈압, 산소포화도 등) 및 건강 상태와 관련된 다른 정보(예 의학기록, 진단정보 등)를 수집하여 분석할 수 있다. 이러한 데이터를 시각화하여 의료전문가들은 환자의 건강 상태를 모니터링하고, 조치를 취할 수 있는 정보를 얻을 수 있다.

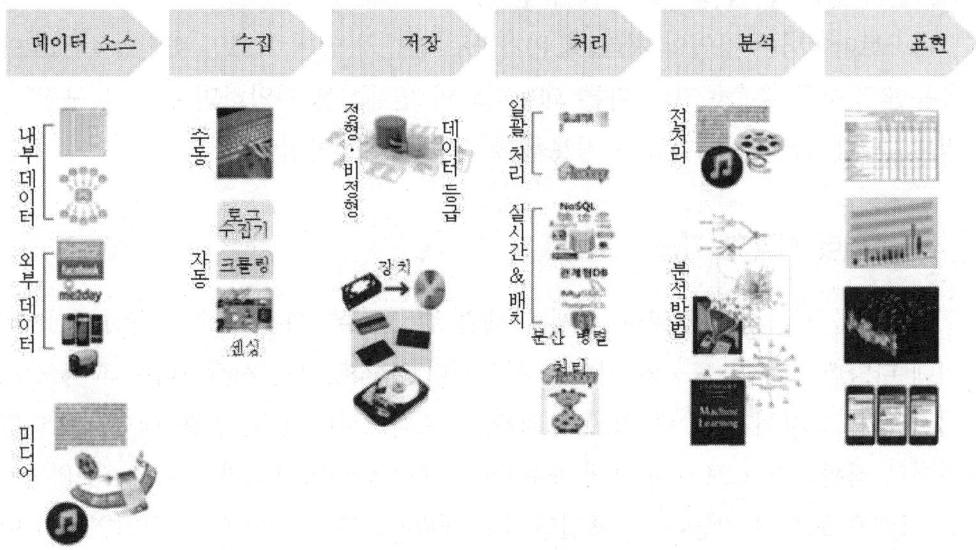

[그림 7-3] 원격의료 시스템에서 빅데이터 처리과정

이러한 빅데이터 기술을 사용하여 원격의료 시스템을 구축하면 의료진은 환자의 건강 상태를 실시간으로 모니터링하고, 진단과 치료에 필요한 정보를 빠르게 제공할 수 있다. 또한 환자는 집에서 편안하게 건강 상태를 관리하고, 의료서비스를 더욱 효율적으로 이용할 수 있다.

〈표 7-4〉 빅데이터 처리과정별 기술영역

처리과정	기술영역	내 용
생성	내부데이터	데이터베이스, 파일관리 시스템 등
	외부데이터	인터넷으로 연결된 파일, 멀티미디어, 스트림
수집	크롤링	검색엔진의 로봇, HTML 크롤링 소프트웨어를 사용한 데이터 수집
	ETL(Extration, Transformation, Loading)	소스데이터의 추출, 전송, 변환, 적재
저장	NOSQL 데이터베이스	비정형 데이터 관리
	스토리지(Storage)	빅데이터 저장, 저장소
	서버(Server)	초경량 서버
처리	맵리듀스(Map Reduce)	데이터 추출
	프로세싱(Processing)	다중업무 처리

처리과정	기술영역	내 용
분석	자연어 처리(NLP)	자연어 처리(Netural Language Processing)
	기계학습(Machine Learning)	머신러닝, 딥러닝을 이용한 데이터의 패턴인식
	직렬화(Serialization)	데이터 간의 순서화
표현	시각화(Visualization)	데이터를 도표나 그래픽 등으로 표현
	획득(Acquisition)	데이터의 획득, 재해석

7-2 원격의료 시스템의 빅데이터 예측분석

원격의료 시스템에서 빅데이터 기술을 활용한 예측분석 기술은 다양한 분야에서 활용될 수 있다. 특히 원격의료 시스템에서 빅데이터 플랫폼의 활용은 데이터의 수집, 저장, 처리, 관리 및 분석 등의 역할수행을 지원함으로써 새로운 인사이트(Insight)와 비즈니스 가치창출이 가능한 데이터 프로세스 환경의 변화를 의미한다. 즉 원격의료의 빅데이터의 다양한 데이터 소스에서 수집한 데이터를 저장, 처리, 분석 등 전 과정을 통합적으로 다양한 원격의료 서비스에 제공하여 그 기술들을 잘 사용할 수 있도록 지식을 발굴하고, 이를 기반으로 지능화된 의료서비스를 제공하는데 필요한 준비된 ICT 환경이다.

원격의료 시스템의 빅데이터 플랫폼은 [그림 7-4]처럼 데이터의 수집, 저장, 처리, 관리를 담당하는 원격의료 시스템의 빅데이터 관리 플렛폼과 데이터 분석을 지

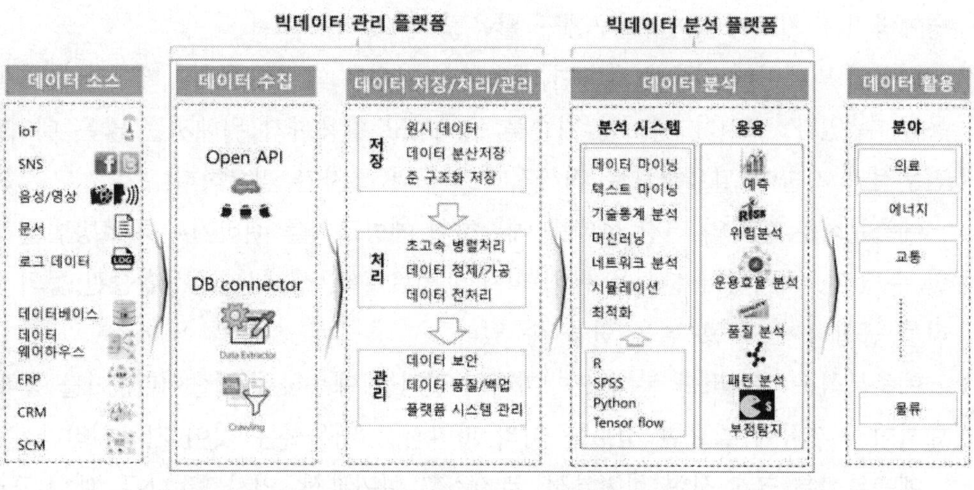

[그림 7-4] 원격의료 시스템의 빅데이터 플랫폼의 구분

원하는 원격의료 시스템의 빅데이터 분석 플랫폼으로 구분한다.

원격의료 시스템의 빅데이터 플랫폼의 핵심역할은 원시데이터로부터 새로운 통창력과 가치를 창출하는 역활이다.

원격의료 시스템의 빅데이터 플랫폼의 기능은 원격의료 서비스의 빅데이터를 처리하는 과정에서 부하발생은 불가피하며, 빅데이터 플랫폼은 이러한 부하들의 기술적인 요소들을 결합하여 해소한다.

여기서는 예를 들어 환자 건강상태 예측을 위한 기술에 대해 설명하겠다.

환자 건강 상태 예측은 의료분야에서 중요한 문제 중 하나이다. 예를 들어 만성질환을 가진 환자들은 주기적으로 검진을 받고, 의료진은 이 검진결과를 분석하여 이 환자들의 건강 상태를 예측해야 한다. 빅데이터 기술을 활용하면 이러한 환자들의 건강 상태 예측을 보다 정확하게 할 수 있다.

빅데이터 기술을 활용한 환자 건강 상태 예측을 위해서는 먼저 많은 양의 데이터를 수집해야 한다. 이 데이터는 환자의 건강 상태와 관련된 다양한 정보를 포함해야 한다. 예를 들어 환자의 병력, 검진결과, 진단서, 처방전, 생체신호, 건강 생활정보 등이 이에 해당한다.

수집한 데이터를 바탕으로 예측분석 모델을 구축한다. 이 모델은 다양한 머신러닝 기술을 활용하여 구현될 수 있다. 예를 들어 의사결정나무(Decision Tree)나 랜덤 포레스트(Random Forest) 등의 분류모델을 사용하여 환자 건강 상태를 예측할 수 있다. 이렇게 구축한 모델은 실제 환자들의 데이터를 입력으로 받아서 건강 상태를 예측한다. 이를 통해 의료진은 환자의 건강 상태를 예측하고, 이에 따른 예방조치나 치료를 제시할 수 있다. 더 나아가 이러한 예측분석 기술을 활용하여 질병예방이나 치료에 대한 연구에도 활용될 수 있다.

이처럼 빅데이터 기술을 활용한 예측분석 기술은 의료분야에서 매우 유용하게 활용될 수 있다. 그러나 이러한 기술을 구축하고 활용하기 위해서는 많은 데이터와 전문적인 기술이 필요하므로 적극적인 연구와 투자가 필요하다.

예측분석은 환자의 건강 상태를 예측하여 예방조치를 취하거나 치료방법을 결정할 수 있다. 빅데이터 분석을 통해 환자의 의료기록, 생체신호, 생활습관 등의 데이터를 종합하여 예측모델을 만들 수 있다.

예측분석은 데이터를 분석하여 미래의 결과를 예측하는 기술이다. 이를 통해 의료서비스 제공에 필요한 정보를 미리 파악하고 대응하는 것이 가능해진다.

예측분석은 크게 선형 회귀분석, 로지스틱 회귀분석, 의사결정나무, 랜덤 포레스트 등의 알고리즘을 사용한다.

1. 선형 회귀분석

선형 회귀분석은 변수들 간의 관계를 파악하여 한 변수의 값을 다른 변수들의 값으로 예측하는 방법이다. 이를 응용하여 예측모델을 만들면, 예를 들어 특정 질병의 발생률을 예측하거나 환자의 진단결과를 예측할 수 있다.

원격의료 시스템에서 빅데이터 기술을 활용하여 예측분석 기술을 적용하는 경우, 선형 회귀분석은 일반적으로 많이 사용된다. 선형 회귀분석은 종속변수와 하나 이상의 독립변수 간의 관계를 분석하는 통계기법이다.

선형 회귀분석은 예측모델의 훈련을 위해 특성 데이터를 수집하고, 이 데이터를 사용하여 종속변수와 독립변수 간의 관계를 모델링한다. 예를 들어 환자의 건강 상태를 예측하기 위해 원격의료 시스템에서 수집한 환자의 건강정보와 생활습관 등의 데이터를 활용할 수 있다.

선형 회귀분석에서는 종속변수와 독립변수 간의 관계를 설명하는 직선을 찾는다. 이 직선은 최소제곱법을 사용하여 결정된다. 최소제곱법은 종속변수와 독립변수 간의 관계를 가장 잘 나타내는 직선을 찾는 방법이다.

선형 회귀분석은 예측모델을 구축하는 데 매우 유용하다. 예를 들어 특정 질병에 걸릴 확률을 예측하는 모델을 구축할 때, 선형 회귀분석을 사용하여 질병발병과 관련된 요인을 식별할 수 있다. 이러한 예측모델은 환자진단에 도움이 될 수 있다.

또한 선형 회귀분석은 의료연구에서도 많이 사용된다. 예를 들어 특정 약물의 효과를 평가하는 연구에서는 선형 회귀분석을 사용하여 약물투여와 결과 간의 관계를 분석할 수 있다.

따라서 원격의료 시스템에서 빅데이터 기술을 활용하여 예측분석을 수행할 때, 선형 회귀분석은 매우 유용한 분석기법 중 하나이다

2. 로지스틱 회귀분석

로지스틱 회귀분석은 이항분류 문제에서 사용되는 예측모델이다. 이를 통해 특정 질병이 발생할 확률이 높은 환자를 미리 예측하여 조기진단과 치료에 도움을 줄 수 있다.

원격의료 시스템에서 빅데이터 기술을 활용하여 예측분석 기술을 적용하면, 로지

스틱 회귀분석은 특히 많이 사용되는 방법 중 하나이다. 로지스틱 회귀분석은 일반적으로 이진분류 문제에서 사용되며, 특정 결과가 발생할 확률을 예측하기 위해 사용된다. 예를 들어 원격의료 시스템에서 로지스틱 회귀분석을 사용하여 암진단을 예측하는 경우를 생각해보겠다. 이를 위해 먼저 적절한 변수를 선택하고, 예측모델을 만든다. 선택한 변수는 환자의 연령, 성별, 가족력, 과거 병력 등이 될 수 있다.

이후 모델을 학습시키고 이진분류 문제를 해결하기 위해 환자가 암인 경우를 1로, 암이 아닌 경우를 0으로 라벨링한다.

학습데이터를 사용하여 로지스틱 회귀분석 모델을 구축하고, 이를 검증 데이터에 적용하여 모델의 성능을 평가한다. 모델이 만들어지면 새로운 환자의 정보를 입력하여 암진단을 예측할 수 있다. 예를 들어 환자의 연령, 성별, 가족력, 과거 병력을 입력하고 모델을 실행하면 해당 환자가 암인 경우의 확률을 계산할 수 있다. 이를 통해 의료진은 해당 환자의 상태를 더 정확하게 판단할 수 있다.

이와 같이 원격의료 시스템에서 로지스틱 회귀분석을 활용하면 예측분석 기술을 통해 환자의 상태를 더욱 정확하게 예측할 수 있으며, 이를 통해 의료진은 더욱 정확한 진단과 치료를 제공할 수 있다.

3. 의사결정나무

의사결정나무는 데이터를 분할하여 분석하는 알고리즘으로 나무의 가지(Branch)로 이루어져 있다. 이를 응용하여 진단에 필요한 정보를 분석하여 예측모델을 만들 수 있다.

원격의료 시스템에서 빅데이터 기술을 활용하여 예측분석 기술을 적용하는 사례 중 하나는 의사결정나무(Decision Tree)이다. 의사결정나무는 데이터를 분류하고 예측하기 위해 사용되는 분석방법 중 하나로 나무모양의 그림으로 나타낼 수 있다. 각 노드(Node)는 특정 변수를 기준으로 데이터를 분리하는 역할을 한다. 분리기준은 해당 변수의 값을 기준으로 정해지며, 각 분리된 영역은 다른 변수들의 조건에 따라 계속해서 분리될 수 있다.

의사결정나무는 예측 모델링에서 일반적으로 사용되며, 다음과 같은 예측문제에 적용할 수 있다.

① 분류문제 : 카테고리로 라벨링된 데이터를 분류하는 문제
② 회귀문제 : 수치데이터를 예측하는 문제

원격의료 시스템에서 의사결정나무를 적용하는 예시를 들어보겠다. 가정에서 살고 있는 환자들의 건강 상태를 모니터링하고, 의료진이 건강문제 예측에 도움을 줄 수 있는 데이터를 수집하고 있다고 가정해 본다. 이 데이터는 환자의 나이, 성별, 가족력, 건강검진 결과 등을 포함한다.

의사결정나무를 이용하여 예측모델을 구축하면 의료진은 환자의 데이터를 입력하고 모델을 실행하여 해당 환자의 건강문제를 예측할 수 있다. 예를 들어 모델은 나이와 검진결과에 따라 높은 위험군과 낮은 위험군으로 환자를 분류할 수 있다.

또한 의사결정나무를 이용하여 환자의 건강 상태 예측에 대한 인사이트를 얻을 수도 있다. 예를 들어 모델이 가장 중요하게 여기는 변수가 검진결과이고, 특정 검진항목이 매우 높은 위험 수준을 나타내는 것으로 나타나면 의료진은 해당 검진항목에 대해 더 깊이 조사하고, 환자의 건강 상태를 개선할 수 있는 방법을 모색할 수 있다.

이와 같이 의사결정나무를 사용하여 예측분석을 수행하면, 원하는 데이터를 분석이 가능하다.

4. 랜덤 포레스트

랜덤 포레스트는 여러 개의 결정나무를 만들어 각각의 결과를 종합하여 예측하는 방법이다. 이를 응용하여 다양한 환자정보를 종합하여 진단결과를 예측할 수 있다.

원격의료 시스템에서 빅데이터 기술을 활용하면 환자데이터를 수집하고 분석하여 의료진단 및 예측을 돕는데 활용할 수 있다. 이를 통해 의료서비스를 개선하고 환자의 치료효과를 높일 수 있다.

랜덤 포레스트(Random Forest)는 머신러닝 분야에서 많이 사용되는 예측분석 기술 중 하나이다. 랜덤 포레스트는 다수의 의사결정나무(Decision Tree)를 생성하고, 이를 결합하여 예측모델을 만드는 알고리즘이다.

원격의료 시스템에서 랜덤 포레스트를 활용하면, 예를 들어 환자의 건강정보와 진료기록 등 다양한 데이터를 수집하여 분석할 수 있다. 이를 바탕으로 랜덤 포레스트 알고리즘을 적용하여 환자의 건강 상태를 예측하거나 질병 발생 가능성을 예측하는 모델을 구축할 수 있다.

또한 랜덤 포레스트는 다양한 변수 간의 상호작용을 고려하기 때문에 변수 간 영향력을 파악하고 해당 변수의 중요도를 판단할 수 있다. 이를 통해 원격의료 시스템에서는 어떤 요인이 환자 건강 상태에 영향을 미치는지 파악하고 예방적인 조치를 취할 수 있다. 따라서 랜덤 포레스트를 활용하여 예측분석을 수행하는 것은 원격의료 시스템에서 매우 유용한 방법 중 하나이다. 이를 통해 보다 정확하고 개인화된 의료서비스를 제공할 수 있다.

이처럼 예측분석 기술을 활용하여 원격의료 시스템에서 수집된 대규모 데이터를 분석하고 활용함으로써 환자의 건강상태를 예측하고 예방적 의료서비스를 제공하는 것이 가능해진다.

7-3 원격의료 시스템의 빅데이터 개인맞춤형 치료

개인맞춤형 치료는 빅데이터 분석을 통해 환자의 개인맞춤형 치료를 제공할 수 있다. 예를 들어 환자의 유전자 정보, 의료기록, 생체신호 등을 종합하여 치료방법을 결정하고, 이를 통해 더 효과적인 치료를 제공할 수 있다.

원격의료 시스템에서 빅데이터 기술을 활용하면 개인맞춤형 치료기술을 개발하는 것이 가능해진다. 다양한 환자정보를 수집하고 분석하여 해당 환자에게 가장 적합한 치료방법을 찾아내는 것이 가능해진다. 예를 들어 만성폐쇄성폐질환(COPD)의 치료를 고려해 보겠다. 이 질환은 폐기능 저하로 인해 호흡곤란을 유발하며, 현재는 치료법이 제한적이다. 그러나 빅데이터 기술을 활용하면 COPD 환자의 건강상태와 진행상황을 파악하고, 그에 맞는 개인맞춤형 치료를 제공할 수 있다.

빅데이터 기술을 활용하여 COPD 환자의 건강 상태를 분석하면 다음과 같은 정보를 얻을 수 있다.

① 환자의 폐기능 수치
② 환자의 폐기능 변화추이
③ 환자의 흡연 여부
④ 환자의 나이, 성별, 체질량 지수 등 개인정보
⑤ 환자가 복용중인 약물정보

이러한 정보를 분석하여 COPD 환자마다 적절한 치료방법을 제공할 수 있다. 예를 들어 폐기능이 많이 저하된 환자에게는 산소치료를 제공하고, 흡연 중인 환자에게는 금연 프로그램을 제공할 수 있다. 또한 특정 약물이 환자에게 적합하지 않은 경우 대체가능한 치료법을 제공할 수 있다. 이와 같은 개인맞춤형 치료기술을 개발하는 것은 환자의 건강 상태를 개선하는 데 큰 도움이 될 것이다. 빅데이터 기술은 원격의료 시스템에서 이러한 개인맞춤형 치료기술을 개발하는 데 필수적인 도구이다.

원격의료 시스템은 인터넷과 모바일 기술 등을 활용하여 환자와 의료진 간의 원격상담 및 진료를 가능하게 하는 시스템이다. 이러한 시스템에서 빅데이터 기술을 활용하면 개인맞춤형 치료기술 분류를 보다 정확하게 수행할 수 있다.

빅데이터 기술은 대량의 데이터를 수집, 저장, 분석하고 이를 통해 새로운 인사이트를 도출하는 기술이다. 원격의료 시스템에서는 환자들의 건강정보를 수집하고 분석하여 개인맞춤형 치료기술을 분류할 수 있다. 예를 들어 환자의 건강정보를 수집하고 이를 빅데이터 분석기술을 활용하여 분류하면 환자의 질병 유형, 심각도, 진행상황 등을 정확하게 파악할 수 있다. 이를 바탕으로 환자 개인의 특성에 맞는 최적의 치료기술을 선정하고 적용할 수 있다.

또한 빅데이터 분석기술을 활용하여 질병의 예방과 조기진단에도 도움을 줄 수 있다. 예를 들어 특정 질병을 앓고 있는 환자들의 건강정보를 분석하여 해당 질병의 초기증상을 파악하고, 조기진단을 할 수 있는 방법을 찾을 수 있다. 이와 같이 빅데이터 기술을 활용하여 원격의료 시스템에서 개인맞춤형 치료기술을 분류하면, 보다 정확하고 효과적인 치료를 제공할 수 있다.

원격의료 시스템에서 빅데이터 기술을 활용하면 개인맞춤형 치료기술 분류를 수행할 수 있다. 이를 위해서는 빅데이터 기술을 사용하여 다음과 같은 정보를 수집하고 분석해야 한다.

1. 개인의 건강정보

개인의 건강정보는 환자의 진단서, 검사결과, 병력, 증상, 치료이력 등을 수집한다. 예를 들어 개인 건강정보를 수집하고 분석하여 질병예방, 진단, 치료 등에 도움이 되는 정보를 추출할 수 있다. 이를 통해 개인맞춤형 치료를 제공할 수 있다.

다음은 개인 건강정보 활용사례이다.

1) 질병예방

빅데이터 기술을 활용하여 개인 건강정보를 수집하고 분석하여 질병예방에 도움이 되는 정보를 제공할 수 있다. 예를 들어 고혈압이나 당뇨병 등의 만성질환을 가진 환자에게는 건강한 식습관과 운동습관을 유지하도록 조언하거나, 스트레스를 줄이는 방법을 제시할 수 있다.

2) 질병진단

빅데이터 기술을 활용하여 개인 건강정보를 수집하고 분석하여 질병진단에 도움이 되는 정보를 제공할 수 있다. 예를 들어 심장질환을 진단하는 경우, 개인의 건강정보를 바탕으로 심장병의 발생가능성을 예측하고, 이를 토대로 조기진단을 할 수 있다.

3) 치료계획 수립

빅데이터 기술을 활용하여 개인 건강정보를 수집하고 분석하여 개인맞춤형 치료계획을 수립할 수 있다. 예를 들어 암 환자의 경우 개인의 유전적 특성, 병력, 생활습관 등을 고려하여 개인맞춤형 치료계획을 수립할 수 있다.

4) 약물개발

빅데이터 기술을 활용하여 개인 건강정보를 수집하고 분석하여 새로운 약물개발에 도움이 되는 정보를 제공할 수 있다. 예를 들어 개인의 유전적 특성을 분석하여 특정 약물의 효과를 예측하고, 이를 바탕으로 새로운 약물을 개발할 수 있다.

위와 같이 빅데이터 기술을 활용하여 개인 건강정보를 수집하고 분석함으로써 개인정보를 활용할 수 있다.

2. 의료데이터

의료데이터는 질병 관련 문헌, 의학연구 보고서, 치료 및 약물정보 등을 수집한다.

원격의료 시스템에서 빅데이터 기술을 활용하여 개인맞춤형 치료를 위해 의료데이터를 활용하는 여러 가지 사례가 있다. 다음은 몇 가지 예시이다.

1) 개인맞춤형 진단 및 치료

빅데이터 기술을 활용하면 대규모의 의료데이터를 분석하여 개인의 건강 상태와 질병 발생 가능성을 예측할 수 있다. 이를 토대로 개인맞춤형 진단 및 치료를 제공할 수 있다. 예를 들어 특정 질병에 대한 위험요인을 파악하여 해당 질병예방을 위한 개인맞춤형 치료를 제공할 수 있다.

2) 의료데이터 기반 새로운 치료법 개발

의료데이터를 분석하여 새로운 치료법을 개발할 수 있다. 빅데이터 기술을 활용하면 대규모의 의료데이터를 분석하여 새로운 치료법 개발에 필요한 통찰력을 얻을 수 있다. 예를 들어 기존 치료법의 효과성을 비교·분석하여 개선된 치료법을 개발할 수 있다.

3) 개인 건강관리

빅데이터 기술을 활용하면 개인의 건강관리를 위한 맞춤형 서비스를 제공할 수 있다. 예를 들어 개인 건강 상태를 모니터링하고 분석하여 건강한 생활습관을 유지할 수 있도록 조언을 제공하거나, 개인의 의료기록을 관리하여 의료서비스를 효율적으로 이용할 수 있도록 도와줄 수 있다.

4) 의료 리서치

빅데이터 기술을 활용하면 대규모의 의료데이터를 분석하여 질병에 대한 이해를 높일 수 있다. 이를 바탕으로 새로운 의료기술이나 치료법을 개발하거나, 의료정책에 대한 근거를 마련할 수 있다.

학습 7

위와 같이 빅데이터 기술을 활용한 의료데이터의 활용사례는 다양하다. 이를 통해 개인맞춤형 치료와 건강한 생활습관 유지, 새로운 치료법 개발, 의료 리서치 등의 분야에서 의료데이터 활용사례를 알 수 있다.

3. 외부데이터

외부데이터는 기상데이터, 대기오염정보, 사회경제지표 등 환경적인 데이터도 수집한다.

원격의료 시스템에서 빅데이터 기술을 활용하여 개인맞춤형 치료를 위해 외부 데이터를 활용하는 방법은 다양하다. 예를 들어 다음과 같은 사례가 있을 수 있다.

1) 유전자 정보와 진단정보를 결합하여 개인맞춤형 치료를 제공하는 경우

빅데이터 기술을 활용하여 개인의 유전자 정보와 진단정보를 수집하여 분석하면 개인의 유전적 특성과 건강 상태를 파악할 수 있다. 이를 바탕으로 개인에게 최적화된 치료방안을 제시할 수 있다. 예를 들어 암 진단 후 항암제 치료를 고민하는 경우, 환자의 유전자 정보를 분석하여 항암제에 대한 효과성과 부작용을 예측하여 최적의 항암제 치료방안을 제시할 수 있다.

2) 환자의 건강데이터와 사회경제 데이터를 결합하여 개인맞춤형 건강관리를 제공하는 경우

개인의 건강데이터와 함께, 주거환경, 사회경제적 지표 등 외부데이터를 활용하여 개인의 건강 상태와 건강관리방법을 제시할 수 있다. 예를 들어 건강한 식습관을 유지하고자 하는 경우, 환자의 식습관 데이터와 함께 거주지역의 건강 음식점 정보, 주변 운동시설 정보 등을 활용하여 최적의 식습관 및 운동계획을 제시할 수 있다.

3) 다양한 환자정보를 기반으로 질병발생 예측 및 예방을 제시하는 경우

빅데이터 기술을 활용하여 환자의 건강 데이터, 건강관리 데이터, 의료기록 등을 종합 분석하여 질병발생 가능성을 예측하고 예방방안을 제시할 수 있다. 예를 들어 고혈압 예방을 위해 환자의 건강데이터와 함께 인구통계학적 정보, 환경정보 등을 활용하여 고혈압 발생 위험성을 예측하고 예방방안을 제시할 수 있다.

위와 같이 빅데이터 기술을 활용하여 외부데이터를 수집하고 분석함으로써 원격의료 시스템에서 개인맞춤 치료에 활용이 가능하다. 이러한 데이터를 수집하고 분석하여 개인맞춤형 치료기술을 분류하면, 개인의 건강 상태에 따라 가장 효과적인 치료방법을 찾을 수 있다. 예를 들어 빅데이터 기술을 사용하여 수집한 개인의 건강정보를 바탕으로 특정 질병에 대한 치료효과가 가장 높은 약물을 분류할 수 있다. 또한 각 개인의 질병 발생 원인이나 특성을 파악하여 예방 및 조기진단에 도움이 될 수 있다.

이러한 개인맞춤형 치료기술 분류는 의료전문가와 데이터 과학자들이 함께 협력하여 수행할 수 있으며, 이를 통해 의료혁신을 이룰 수 있다.

7-4 원격의료 시스템의 빅데이터 의료연구기술

의료연구는 빅데이터 분석을 통해 환자의 건강 데이터를 분석하면 새로운 치료방법이나 질병예방방법을 발견할 수 있다. 이를 통해 의료연구에 기여할 수 있다.

원격의료 시스템에서 빅데이터 기술을 활용하여 수많은 의료데이터를 분석하고, 이를 통해 다양한 의료연구를 수행할 수 있다. 이를 통해 의료연구의 효율성을 높이고, 의료분야에서 새로운 지식과 통찰력을 얻을 수 있다.

다음은 빅데이터 기술활용을 통한 의료연구 활용사례이다.

1. 질병예측과 진단

원격의료 시스템에서 수집된 환자데이터를 활용하여 질병예측과 진단에 활용할 수 있다. 예를 들어 기존의 환자데이터를 토대로 인공지능 알고리즘을 개발하여 새로운 환자의 병력과 증상을 분석하고, 이를 토대로 질병예측과 진단을 도와줄 수 있다.

원격의료 시스템에서 빅데이터 기술을 활용하면 의료연구에서 많은 잠재적인 이점을 얻을 수 있다. 이를 통해 질병예측과 진단에 대한 활용사례가 발견된다.

1) 질병예측

빅데이터 분석을 활용하여 질병예측 모델을 만들 수 있다. 이 모델은 의료데이터베이스, 환자기록, 라이프스타일 정보, 유전자 분석 등의 데이터를 활용한다. 예를 들어 당뇨병 예측모델은 혈당수치, 체질량지수, 운동량, 가족력 등의 요인을 분석하여 개인별 당뇨 발병 위험도를 산출한다. 이를 통해 조기예방 및 치료가 가능해진다.

2) 진 단

빅데이터 분석을 활용하여 진단보조 시스템을 만들 수 있다. 이 시스템은 의료데이터베이스, 환자기록, 검사결과 등의 정보를 바탕으로 환자의 건강 상태를 분석하고 진단을 도출한다. 예를 들어 CT나 MRI 등의 이미지를 분석하여 암 진단을 도출할 수 있다. 이를 통해 정확한 진단을 받을 수 있고, 적절한 치료가 가능해진다.

3) 치 료

빅데이터 분석을 활용하여 개인맞춤형 치료를 제공할 수 있다. 이를 위해서는 환자의 유전자 분석, 생활습관, 환경 등의 데이터를 활용하여 최적의 치료계획을 수립한다. 예를 들어 항암제의 효과를 개인에 맞게 조절할 수 있다. 이를 통해 치료효과를 극대화할 수 있다.

4) 예 방

빅데이터 분석을 활용하여 건강한 삶을 유지하는 방법을 알려주는 예방시스템을 만들 수 있다. 이를 위해서는 건강검진 결과, 생활습관, 환경 등의 데이터를 활용하여 건강한 삶을 유지하는 방법을 제시한다. 예를 들어 건강한 식습관을 유지하고 규칙적인 운동을 하는 것이 암 예방에 효과적이라는 정보를 제공할 수 있다.

2. 약물개발

빅데이터 분석을 활용하여 새로운 약물개발에 활용할 수 있다. 원격의료 시스템에서 수집된 환자데이터를 바탕으로 새로운 약물이 특정 환자 집단에서 효과적인지를 평가하고, 개발된 약물의 잠재적 부작용을 예측하는 등의 연구를 수행할 수 있다.

원격의료 시스템에서 빅데이터 기술을 활용하여 의료연구 및 약물개발에 활용하는 사례는 많이 있다. 다음은 그 중 몇 가지 예시이다.

1) 질병예측 및 치료효과 분석

원격의료 시스템에서 수집된 대량의 환자데이터를 빅데이터 기술로 분석하면 질병예측 및 치료효과 분석 등에 활용할 수 있다. 예를 들어 특정 약물이 특정 질병치료에 효과적인지 여부를 판단하기 위해 대량의 환자데이터를 수집하고, 빅데이터 분석을 통해 해당 약물의 치료효과를 확인할 수 있다.

2) 유전자 분석 및 약물반응 예측

원격의료 시스템에서 수집된 환자데이터 중 유전자 정보를 분석하여 특정 유전자 변이와 약물반응 사이의 관계를 파악할 수 있다. 이를 통해 개인화된 약물치료방법을 찾을 수 있으며, 이는 효과적인 치료를 위한 핵심적인 정보가 된다.

3) 새로운 약물개발

빅데이터 기술을 활용하여 대규모의 환자데이터를 분석하면 새로운 약물개발에도 유용한 정보를 얻을 수 있다. 예를 들어 특정 질병에 대해 효과적인 신약을 개발하기 위해 대규모의 환자데이터를 수집하고 분석하면 새로운 치료방법을 찾는 데 도움이 된다.

이와 같이 원격의료 시스템에서 빅데이터 기술을 활용하여 의료연구 및 약물개발에 활용할 수 있는 다양한 방법이 있다. 이는 정확한 진단과 개인화된 치료, 그리고 새로운 치료방법의 개발에 매우 중요한 역할을 한다.

3. 질병패턴 분석

원격의료 시스템에서 수집된 대규모의 의료데이터를 활용하여 특정 질병의 발생 패턴을 분석할 수 있다. 이를 통해 질병의 원인과 발생경로를 파악하고, 질병예방 및 조기발견에 대한 방안을 모색할 수 있다.

원격의료 시스템에서 빅데이터 기술을 활용하여 의료연구의 질병패턴 분석에 대한 다양한 활용사례가 있다. 이에 대한 예시를 아래와 같이 설명한다.

1) 질병예측모델 개발

원격의료 시스템에서 수집된 대규모의 환자데이터를 활용하여 머신러닝 알고리즘을 이용한 질병예측모델을 개발할 수 있다. 이를 통해 질병발생 위험이 높은 환자군을 조기에 예측하여 예방 및 조치에 대한 대처가 가능하다.

학습 7

2) 질병패턴 분석을 통한 새로운 치료법 개발

원격의료 시스템에서 수집된 환자데이터를 통해 특정 질병의 패턴을 분석하고, 이를 기반으로 새로운 치료법 개발이 가능하다. 예를 들어 특정 질병의 발생률이 특정 지역에서 높다면, 해당 지역의 환경조건과의 연관성을 분석하여 그에 맞는 예방 및 치료법을 개발할 수 있다.

3) 의료정보 공유를 통한 질병감시 시스템 개발

원격의료 시스템에서 수집된 데이터를 통해 지역별, 시간별 질병발생 패턴을 분석하여 질병감시 시스템을 구축할 수 있다. 이를 통해 질병예방 및 대처에 대한 신속한 대응이 가능하며, 대규모 이상사례의 발생을 예방할 수 있다.

4) 약물 부작용 분석 및 예측

원격의료 시스템에서 수집된 대량의 환자데이터를 활용하여 약물 부작용 분석 및 예측이 가능하다. 이를 통해 약물 부작용 발생원인 파악 및 예방을 위한 대응책을 마련할 수 있다.

5) 유전자 정보와 질병연관성 분석

원격의료 시스템에서 수집된 환자데이터와 유전자 정보를 연계하여 특정 질병과의 연관성 분석이 가능하다. 이를 통해 유전적 원인으로 발생하는 질병에 대한 예측이 가능하다.

4. 의료비용 분석

빅데이터 분석을 활용하여 의료서비스에 대한 비용을 분석할 수 있다. 이를 통해 의료비용의 분배와 효율성을 평가하고, 의료서비스의 향상을 위한 방안을 모색할 수 있다.

원격의료 시스템에서 빅데이터 기술을 활용하여 의료연구에 대한 비용분석을 수행하는 경우에는 다양한 활용사례가 있을 수 있다.

첫째, 원격의료 시스템에서 수집된 건강정보와 진료기록 데이터를 활용하여 의료비용 분석을 수행할 수 있다. 예를 들어 환자의 건강 상태와 치료과정, 치료비용 등을 기록한 데이터를 분석하여 특정 질병치료에 필요한 평균비용을 추정할 수 있다. 이를 통해 효율적인 의료 리소스 할당을 위한 정책제안이 가능해진다.

둘째, 빅데이터 분석을 활용하여 의료비용 관리에 대한 개선을 수행할 수 있다. 예를 들어 특정 질병의 치료과정에서 효과적인 치료방법을 도출하거나, 특정 환자집단에서 효과적인 치료방법을 찾아내어 의료비용을 절감할 수 있다. 또한 의료 리소스의 효율적인 분배와 활용을 위한 데이터 분석을 수행하여 의료비용을 최소화할 수도 있다.

셋째, 원격의료 시스템을 활용하여 의료연구에 대한 데이터를 수집하고 분석하는 데 활용할 수도 있다. 예를 들어 임상연구에서 원격환자 모니터링 데이터를 수집하고 분석하여 새로운 치료방법을 개발하거나, 기존 치료방법을 개선할 수 있다. 이를 통해 의료비용을 줄이면서 효과적인 치료방법을 개발할 수 있다.

이와 같이 원격의료 시스템에서 빅데이터 분석기술을 활용하여 의료연구의 비용분석을 수행하는 다양한 사례가 있다. 이를 통해 효율적이고 경제적인 의료시스템을 구축하고, 보다 나은 의료서비스를 제공할 수 있다.

5. 의료기기 개발

빅데이터 분석을 활용하여 의료기기의 개발에도 활용할 수 있다. 예를 들어 환자의 생체데이터를 수집하고, 이를 통해 의료기기의 성능을 개선하는 등의 연구를 수행할 수 있다.

원격의료 시스템은 텔레메딕(Telemedicine)과 같은 기술을 통해 의료서비스를 제공하는데, 이러한 시스템에서는 환자들의 건강데이터와 의료정보를 수집하고 저장하는 등 다양한 데이터가 생성된다. 이러한 데이터를 분석하고 활용하는 것이 바로 빅데이터 기술의 역할이다.

빅데이터 기술을 활용하여 의료연구와 의료기기 개발에 활용할 수 있는 여러 가지 방법이 있다. 예를 들면 다음과 같은 사례들이 있다.

1) 건강데이터 분석을 통한 질병예방 및 치료기술 개발

원격의료 시스템에서 수집된 환자들의 건강데이터를 분석하여 특정 질병의 예방 및 치료에 효과적인 방법을 개발할 수 있다. 이를 통해 개인맞춤형 치료방법을 제공할 수 있으며, 효율적인 의료서비스 제공에도 도움이 된다.

2) 의료기기 개발을 위한 데이터 분석

원격의료 시스템에서 수집된 환자데이터를 활용하여 의료기기의 성능을 개선하고 새로운 기기를 개발할 수 있다. 예를 들어 의료영상 분석을 통해 조기진단이 가능한 기기를 개발하거나, 의료로봇 기술을 개발할 수 있다.

3) 의료연구에 활용할 수 있는 데이터 생성

원격의료 시스템에서 수집된 환자데이터를 활용하여 새로운 의료연구를 진행할 수 있다. 이를 통해 의학적인 지식을 확장하고, 질병에 대한 이해도를 높일 수 있다.

이처럼 원격의료 시스템에서 생성되는 빅데이터를 활용하여 의료연구와 의료기기 개발에 큰 도움을 줄 수 있다. 하지만 이러한 데이터를 보호하고 관리하는 것도 중요하다. 따라서 개인정보보호와 데이터 보안에 대한 적극적인 대책이 필요하다.

7-5 원격의료 시스템의 빅데이터 의료서비스 개선

의료서비스 개선은 원격의료 시스템의 빅데이터 분석을 통해 의료서비스를 개선할 수 있다. 예를 들어 의료시설의 부족한 부분을 파악하여 개선하거나, 환자의 의

학습 7

료서비스 만족도를 높이기 위한 새로운 서비스를 개발할 수 있다.

원격의료 시스템에서 빅데이터 기술을 활용하면 많은 의료서비스 개선사례를 이룰 수 있다. 예를 들면 다음과 같은 사례가 있다.

1. 개인맞춤형 의료서비스 개발

원격의료 시스템에서는 빅데이터 기술을 사용하여 환자의 건강 상태를 모니터링하고 분석할 수 있다. 이를 통해 환자의 건강 상태를 보다 정확하게 파악하고, 개인맞춤형 의료서비스를 제공할 수 있다. 예를 들어 환자의 건강데이터를 수집하고 분석하여 건강한 식습관이나 운동습관 등을 권장할 수 있다.

원격의료 시스템에서 빅데이터 기술은 개인맞춤형 의료서비스를 개선하는 데 중요한 역할을 한다.

빅데이터는 대규모의 데이터를 수집, 저장, 분석하여 유용한 정보를 도출하는 기술이다. 이를 의료분야에 적용하면 수많은 환자의 건강정보를 수집하고 분석하여 개인맞춤형 의료서비스를 제공할 수 있다.

먼저 빅데이터 기술을 활용하여 개인의 건강 상태를 모니터링할 수 있다. 예를 들어 환자의 건강정보를 수집하여 체중, 혈압, 혈당, 심박수 등을 분석하면 개인의 건강 상태를 파악하고 질병예방에 대한 조언을 제공할 수 있다.

또한 빅데이터를 활용하여 의료진단과 치료를 개인맞춤형으로 제공할 수 있다. 의료기기와 센서를 사용하여 환자의 건강정보를 실시간으로 수집하고, 이를 분석하여 개인맞춤형 진단과 치료방법을 제공할 수 있다. 이를 통해 의료서비스의 질과 효율성을 개선할 수 있다.

마지막으로 빅데이터를 활용하여 의료연구에 활용할 수 있다. 빅데이터를 수집하여 분석하면 질병의 원인과 증상, 치료법 등을 파악할 수 있다. 이를 토대로 의료연구를 진행하고, 개인맞춤형 의료서비스를 개발하는 데 활용할 수 있다.

종합적으로 원격의료 시스템에서 빅데이터 기술을 활용하여 개인맞춤형 의료서비스를 개선하는 것은 매우 중요한 역할을 한다. 이를 통해 환자의 건강 상태를 모니터링하고, 의료진단과 치료를 개인맞춤형으로 제공하며, 의료연구에 활용하여 의료서비스의 질과 효율성을 개선할 수 있다.

2. 질병예측 및 예방

빅데이터 기술을 활용하여 원격의료 시스템에서는 환자의 건강데이터를 수집하고 분석하여 질병예측 및 예방을 할 수 있다. 이를 통해 질병예방에 대한 정보를 제공하고, 환자의 건강 상태를 미리 파악하여 조치를 취할 수 있다.

원격의료 시스템에서 빅데이터 기술을 활용하면 의료서비스 개선, 질병예측 및 예방을 위한 다양한 사례를 실현할 수 있다.

1) 의료서비스 개선

빅데이터 기술을 활용하여 환자데이터를 분석하면 의료서비스를 개선할 수 있다. 예를 들어 의료진은 빅데이터를 사용하여 환자의 건강 상태를 실시간으로 모니터링하고, 이를 기반으로 개별적인 치료계획을 수립할 수 있다. 또한 환자의 병력, 처방 및 검사결과, 건강 상태 등의 데이터를 종합적으로 분석하여 의료진은 보다 정확한 진단과 치료를 제공할 수 있다.

2) 질병예측

빅데이터 기술을 활용하여 질병예측모델을 구축하면 예방적 의료서비스를 제공할 수 있다. 예를 들어 대규모 건강데이터를 수집하여 분석하면 전염병, 만성질환 등의 질병발생률을 예측할 수 있다. 이를 기반으로 의료진은 보다 효과적인 예방 및 치료전략을 수립할 수 있다.

3) 질병예방

빅데이터 기술을 활용하여 건강한 인구집단의 특징을 파악하면 질병예방 및 건강증진을 위한 다양한 방안을 제공할 수 있다.

예를 들어 빅데이터를 활용하여 국민 건강검진 결과와 인구통계학적 자료를 분석하여 특정 집단에서 발생할 가능성이 높은 질병을 사전에 예측하고, 이를 예방할 수 있는 적절한 예방전략을 수립할 수 있다.

4) 개인맞춤형 치료

빅데이터 기술을 활용하여 개인의 건강정보를 분석하면 개인맞춤형 치료를 제공할 수 있다. 예를 들어 개인의 유전자 정보, 건강상태, 생활습관 등의 데이터를 종합적으로 분석하여 적합한 약물 및 치료방법을 제공할 수 있다.

3. 의료정보 공유

원격의료 시스템에서는 다양한 의료정보를 빅데이터 기술을 활용하여 수집하고 분석할 수 있다. 이를 통해 의료정보를 보다 쉽게 공유하고, 의료전문가들이 의료정보에 대한 분석 및 평가를 더욱 정확하게 할 수 있다.

원격의료 시스템에서 빅데이터 기술을 활용하여 의료서비스를 개선하는 방법은 여러 가지가 있다. 예를 들어 빅데이터 분석을 통해 의료정보 공유를 강화하고, 환자의 건강 상태를 모니터링하여 예방 및 조기진단을 통해 질병예방과 치료에 대한 효율성을 높이는 등의 방법이 있다.

1) 전자의료기록(EHR)의 활용

가장 대표적인 사례 중 하나는 전자의료기록(EHR)의 활용이다. EHR은 환자의 의료정보를 디지털 형식으로 저장하고 관리하는 시스템이다. 이를 통해 의료정보를 원격으로 공유하고, 의료진들이 실시간으로 정보를 확인하고 환자의 건강 상태를 파악할 수 있다. 또한 빅데이터 분석을 통해 EHR에 포함된 의료정보를 분석하여 환자의 건강 상태를 예측하고, 조기진단과 치료계획을 수립할 수 있다.

2) 실시간 모니터링 기술

다른 사례로는 실시간 모니터링 기술이 있다. 이는 환자의 건강 상태를 모니터링하는 시스템으로 환자가 집에서 거주하면서 의료진이 실시간으로 건강 상태를 모니터링할 수 있다. 모니터링된 데이터는 빅데이터 분석을 통해 분석되어 예방적 조치 및 치료계획에 활용될 수 있다.

3) 예방적인 의료서비스 제공

또한 빅데이터 분석을 통해 환자의 건강 상태를 예측하고, 예방적인 의료서비스를 제공하는 것도 가능한다. 예를 들어 고혈압 예측모델을 개발하여 고혈압 예방을 위한 건강관리 서비스를 제공하는 등의 방법이 있다.

이러한 방법들은 의료서비스의 효율성을 높이고, 환자의 건강 상태를 더욱 정확하게 파악하며, 예방적인 치료계획을 수립하는 등의 장점을 가지고 있다. 그러나 빅데이터 기술을 활용한 의료서비스는 개인정보보호와 같은 문제도 함께 고려해야 하다. 따라서 적절한 보안체계를 갖춘 시스템을 구현하는 것이 최적의 방법이다.

4. 의료비용 절감

원격의료 시스템에서는 빅데이터 기술을 사용하여 의료서비스의 효율성을 높이고, 비용을 절감할 수 있다. 예를 들어 의료데이터를 수집하고 분석하여 의료서비스의 효과를 평가하고, 비효율적인 서비스를 제거할 수 있다. 이를 통해 의료비용을 절감할 수 있다.

원격의료 시스템에서 빅데이터 기술을 활용하여 의료서비스를 개선하고 의료비용을 절감하는 다양한 사례가 있다.

1) 예방 및 조기진단

빅데이터 기술을 사용하여 건강한 인구집단의 건강 상태를 모니터링하고, 과거 건강기록과 유전자 정보를 분석하여 질병의 발생위험을 예측할 수 있다. 이를 통해 조기진단과 예방에 초점을 맞출 수 있으며, 질병의 발생을 예방하거나 조기발견하여 치료비용을 줄일 수 있다.

2) 개인맞춤형 치료

빅데이터 기술을 사용하여 환자 개개인의 건강 상태와 의료기록을 분석하고, 개인에게 맞춤형 치료방법을 제공할 수 있다. 이를 통해 불필요한 검사나 치료를 줄일 수 있으며, 효과적인 치료로 인해 치료기간이 단축되어 의료비용을 절감할 수 있다.

3) 의료데이터 분석

원격의료 시스템에서 수집된 대량의 의료데이터를 빅데이터 기술로 분석함으로써, 의료 인프라의 효율성을 높일 수 있다. 예를 들어 의료통계 데이터를 분석하여 질병의 발생률을 파악하고, 이를 기반으로 예방 캠페인을 실행함으로써 질병발생을 줄일 수 있다.

4) 비용 효율적인 의료서비스 제공

빅데이터 기술을 활용하여 의료 인프라의 효율성을 높이고, 비용 효율적인 의료서비스를 제공할 수 있다. 예를 들어 의료기기와 소모품의 유지보수 주기와 예측 수리시기를 정확하게 파악하여, 불필요한 유지보수와 수리비용을 줄일 수 있다.

5) 건강보험청구 처리의 자동화

빅데이터 기술을 사용하여 의료비용청구 처리를 자동화함으로써, 인력과 시간을 절약할 수 있다. 의료서비스 제공자는 빅데이터 기술을 활용하여 청구서를 작성하고 처리를 자동화로 한다.

의료연구 개선 빅데이터 기술을 활용하여 원격의료 시스템에서는 의료연구를 보다 정확하게 수행할 수 있다. 이를 통해 의료연구의 효율성을 높이고, 의료기술의 발전에 기여할 수 있다.

7-6 원격의료 시스템의 빅데이터 의료비용 점감

의료비용 절감은 빅데이터 분석을 통해 예방조치를 취하여 질병을 예방하거나 조기진단을 통해 더 효과적인 치료를 제공하면 의료비용을 절감할 수 있다. 이러한 방식으로 원격의료 시스템에서 빅데이터 분석을 활용하면 보다 효과적이고 개인맞춤형의 의료서비스를 제공할 수 있다.

원격의료 시스템에서 빅데이터 기술을 활용하여 의료비용을 절감하는 방법은 여러 가지가 있다. 이를 위해서는 먼저 빅데이터 기술이 무엇인지 이해해야 한다.

빅데이터란 대규모의 다양한 종류의 데이터를 수집, 저장, 분석하고 이를 통해 인사이트를 도출하는 기술을 말한다. 이를 의료분야에 적용한다면 환자의 건강정보, 진료기록, 의약품 처방정보 등을 수집하여 분석하고, 이를 통해 의료비용을 절감하는 방법을 찾을 수 있다.

1. 예방의료를 강화

먼저 빅데이터 기술을 활용하여 예방의료를 강화함으로써 의료비용을 절감할 수 있다. 예를 들어 건강검진 결과를 바탕으로 개인맞춤형 건강관리를 제공하거나, 예방접종 등의 예방조치를 적극적으로 시행하여 질병발생을 예방할 수 있다. 이를 통해 질병발생으로 인한 치료비용을 줄일 수 있다.

2. 의료비용의 효율성

빅데이터 기술을 활용하여 의료비용의 효율성을 높일 수 있다. 예를 들어 의료비용이 높은 치료방법보다는 보다 저렴한 치료방법을 찾아내는 등의 의사결정을 지원할 수 있다. 이를 통해 의료비용을 줄이면서도 환자의 치료효과를 유지할 수 있다.

3. 의료 리소스의 효율성

빅데이터 기술을 활용하여 의료 리소스의 효율성을 높일 수 있다. 예를 들어 병원 내 각종 의료장비의 사용량을 분석하여 효율적인 운영방식을 찾아내는 등의 방법을 통해 의료 리소스를 더욱 효율적으로 활용할 수 있다. 이를 통해 의료비용을 절감하면서도 환자에게 더 나은 진료서비스를 제공할 수 있다.

4. 의료보험체계를 개선

빅데이터 기술을 활용하여 의료보험체계를 개선할 수도 있다. 예를 들어 환자들의 건강정보를 수집하고 분석하여 보험청구 등을 개선한다.

수행 내용

재료 · 자료

- 원격의료 시스템 관련 자료

기기(장비 · 공구)

- 컴퓨터, 문서작성 프로그램, 프린터, 주변기기

안전 · 유의사항

- 원격의료 시스템 관련 장비의 안전 및 유의사항을 숙지한다.

수행 순서

01 빅데이터의 정의와 특징에 대하여 분석하라.

빅데이터(Big Data)란 기존의 데이터베이스 관리도구 및 분석체계로는 감당할 수 없을 정도의 거대한 데이터의 집합을 지칭하며, 대량의(수십 수백 수천만 테라, 페타, 제타비이트 단위 이상) 정형 또는 비정형 데이터 세트 및 이러한 데이터로부터 의미 있는 가치를 추출하고 원하는 결과를 분석하는 기술이다.

〈표 7-5〉처럼 1990년대 이후 인터넷이 전세계로 확장되면서 정형화된 데이터와 비정형화된 데이터들이 엄청난 양이 발생하면서 정보홍수의 개념, 정보화 시대라는 개념들이 등장하였고 이것이 지금의 빅데이터 개념으로 이어졌다. 특히 스마트폰의 보급으로 데이터가 매우 빠르게 축적되고 있어 제타 바이트(Zeta Byte) 시대인 스마트시대를 맞이하게 되었다.

빅데이터의 개념은 2000년대 이후에 도입되었으며, 2011년부터 본격적으로 활용되었다. 빅데이터의 발전은 컴퓨팅 파워, 유비쿼터스 및 모바일 컴퓨팅, 네트워크 스토리지, 새로운 형태의 데이터베이스 설계, 소프트웨어 매개통신 및 트랜잭션의 새로운 모드, 머신러닝을 활용하는 데이터 분석의 발전으로 가능해졌다.

〈표 7-5〉 빅데이터의 정보화 시대의 변천

구 분	PC 시대	인터넷 시대	모바일 시대	스마트 시대
패러다임 변화	디지털, 전산화	온라인화, 정보화	소셜화, 모바일화	지능화, 개인화, 사물정보화
정보기술 이슈	PC, PC통신 데이터베이스	초고속인터넷, WWW, 웹서버	모바일 인터넷, 스마트폰	빅데이터, 차세대 PC, 사물네트워크(M2M)
핵심분야 (서비스)	PC, OS	포털, 검색엔진 Web 2.0	스마트폰, 앱 서비스, SNS	미래전망, 상황인식, 개인화 서비스
대표기업	MS,IBM	구글, 네이버, 유튜브,	애플, 페이스북, 트위터	구글, 삼성, 애플, 카카오, 페이스북, 트위터,
정보기술 비전	1인 PC	클릭 e-Korea	손안의 PC, 소통	IT, everywhere, 신가치 창출

데이터양의 증가로 인해 기존의 데이터 기반의 서비스들의 데이터베이스 관리시스템(DBMS)들의 저장 · 관리 · 분석 · 처리에 SW, H/W적인 한계가 있어 테라 단위의 데이터 셋트들을 위한 패러다임들도 변화하게 되었다.

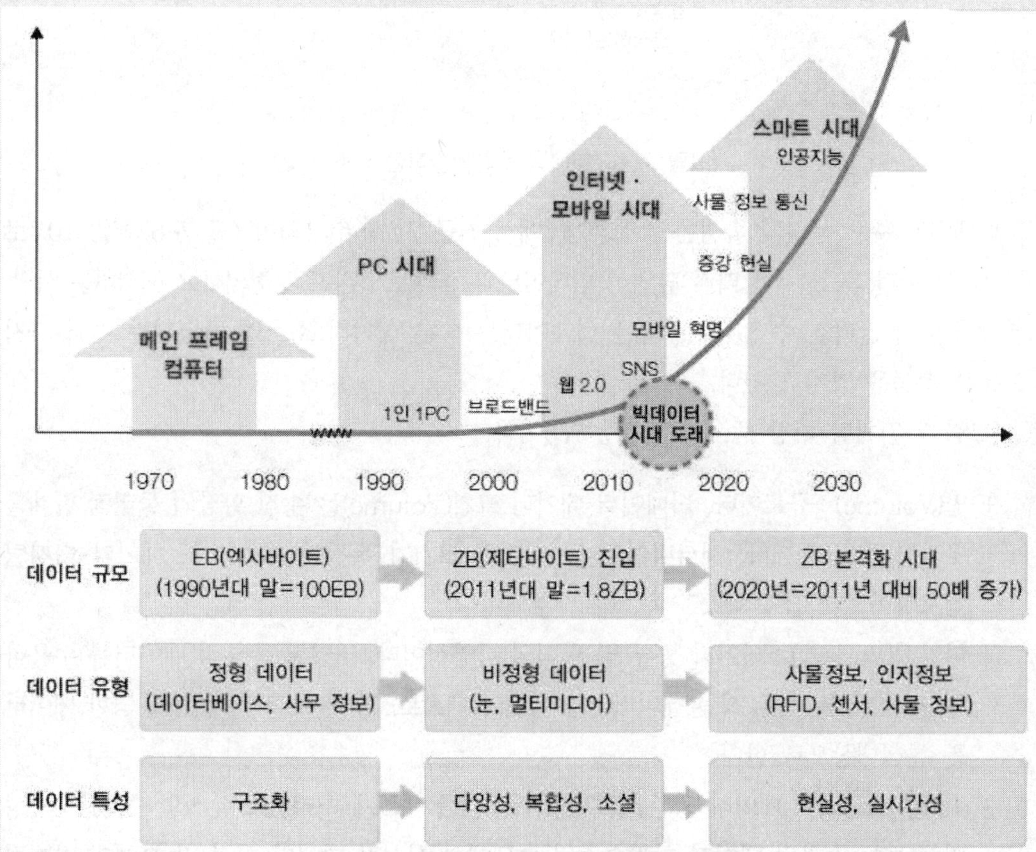

[그림 7-5] 데이터 셋들의 패러다임 변화

학습 7

1. 빅데이터의 주요 특징

빅데이터의 기술적인 주요 요소로 첫 번째는 데이터이다. 데이터는 크게 정형 데이터와 비정형 데이터로 구분할 수 있다.

두 번째 요소는 데이터 수집 · 처리 · 저장기술이다. NoSQL, Hadoop 등의 프레임 워크가 활용된다.

세 번째는 데이터 분석 및 지식추출 기술이다. 회귀분석, 군집화 등 데이터를 분석하여 가치 있는 정보, 또는 지식을 도출해 내는 기술이다.

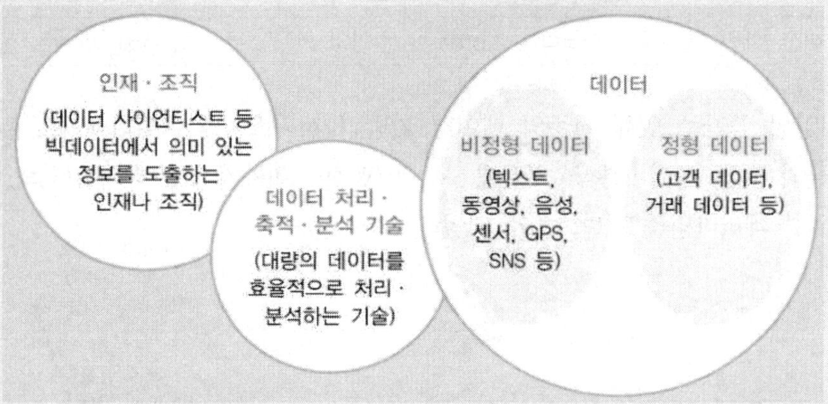

[그림 7-6] 빅데이터의 기술적인 요소

빅데이터 주요 특징의 속성은 종래의 3V에서 최근 7V가 추가되어 〈표 7-6〉처럼 10V로 부르기도 한다. 즉 시대에 따라 당연히 빅데이터의 정의는 달라지고 정의하고 해석하는 사람, 분야에 따라 달라질 수 있다. 결국은 빅데이터는 다른 데이터 소스와 구별되는 여러 가지 고유한 속성을 가지고 있다.

[그림 7-7]처럼 가장 중요한 속성은 V3이다.

① 양(Volume) : 규모이다. 빅데이터 데이터 크기(Volume)는 수직 확장의 물리적 한계를 초과할 정도의 페타, 제타바이트 등 거대한 크기가 특징이다. 현재도 해마다 디지털 정보량이 기하급수적으로 폭증하는 추세이다.

② 다양성(Variety) : 데이터 종류 및 형식의 다양성이다. 다양한 종류의 데이터를 수용하는 속성인 다양성은 정형 데이터뿐만 아니라 텍스트, 영상, 로그 기록 등 다양한 데이터를 분석대상으로 한다.

③ 속도(Velocity) : 데이터 생산속도이다. 데이터를 빠르게 처리하고 분석할 수 있는 속성인 속도는 순차적 데이터 처리수준의 속도에서 실시간 데이터 처리 및 분석이 진행될 정도의 높은 속도가 특징이다.

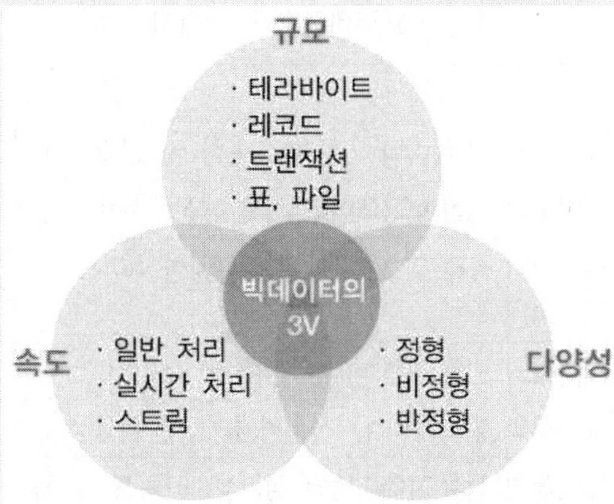

[그림 7-7] 빅데이터의 3V

④ 진실성(Veracity) : 데이터 출처에 따른 신뢰성이다. 데이터에 부여할 수 있는 신뢰수준인 신뢰성(Veracity)은 데이터의 품질이나 정확도가 성과에 중대한 영향을 미치는 만큼, 노이즈를 제거하고 시그널을 확보함으로써 데이터의 신뢰성을 제고하는 것이 특징이다.

⑤ 가치(Value) : 데이터의 가치이다. 빅데이터를 저장하려고 IT 인프로 구조시스템을 구현하는 비용인 가치는 데이터의 정확성과 시간성과 관련이 있다는 것이 특징이다.

⑥ 유효성(Valiaity) : 데이터의 정확도이다. 어떤 결정을 내리는데 타당한 데이터인지 판단하는 속성인 유효성이 특징이다.

⑦ 변동성(Voiatility) : 환경에 따른 데이터의 변동성이다. 데이터가 얼마나 오래 저장되고 타당하여 얼마나 사용될 수 있는 속성인 휘발성(Voiatility)이 특징이다.

⑧ 가변성(Variability) : 환경에 따른 데이터의 가변성이다. 데이터의 의미의 지속적인 변화의 속성인 가변성이다.

⑨ 취약성(Vulnerability) : 데이터의 유출가능성이 취약성이다. 데이터의 개인적인 특성과 개인정보보호 및 보안의 필요성이 필요한 속성인 취약성이다.

⑩ 시각화(Visualization) : 데이터의 여러 속성으로 인한 시각화가 어려운 상황이다. 즉 데이터의 낮은 확장성 및 기능성의 속인 · 성인 시각화이다.

이 10V 증가뿐 아니라 복잡성(Complexity) 등 추가적인 구성요소를 갖추어야 한다.

학습 7

〈표 7-6〉 빅데이터의 10가지 속성

속 성	정 의
양(Volume)	데이터의 양(데이터 기록 수, 속성 및 연결장치)
속도(Velocity)	데이터의 생산속도(데이터 기록 생산, 수신, 처리 및 이해속도)
다양성(Variety)	데이터의 종류 및 형식에 대한 다양성(데이터 소스, 형식, 미디어 및 콘텐츠의 다양성)
변동성(Volatility)	데이터의 변동성(변화하는 기술 및 데이터 스토리지)
진실성(Veracity)	데이터의 출처에 따른 진실성(출처 및 가용성의 신뢰성)
유효성(Validity)	데이터의 정확도(데이터의 정확성, 신뢰성 및 품질)
가치(Value)	데이터의 가치(수집된 데이터의 비즈니스 가치)
가변성(Variability)	환경에 따른 데이터의 가변성(데이터 의미의 지속적 변화)
취약성(Vulnerability)	데이터의 유출가능성(데이터의 개인적 특성과 개인정보보호 및 보안의 필요성)
시각화(Visualization)	데이터의 여러 속성으로 인한 시각화가 어려운 상황(낮은 확장성 및 기능성)

02 원격의료 시스템에서 클라우드 컴퓨팅의 개요 및 서비스의 세부유형에 대하여 분석하라.

원격의료 시스템에서 클라우드 컴퓨팅(Cloud Computing, 이하 클라우드)은 사용자가 필요한 IT 인프라(스토리지, 네트워크, 서버 등)를 직접 물리적으로 구축하여 소유·관리하는 기존 방식(On-premise)과는 달리, 클라우드 서비스 업체가 구축해 놓은 가상화된 IT 자원을 네트워크를 통해 빌려서 필요에 따라 사용하고, 사용한 만큼 비용을 지불하는 방식의 서비스로 소유와 관리가 분리된 방식이다.

클라우드를 활용하면 개별 사용자의 즉각적인 요구에 따라(On-demand) 최적화된 서비스 이용이 가능하므로 시간과 장소, 기기의 제약이 없고 급격한 이용량 증가에도 유연한 확장이 가능하다는 특징이 있다.

1980년대 대형 범용컴퓨터(메인 프레임) → 1990년대 단말컴퓨터의 성능이 향상되며 분산처리가 가능 → 2000년대 네트워크의 속도가 향상되어 기업 내 인트라넷 구축 → 2010년대 클라우드 컴퓨팅이 등장하며 기업들의 IT 인프라(계산, 저장, 네트워크)를 특정 클라우드 서비스 업체가 제공한다.

〈표 7-7〉 컴퓨팅 환경의 변화

컴퓨팅 환경	개인용 컴퓨팅 환경	서버-클라이언트 환경	클라우드 컴퓨팅 환경
데이터 위치 및 컴퓨팅 주체	개인용 PC, 노트북	서버/클라이언트	클라우드 서버(온라인)
자원구매/폐기	이용자	이용자	서비스 제공자
사용자 컴퓨터 설치 S/W	OS, 응용 S/W	OS, 응용 S/W, 클라이언트	클라이언트(웹브라우저)
데이터의 소유 및 관리	소유와 관리가 동일	소유와 관리가 일부 분리	• 소유와 관리 분리 - 소유 : 이용자 - 관리 : 서비스 제공자
제공서비스	오프라인 컴퓨팅 서비스(문서작성, 통계계산, 그래픽 작성 등)	• 기본 인터넷 서비스 - 웹, FTP, 이메일 등 • 응용인터넷 서비스 - 웹하드, SBC, ASP 등 • IT 융합서비스 - VoIP, IPTV 등	• 가상서버/데스크탑 서비스 • 스토리지 제공 서비스 • S/W 임대서비스 등

학습 7

iCloud, Gmail, Google Photo, Google Drive 등의 서비스를 통해 클라우드 기술은 일상생활 속에서 쉽게 접할 수 있다.

클라우드의 기본개념은 1960년대 인터넷의 전신인 ARPANET(Advanced Research Project Agency Network)의 개발자인 릭라이더(Licklider)가 'Intergalactic Computer Network'에서 최초로 언급했으며, 초기 아이디어를 바탕으로 그리드 컴퓨팅, 유틸리티컴퓨팅, 애플리케이션 서비스 제공자(Application Service Provider, ASP), 네트워크 컴퓨팅 등 다양한 개념으로 진화하였다.

세일즈포스닷컴(Salesforce.com)이 웹사이트상에 기업 애플리케이션을 제공하는 서비스를 출시함으로써 클라우드의 개념이 현실에 구현되기 시작했다. 이어서 아마존이 2002년도 AWS(Amazon Web Services)를 시작으로, 2006년 EC2(Elastic Compute Cloud)라는 상업용 클라우드 서비스를 제공해 컴퓨터를 구입없이 빌려 쓰는 형태로 응용프로그램을 실행할 수 있게 되면서 클라우드가 일반화되기 시작하였다.

클라우드의 장점은 많은 병원, 기업체나 의료기관들이 필요한 IT 인프라 관리 및 데이터 백업, 재해복구 지원을 위해 지출하는 비용을 절감하고, 하드웨어 구입시 필요한 배송 및 설치시간 감소, 필요한 전산자원(컴퓨터 성능, 저장소, 대역폭)의 쉬운 확장, 전산인프라 관리, 하드웨어 설치, 소프트웨어 패치와 같은 반복적인 IT 관리작업 감소로 필요한 핵심목표에 집중 가능, 최신 컴퓨팅 자원제공 및 지역에 관계없이 서비스 제공이 가능하다.

온라인 서비스의 확대로 성장중인 클라우드 산업생태계는 후방산업(데이터센터)을 기반으로 클라우드 서비스 제공자와 클라우드 파트너사의 협업으로 다양한 온라인 서비스 및 애플리케이션 서비스를 제공한다.

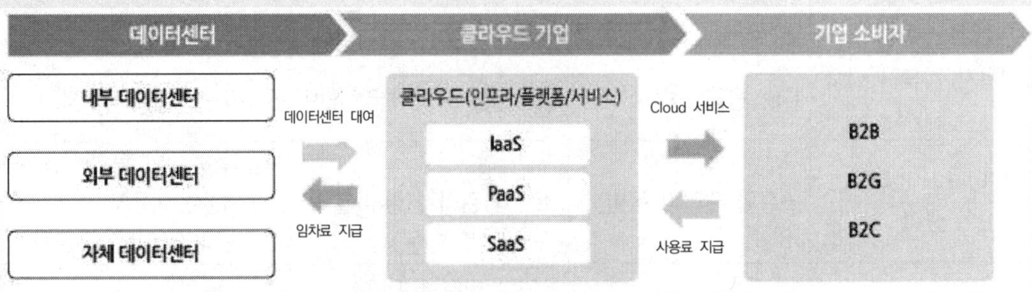

[그림 7-8] 클라우드 사업구조

클라우드 사업구조 밸류체인(Value Chain)의 중심에 있는 주요 기업들은 설비투자를 통해 자체 데이터센터를 확보하거나, 내외부에 있는 데이터센터를 대여하여 대 고객 클라우드 서비스를 제공한다.

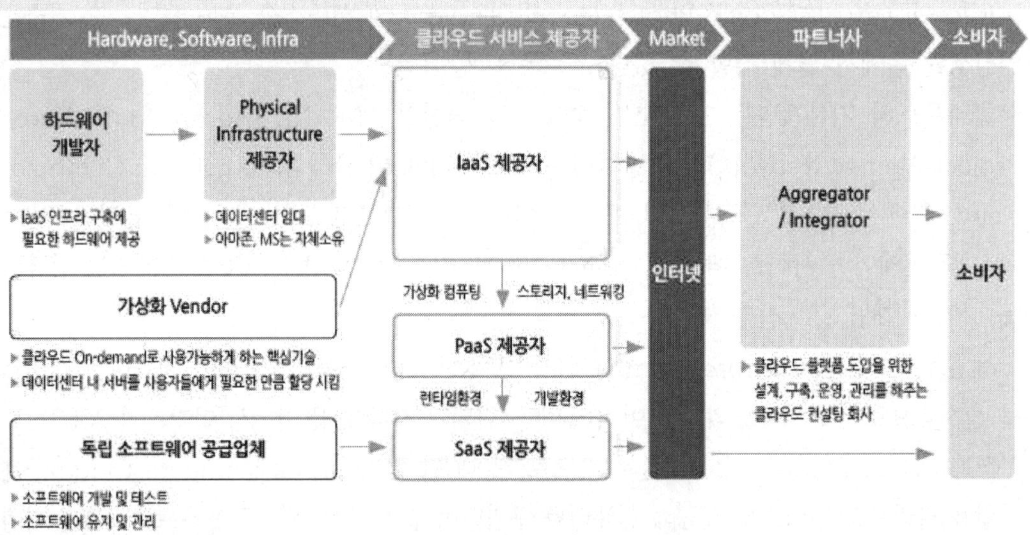

[그림 7-9] 클라우드 생태계 밸류체인

외국계 주요 벤더사는 클라우드 인프라, 플랫폼을 제공하고 있으며, 2020년 매출은 PaaS, SaaS를 합산한 기준으로 마이크로소프트(MS), 아마존, 오라클, IBM, 구글, 알리바바 순이다.

클라우드 파트너사는 엔드유저에게 클라우드 구축 및 운영 등의 공급과 특화된 솔루션을 제공하며, 클라우드 서비스 제공자에게 자격을 취득하여 클라우드 사업을 수행한다.

최근 IaaS에서는 선두업체의 과점화가 진행되고 있으며, IaaS · PaaS 통합 플랫폼화와

SaaS분야의 참여자 확대도 동시에 이루어지면서 클라우드를 효율적으로 활용하기 위한 클라우드 파트너의 필요성이 점차 중요시되고 있다.

클라우드 서비스는 온라인 서비스와 비즈니스 애플리케이션 형태로 제공되며, 클라우드 파트너사를 통한 구축형 프로젝트로 서비스를 개발한다.

IaaS분야는 시장선점을 위해 서버, 네트워크, 스토리지 등 IT 인프라 대상으로 대규모 투자가 필요한 분야로 자본력을 갖춘 글로벌 기업들이 시장을 과점해 가는 상황이며, 최근에는 대규모 IT 인프라 구축을 기본으로 데이터베이스, 분산처리, AI 등의 PaaS 플랫폼이 결합되는 형태로 경쟁방식이 다양해지는 상황이다.

SaaS분야는 SW솔루션 기업들이 기존 구축형 제품을 클라우드 기반으로 변형하면서 자연스럽게 참여가 이루어지는 분야로 다양한 기업들이 경쟁하고 있으며, 최근에는 IaaS의 경쟁력 강화에 SaaS솔루션 도입의 효용성이 입증됨에 따라 IaaS기업과 다양한 Third Party 솔루션 개발사의 연계가 진행중에 있다.

MS가 MS office를 SaaS(Office365) 형태로 제공하여 동사의 IaaS 경쟁력 강화에 활용하는 것처럼 구글도 Google Workspace라는 유사 애플리케이션을 제공하면서 시장에 참여했다.

MSP(Managed Service Provider) 서비스의 발전은 다음과 같다.

① IaaS의 과점화와 SaaS솔루션의 다양화는 클라우드 도입기업 입장에서 최적화 문제를 야기함에 따라 적합한 클라우드 사용환경을 제시해 줄 수 있는 MSP가 등장하게 되었다.
② IaaS 기업들이 경쟁력 확보를 위해 PaaS, SaaS서비스를 확대한 결과 AWS가 100개가 넘는 서비스를 제공하는 등 기업들의 선택권은 확대되었으나, IT예산 제약을 가진 기업은 도입 장애요인으로 인식하기 시작하였다.
③ 2008년 글로벌 금융위기를 기점으로 등장한 MSP는 도입기업의 안정적인 클라우드 운영을 보장함에 따라 클라우드 최적화 및 운영 지원서비스와 관련된 비즈니스를 발전시키게 된다.
④ MS분야의 성장에 따라 기존의 웹/서버 호스팅 업체, IT컨설팅 업체(Accenture) 등 다양한 기반의 MPS들이 등장하기 시작하였으며, 최근에는 경쟁에서 뒤쳐진 IaaS 후발주자(Rackspace 등)까지 참여가 확대되고 있다.

한편 IaaS 사업자 입장에서도 대규모 IT 인프라를 관리하면서 지역, 언어, 통화 등을 감안한 전문화된 서비스 제공에는 한계가 있어 MSP와의 파트너십이 강화되는 추세다

〈표 7-8〉 클라우드 서비스 세부유형 분류

서비스 유형		세부내용
IT 자원 유형	IaaS	• 스토리지, 서버 등 컴퓨팅 인프라 구축에 필요한 가상 하드웨어 자원 제공 • 자체 인프라 구축에 부담을 느끼는 중소기업이 주요 대상 • MS(Managed Service)를 통한 효율적 관리가 중요
	PaaS	• 프로그램이나 애플리케이션을 개발하는데 필요한 툴이나 프레임워크 등 제공 • 고가의 장비나 개발 툴을 구매하지 않고 소프트웨어 개발이 가능 • MS를 통한 효율적 관리가 중요
	SaaS	• 소프트웨어나 애플리케이션을 엔드유저에게 제공 • 사용자는 소프트웨어를 직접 구매해 자신의 단말기에 설치하는 대신 웹접속을 통한 임대형태로 사용
서비스 개방 여부	퍼블릭	• 사용대상에 제한을 두지 않으며, 데이터센터 내의 컴퓨팅자원을 불특정 다수의 사용자들이 공용으로 이용(Multi-tenant) • 초기 투자비용이 없기 때문에 경제적이나, 서비스 제공자에 대한 의존도가 큼 • 가장 기본적인 클라우드 서비스로 서비스 제공자가 운영하는 IaaS와 PaaS 시장의 대부분을 차지 • (싱글/멀티방식) 싱글방식은 한 업체에 종속되며, 멀티방식은 퍼블릭-퍼블릭 결합형태로 단일 클라우드의 취약점(서버 부하 등)을 보완하기 위해 활용함
	프라이빗	• 단일고객에게 클라우드 서비스 제공 • 대규모의 투자비용이 소요되지만 데이터 및 인프라에 대한 통제권이 크기 때문에 보안에 강점이 있음 • 컴퓨팅 자원을 특정 사용자(Single-tenant)에게 할당하여 배타적으로 사용 가능 • 사용자의 기존 데이터센터 內 데이터센터를 구축하는 방식도 가능(On-Premise Private Cloud)
	하이브리드	• 퍼블릭-프라이빗 클라우드 서비스를 혼용하는 방식 • 시스템 자원을 효율적으로 사용하면서도 비용절감이 가능 • 공유를 원하지 않는 일부 데이터 및 서비스에 대해서는 프라이빗 클라우드 형태를 활용

출처 : 미래창조과학부, 한국과학기술정보연구원, 「퍼스널 클라우드의 기술동향」, 2013.9.

〈표 7-9〉 Managed Service(MS) 내용

항 목	내 용
자원관리	서버(컴퓨팅)자원, 패치관리(최신 업데이트, 패치 적용), 액세스관리(여러 인증체계의 복잡성을 관리)
보안관리	침입탐지, 침입방지 시스템 등을 통한 정보자산보호
연속성 관리	비즈니스 장애 및 중단시 복원, 예약백업 등 실시
보고	모든 유형의 인프라를 기업이 통합된 형태로 파악할 수 있도록 IT 서비스 관리도구와 통합서비스 제공

글로벌 클라우드 시장은 2021년 기준 시장규모 3,220억 달러로 2019년부터 2025년까지 연평균 18.2% 수준의 성장을 지속할 것으로 예상된다.

가트너는 2019년부터 2025년까지 전세계 클라우드 시장이 연평균 18.2% 성장할 것으로 예상하였다. 가장 큰 시장은 SaaS이지만 최근 IaaS 영역이 빠르게 성장중이며, 글로벌 빅테크 기업인 MS와 아마존의 압도적인 시장점유율로 해당 시장을 선도하고 있다.

클라우드 서비스 유형별로는 2021년 기준 IaaS의 성장률이 29.5%로 가장 높고, PaaS 19.7%, SaaS 17.8%, BPaaS(Business Process as a Service) 아웃소싱 서비스 5.2% 순이다.

국내 클라우드 시장은 2017년 이전에는 국내 대기업들은 클라우드 서비스로의 전환이 신중한 편이었으나, 2017년 쿠팡을 시작으로 2018년에는 대기업 최초로 대한항공이 클라우드를 전사적인 IT 인프라로 전환하면서 클라우드 서비스 시장에 대한 적극적인 진출이 시작되었다.

국내시장은 2020년 기준 2조원 규모이며, 국내 클라우드 주요 사업자는 자체 데이터센터 기반의 특화된 서비스로 외국계 클라우드 기업과 경쟁중이다.

최근 글로벌 빅테크 기업들의 한국 내 데이터센터 확보가 급속히 늘어남에 따라 국내시장의 성장세가 가속화되고 있으므로 클라우드 생태계 내 데이터센터, 클라우드 기업(클라우드 서비스 제공자, 파트너사)에 대한 관심을 가지고 공공과 민간이 잘 활용할 수 있는 기반을 갖추는 것이 필요하다.

〈표 7-10〉 국내 주요 클라우드

업 체	내 용
amazon	• 개발자 생태계를 초기에 장악하여 개발자들이 가장 선호 • 가격을 선도, 지속적 가격 인하에도 매출영업이익 상승 • 머신러닝 AI기반의 PasS, SaaS로의 진화
kt	• 국내기업 중 가장 큰 클라우드 시장점유율 보유 • 공공기관 대상의 G-클라우드에 강점 • 글로벌 회사대비 가성비가 좋다는 평가를 받음
servicenow	• 포트폴리오 다각화를 통해 매출을 크게 견인 • 토탈기업 솔루션을 목표로 모든 기업내 비즈앱을 하나의 시스템으로 통합시키고자함
Microsoft Azure	• 하이브리드 클라우드 시장을 선점하여 고성장 지속 • AI기술을 활용한 개발 툴과 플랫폼 제공, 오피스365 점유율을 바탕으로 IaaS, PaaS 고객유치
NAVER	• 한국은행 코레일 등 고객사 확보(기업고객 6,000여개사) • 최근 금융/공공영역에 집중해 클라우드 포털 별도 운영 • 현재 15개 카테고리 119개 상품보유 중
salesforce	• SaaS 시장에서 포트폴리오 다각화와 손쉬운 개발환경을 제공해 자체생태계 구축 • 적극적인 M&A로 데이터 분석 및 시각화에 강점 보유

국내 퍼블릭 클라우드 시장규모는 2020년 기준 2조원 수준이며, 각 서비스별 비중은 Saas(51.4%), IaaS(39.4%), PaaS(9.1%) 순이다.

국내 클라우드 주요 사업자는 자체 데이터센터 기반의 특화된 서비스로 외국계 클라우드 기업과 경쟁중이며, 온라인 관련 서비스를 중심으로 클라우드 활용 비중이 높다. 특히 인터넷/전자상거래(63%), 게임(40.6%), 미디어/방송(39.9%) 등에서 높은 클라우드 활용률을 보이고 있으며, 클라우드 활용 업무영역에서는 Web/App 서비스가 73.1%의 활용률을 보여 압도적인 비중을 차지하고 있다.

국내 기업들은 규모와 무관하게 빅데이터, 미디어, AI 등의 분야에 클라우드 기술을 활용하는 것을 선호한다.

03 웨어러블로 빅데이터 원격의료 진화에 대하여 분석하라.

웨어러블 기기는 개인이 착용하거나 체내에 삽입하여 생체신호를 측정하고 데이터를 수집하는 기술로 최근 몇 년간 매우 빠르게 발전해 왔다. 이러한 웨어러블 빅데이터 기술은 원격의료분야에서 중요한 역할을 수행하고 있으며, 의료분야의 진화와 혁신에 기여하고 있다.

첫째, 웨어러블 빅데이터는 의료분야에서 예방과 진단, 치료, 관리 등 다양한 영역에서 사용될 수 있다. 웨어러블 기기는 개인의 심박수, 혈압, 체온, 수면 패턴 등을 실시간으로 측정하고 이를 데이터로 기록한다. 이러한 데이터를 분석하여 예방적인 의료서비스를 제공할 수 있다. 예를 들어 개인의 건강 상태를 모니터링하고 질병을 예방하는 데 사용할 수 있으며, 만성질환을 진단하고 치료하는 데에도 유용한다.

둘째, 웨어러블 빅데이터는 원격의료 서비스에 큰 도움이 된다. 원격진료와 모니터링은 인프라가 충분하지 않은 지역에서 중요한 의료서비스이다. 웨어러블 빅데이터 기술을 사용하면 환자들은 가정에서 의료서비스를 받을 수 있다. 의사나 간호사는 환자들의 상태를 실시간으로 모니터링하고 관리할 수 있다. 또한 의료기관이나 병원에서 웨어러블 기기를 사용하면 환자들의 상태를 더 정확하게 평가하고, 더 나은 치료방법을 제공할 수 있다.

셋째, 웨어러블 빅데이터는 의료데이터의 품질과 효율성을 향상시킨다. 의료분야에서는 데이터 수집과 처리과정에서 많은 시간과 노력이 소요된다. 이에 반해 웨어러블 기기는 개인이 일상적으로 사용하며, 데이터를 수집하는 과정이 자연스럽고 효율적이다. 따라서 웨어러블 빅데이터는 의료데이터의 품질과 효율성을 향상시키고, 의료서비스의 효과를 높일 수 있다.

학습활동.7 교수 · 학습 방법

교수 방법

- 원격의료 시스템의 빅데이터 기술에 대한 관련 용어, 구성, 방식 이해 정도를 파악한 후 수업을 진행한다.
- 교수자의 주도로 원격의료 시스템의 빅데이터 기술 등의 내용을 PPT 자료로 제시한 후 설명한다.
- 가능하면 사전에 개인별 학습 자료를 준비하여 모든 학생이 참여할 수 있는 문제 해결식 수업, 협력 수업이 가능하도록 한다.
- 원격의료 시스템의 빅데이터 기술 전 과정을 작업의 순서에 따라 단계적으로 실습이 이루어질 수 있도록 지도한다.
- 교재를 통해 수업을 준비하는데 있어서 필요한 모든 정보나 팁, 힌트 등 도움이 될 만한 내용들을 확인할 수 있다.
- 학생들이 만들게 될 각 모델들은 수업시간에 중점적으로 다뤄질 부분과 어휘, 질문, 답을 포함하고 있으며 또한 탐구할만한 추가적인 아이디어들도 포함하고 있다.

학습 7

학습 방법

- 원격의료 시스템의 빅데이터 기술에 대한 관련 용어를 숙지하고, 원격의료 시스템의 빅데이터 기술에 대해 이해한다.
- 원격의료 시스템의 빅데이터 기술의 각 단계별 중점 사항을 체계적으로 학습한다.
- 원격의료 시스템의 빅데이터 기술의 수행순서의 전 과정을 실습한다.
- 원격의료 시스템의 빅데이터 기술의 내용을 이해한다.
- 원격의료 시스템의 빅데이터 기술을 이해하고 숙달이 될 때까지 학습한다.

학습활동.7 평가 및 피드백

평가 준거

- 평가자는 피평가자가 수행 준거 및 평가 내용에 제시되어 있는 내용을 성공적으로 수행할 수 있는 지를 평가해야 한다.

학습내용	평가항목	성취수준		
		상	중	하
원격의료 시스템의 빅데이터 기술	원격의료 시스템의 빅데이터 기술을 이해할 수 있다.			

평가 방법

- 작업 포트폴리오

학습내용	평가항목	성취수준		
		상	중	하
원격의료 시스템의 빅데이터 기술	원격의료 시스템의 빅데이터 기술을 이해할 수 있다.			

- 필기시험

학습내용	평가항목	성취수준		
		상	중	하
원격의료 시스템의 빅데이터 기술	원격의료 시스템의 빅데이터 기술을 이해할 수 있다.			

- 체크리스트를 통한 관찰

학습내용	평가항목	성취수준		
		상	중	하
원격의료 시스템의 빅데이터 기술	원격의료 시스템의 빅데이터 기술을 이해할 수 있다.			

- 피드백

1. 작업 포트폴리오
   - 제출한 보고서를 평가한 후 주요 사항에 대하여 표시하여 돌려준다.
2. 필기시험
   - 평가 결과 성적이 저조한 학생은 보고서 제출 기회를 부여한다.
3. 체크리스트를 통한 관찰
   - 실습 과정에서 평가한 후 개선해야 할 사항 등을 정리하여 돌려둔다.

참 | 고 | 문 | 헌

- https://www.msdmanuals.com
- 김철중, 한국이 개발한 원격의료기술, 외국인이 사용, https://www.chosun.com/
- 최윤섭, 한국의 원격의료에 대한 생각과 그 생각에 대한 생각, www.yoonsupchoi.com, 2020. 5.20.
- https://dgrz.tistory.com/55
- 원격의료 시스템, 튜메니의 신경외과 연방 센터, 2013.
- https://ko.wikipedia.org/wiki
- 원격의료로 달라지는 세상, MK뉴스, 2014.06.23.
- 원격진료 혜택 부유한 젊은 층만 받네, 동아 사이언스, 2014.02.07.
- '언제 어디서나' 헬스케어, business watch 뉴스, 2014.04.21.
- https://www.yoonsupchoi.com/2020/05/20/thoughts_on_telemedicine/
- 법무부, 교정시설 원격의료 시스템, https://moj.go.kr/moj/184/subview.do
- https://m.blog.naver.com/lowensteinkorea/222575589485
- https://www.hesel.co.kr/public/severance.php
- https://www.hicare.net/#provides
- https://images.search.yahoo.com
- https://voidoc.io/
- https://yozm.wishket.com/magazine/detail/278/
- 전효진, 빅데이터에서 꽃핀 디지털 헬스케어, 이코노미조선, 2022.5.30.
- 정용 외 8, 원격의료실현을 위한 국내과학기술의 현황과 극복과제, 한림연구보고서 139, KAST, 2021.
- 한구영 · 윤지윤 · 전은경, 원격의료 합법화를 고려한 건강보험 정책제언 : 원격진료플랫폼, 원격모니터링기기, 디지털 치료기기 및 재택치료의료기기 중심으로, HIRA RESEARCH, 2022.02.

학습 7

학습 목표	1. 원격의료 시스템의 블록체인 기술을 이해할 수 있다.

8-1 원격의료 시스템의 블록체인 기술 개요

원격의료 시스템에서 블록체인 기술을 사용하면 환자의 의료기록 및 건강정보가 분산된 데이터베이스에 안전하게 저장되며, 이를 통해 보안과 개인정보보호가 보장된다. 이러한 시스템은 중앙집중형 데이터 저장소와는 달리 분산된 노드 네트워크로 구성되어 있으며, 모든 노드는 동등하게 데이터를 공유하고 동기화한다.

블록체인 기술을 바탕으로 의사가 환자의 의료정보를 수집해 연구 및 치료에 활용하고, 환자들은 데이터 활용에 대한 보상을 받는 서비스가 가능해진다. 또한 원격진료 서비스의 가능성도 한층 높아진다.

블록체인 기술은 일련의 블록으로 구성되어 있으며, 각 블록은 이전 블록과 연결되어 있다. 이러한 블록은 디지털 서명이 부여된 거래정보를 담고 있다. 블록체인 기술은 분산노드 네트워크에 대해 이러한 블록체인을 복제하고 분산저장하는 것으로 구현된다.

기술 · 구조적 특징	특징 상대적 이점 (기존 시스템 대비)	응용주체	응용분야
탈중앙 (Dencentralization)	보안성/신뢰성 (Secure/Reliability)	암호화폐 (Cryptocurrency)	화폐 결재
분산네트워크 (Distributed N/W)	투명성 (Transparent)	금융기관 (Finance)	송금 자동차
탈중개성 (P2P-based)	신속성 (Instantaneous)	산업특화 (Industry)	의료 유통
타임 스탬핑 (Time-stamping)	효율성 (Efficiency)	공공조직 (Public)	부동산 미디어
합의 알고리즘 (Consensus Algorithm)	안정성 (Stability)	민간기업 (Firm)	IoT ⋮

기술 중심(Technology-centered) ◀——————▶ 시장 중심(Market-centered)

[그림 8-1] 블록체인 특성 및 응용

원격의료 시스템에서는 각 환자의 의료기록과 건강정보를 새로운 블록으로 추가할 수 있다. 블록은 네트워크의 모든 노드에 분산되어 저장되므로 데이터가 변조되거나 손상되는 경우 네트워크의 다른 노드에서 이를 확인하고 수정할 수 있다.

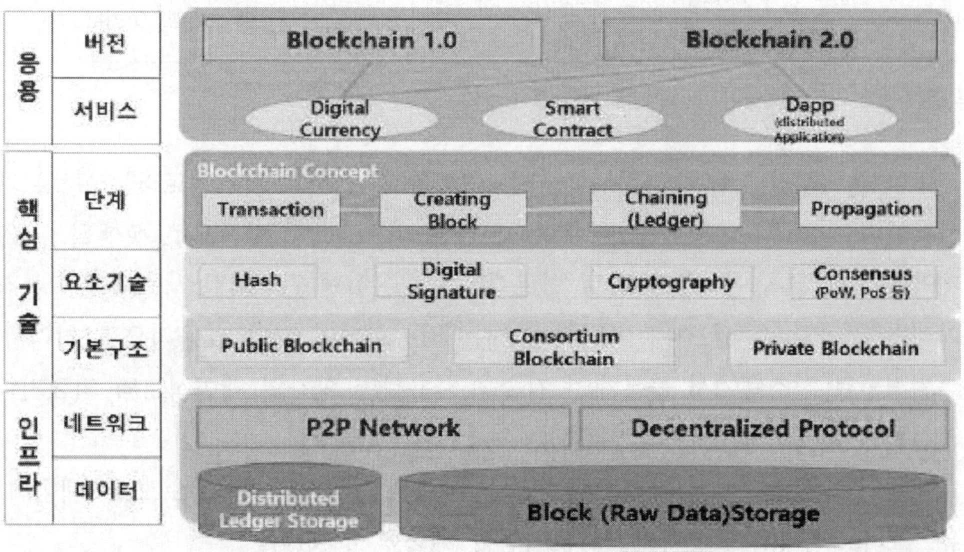

[그림 8-2] 원격의료 시스템에서 블록체인 구성

블록체인 기술은 또한 데이터를 공유하고 업데이트할 때 암호화와 디지털 서명을 사용한다. 이러한 암호화 및 디지털 서명기술은 데이터의 무결성과 신뢰성을 보장하며, 중요한 개인정보를 안전하게 보호한다.

〈표 8-1〉 블록체인 기술의 특징

특 징	장 점	단 점
익명성	• 개인정보를 요구하지 않음 • 은행계좌, 신용카드 등 기존 지급수단에 비해 높은 익명성 제공	불법 거래대금 결제, 비자금 조성, 탈세를 가능하게 함
P2P	• 공인된 제3자 없이 P2P 거래 가능 • 불필요한 수수료 절감	문제발생시 책임소재가 모호
확장성	• 공개된 소스에 의해 쉽게 구축·연결·확장 가능 • IT 구축비용 절감	결제처리 가능 거래건수가 실제 경제 내 거래규모 대비 미미
투명성	• 모든 거래기록에 공개적 접근 가능 • 거래 양성화 및 규제비용 절감	• 거래내역이 공개되어 있어 원칙적으로는 모든 거래가 추적 가능 • 완벽한 익명성 보장이 어려울 수 있으며 조합에 의한 재식별이 가능
보안성	• 장부를 공동으로 소유(무결성) • 보안관련 비용 절감	• 개인키의 해킹, 분실 등의 경우 일반적으로 해결방법 없음 • 기밀성 제공하지 않음
시스템 안정성	• 단일 실패점이 존재하지 않음 • 일부 참가 시스템에 오류 또는 성능저하 발생시 전체 네트워크에 영향 미미	• 채굴이 대형 마이닝 풀에 집중 • 실시간, 대용량 처리의 어려움

참고 : 블록체인 기술 금융분야 도입방안을 위한 연구

또한 블록체인 기술은 분산된 거래를 처리할 때 스마트 컨트랙트라는 프로그램을 사용한다. 이러한 스마트 컨트랙트는 분산된 시스템에서 자동으로 실행될 수 있는 계약을 의미한다. 이러한 스마트 컨트랙트를 사용하면 원격의료 시스템에서 복잡한 거래를 처리할 수 있으며, 이러한 거래는 자동화되어 보다 효율적으로 처리된다.

원격의료 시스템에서 블록체인 기술을 사용하면 환자의 개인정보와 의료기록이 안전하게 보호되며, 보안과 개인정보보호가 보장된다.

원격의료 시스템에서 블록체인 기술을 활용하면 보안, 개인정보보호, 데이터 공유, 그리고 투명성 등 여러 가지 이점을 제공할 수 있다.

최근에는 원격의료 분야에서 적용이 가능한 블록체인 도입 현황사례는 무척 많이 찾아 볼 수 있다. 의료분야에서 블록체인 서비스 모델은 의료데이터 유통, 인공지능, 약물사용, 전자건강기록 개발, 웰니스, 의료비 지불, 생체이식, 신약개발, 치과치료, 의학연구, 개인건강기록, 유전체 분석, 원격진료, 데이터 분석기, 가상현실, 정신상담, 반려동물, 보험, 성형, 식음료, 임상시험 등에 시도되고 있다. 국내외 의료에서 블록체인 기술이 응용되는 주요서비스 모델 개발의 예는 다음과 같은 기업이다. 즉 MedRec, dgerProject Health Coin, ConnectingCare, Robomed Network, Block MedX, IBM Watson Health-FDA, Google Deepmind Health, GemHealth 등이 있다.

1. 보안적인 측면

보안 측면에서는 블록체인 기술은 탈중앙화된 분산시스템으로 암호화된 데이터가 여러 노드에 저장되어 있기 때문에 해킹이나 데이터 위조의 위험을 줄일 수 있다. 또한 블록체인 기술은 스마트 계약 기능을 제공하여 의료서비스를 제공하는 과정에서 발생하는 문제를 미리 예방할 수 있는 체계를 구축할 수 있다.

원격의료 시스템에서 블록체인 기술을 도입함으로써 다양한 보안적인 이점을 얻을 수 있다. 이를 위해 몇 가지 기술적용 사례를 살펴보겠다.

1) 개인식별 및 인증

블록체인 기술을 사용하여 개인식별 정보를 안전하게 저장하고 인증할 수 있다. 이를 위해 블록체인은 분산형 데이터베이스로, 중앙 데이터베이스와는 달리 중앙 서버가 없어 블록체인에 등록된 사용자는 자신의 개인식별 정보를 보호할 수 있다.

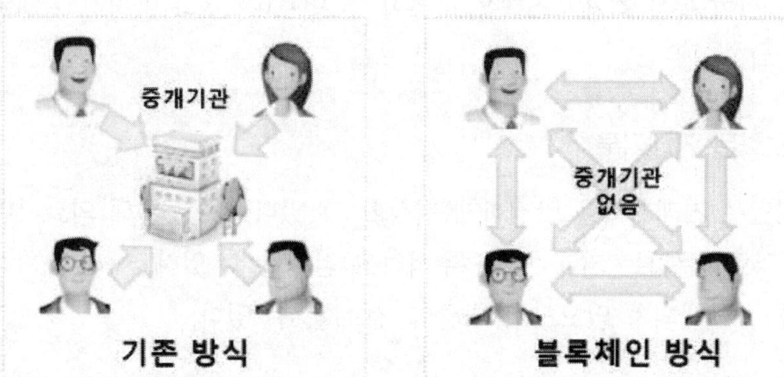

[그림 8-3] 블록체인의 탈중앙화 구조

2) 데이터 보안 및 무결성

블록체인은 블록 안에 데이터를 보관하고, 블록체인 전체는 일련의 블록으로 연결된다. 이 블록체인의 구조는 데이터가 변경되지 않도록 보호하며, 블록 내부의 모든 데이터가 유효한지 확인한다. 이러한 기능을 사용하여 의료기록 및 다른 개인 데이터의 무결성과 보안을 유지할 수 있다.

암호화(Cryptography) 기술은 무결성 및 기밀성 확보를 위하여 정보를 쉽게 해독되지 않는 형태로 변환하는 기술로써 메시지의 내용이 불명확하도록 평문(Plain-text)을 재구성하여 암호화된 문장(Cipher-text)으로 변환하도록 만드는 과정이다.

〈표 8-2〉 암호화 기술과 암호 프로토콜 기술

구 분	분 류	알고리즘	사 례
암호화 기술	대칭키(비밀키) 알고리즘	블록 암호 알고리즘	DES, AES, SEED
		스트림 암호 알고리즘	LFSR
	비대칭키(비밀키) 알고리즘	소인수 분해	RSA
		이산대수	DSA, ECC
		근접벡터	Lattice
암호 프로토콜 기술	기본 암호 프로토콜	개인식별 및 인증, 전자서명, 키 분배	
	발전된 암호 프로토콜	전자화폐, 전자결제, 전자선거	

3) 암호화폐 결제

블록체인을 사용하면 암호화폐를 사용하여 의료서비스를 결제할 수 있다. 이를 통해 보안성이 높은 결제시스템을 구축할 수 있으며, 보다 안전한 거래방식을 사용할 수 있다.

4) 암호화된 거래기록

블록체인은 거래기록을 안전하게 저장할 수 있다. 이를 통해 의료서비스를 받은 환자 및 의료전문가는 거래기록을 추적하고 검증할 수 있다. 이러한 거래기록은 블록체인에서 삭제되지 않으므로 나중에 검토할 수 있다.

5) 스마트 계약

블록체인 기술을 사용하면 스마트 계약을 만들 수 있다. 이는 의료서비스 공급자와 환자 간의 계약을 자동으로 수행하는 것을 의미한다. 스마트 계약은 블록체인에서 암호화되어 있으므로 거래가 안전하고 투명하다.

이러한 보안적인 측면을 고려하여 원격의료 시스템에서 블록체인 기술을 도입하면 안전하고 보안성이 높은 의료서비스를 제공할 수 있다.

2. 개인정보보호 측면

개인정보보호 측면에서는 블록체인 기술이 개인정보를 안전하게 보호하는데 유용하다. 개인정보는 블록체인의 암호화된 거래기록에 저장되기 때문에 중앙집중식 데이터베이스와 같이 개인정보 유출 우려가 있는 구조보다 안전하다.

블록체인 기술은 분산원장 기술로 거래나 데이터를 중앙집중식으로 관리하지 않고 여러 대의 컴퓨터에 분산하여 관리하는 방식이다. 이러한 특징으로 블록체인 기술은 정보의 무결성과 보안을 보장하며, 따라서 원격의료 시스템에서 개인정보보호 측면에서도 유용하게 적용될 수 있다.

블록체인 기술을 이용한 원격의료 시스템에서의 기술적용 사례로는 다음과 같은 것들이 있다.

1) 개인정보 암호화

블록체인 기술은 정보의 무결성과 보안을 보장하는 기술로, 개인정보를 암호화하여 보안성을 강화할 수 있다. 예를 들어 블록체인 기술을 이용하여 개인정보를 암호화하고, 암호화된 정보를 거래할 때마다 블록체인 상의 다른 노드들이 검증하도록 구성하면 개인정보가 안전하게 보호될 수 있다.

블록체인 기술을 이용한 원격의료 시스템은 개인정보보호를 위해 강력한 보안체계를 필요로 한다. 이를 위해 개인정보를 암호화하여 저장하면 보안성을 높일 수 있다.

개인정보 암호화의 일반적인 방법은 공개키 암호화 방식을 사용하는 것이다. 이 방식은 개인키와 공개키라는 두 개의 키를 사용한다. 개인키는 정보를 암호화하고, 공개키는 정보를 해독하는 역할을 한다. 이 방식은 개인키를 소유한 사람만이 정보를 해독할 수 있으므로 보안성이 높은 방식이다.

원격의료 시스템에서는 블록체인을 이용하여 개인정보를 저장한다. 이때 개인정보를 암호화하여 저장하면 보안성을 더욱 강화할 수 있다. 예를 들어 블록체인 상의 각각의 블록에는 암호화된 개인정보가 포함될 수 있다. 이 정보는 해당 블록을 생성한 의료기관에서만 복호화가 가능하며, 다른 기관에서는 이 정보를 해독할 수 없다.

또한 블록체인 상의 스마트 컨트랙트를 이용하여 개인정보의 접근권한을 제어할 수 있다. 예를 들어 의료기관에서는 각 환자의 개인키를 생성하여 블록체인에 등록하고, 이를 이용하여 해당 환자의 개인정보에 접근할 수 있도록 스마트 컨트랙트를 작성할 수 있다. 이렇게 하면 해당 환자의 개인정보를 접근할 수 있는 권한을 가진 의료기관만 해당 정보에 접근할 수 있으므로 개인정보보호를 더욱 강화할 수 있다.

따라서 원격의료 시스템에서는 블록체인과 공개키 암호화 방식을 이용하여 개인정보보호를 강화하는 방법이 있다. 이를 통해 개인정보보호를 보다 강화하고, 환자들의 신뢰도와 안전성을 높일 수 있다.

2) 블록체인 기반의 스마트 계약

스마트 계약은 블록체인 기술을 이용하여 프로그래밍된 계약으로 계약내용을 자동으로 실행하거나 검증하는데 사용된다. 원격의료 시스템에서는 블록체인 기반의 스마트 계약을 이용하여 개인정보 처리에 대한 계약내용을 프로그래밍하고, 계약을 실행하면서 개인정보가 안전하게 처리되도록 보장할 수 있다.

원격의료 시스템에서 블록체인 기술을 도입하면 개인정보보호와 보안이 강화될 수 있다. 이는 블록체인 기술의 분산형태와 암호화된 데이터 저장방식 때문이다. 이러한 기능을 활용하여 스마트 계약을 적용하는 것이 가능하다. 이를 통해 다음과 같은 개인정보보호 측면에서의 사례가 있다.

(1) 개인정보의 자동화된 보호

스마트 계약은 블록체인 상에서 자동으로 실행되는 프로그램으로 개인정보보호를 위한 규정들을 코드로 구현할 수 있다.

예를 들어 개인정보를 처리할 때는 일정한 보안규정들이 준수되어야 하는데, 스마트 계약을 사용하면 이러한 규정들을 미리 프로그램에 설정해 놓으면 계약의 자동실행 과정에서 규정에 위배될 경우 실행이 불가능하도록 설정할 수 있다.

(2) 의료기록의 안전한 공유

블록체인 기술은 분산형 데이터베이스 구조를 채택하므로 데이터의 중앙집중화 없이 여러 노드에 저장되어 있다. 이를 이용하여 의료기록을 안전하게 공유할 수 있다. 스마트 계약을 이용하면 의료기록에 대한 접근권한을 설정하여 누구나 자유롭게 접근하지 못하게 할 수 있다.

(3) 의료보험 청구과정 간소화

스마트 계약을 이용하여 의료보험 청구과정을 자동화하면 개인정보보호 측면에서도 안전하게 처리할 수 있다. 의료기록과 청구 관련 정보를 블록체인에 저장하고, 스마트 계약을 이용하여 청구과정을 처리하면 의료보험 청구과정을 간소화하면서 개인정보보호 측면에서도 안전하게 처리할 수 있다.

(4) 투명한 개인정보 관리

스마트 계약은 블록체인 기술과 함께 사용될 경우 계약내용이 변경되지 않는 것을 보장한다. 이를 이용하여 개인정보의 관리 및 변경이력을 투명하게 관리할 수 있다. 예를 들어 의료기록에 대한 업데이트나 변경사항이 있을 경우 블록체인에 기록하여 누구나 함부로 변경관리가 불가능하다.

3) 블록체인 기반의 접근권한 관리

원격의료 시스템에서는 개인정보 처리에 대한 접근권한을 철저하게 관리해야 한다. 블록체인 기술을 이용하여 접근권한 관리를 구성할 수 있다. 예를 들어 블록체인 기반의 스마트 계약을 이용하여 접근권한을 설정하고, 블록체인 상의 다른 노드들이 검증하도록 구성함으로써 개인정보 처리에 대한 접근권한을 보장할 수 있다.

원격의료 시스템에서 블록체인 기술을 도입함으로써 개인정보보호 측면에서 접근권한 관리를 보다 강화할 수 있다. 이를 위해 다음과 같은 사례가 있을 수 있다.

학습 8

(1) 블록체인을 활용한 개인식별자(ID) 관리

블록체인 기술을 활용하여 개인의 식별자(ID)를 안전하게 관리할 수 있다. 각 환자의 정보는 블록체인 네트워크에 저장되며, 공개키와 비밀키를 이용하여 환자 식별자를 보호한다. 이를 통해 블록체인에서 제공되는 높은 보안성과 함께 개인정보 보호를 강화할 수 있다.

(2) 스마트 컨트랙트를 활용한 접근권한 관리

스마트 컨트랙트는 블록체인 기술의 대표적인 기능 중 하나로, 계약 당사자 간에 자동으로 실행되는 규칙기반의 계약이다. 원격의료 시스템에서는 이러한 스마트 컨트랙트를 활용하여 접근권한 관리를 강화할 수 있다.

예를 들어 환자의 의료기록에 대한 접근권한은 해당 환자와 진료에 참여하는 의사 및 간호사에게만 부여될 수 있다. 이를 위해 스마트 컨트랙트를 통해 환자와 진료에 참여하는 의료진의 정보를 확인하고, 이에 따라 접근권한을 부여하거나 제한할 수 있다.

(3) 블록체인을 활용한 개인정보 공유관리

원격의료 시스템에서는 여러 의료기관과 환자가 데이터를 공유해야하는 경우가 많다. 이때 블록체인 기술을 활용하여 데이터의 무결성과 보안을 보장하면서 개인정보를 안전하게 공유할 수 있다. 블록체인 네트워크에 저장된 데이터는 탈중앙화된 구조를 가지므로, 데이터 변경 및 위조를 방지할 수 있다.

위와 같은 방법을 통해 블록체인 기술을 활용하여 원격의료 시스템에서 개인정보보호 측면에서 접근권한 관리를 강화할 수 있다. 이를 통해 환자의 개인정보가 안전하게 보호되고, 개인정보 처리에 대한 접근권한을 철저하게 관리할 수 있다.

4) 블록체인 기반의 무결성 검증

원격의료 시스템에서는 개인정보의 무결성을 보장해야 한다. 블록체인 기술을 원격의료 시스템에 도입하면 개인정보보호 측면에서 더욱 안전하고 신뢰성 높은 시스템을 구축할 수 있다. 이를 위해 무결성 검증기술을 적용할 수 있다.

무결성 검증기술은 블록체인 기술의 핵심적인 기능 중 하나이다. 블록체인은 분산화된 데이터베이스이기 때문에 데이터를 보호하고 검증하기 위해 여러 노드들이 함께 작동한다. 이 과정에서 무결성 검증기술이 사용된다. 예를 들어 원격의료 시스템에서는 환자의 건강 상태와 관련된 중요한 개인정보를 저장하고 공유한다. 이러한 정보는 블록체인 기술을 통해 안전하게 저장된다. 각각의 거래는 블록체인에서 하나의 블록으로 저장되고, 이 블록은 이전 블록과 연결되어 체인형태를 이루게 된다. 이때 무결성 검증기술은 각각의 블록이 변조되지 않았는지 확인한다. 블록체인에서는 이전 블록과 현재 블록의 해시값을 계산하여 두 값이 일치하는지 확인한다. 또한 블록체인에는 여러 노드가 존재하기 때문에 각각의 노드에서 동일한 블록체인을 유지하도록 한다. 이를 통해 블록체인 기술은 개인정보를 안전하게 저장하고 검증할 수 있다.

또한 원격의료 시스템에서는 개인정보를 암호화하여 저장할 수도 있다. 블록체인 기술은 공개키 암호화를 사용하기 때문에 각각의 거래는 개인키와 공개키를 사용하여 암호화된다. 이를 통해 개인정보가 안전하게 저장되고, 필요한 사람들만이 해당 정보에 접근할 수 있다.

따라서 무결성 검증기술을 적용하여 블록체인 기술을 원격의료 시스템에 도입함으로써 개인정보보호 측면에서 높은 수준의 안전성과 신뢰성을 확보할 수 있다.

3. 데이터 공유 측면

데이터 공유 측면에서는 블록체인 기술은 원격의료 서비스에서 다른 전문의사들과 환자들 사이에서 안전하게 데이터를 공유할 수 있도록 한다. 블록체인 기술은 데이터 공유를 보장하면서도 개인정보보호와 데이터 무결성을 유지할 수 있는 구조를 제공한다.

원격의료 시스템에서 블록체인 기술을 도입함으로써 데이터 공유 측면에서 다음과 같은 사례들이 있을 수 있다.

1) 보안강화

블록체인은 암호화된 데이터를 분산·저장하므로 해킹이나 악성코드 등으로 인한 보안위협에 대한 대처가 가능하다. 또한 블록체인에 저장된 정보는 불법적으로 변경될 수 없으므로 데이터 위조나 변경으로 인한 위험을 줄일 수 있다.

2) 의료정보 공유

블록체인 기술을 이용하여 환자의 의료정보를 안전하게 공유할 수 있다. 의료정보는 블록체인 상의 스마트 컨트랙트를 통해 공유가 가능하며, 이를 통해 허가받은 의료진들만 해당 정보에 접근할 수 있도록 제한할 수 있다. 또한 블록체인 상의 정보는 탈중앙화된 구조를 가지므로 의료정보를 다른 병원과 공유할 때 발생하는 불필요한 중개과정을 줄일 수 있다.

3) 의료연구

블록체인은 의료연구 분야에서도 활용이 가능하다. 의료연구를 위한 데이터는 대부분 공공성이 강한데 블록체인을 이용하여 이러한 데이터를 안전하고 효율적으로 관리할 수 있다. 또한 블록체인을 이용하여 환자들의 의료정보를 빠르게 수집하고 분석하여 의료연구에 활용할 수 있다.

4) 의약품 관리

블록체인 기술은 의약품 관리 분야에서도 적용 가능하다. 블록체인을 이용하여 의약품의 유통경로를 투명하게 관리하고 위조품 등의 문제를 예방할 수 있다. 또한 블록체인을 이용하여 의약품의 출처를 추적하여 환자들에게 안전한 의약품을 제공할 수 있다.

이와 같은 사례들을 통해 블록체인 기술의 도입으로 인해 원격의료 시스템에서 데이터 공유 측면에서 보다 안전하고 효율적인 시스템이 구축될 수 있다.

4. 투명성 측면

투명성 측면에서는 블록체인 기술은 의료서비스 제공자와 환자 간의 거래내역을 공개적으로 확인할 수 있도록 한다. 이를 통해 의료서비스 제공자는 더 나은 서비스를 제공할 수 있고, 환자는 의료서비스 제공자의 성능을 신뢰할 수 있다.

원격의료 시스템에서 블록체인 기술을 도입하면 다음과 같은 투명성 측면의 장점이 있을 수 있다.

1) 환자의 의료기록보호

블록체인 기술은 데이터의 안정성과 보안성을 보장하므로 환자의 의료기록을 안전하게 보호할 수 있다. 또한 블록체인은 기록이 수정되거나 삭제될 수 없기 때문에 기록의 무결성을 보장하고 데이터 위변조를 방지할 수 있다.

2) 의료데이터 공유

블록체인 기술은 중앙집중식 시스템이 아니므로 의료데이터를 공유하는 데 있어

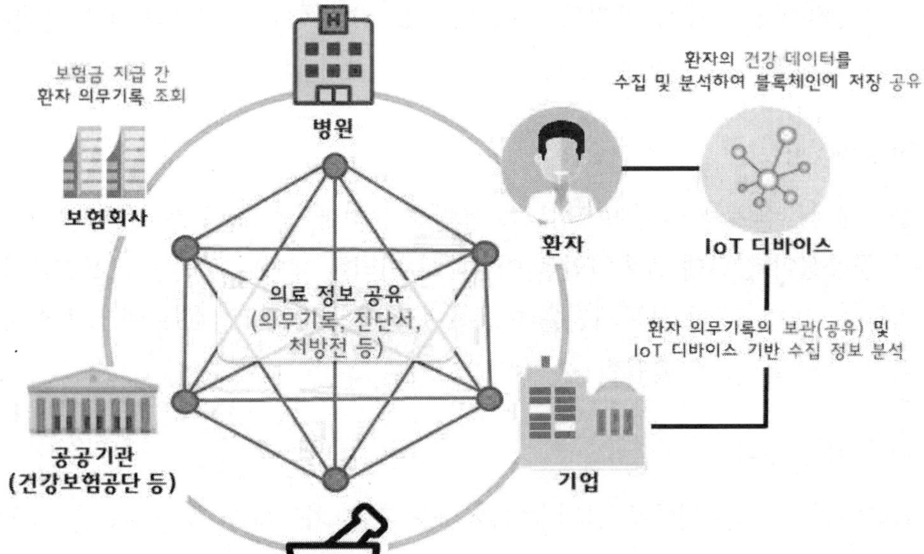

[그림 8-4] 블록체인 기반 의료정보공유 개념도

출처 : IITP, 「비금융분야 블록체인 기술적용 확산을 위한 법제도 개선과제 연구」, (2017).

서 중개자나 중간자의 개입없이 직접적으로 공유할 수 있다. 이러한 방식으로 의료데이터 공유가 원활하게 이루어지면서 정보의 정확성과 신뢰성을 유지할 수 있다.

3) 의료연구와 개발

블록체인 기술을 사용하면 의료연구와 개발에 대한 데이터를 수집하고 공유할 수 있다. 이러한 데이터는 의료산업의 발전에 매우 중요한 역할을 한다. 블록체인 기술을 이용하면 의료데이터를 안전하게 저장하고, 이를 활용하여 의료연구 및 개발에 적극적으로 참여할 수 있다.

4) 의료비용 관리

블록체인 기술을 사용하면 의료서비스 제공업체간의 거래 및 결제를 간소화할 수 있다. 이를 통해 의료비용을 관리하고 감소시킬 수 있다.

5) 의료서비스 품질관리

블록체인 기술은 의료서비스의 품질관리를 지원할 수 있다. 예를 들어 의료서비스 제공업체들이 블록체인 기술을 통해 서로의 서비스 품질을 확인하고 공유할 수 있다. 이를 통해 의료서비스의 품질향상을 이룰 수 있다. 따라서 원격의료 시스템에서 블록체인 기술을 도입함으로써 환자의 의료기록 보호, 의료데이터 공유, 의료연구 및 개발, 의료비용 관리, 의료서비스 품질관리 등 다양한 측면에서 투명성 측면의 장점이 있을 수 있다.

이와 같이 원격의료 서비스에서 블록체인 기술을 적용하면 다양한 측면에서 이점을 제공할 수 있다.

학습 8

8-2 원격의료 시스템의 블록체인 기술

1. 암호화 기술

원격의료 시스템에서 블록체인 기술을 사용하는 이유는 데이터 보안과 개인정보보호를 강화하기 위해서이다. 이를 위해 블록체인 기술은 암호화 기술을 사용한다.

블록체인 기술에서 사용되는 암호화 기술은 크게 두 가지로 나눌 수 있다. 첫 번째는 공개키 암호화 기술이고, 두 번째는 해시함수이다.

1) 공개키 암호화 기술

공개키 암호화 기술은 비밀번호나 개인키를 공유하지 않고도 안전한 통신을 가능하게 한다. 이 기술은 대칭키 암호화 기술과는 달리, 암호화와 복호화에 사용되는 키가 다르다. 암호화에 사용되는 공개키는 누구나 알 수 있지만, 복호화에 사용되는 개인키는 오직 소유자만이 알고 있다. 따라서 공개키 암호화 기술을 사용하면 블록체인에 저장되는 데이터를 안전하게 보호할 수 있다.

2) 해시함수

해시함수는 임의의 길이의 데이터를 고정된 길이의 데이터로 변환하는 함수이다. 이 변환된 데이터는 원본데이터의 해시값이라고도 불린다. 해시함수를 사용하면 블록체인에서 저장되는 데이터가 무결성을 유지할 수 있다. 또한 데이터가 변조되었는지 확인하기 위해 원본데이터와 저장된 해시값이 일치하는지 확인할 수 있다.

[거래내역1] A가 B에게 1,000원을 주었다. → [해시1] 1c51df95c6ecb0ece8d7610583d07a74cc29acdd85021a2c97fc2529f581d83b
[거래내역2] A가 C에게 2,000원을 받았다. → [해시2] 3f6be801101b4000aa456f6a17bc627c86cddcf12b7ef2882cc030137435e400

[그림 8-5] 거래내역을 SHA-256 해시함수 사용하여 변환환 해시값

원격의료 시스템에서 블록체인 기술은 개인정보보호와 데이터 무결성을 보장하는 데 중요한 역할을 한다. 블록체인은 탈중앙화된 분산시스템으로 모든 참가자가 공유하는 분산원장에 거래내역을 기록한다. 이러한 특성은 의료데이터의 보안성을 높이는 데 적용할 수 있다.

블록체인 기술에서 해시기술은 중요한 역할을 한다. 해시함수는 임의의 길이의 데이터를 고정된 길이의 데이터로 매핑하는 함수이다. 이 함수는 입력데이터가 조금만 변경되어도 출력데이터가 크게 달라지도록 설계되어 있다. 이러한 특성은 데이터 무결성을 검증하는 데 적용된다.

원격의료 시스템에서는 블록체인 기술을 활용하여 환자데이터를 안전하게 저장하고, 해시기술을 활용하여 데이터 무결성을 검증한다. 예를 들어 의료기록은 블록체인의 하나의 블록에 저장된다. 이 블록은 이전 블록과 해시값으로 연결된다. 만약 이전 블록의 데이터가 변경되면 해당 블록의 해시값이 변경된다. 따라서 블록체인에서의 모든 블록은 이전 블록의 해시값을 포함하여 데이터 무결성을 검증한다.

원격의료 시스템에서 블록체인 기술의 해시기술은 데이터 무결성을 보장하고, 블록체인 분산시스템이 제공하는 안전성을 높이는 데 큰 역할을 한다. 또한 의료데이터의 보안성을 높이기 위해 블록체인 기술의 암호화 기술도 함께 활용된다.

따라서 원격의료 시스템에서 블록체인 기술을 사용하기 위해 공개키 암호화 기술과 해시함수를 사용하여 데이터를 암호화한다. 이를 통해 블록체인에서 저장되는 데이터의 보안성을 높일 수 있다.

2. 합의 알고리즘 기술

원격의료 시스템에서 블록체인 기술을 사용하는 경우 분산환경에서 여러 개의 노드가 트랜잭션을 검증하고 네트워크 상태를 유지하는 것이 중요하다. 이를 위해서는 합의 알고리즘을 사용해야 한다.

합의(Consensus)알고리즘은 P2P 네트워크와 같은 분산 네트워크에서 합의형성을 수행하기 위한 알고리즘으로써 하나의 DB인 블록체인을 유지하는 기술이다.

블록체인은 각 노드(Peer를 의미)에서 만든 블록의 정당성을 검토하고 네트워크 전체에서 공유하는 블록체인에 반영하기 위해 이 합의 알고리즘을 사용한다. 블록체인에서 사용되고 있는 대표적인 합의 알고리즘은 퍼블릭 블록체인에서 사용하는 PoW, PoS, PoI와 컨소시엄 블록체인에서 사용하는 동의에 의한 합의(Consensus－by－bet) 등이 있다.

학습 8

〈표 8-3〉 대표적인 합의 알고리즘

합의 알고리즘	채택 시스템
POW(작업증명 : Proof of Work)	비트코인 코어(Bitcoin Core) 이더리움 등
POS(소유증명 : Proof of Stake)	이더리움 미진(Ethereum Mijin)
POI(공헌도증명 : Proof of Importance)	NEM
PoET(Proof of Elapsed Time)	CPU의 확장 명령어 세트를 이용
Paxos	Google Chubby
Raft	RAM Cloud
PBFT(Practical Byzantine Fabric Tolerance)	Hyperledger Fabric
Sieve	Hyperledger Fabric

합의 알고리즘의 역할은 하나의 블록체인을 생성 및 유지하는 역할이고, 불변성(Immutability) 제공으로 내용수정이 불가능하도록 하는 역할을 한다.

P2P 네트워크에서 다수의 피어가 존재하고 이 피어들이 하나의 블록체인(DB)을

유지하기 위해서 이 피어들, 더 구체적으로 채굴자들이 합의를 해야 한다. 따라서 블록체인 기술의 핵심은 합의 알고리즘이고, 암호화폐에서 제일 어려운 부분도 합의 알고리즘이다. 먼저 합의 알고리즘은 채굴자들이 하는 것이 중요하다. 즉 이것은 누가 블록을 채굴을 할 것(즉 채굴확률을 어떻게 결정할 것)인지와 어느 체인이 유효한지를 결정한다.

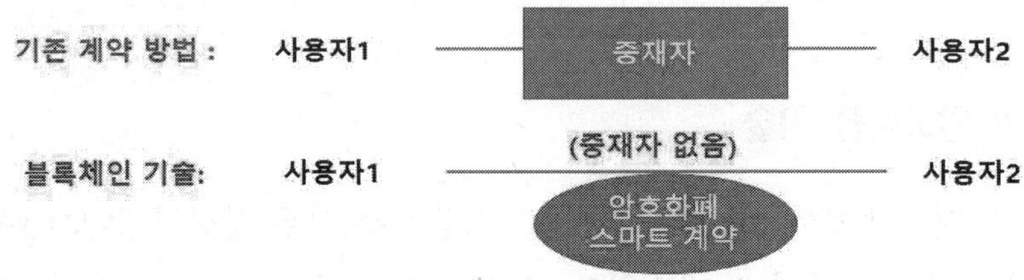

[그림 8-6] 합의 알고리즘의 역할

1) Proof of Work(PoW)

PoW는 작업 증명이라는 의미로 노드가 문제를 해결하는 데 필요한 작업을 수행하도록 하는 알고리즘이다. 예를 들어 비트코인의 경우, 노드는 SHA-256 해시함수를 사용하여 블록의 해시를 계산하고, 난이도를 만족하는 블록의 해시를 찾기 위해 계속해서 시도한다. 이 작업이 끝나면 다른 노드들에게 해당 블록의 해시를 브로드캐스트하여 검증을 요청한다. 그리고 다른 노드들은 해당 블록의 해시를 검증하고, 네트워크의 공유원장에 블록을 추가한다.

2) Proof of Stake(PoS)

PoS는 지분증명이라는 의미로 노드가 보유한 가상화폐의 양에 따라 블록을 검증하는 알고리즘이다. 예를 들어 이더리움의 경우 노드는 자신이 가지고 있는 이더를 스테이크(Stake)하고, 블록을 검증하는 권한을 얻는다. 이를 위해서는 일정한 수의 이더를 스테이크해야 하며, 스테이크한 이더의 양이 많을수록 블록을 검증하는 확률이 높아진다.

이러한 합의 알고리즘을 사용하면 블록체인 기술을 활용하여 분산환경에서 원격의료 시스템을 운영할 수 있다. 블록체인 기술을 사용하면 데이터를 안전하게 저장하고, 합의 알고리즘을 사용하여 데이터의 무결성을 보장할 수 있다. 또한 블록체인 기술을 사용하면 데이터를 중앙화된 시스템에서 보호할 수 있으며, 데이터에 대한 접근권한을 더욱 강화할 수 있다.

3. 분산원장 기술

원격의료 시스템에서 블록체인 기술의 분산원장 기술은 의료데이터와 관련된 문제점을 해결하기 위해 사용될 수 있다. 블록체인은 분산원장 기술의 한 종류로 여러 대의 컴퓨터에 걸쳐 데이터를 분산·저장하고 관리하는 기술이다.

〈표 8-4〉 분산원장 기술유형별 구분

	개방형(Public)	폐쇄형(Private)
기록열람·보관 거래참여·승인	누구나 제한없이 참여가능	필요에 따라 임의로 제한가능
합 의	작업증명, 지분증명 등	BFT(Byzantine Fault Tolerance)
암호화폐	필요	불필요
결제완결성	네트워크 분기 가능성	시스템상 완결성 보장
확장가능성	제한적	자유로움
사 례	비트코인, 이더리움 등	R3, 하이퍼레저 등
장단점	⇧ 높은 안전성과 신뢰성 ⇧ 높은 투명성과 익명성 ⇩ 금융거래 비밀유지 곤란 ⇩ 낮은 확장성과 효율성	⇧ 정보공유범위 설정가능 ⇧ 높은 효율성과 확장성 ⇩ 보안성 취약
활용 분야	해외송금, 클라우드 펀딩, 자산 및 정보 기록·보관	결제시스템, 신원·문서인증, 무역금융, 스마트계약 등

분산원장 기술은 운영방식에 따라 개방형(Public) 블록체인과 폐쇄형(Private) 블록체인으로 구분한다.

블록체인 기술을 사용하면 의료데이터가 중앙집중식 시스템에 저장되지 않고 여러 대의 컴퓨터에 분산·저장된다. 이는 데이터의 안정성과 신뢰성을 높이는 데 도움이 된다. 블록체인은 또한 각 데이터의 변화를 체인형태로 기록하므로 데이터 위변조나 변경사항이 쉽게 감지될 수 있다.

블록체인을 이용한 분산원장 기술은 의료데이터의 보안과 개인정보보호에도 도움이 된다. 블록체인은 암호화 기술을 사용하여 데이터의 무결성을 보장하고, 개인정보는 암호화된 상태로 저장된다. 이를 통해 의료데이터의 누출과 함부로된 사용을 방지할 수 있다.

또한 블록체인을 이용한 분산원장 기술은 의료데이터 공유와 연구에도 도움이 된다. 의료데이터는 분산·저장되어 있기 때문에 여러 의료기관 간에 데이터 공유가 용이해진다. 이를 통해 의료기관 간의 협력과 의료연구의 진행이 쉬워진다.

하지만 블록체인을 이용한 분산원장 기술은 아직 기술적인 한계와 도입비용 문제가 존재한다. 따라서 의료기관에서 블록체인 기술을 도입하기 위해서는 전문가의 충분한 검토와 적절한 계획이 필요하다.

4. P2P 네트워크기술

원격의료 시스템은 환자의 건강정보를 인터넷을 통해 전송하고 저장하는 시스템이다. 블록체인 기술은 이러한 건강정보를 안전하게 저장하고 공유하는 데에 적합한 기술이다. 이러한 블록체인 기술을 P2P 네트워크 기술과 결합하여 원격의료 시스템을 보다 안전하고 효율적으로 운영할 수 있다.

P2P 네트워크 기술은 분산된 컴퓨터 시스템에서 데이터를 공유하기 위한 기술이다. 이 기술은 중앙서버가 없이 서로 다른 컴퓨터들이 직접 연결되어 데이터를 공유하며, 이를 통해 보다 빠르고 안전한 데이터 전송이 가능하다. P2P 네트워크 기술은 중앙서버에 의존하지 않기 때문에 더욱 안정적인 시스템 운영이 가능하다.

블록체인 기술은 P2P 네트워크에서 하나의 DB를 유지하는 기술이므로 P2P네트워크를 사용함으로 제3자의 인증없이 가능하다. P2P 네트워크 전체는 하나의 블록체인(DB)을 유지하는 기술이고, 피어(노드)는 블록체인(DB)복제(Sync)시스템이다.

〈표 8-5〉 Peer와 P2P 네트워크의 개념

항 목	내 용
Peer(피어 : 노드)	• 동등 또는 대등관계 단위로써 동등한 지위로 동작하는 기능 단위 • 블록체인(DB) 복제(Sync)시스템
P2P(Peer-to-Peer)	• 마스터(Master)/슬러브(Slave) 또는 Primary/Secondary 개념이 없으며, 채널 상의 모든 국(Station)들이 동등한 권한을 갖는 관계를 말한다. • 하나의 DB를 유지하는 기술

P2P 네트워크는 각 컴퓨터(노드)가 서로의 역할을 동시에 담당한다. 즉 각 노드는 서비스를 사용하는 동시에 서비스를 제공하는 기능도 한다.

비트코인이 P2P 네트워크와 하나의 DB유지를 합친 것을 최초로 블록체인 기술을 제공하였다. 그러므로 P2P 네트워크의 구성은 권한이 같은 다수의 피어(노드)들 중에서 일부의 피어들이 연결된다.

블록체인 기술은 P2P 네트워크 기술과 같이 사용될 때 더욱 강력한 보안성을 제공한다. 블록체인은 거래정보를 블록으로 묶어서 체인형태로 연결하여 저장한다.

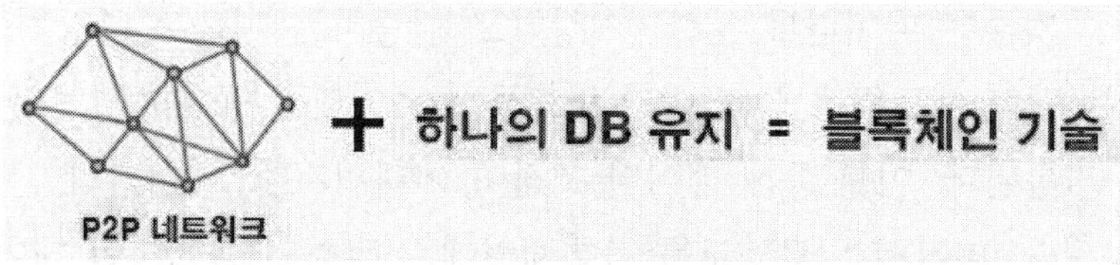

[그림 8-7] 비트코인이 제공한 블록체인 기술

이러한 블록체인 기술을 이용하면 건강정보와 같은 민감한 정보를 분산저장하여 무단 변경이나 조작을 방지할 수 있다. 또한 건강정보가 블록체인에 저장되면 블록체인 기술이 제공하는 암호화와 같은 보안기능을 이용하여 정보의 안전성을 더욱 강화할 수 있다.

원격의료 시스템에서 P2P 네트워크 기술과 블록체인 기술을 결합하면 의료정보를 안전하고 신속하게 전송하고, 이를 통해 의료서비스의 효율성을 높일 수 있다. 또한 건강정보를 보호하기 위한 법적 규제와 같은 문제를 해결할 수 있으며, 전체적인 건강정보시스템의 안전성을 제고할 수 있다.

5. 스마트 계약 기술

원격의료 시스템에서 블록체인 기술과 스마트 계약 기술을 활용하면 의료정보의 보안과 정확성을 보장할 수 있다.

학습 8

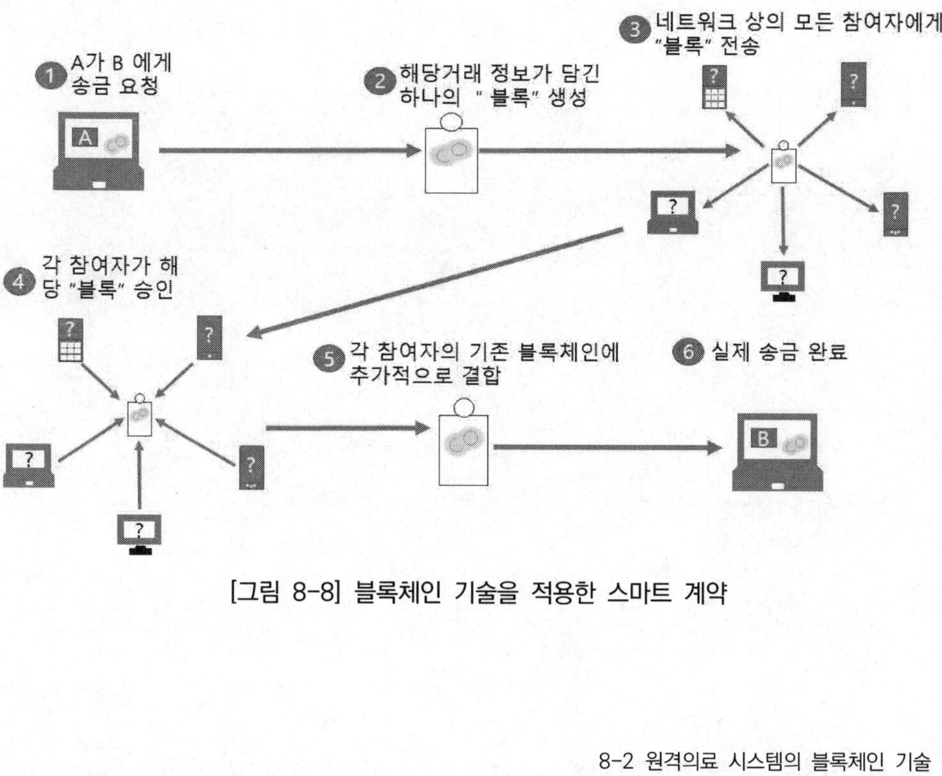

[그림 8-8] 블록체인 기술을 적용한 스마트 계약

블록체인 기술은 데이터를 분산 · 저장하고 검증하는 기술로 중앙집중식 데이터베이스와는 달리 네트워크 상의 여러 노드들이 데이터를 공유하고, 모든 거래가 공개적으로 기록된다. 이를 통해 데이터 조작이 어려워지며, 데이터의 안정성과 무결성이 보장된다. 따라서 의료정보를 블록체인에 저장하면 불법적인 데이터 접근 및 수정을 방지할 수 있다.

스마트 계약은 블록체인 기술과 결합하여 계약의 조건을 자동으로 실행하는 프로그램이다. 의료정보를 처리하는 경우 스마트 계약을 이용하여 의료서비스의 이용 계약을 체결하고, 계약조건에 따라 의료서비스를 자동으로 제공할 수 있다. 이를 통해 환자들은 더욱 투명하고 효율적인 의료서비스를 받을 수 있다.

예를 들어 환자가 원격진료를 받을 경우 스마트 계약을 통해 진료비용, 수술일정, 의료보험 적용 등을 자동으로 처리할 수 있다. 또한 환자의 의료기록을 블록체인에 저장하여 환자가 의료정보에 대한 접근권한을 부여받고, 의료정보가 제3자에게 노출되지 않도록 보호할 수 있다.

따라서 원격의료 시스템에서 블록체인 기술과 스마트 계약 기술을 활용하면 의료정보의 보안과 정확성을 보장하며, 의료서비스의 효율성을 높일 수 있다.

수행 내용

재료 · 자료

- 원격의료 시스템 관련 자료

기기(장비 · 공구)

- 컴퓨터, 문서작성 프로그램, 프린터, 주변기기

안전 · 유의사항

- 원격의료시스탬 관련 장비의 안전 및 유의사항을 숙지한다.

수행 순서

01 원격의료 시스템에서 블록체인의 종류에 대하여 분석하라.

학습 8

블록체인은 참여자의 범위에 따라 퍼블릭 블록체인과 프라이빗 블록체인으로 나눌 수 있다. 퍼블릭 블록체인은 인터넷처럼 누구나 참여할 수 있는 개방형이지만, 프라이빗 블록체인은 인트라넷처럼 제한된 사람들만 참여할 수 있는 폐쇄형 블록체인이다. 이 두 가지를 연결하거나 섞은 혼합형이 있는데, 이는 하이브리드 블록체인이라고 부른다.

1. 퍼블릭 블록체인

퍼블릭 블록체인(Public Blockchain)이란 누구든지 자유롭게 참여할 수 있는 개방형 블록체인 네트워크를 말한다. 공공 블록체인 또는 개방형 블록체인이라고 한다.

권위있는 조직의 승인이 없이 누구든지 인터넷에 연결된 PC, 노트북, 스마트폰, 서버 컴퓨터, 채굴기 등 다양한 컴퓨터 장비를 이용하여 블록체인 네트워크에 참여할 수 있다. 이러한 블록체인 네트워크에 참여하는 개별 컴퓨터를 노드(Node)라고 부르는데, 각 노드들은 블록체인에 저장된 데이터를 복사하여 저장하고, 해시연산을 통해 새로운 블록의 생성에 참여할 수 있다.

〈표 8-6〉 블록체인의 형태

	퍼블릭 블록체인	컨소시엄 블록체인	프라이빗 블록체인
관리주체	모든 거래 참여자(탈중앙화)	컨소시엄에 소속된 참여자	한 중앙기관이 모든 권한 보유
거버넌스	한번 정해진 법칙을 바꾸기 매우 어려움	컨소시엄 참여자들의 합의에 따라 상대적으로 용이하게 법칙을 바꿀 수 있음	중앙기관의 의사결정에 따라 용이하게 법칙을 바꿀 수 있음
거래속도	네트워크 확장이 어렵고, 거래 속도가 느림	네트워크 확장이 쉽고, 거래속도가 빠름	네트워크 확장이 매우 쉽고, 거래 속도가 빠름
데이터 접근	누구나 접근가능	허가받은 사용자만 접근가능	허가받은 사용자만 접근가능
식별성	익명성	식별가능	식별가능
거래증명	PoW, PoS와 같은 알고리즘에 따라 거래 증명자가 결정되며, 거래 증명자가 누구인지 사전에 알 수 없음	거래 증명자가 인증을 거쳐 알려진 상태이며, 사전에 합의된 규칙에 따라 거래검증 및 블록생성이 이루어짐	중앙기관에 의하여 거래증명이 이루어짐
장점	안전성, 신뢰성, 익명성, 투명성 보장	• 높은 효율성과 확장성 • 높은 처리속도 • 민감정보를 처리하는 역할 부여가능	• 높은 효율성과 확장성 • 높은 처리속도 • 기업별 특징에 따라 특화 가능
단점	• 확장성이 낮음 • 거래속도가 느림	• 개입이 필요할 수 있음 • 투명성과 보안성이 낮음	보안성이 낮음
활용사례	비트코인, 이더리움	R3CEV, 하이퍼레저, 넥스레저, 모나체인, 에이치체인	나스닥의 비상장 주식거래소 플랫폼인 링크(Linq)

참고 : 소프트웨어정책 연구소, 2017, 블록체인 기술의 산업적·사회적 활용 전망 및 시사점

또한 각 노드들은 언제든지 자신의 컴퓨터를 블록체인 네트워크에 연결하지 않고 접속을 차단함으로써 자유롭게 탈퇴할 수 있다. 블록체인 네트워크에 참여 또는 탈퇴하는 것은 권위 있는 조직의 승인이 필요없고, 전적으로 해당 노드 참여자의 자유로운 의사에 따라 결정할 수 있다.

퍼블릭 블록체인의 경우 참여자들의 컴퓨터 사용에 따른 전기료 등 운영비용을 감당할 수 있도록 암호화폐를 발행하여 보상한다. 퍼블릭 블록체인 참여자들은 새로운 블록이 생성될 때마다 발행되는 암호화폐를 지급 받음으로써 컴퓨터 감가상각비, 전기료, 공간사용료, 인건비 등 각종 비용을 보상 받을 수 있다. 퍼블릭 블록체인 운영에 참가한 사람들은 지급받은 암호화폐를 실생활에서 사용하거나 혹은 암호화폐 거래소에서 판매함으로써 참여비용을 회수할 수 있다. 이런 점에서 퍼블릭 블록체인과 암호화폐는 서로 분리할 수 없는 일체형 구조로 되어 있다. 만약 퍼블릭 블록체인에서 암호화폐를 지급하지 않는다면, 블록체인 네트

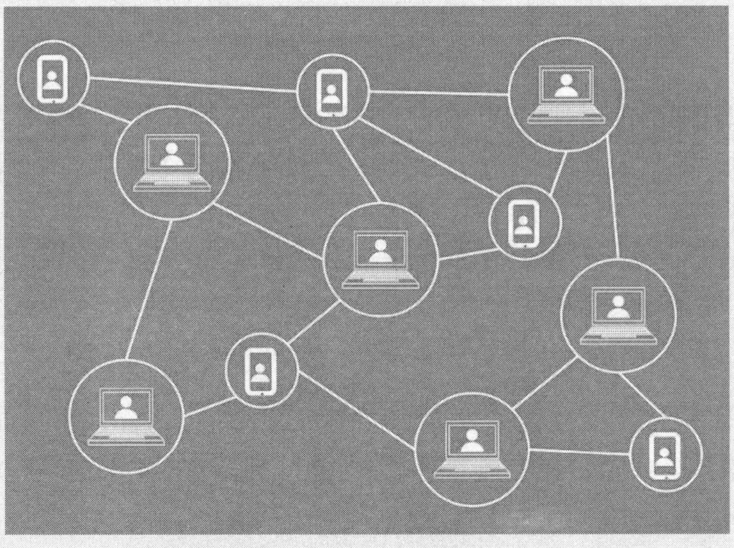

[그림 8-9] 퍼브릭 블록체인의 구조

워크 참여자들이 받을 수 있는 경제적 보상이 없기 때문에 소수의 헌신적인 기여자들을 제외하고는 참여자가 없게 되어, 최악의 경우 블록체인 네트워크가 붕괴할 우려가 있다. 따라서 퍼블릭 블록체인에서 암호화폐를 발행하는 것은 블록체인 네트워크를 유지하기 위한 필수사항이라고 할 수 있다.

비트코인, 이더리움, 비트코인캐시, 이오스, 스텔라루멘, 스팀, 모네로, 루니버스, 시그마체인 , 심버스, 아이콘, 웨이브즈, 큐텀, 클레이튼, 테조스, 티티씨, 이콘 등 대부분의 암호화폐는 퍼블릭 블록체인 방식으로 운영된다.

2. 프라이빗 블록체인

1) 개 요

프라이빗 블록체인(Private Blockchain)이란 미리 정해진 조직이나 개인들만 참여할 수 있는 폐쇄형 블록체인 네트워크를 말한다. 사적 블록체인, 폐쇄형 블록체인, 허가형 블록체인, 기업형 블록체인 또는 엔터프라이즈 블록체인(Enterprise Blockchain)이라고 한다.

퍼블릭 방식과는 다르게 채굴과정을 통한 해시파워 경쟁은 없지만, 여러 서버에 분산 데이터를 저장함으로써 보안을 강화시킬 수 있는 장점이 있다. 또 데이터 처리비용이 적고 네트워크 속도가 빠른 장점이 있어 기업형 솔루션으로 적합한 블록체인 기술이다.

2) 특 징

프라이빗 블록체인(Private Blockchain)은 하나의 중앙기관에서 독자적으로 사용하여 읽기, 쓰기, 사용과정을 관리할 수 있는 시스템이다. 따라서 참여자를 미리 정하고 필요에 따라 추가하거나 삭제할 수 있는 권한을 가지고 있다.

프라이빗 블록체인에 참여하려면 반드시 권위있는 조직의 승인을 받아야 한다. 프라이빗 블록체인 운영자의 승인을 받지 못한 조직이나 개인은 해당 블록체인 네트워크의 운영에 참여할 수 없다. 예를 들어 A 기업과 B 기업 및 C 단체가 서로 협의하여 프라이빗 블록체인을 운영하기로 한 경우, 오직 A, B, C 세 곳만 참여할 수 있으며, 다른 제3자인 D 기업은 참여할 수 없다. 만약 D 기업이 해당 프라이빗 블록체인에 참여하고 싶다면 관계자들과 협의하여 사전 승인을 받아야 한다.

프라이빗 블록체인의 운영을 위해서 암호화폐가 반드시 필요한 것은 아니다. 프라이빗 블록체인의 경우 굳이 암호화폐를 발행할 필요가 없이 해당 프라이빗 블록체인의 참여자들이 컴퓨터 운영비용을 부담하면 된다.

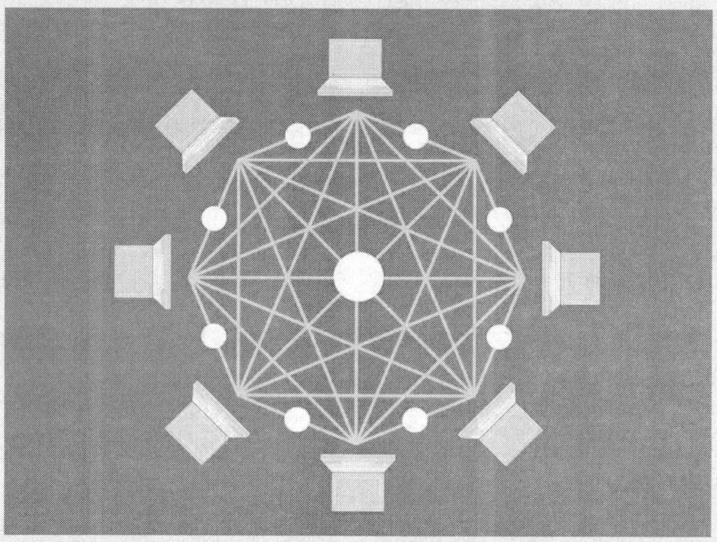

[그림 8-10] 프라이빗 블록체인의 구조

물론 프라이빗 블록체인에서도 암호화폐를 발행할 수는 있다. 블록체인이 혈관이라면 암호화폐는 그 혈관 속을 흐르는 혈액과 같은 존재이기 때문에 프라이빗 블록체인에서도 암호화폐를 도입하는 것이 운영상 편리할 수 있다. 하지만 해당 암호화폐를 외부의 암호화폐 거래소에 판매하기 어렵기 때문에 사실상 내부 정산 및 서비스 이용 등의 목적으로 제한적으로만 사용할 수 있다.

결국 프라이빗 블록체인에서 암호화폐의 발행은 필수사항이 아니며, 각 프라이빗 블록체인 운영자들의 필요에 의해 자체 암호화폐를 발행할 수도 있고, 그렇지 않을 수도 있는 선택사항(Option)이다. 국제 송금을 위한 리플(Ripple)은 프라이빗 블록체인으로서 암호화폐를 발행한 사례에 해당한다.

3) 종 류

프라이빗 블록체인의 대표적인 사례로 하이퍼레저 패브릭(Hyperledger Fabric), R3 코다, 삼성SDS의 넥스레저(Nexledger) 등이 있다. 또한 ㈜엘지씨엔에스(LGCNS)의 모나체인(Monachain), 한화시스템의 에이치체인(H-Chain) 등이 있다.

이외에도 프라이빗 블록체인 플랫폼은 딜리버, 리플, 바이두 블록체인 엔진(BBE), 뱅크사인, 인솔라, 케이티 바스(KT BaaS), 코다, 코인스택, 쿼럼 플랫폼, 프롭테크 플랫폼, 하이퍼레저 버로우, 하이퍼레저 소투스, 하이퍼레저 이로하, 하이퍼레저 인디 등이다.

(1) 하이퍼레저

하이퍼레저는 리눅스재단에서 시작하여 세계 유수의 기업들이 공동으로 참여하고 있는 범 산업용 분산원장 표준화 프로젝트이다. 여기에는 인텔, IBM 등 국제적 기업들이 참여하고 있다. 패브릭은 하이퍼레저 프로젝트 중 가장 활발하게 진행 중인 프로젝트로 IBM이 주도하고 있고, 스마트 컨트랙트를 지원하며 스마트 컨트랙트에 체인코드라는 호칭을 사용하고 있다. 체인코드는 현재 프로그래밍 언어중에서 Go나 Java로 작성할 수 있다. 현재 IBM은 스마트 컨트랙트를 이용한 물류 프로세스 간소화 프로젝트를 진행하고 있다.

(2) R3

R3(알쓰리)는 대형 글로벌 은행 주도로 80여 개의 은행이 참여하여 공동으로 구성한 블록체인 컨소시엄이다. R3는 2016년 12월 자신의 블록체인 플랫폼인 코다를 공개했는데, 코다는 금융권 요구사항을 만족하기 위하여 네트워크에 참여하는 모든 노드들이 데이터를 공유하는 기존의 블록체인 구조를 벗어나 이해 당사자들만 데이터를 공유하는 블록체인 플랫폼이다.

코다의 스마트 컨트랙트는 실제 코드로 구성된 계약코드와 계약의 상태인 볼트(Vault), 그리고 실제 제도권에서 사용하는 법적인 문서들을 지원하기 위한 법률언어(Legal Prose)로 구성된다.

R3는 사용자 및 법률 친화적인 스마트 컨트랙트 기능을 제공하기 위하여 영국의 바클레이(Barclays)은행과 함께 실제 계약서로 변형 및 계약서 상태에서 계약내용을 변경할 수 있는 스마트 컨트랙트 템플릿 개발 프로젝트를 수행하였다.

(3) 넥스레저

삼성SDS는 자체 블록체인 플랫폼 넥스레저(Nexledger)를 개발했다.

넥스레저는 블록체인 장점인 인증과 보안성을 강화하면서도 실시간 대량 거래처리, 스마트 계약, 관리 모니터링 등을 구현했다. 넥스레저 프로젝트에서 가장 주목받는 것은 국내

약 38개 기관이 참여하는 '해운물류 블록체인 컨소시엄'이다.

삼성SDS의 블록체인 플랫폼은 기존 블록체인 아키텍처를 참조하면서도, 보다 적용이 용이하고 안전한 동적 거래 파라미터 활용을 통하여 동적 데이터 참조에 따른 동적 처리가 가능하도록 구현되었다.

비트코인 블록체인만의 가장 강력한 장점인 보안성, 안정성, 무결성을 확보하였으며, 스마트계약(Smart Contracts) 실행을 위하여 비트코인 블록체인 내 EVM(Ethereum Virtual Machine)을 구현하는 방식으로 기존 블록체인 기술의 장점을 취하였다.

신규 비즈니스 모델의 특화기능 및 거래 프로세스 자동화에 따른 비즈니스 룰 기반 블록체인 서비스 연계가 가능하므로 서비스 및 상품의 신속한 출시가 가능하며 업종, 채널, 지역 제약 없는 글로벌 플랫폼 생태계 형성 및 지원이 가능하도록 설계하였다.

4) 사 례

최근 프라이빗 블록체인을 기술을 시험 서비스하고 있는 기업들도 생겨나고 있는 추세이다. 그 중에서도 세계 최대 유통기업인 월마트는 식재료의 생산과 유통과정 전체에 블록체인 기술을 적용하여 실시간으로 위생 상태를 점검할 수 있는 데이터 저장방식을 도입한다.

해운회사 머스는 블록체인을 이용한 선박물류 시스템을 개발하여 서류없이 물건을 옮기고 주문하고, 보관·세관신고를 처리할 수 있는 물류시스템을 시험서비스하고 있다.

국내는 삼성SDS가 중고차 시장에 위조가 불가능한 프라이빗 블록체인 기술을 적용하여 차량의 수리, 사고 상태를 한 눈에 확인하고 구입할 수 있는 중고차 이력서비스를 진행 중이다. 이렇게 글로벌 기업들이 관리 편의성, 효율성, 신뢰도, 안정성을 높이기 위해 관심을 가지는 것은 프라이빗 블록체인 방식이 많다.

3. 하이브리드 블록체인

하이브리드 블록체인(Hybrid Blockchain)이란 퍼블릭 블록체인과 프라이빗 블록체인을 서로 연결하거나 섞은 혼합형 블록체인을 말한다. 더블체인(Double Chain)은 퍼블릭 블록체인과 프라이빗 블록체인을 연결한 체인이다. 예를 들어 보안이 중요한 가정용 사물인터넷(IoT) 기기는 프라이빗 블록체인을 이용하고, 자동화된 결제를 위해 퍼블릭 블록체인에 연결하는 방식이다. 이 때 퍼블릭 블록체인은 메인넷이 되고, 여기에 연결된 다수의 프라이빗 블록체인은 1:N 구조의 사이드체인 방식으로 구성할 수 있다. 더블체인을 이용하는 블록체인에는 사물인터넷(IoT) 블록체인 플랫폼을 지향하는 에이치닥(Hdac)이 있다. 인터체인(Interchain)은 서로 다른 다수의 블록체인 네트워크를 하나로 연결하기 위한 체인이다. 인터체인 플랫폼 위에서 다수의 퍼블릭 블록체인과 프라이빗 블록체인들이 서로 연결될 수 있다. 대표적인 사례로 아이콘(ICON)이 있다.

컨소시엄 블록체인(Consortium Blockchain)이란 동일한 목적이나 가치를 가지고 있는 다수의 기업과 단체들이 하나의 컨소시엄을 구성하고 그 안에서 작동하도록 만든 블록체인이다. 예를 들어 리눅스재단이 주도하고 IBM 등이 참여하여 만든 하이퍼레저 패브릭(hyperledger Fabric) 프로젝트가 있다. 넓은 의미에서 보면 컨소시엄 블록체인은 프라이빗 블록체인의 한 형태이지만, 이를 별도로 구별하여 하이브리드 블록체인으로 분류하기도 한다.

〈표 8-7〉 블록체인의 유형

유형 구분	개념 및 특징	활용 사례
퍼블릭 블록체인 (Public Blockchain)	• 최초의 블록체인 활용사례 • 인터넷을 통해 모두에게 공개 및 운용 • 컴퓨팅 파워를 통해 누구든 공증에 참여가능 • 네트워크 확장이 어렵고 거래속도 느림	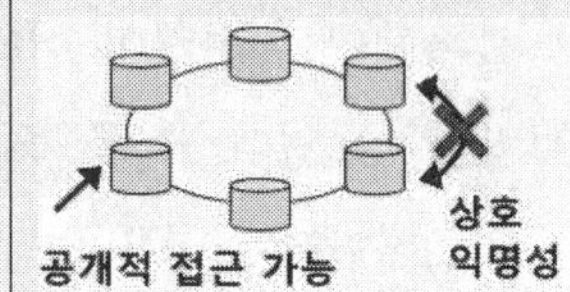
프라이빗 블록체인 (Private Blockchain)	• 개인형 블록체인 • 하나의 주체가 내부전산망을 블록체인으로 관리함 • 해당 체인개발을 위한 플랫폼 서비스 등장	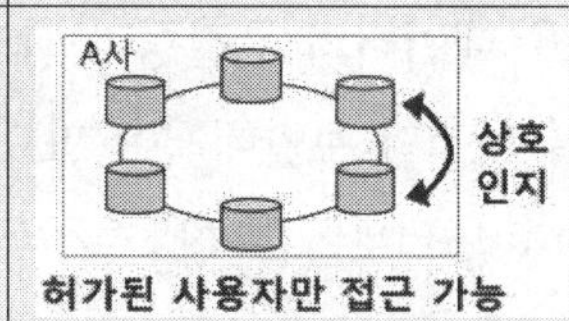
컨소시엄 블록체인 (Consortium Blockchain)	• 반(半)중앙형 블록체인 • 미리 선정된 소수(N개)의 주체들만 참여가능 • 주체들간 합의된 규칙을 통해 공중참여 • 네트워크 확장이 용이하고 거래속도 빠름	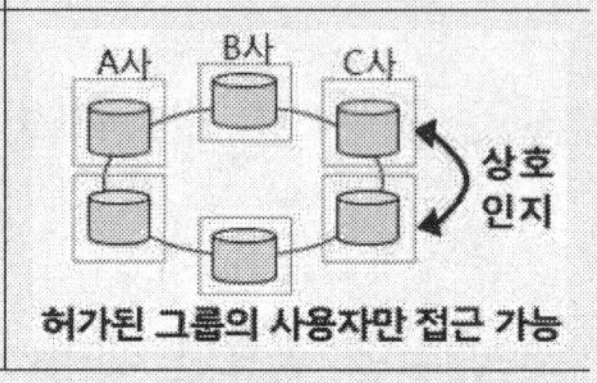

02 원격의료와 블록체인 기술융합의 이점에 대하여 분석하라.

원격의료와 블록체인 기술의 결합은 많은 잠재력을 가지고 있다. 블록체인은 분산원장 기술로서 데이터의 안전한 저장과 공유를 보장하는 기술이다. 원격의료에서 블록체인을 도입함으로써 몇 가지 이점을 얻을 수 있다.

1. 개인정보보호

블록체인은 암호화와 분산화된 저장방식을 통해 개인정보를 안전하게 보호할 수 있다. 환자의 의료기록은 블록체인에 암호화된 형태로 저장되며, 필요한 경우에만 접근할 수 있도록 제어될 수 있다.

원격의료에서는 환자의 건강기록과 개인정보를 다루기 때문에 개인정보보호가 매우 중요하다. 블록체인은 분산된 기록시스템으로 알려져 있지만, 여전히 개인정보를 적절하게 보호하기 위해 추가적인 조치가 필요하다. 익명화 기술이나 암호화 기술 등을 활용하여 개인정보의 보안을 강화할 수 있다.

2. 데이터의 무결성

블록체인은 변경이 어려운 분산원장이기 때문에 의료기록과 관련된 데이터의 무결성을 보장할 수 있다. 이를 통해 환자의 의료기록에 대한 신뢰성을 높일 수 있다.

의료데이터는 매우 민감하며, 무단접근이나 변조로 인한 위험에 노출될 수 있다. 블록체인은 데이터의 무결성과 안정성을 제공하지만 여전히 데이터 악의적인 변조를 방지하기 위해 추가적인 보안대책이 필요하다. 암호화 기술, 접근제어 및 식별인증 메커니즘 등을 사용하여 데이터 보안을 강화할 수 있다.

3. 연구 및 개발협업

블록체인을 통해 여러 기관이 의료데이터를 공유하고 협업할 수 있다. 이를 통해 의료연구 및 개발에 필요한 데이터에 대한 접근성과 신뢰성을 향상시킬 수 있다.

4. 결제 및 보상시스템

블록체인은 스마트 계약과 결합하여 의료서비스의 결제 및 보상시스템을 자동화할 수 있다. 이를 통해 의료서비스의 효율성을 향상시키고 중개업체의 역할을 줄일 수 있다.

5. 위조방지

블록체인은 데이터의 위조나 조작을 방지할 수 있는 기술이다. 의료기록이 블록체인에 저장되면 위조나 조작이 어려워지며, 의료기록의 신뢰성과 안전성을 높일 수 있다.

원격의료에서 블록체인을 도입하는 것은 보안과 개인정보보호, 데이터의 무결성, 협업과 연구, 결제 및 보상시스템의 자동화, 위조방지 등 다양한 이점을 제공할 수 있다.

하지만 블록체인 기술의 도입은 여러 기술적, 법적, 윤리적인 쟁점들을 고려해야 한다. 따라서 실제 도입시에는 철저한 검토와 적절한 보안조치가 필요하다.

의료데이터의 공유와 열람에는 환자의 동의와 적절한 권한관리가 필요하다. 블록체인을 사용하면 의료기록의 투명성과 추적성을 확보할 수 있지만, 동시에 의료기록에 접근할 수 있는 권한과 제어에 대한 문제도 발생할 수 있다. 환자의 동의를 철저히 관리하고, 권한 관리 메커니즘을 도입하여 불법접근을 방지할 수 있다.

블록체인과 같은 신기술의 도입은 현존하는 법적 규제와의 조화를 필요로 하다. 특히 의료 분야에서는 개인정보보호법, 의료법, 계약법 등 다양한 법적 규정을 준수해야 한다.

따라서 블록체인을 도입하기 전에 법적 측면에서의 규제와 검토가 필요하다.

03 원격의료 시스템을 위한 보건의료 분야에서 블록체인의 잇점이 되는 도입사례에 대하여 분석하라.

미국의 경우에 원격의료 시스템에서 전자의료기록이 확산되면서 보건의료 산업은 환자, 병원, 보험 및 청구기록을 안전하게 유지하기 위해 끊임없이 노력하고 있다. 그러나 대량의 데이터가 있으므로 이를 추적하는 동시에 개인정보보호를 보장하는 것은 종종 어려울 수 있다. 이를 염두에 두고 보건의료를 위한 블록체인의 이점을 보여주는 다섯 가지 사용사례를 살펴보겠다.

1. 약물인증

블록체인인 SSOT(Single Source of Truth) 역할을 할 수 있기 때문에 공급망 산업에 정확하고 변경이 불가능한 레코드를 제공할 수 있다. 처방약의 경우 보안이 가장 중요하다. 이것이 바로 블록체인을 사용하여 프로세스를 추적하는 것이 규정준수와 안전을 보장하는 좋은 방법인 이유이다.

2. 의료기록

환자가 다양한 여러 병원을 방문하고 의료 요구사항이 변하기 때문에 정확성을 보장하려면 다양한 의료기관 간에 의료기록을 쉽게 전송할 수 있어야 한다. 블록체인을 통해 의료기록을 빠르고 안전하게 업데이트할 수 있다.

3. 신속한 자격증명

블록체인은 교육과 인증을 최신으로 유지하기 위해 의료분야의 자격검증을 촉진할 수 있다. 이로써 사기와 부정확성을 줄이고 잠재적인 위험상황이 발생하지 못하도록 방지한다.

4. 실시간 보험정보

블록체인은 SSOT(Single Source of Truth)를 만들어 의료 제공자와 보험회사에 최신 정보를 제공할 수 있는 상호운용성과 접근성을 보장한다. 또한 블록체인 기반의 스마트 계약을 통해 사기를 감지하고 보호할 수 있다.

5. IoT 보안

전세계적인 Bluetooth와 무선연결 장치의 수가 지난 10년간 폭발적으로 증가했다.

물론 의료분야도 다르지 않으며, 착용식 의료기기는 환자 건강을 증진하면서 의사에게 환자의 상태에 대한 중요한 정보를 제공할 수 있다.

블록체인은 중요한 의료데이터를 안전하게 수집하고 저장하기 위해 정확성과 적시성을 보장하는 플랫폼을 제공한다.

블록체인은 보안, 속도, 가용성, 접근성 등을 제공하므로 원격의료 시스템의 보건의료 산업에서 처리하는 대량의 데이터를 관리하는 데 유용한 옵션이다.

04 해외 보건의료분야의 블록체인 기술 활용사례에 대하여 분석하라.

1. 에스토니아의 e-health records

에스토니아는 4차 산업혁명의 새로운 모델로 급부상하고 있는 나라로 꼽히며, 블록체인 기술을 세계 최초로 도입한 나라이다. 에스토니아는 1997년 전자정부를 구축한 이후 세금, 서명, 투표 등을 전산화 해왔으며 전자신분증(e-ID)을 2002년부터 도입하여 전자투표, 건강보험, 정부 데이터베이스 접근 등 에스토니아의 모든 온라인 기반 서비스 이용의 핵심적인 수단으로 활용하고 있다(연세대학교 경영연구소, 2017). 2007년 에스토니아는 은행, 의회 그리고 일부 공공기관 서비스 등이 사상 최대 규모의 사이버 공격을 받아 국가 마비 사태를 경험한 후, 2008년 블록체인 기술을 도입하였다(정보통신산업진흥원, 2018).

에스토니아 국민은 전자신분증(e-ID)을 통해 전자의료기록(e-Health records)을 온라인으로 확인할 수 있다. 의료기록이 저장되어있는 저장소에는 전자신분증을 가진 의료인이나 환자가 접근 가능하며, 환자는 의료기록의 변경이나 접근한 사람을 확인할 수 있다. 만약 의료기록이 변경되거나 누군가가 의료기록에 접근하면 KSI(Keyless Signature Infrastructure)가 타임스탬프의 역할을 하면서 변경 또는 접근 시점을 블록체인에 1초마다 기록하여 데이터의 보안성을 강화하였다(전명산, 2018).

2. 미국 일리노이 주의 출생증명

일리노이 블록체인 이니셔티브(Illinois Blockchain Initiative, IBI)는 2016년 11월 중앙기관 간 거버넌스 및 공공서비스 제공에 블록체인 기술의 적용 가능성을 조사하고 평가하기 위해 구축되었다. IBI의 초기 시범사업 중 하나는 블록체인 기반의 디지털 출생등록 프로세스 개발이었다. 일리노이 주에서 운영되던 기존 신생아 출생등록 시스템은 번거로운 절차와 지속적인 비용지출로 가장 문제가 되던 영역이었다. 출생등록 시스템에 블록체인 기술 도입 가능성과 타당성을 확인하고, 블록체인 기반의 새로운 출생등록 프로세스를 설계, 기존 출생기록을 이용하여 시범사업을 수행하였다.

기존의 출생증명 시스템은 출생등록 후 필요할 때마다 우편, 팩스, 온라인, 직접방문을 통해 추가 공식사본 신청서를 작성하여 제출 해야하는 번거로움이 있었다. 또한 민원인은 신원확인을 위한 신분증 사본과 10~15달러 사이의 수수료를 지불해야하며, 행정업무처리 기관에서는 행정절차에 대해 여러 기관에 지속적인 인력과 비용이 소요되었다.

새로운 블록체인 기반의 출생등록 시스템에서는 출생한 아동에 대해 정부기관이 출생등록 정보를 확인하고 고유의 디지털 ID를 부여한다. 개인식별정보는 블록체인을 통해 암호화하여 보호되며, 해당 아동이 18세가 되기 전까지 디지털 ID에 대한 합법적인 결정권은 부모가 갖게 된다. 블록체인으로 저장된 출생증명 및 디지털 ID는 추가적으로 기업이나 정부기관이 확인과 인증을 위해 암호화된 방법으로 요구할 수 있다. 이때 블록체인에 암호화되어있는 개인식별정보에 대한 접근은 신원의 소유자나 법적 보호자의 동의가 필요하다.

기존의 출생등록 시스템과 블록체인 기반의 출생등록 시스템의 차이는 개인식별정보가 저장되는 위치가 다르고 자신의 데이터에 대해 접근을 통제할 수 있는 권한이 주어진다는 것이다. 이 시범사업의 최종 목표는 즉각적인 블록체인 도입이 아니라, 점차적으로 ID는 중앙에서 관리하되 정부나 기업과 같은 제3자에게 의존하지 않고 개인이 자신의 개인정보에 대해 제어하고 확인하는 모든 권한을 소유하는 것이었다.

학습 8

3. 네덜란드의 나의 치료기록(Mijn Zorg Log)

네덜란드의 건강보장제도에서는 산모가 아기를 출산했을 때, 산후관리 도우미가 가정을 방문하여 산모가 출산일로부터 최대 10일 동안 80시간의 간호서비스를 받을 수 있도록 보장 및 지원하고 있다.

기존의 산후관리에서는 산후관리 도우미가 하루에 총 몇 시간동안 산모 간호서비스를 제공하였는지 작업표에 기입하고, 산모는 서명하는 방식이었다. 산모 산후관리 종료 후 산후관리 도우미는 작업표를 우편 또는 직접 방문하여 산후관리 제공병원에 제출하고 병원은 작업표를 자체 정보시스템에 입력한다. 이 정보는 보험사에 전송되고 보험사는 이를 확인하여 보험료를 지급한다.

기존 서비스 방식에서는 피보험자인 산모는 제공받은 서비스의 행정절차에 대해 직접적으로 개입하여 확인할 수 없었고, 통제권한 또한 없었다. 산모, 산후관리 도우미, 보험사, 보건당국 모두 정해진 행정절차 내에서 각각 단편적으로만 정보를 확인할 수 있었다.

번거로운 행정과정에서 상당한 시간과 비용이 소요되며, 산후관리 서비스 제공과 비용지급 사이에 평균 두 달이 소요된다는 단점이 있었다. 이를 보완하고자 네덜란드는 '나의 치료기록(Mijn Zorg Log)'이라는 블록체인 기반의 개인 건강기록 관리 앱을 개발하였고, 블록체인 기반의 산후관리 모형의 신속성, 효율성, 만족도 향상의 증대를 파악하고자 50명의 산모를 대상으로 시범사업을 수행하였다. 블록체인 기반의 Mijn Zorg Log 앱을 통해 피보험자(산모)는 임신 중 보험사와 계약된 산후관리 제공 병원을 선택한다. 보험사는 앱 내 블록체인 Wallet을 만들고 산모에게 알린다. 출산 후 산후관리 도우미가 산후관리 서비스를 제공하고,

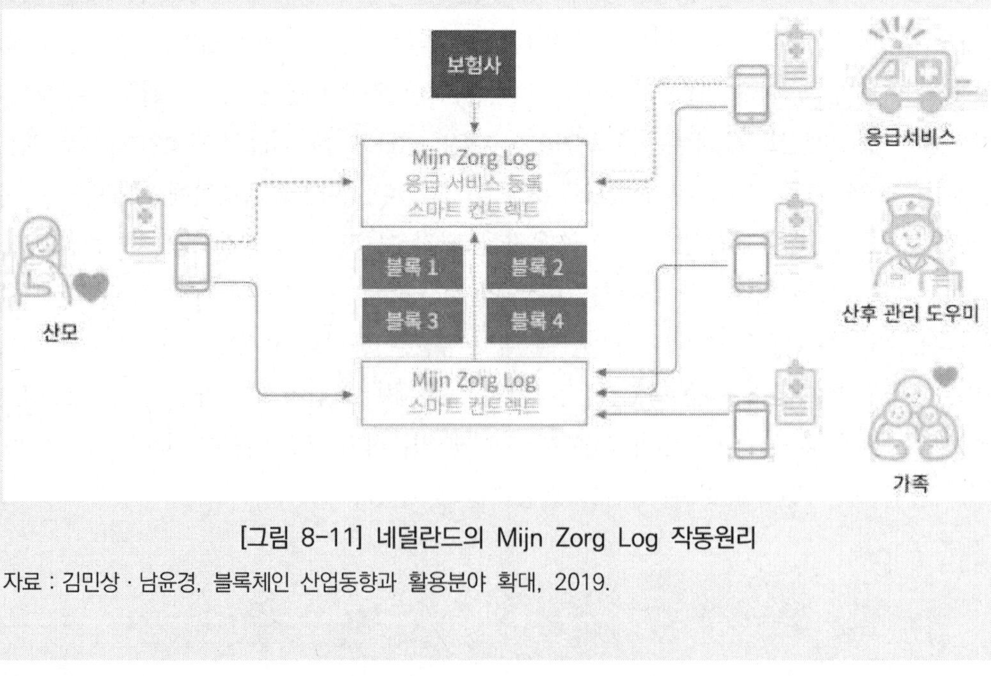

[그림 8-11] 네덜란드의 Mijn Zorg Log 작동원리

자료 : 김민상 · 남윤경, 블록체인 산업동향과 활용분야 확대, 2019.

서비스 내용, 소요시간 등을 앱에 입력한다. 이후 산모는 앱을 통해 서비스 내용과 시간을 확인하여 승인한다. 입력된 서비스 내용과 시간은 피보험자와 서비스 제공자의 산후관리 서비스 제공에 대해 합의가 이루어진 결과이므로 보험사는 이를 바탕으로 산후관리 기간동안 보험료를 즉시 지급할 수 있다(그림 8-11).

4. MedRec

미국의 전자건강기록(Electronic Health Records, EHR)은 환자가 아닌 의료 공급자가 전자건강기록(EHR)의 주요 관리자이다. 따라서 환자가 자신의 진료기록을 확인하고, 잘못된 데이터를 수정하는 데 어려움이 있다.

MIT Media Lab이 개발한 MedRec은 이더리움 플랫폼을 기반으로 개인에게 기록의 진본확인, 감사(Audit), 공유기능을 제공하며 데이터의 무결성을 보장한다. 한 노드(의료공급자)가 다른 노드(환자)의 의료기록을 저장하고 관리할 때 스마트 계약이 자동으로 맺어지며, 환자는 여러 의료기관에 세분화 되어있는 의료기록에 대해 접근을 제어하고 공유할 부분을 선택한다. 새로운 의료기관에서 진료기록이 발생하면 환자는 의료 공급자 간 진료기록 공유에 대해 승인하고, 새로운 의료 공급자는 진료기록을 추가한다. 의료 공급자와 환자 모두 새로운 진료기록 축적에 대해 수락, 거부를 통해 지속적으로 진료기록을 관리한다. 또한 연구

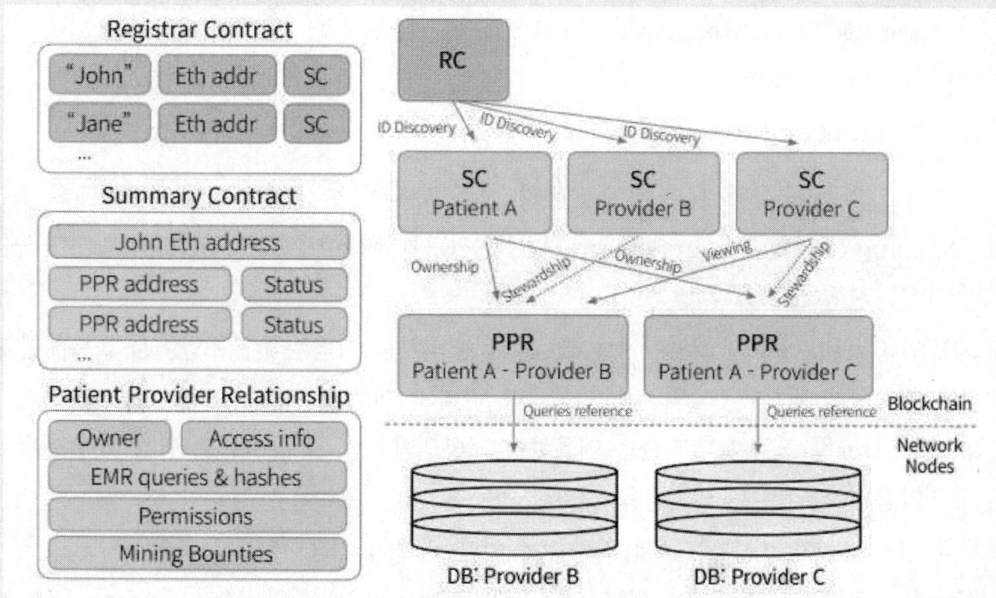

[그림 8-12] MedRec의 Smart Contract

자료 : Ekblaw 등. A Case Study for Blockchain in Healthcare : "MedRec" prototype for electronic health records and medical research data. 2016.

학습 8

자, 보건당국 관계자 등은 채굴자(Miner)로 참여하여 네트워크 관리와 블록체인의 신뢰성을 높이고, 익명 진료기록에 대한 권한 접근으로 보상받는다.

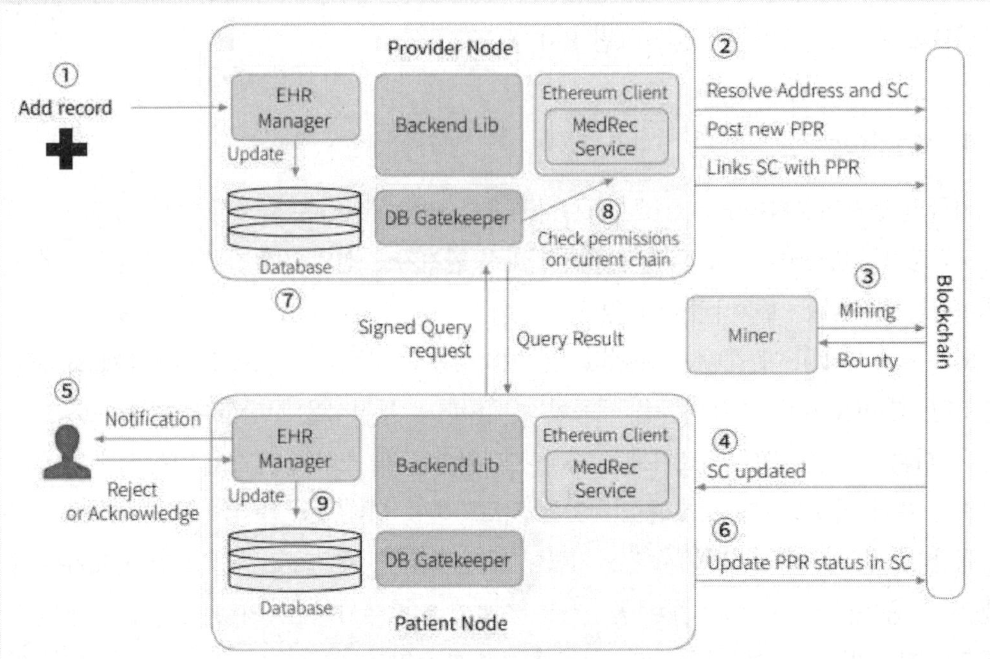

[그림 8-13] 신규환자 기록 추가 과정

자료 : Ekblaw 등. A Case Study for Blockchain in Healthcare : "MedRec" prototype for electronic health records and medical research data. 2016

5. MediLedger Project

FDA는 의약품 공급망 내에서 의약품의 법적 소유권 변경을 추적할 수 있도록 하는 DSCSA(Drug Supply Chain Security Act)를 2023년까지 이행하기 위하여 MediLedger 시범사업을 진행하고 있다.

2017년 Chronicled이 고안한 MediLedger는 의약품 이력추적 제도안에서 블록체인 기술적용 가능성을 탐색하고, 의약품의 공급망 관리의 개선을 위해 시작되었다.

MediLedger는 블록체인 기술을 이용하여 처방의약품의 법적 소유권 변경을 추적할 수 있어 의약품의 진위여부, 의약품을 제조한 업체에 대해 유효성을 검증할 수 있고, 문제가 발생할 경우 신속한 대응과 문제 의약품에 대한 리콜이 가능하다.

또한 모든 거래는 암호화되어 기밀이 유지되며, 불변성을 보장한다. MediLedger는 Peer to Peer 네트워크를 의약품 시장에 처음 도입하였고, 의약품 시장 내 여러 조직이 쉽게 정보를 교환할 수 있는 상호운용이 가능한 표준 프로토콜의 기본 요소를 정립했다는 점에서 의의가 있다.

6. 기 타

블록체인 기술을 활용하여 데이터 소유권, 통제에 대한 명확성, 강력한 개인데이터 보호를 다음과 같이 고려할 수 있다. 블록체인 기술을 적용하는 서비스 흐름은 의료정보의 생성, 저장, 조회, 활용 등 총 4가지 단계로 분류가 가능하다.

① 생성 : 환자진료간 발생하는 의료정보를 병원에서 전자문서化하여 블록체인 참여자와 공유, 이때 환자도 참여자로서 데이터의 소유권 확보

② 저장 : 환자진료를 통해 생성된 블록체인 기반 전자의무기록을 분산 · 저장하여 보관, 이때 개인정보를 포함한 민감데이터는 별도 저장

③ 조회 : 약국, 보험회사, 공공기관(건강보험공단 등)에서 진료이력 및 처방내용 조회, 보험금 지급 등을 위한 조회, 이때 스마트 컨트랙트를 활용해 참여자간 데이터 접근권한을 역할별로 부여하여 민감데이터 통제 및 개인정보보호 기능강화

④ 활용 : 비식별화 처리된 전자의무기록 기반의 신약 개발, 헬스케어 디바이스 기반 환자 상태 모니터링 등의 부가서비스 제공

현재 의료분야에서 블록체인이 응용될 다양한 서비스 모델이 시도되고 있는데 대표적으로

〈표 8-8〉 블록체인 기술을 활용한 헬스케어 서비스 개발사례

블록체인명	설 명
MedRec	블록체인 원장을 통해 환자치료에 대한 정보를 공유하기 위해 블록체인 플랫폼이 구현되었으며, 상호운영 가능한 전자건강기록을 구현을 목적으로 함
Gem Health	약물 공급망, 자동차 보험, 사회기반 서비스 등 다양한 분야에서 활용가능한 공유 ID 체계 구축을 목표로 블록체인을 구성
Medileger	의약품 운반과 공급관리를 위해 개발된 플랫폼, 모든 처방 의약품을 상호운영 가능하게 하여 공급된 의약품을 식별 및 추적관찰 가능하게 하기 위해 고안됨
HealthCoin	만성질환 합병증 예방을 위해 환자의 행동을 웨어러블 기술로 추적 관찰, 보험사 및 의료기관을 연결해 의료서비스의 효율을 제고하고 참여한 환자들에게 재정적 보상을 제공
Shovom	환자의 게놈 데이터를 안전하게 저장 및 유통하기 위한 블록체인 플랫폼
certon	여러 의료기관을 연계한 의료 제증명 문서의 발급 및 사용 이력관리
Medibloc	환자 개인이 직접 여러 의료기관에 분산된 자신의 의료정보를 통합, 관리 및 유통을 할 수 있게 하는 블록체인 기술개발
Mygenomebox	개인에게 유전체 분석결과에 대한 서비스를 제공하고, 이러한 데이터를 제약사 및 연구기관에 제공

출처 : 한국보건산업진흥원(2018), "블록체인 기술의 의료분야 활용 현황 및 정책제언" KHIDI 전문가리포

학습 8

의료데이터 유통, 인공지능, 약물사용, 전자건강기록 개발, 웰니스, 의료비 지불, 생체이식, 신약개발, 치과치료, 의학연구, 개인건강기록, 유전체 분석, 원격진료, 데이터 분석기, 가상현실, 정신상담, 반려동물, 보험, 성형, 식음료, 임상시험 등 있다. 이외에도 활용될 시장은 무궁무진하다.

의료정보의 생태계에 블록체인을 활용함으로써 보험사, 의료기관, 환자를 연결할 수 있다. 블록체인은 데이터 조정의 부담과 비용을 줄여 건강데이터를 제공하고, 보건시스템을 통하여 환자의 데이터 변경시 정확성과 효율성을 증가시킨다. 환자의 개인 건강 데이터에 대한 효율성과 통제력을 향상시키고 의약품 및 의료서비스의 가격 투명성을 증가시킨다.

그러나 의료산업은 데이터의 보안과 개인 사생활 침해를 제한하고자 엄격한 규제와 정책을 갖고 있다. 이러한 규제와 정책에도 불구하고 사이버 보안의 위험이 여전히 존재하기 때문에 의료산업의 블록체인 도입이 시도되고 있다. 블록체인 상에서 참여자를 지정하여 신뢰할 수 있는 참여자들로 연결된 의료 IT 생태계를 만들어 의료데이터를 관리하고, 소비자 가치 기반의 치료를 증진시킬 수 있다.

학습활동.8 교수 · 학습 방법

교수 방법

- 원격의료 시스템의 블록체인 기술에 대한 관련 용어, 구성, 방식 이해 정도를 파악한 후 수업을 진행한다.
- 교수자의 주도로 원격의료 시스템의 블록체인 기술 등의 내용을 PPT 자료로 제시한 후 설명한다.
- 가능하면 사전에 개인별 학습 자료를 준비하여 모든 학생이 참여할 수 있는 문제 해결식 수업, 협력 수업이 가능하도록 한다.
- 원격의료 시스템의 블록체인 기술 전 과정을 작업의 순서에 따라 단계적으로 실습이 이루어질 수 있도록 지도한다.
- 교재를 통해 수업을 준비하는데 있어서 필요한 모든 정보나 팁, 힌트 등 도움이 될 만한 내용들을 확인할 수 있다.
- 학생들이 만들게 될 각 모델들은 수업시간에 중점적으로 다뤄질 부분과 어휘, 질문, 답을 포함하고 있으며 또한 탐구할만한 추가적인 아이디어들도 포함하고 있다.

학습 방법

- 원격의료 시스템의 블록체인 기술에 대한 관련 용어를 숙지하고, 원격의료 시스템의 블록체인 기술에 대해 이해한다.
- 원격의료 시스템의 블록체인 기술의 각 단계별 중점 사항을 체계적으로 학습한다.
- 원격의료 시스템의 블록체인 기술의 수행순서의 전 과정을 실습한다.
- 원격의료 시스템의 블록체인 기술의 내용을 이해한다.
- 원격의료 시스템의 블록체인 기술을 이해하고 숙달이 될 때까지 학습한다.

학습활동.8 평가 및 피드백

평가 준거

- 평가자는 피평가자가 수행 준거 및 평가 내용에 제시되어 있는 내용을 성공적으로 수행할 수 있는 지를 평가해야 한다.

학습내용	평가항목	성취수준		
		상	중	하
원격의료 시스템의 블록체인 기술	원격의료 시스템의 블록체인 기술을 이해할 수 있다.			

학습 8

평가 방법

- 작업 포트폴리오

학습내용	평가항목	성취수준		
		상	중	하
원격의료 시스템의 블록체인 기술	원격의료 시스템의 블록체인 기술을 이해할 수 있다.			

- 필기시험

학습내용	평가항목	성취수준		
		상	중	하
원격의료 시스템의 블록체인 기술	원격의료 시스템의 블록체인 기술을 이해할 수 있다.			

- 체크리스트를 통한 관찰

학습내용	평가항목	성취수준		
		상	중	하
원격의료 시스템의 블록체인 기술	원격의료 시스템의 블록체인 기술을 이해할 수 있다.			

- 피드백

1. 작업 포트폴리오
   - 제출한 보고서를 평가한 후 주요 사항에 대하여 표시하여 돌려준다.
2. 필기시험
   - 평가 결과 성적이 저조한 학생은 보고서 제출 기회를 부여한다.
3. 체크리스트를 통한 관찰
   - 실습 과정에서 평가한 후 개선해야 할 사항 등을 정리하여 돌려준다.

참 | 고 | 문 | 헌

- https://www.msdmanuals.com
- 김철중, 한국이 개발한 원격의료기술, 외국인이 사용, https://www.chosun.com/
- 최윤섭, 한국의 원격의료에 대한 생각과 그 생각에 대한 생각, www.yoonsupchoi.com, 2020.5.20.
- https://dgrz.tistory.com/55
- 원격의료 시스템. 튜메니의 신경외과 연방 센터, 2013.
- https://ko.wikipedia.org/wiki
- 원격의료로 달라지는 세상, MK뉴스, 2014.06.23.
- 원격진료 혜택 부유한 젊은 층만 받네, 동아 사이언스, 2014.02.07.
- '언제 어디서나' 헬스케어, business watch 뉴스, 2014.04.21.
- https://www.yoonsupchoi.com/2020/05/20/thoughts_on_telemedicine/
- 법무부, 교정시설 원격의료 시스템, https://moj.go.kr/moj/184/subview.do
- https://m.blog.naver.com/lowensteinkorea/222575589485
- https://www.hesel.co.kr/public/severance.php
- https://www.hicare.net/#provides
- https://images.search.yahoo.com
- https://voidoc.io/
- https://yozm.wishket.com/magazine/detail/278/
- https://www.oracle.com/kr/blockchain/what-is-blockchain/blockchain-in-healthcare/
- 김진배, 의료분야에 도입되는 블록체인… 의료혁명 앞당긴다. 블록미디어, 2019.2.25.
- 이은지, 블록체인 기술의 국외 보건의료분야 적용 사례 및 시사점, HIRA, 정책동향, 14권 2호, 2020.
- 우성희 외, 블록체인기반 의료분야의 문제해결과 이슈, 춘계학술대회논문집, 한국정보통신학회, 2019.
- 정용 외 8, 원격의료실현을 위한 국내과학기술의 현황과 극복과제, 한림연구보고서 139, KAST, 2021.
- 한구영 · 윤지윤 · 전은경, 원격의료 합법화를 고려한 건강보험 정책제언 : 원격진료플랫폼, 원격모니터링기기, 디지털 치료기기 및 재택치료의료기기 중심으로, HIRA RESEARCH, 2022.02.

학습 8

학습 1	원격의료 시스템의 개요
학습 2	원격의료 시스템의 기술동향
학습 3	원격의료 시스템의 플랫폼
학습 4	원격의료 시스템의 제도화
학습 5	원격의료 시스템의 관리기술
학습 6	원격의료 시스템의 인공지능 기술
학습 7	원격의료 시스템의 빅데이터 기술
학습 8	원격의료 시스템의 블록체인 기술
학습 9	**원격의료 시스템의 의료용 사물인터넷 기술**
학습 10	원격의료 시스템의 생체측정기술
학습 11	원격의료 시스템의 활용사례
학습 12	원격의료 시스템의 미래
학습 13	원격의료 시스템의 시장현황
부 록	용어정리

학습 목표

1. 원격의료 시스템의 의료용 사물인터넷 기술을 이해할 수 있다.

9-1 원격의료 시스템의 IoMT 개요

원격의료 시스템에서 사용되는 의료용 사물인터넷(Medical Internet of Things, MIoT, Internet of Medical Things)은 의료기기 및 장비, 환자 모니터링 장치 등과 같은 의료 관련 장비들이 인터넷에 연결되어 데이터를 수집하고 분석하는 기술이다. 즉 IoMT는 의료분야에서 IoT 기술을 이용하여 의료기기, 센서, 애플리케이션 등의 의료기술을 연결하여 데이터를 수집하고 분석하는 것을 말한다.

IoMT는 의료기기와 센서를 통해 수집된 데이터를 인터넷을 통해 전송, 분석 및 활용함으로써 의료혁신을 이루는데 사용된다.

[그림 9-1]처럼 IoMT 시스템은 의료기기와 인터넷을 연결하여 의료데이터를 실시간으로 수집, 전송 및 분석하는 기술이다. 다음은 원격의료 시스템의 일반적인

IoMT 구성 요소이다.

1. 의료기기

IoMT 시스템은 다양한 의료기기를 포함한다. 이러한 기기에는 생체신호 측정장치(심전도, 혈압 모니터, 혈당측정기 등), 의료영상장비(CT 스캐너, 자기공명 영상 장비 등), 보안 모니터링 시스템 등이 포함될 수 있다.

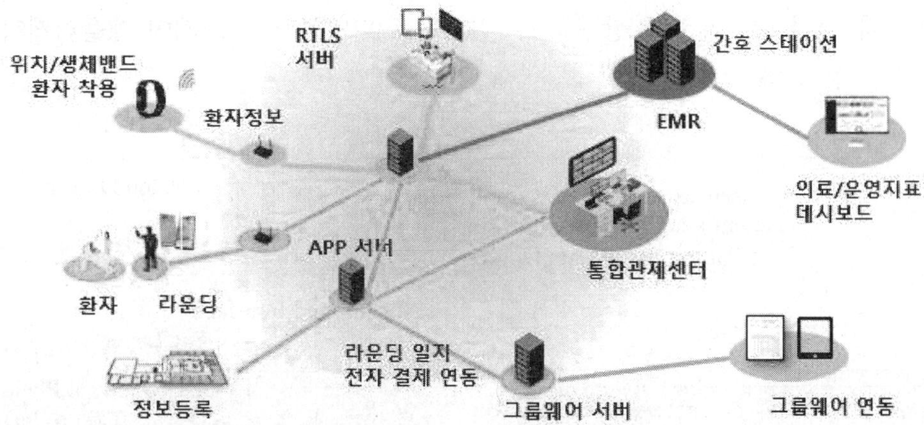

[그림 9-1] IoMT 시스템 구축사례

2. 센서 및 액추에이터

의료기기는 센서와 액추에이터를 포함하여 환자의 생체신호를 측정하고 처리하는 데 사용된다. 센서는 생체신호(심박, 체온 등)를 측정하고, 액추에이터는 해당 기기를 제어하는 역할을 한다.

3. 통신 네트워크

IoMT 시스템은 의료기기와 데이터를 주고받을 수 있는 안전하고 신뢰할 수 있는 통신 네트워크가 필요하다. 이는 일반적으로 인터넷, Wi-Fi, 블루투스 등을 통해 이루어진다. 데이터의 안전한 전송을 위해 보안 프로토콜과 암호화 기술을 사용하는 것이 중요하다.

IoMT의 통신 네트워크 부분은 ① 데이터 평면, ② 제어 평면의 두 부분으로 나눌 수 있다. 데이터 플레인은 대상으로 트래픽을 전달하는 반면, 제어 플레인은 데이터 플레인이 전달결정을 내릴 수 있도록 필요한 작업을 수행한다. SDN(Software

학습 9

Define Network, 소프트웨어 정의 네트워킹)은 데이터 플레인과 제어 플레인 간에 통신하는 표준방법을 제공한다.

표준 SDN 프로토콜의 예로는 OpenFlow, Open vSwitch 데이터베이스 관리 프로토콜 및 OpenFlow 구성 프로토콜(OF-CONFIG)이 있다.

데이터 플레인과 컨트롤 플레인 간의 인터페이스는 표준 SDN 프로토콜을 사용하여 표준으로 만들 수 있으므로 데이터 플레인의 다양한 데이터를 표준 OpenFlow 프로토콜을 사용하여 외부서버(클라우드에 위치할 수 있음)에서 수집할 수 있다. 이를 통해 클라우드 계층에 상주할 수 있으므로 다양한 e-헬스케어 애플리케이션을 개발할 수 있다.

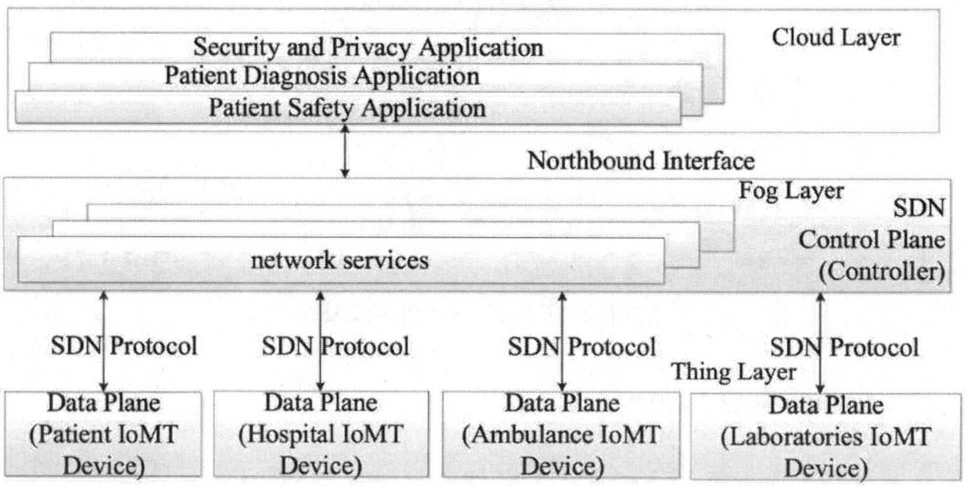

[그림 9-2] 원격의료 시스템에서 SDN 지원 IoMT

[그림 9-2]는 원격의료 시스템에서 SDN 지원 IoMT 사례를 보여준다. 여기에서 IoMT 장치는 SDN 컨트롤 플레인(포그 레이어에 있을 수 있음)을 통해 클라우드에 있을 수 있는 e-헬스케어 애플리케이션과 연결된다. SDN 컨트롤 플레인은 IoMT 장치에서 데이터를 수집하여 e-헬스케어 애플리케이션에 제공한다. 전자의료 응용 프로그램은 보안 및 개인정보보호 응용 프로그램, 환자진단 응용 프로그램 또는 환자안전 응용 프로그램일 수 있다.

[그림 9-2]처럼 SDN 컨트롤 플레인과 AI 애플리케이션 간의 통신을 위한 노스바운드 인터페이스를 보여준다. 이 인터페이스는 컨트롤 플레인에서 데이터를 수집하고 AI 애플리케이션에서 IoMT 장치로 명령을 삽입하는 데 중요하다.

4. IoMT의 아키텍처의 클라우드 인프라

수집된 의료데이터는 클라우드 서버에 저장된다. 클라우드 인프라는 대용량 데이터 저장, 처리 및 분석을 위한 확장가능한 환경을 제공한다. 이를 통해 의료전문가는 원격으로 데이터에 접근하고 분석할 수 있다.

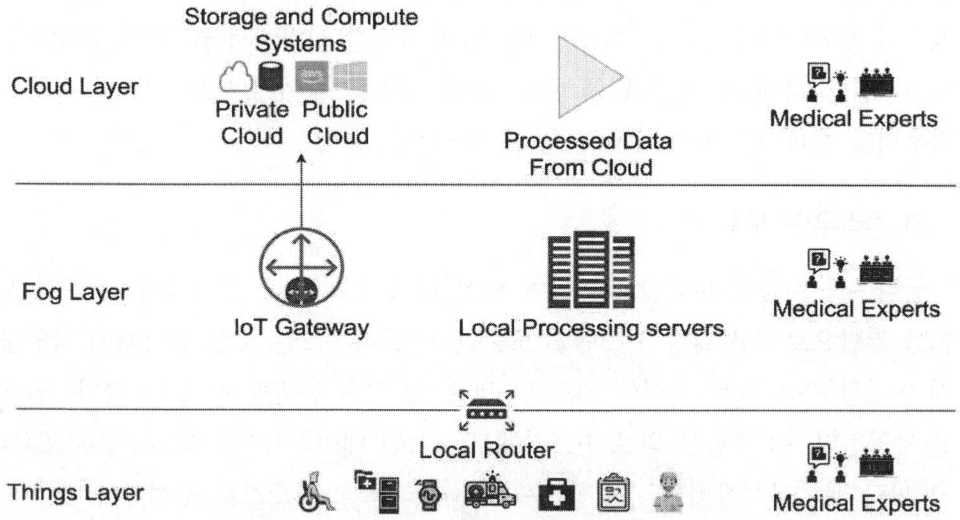

[그림 9-3] 원격의료 시스템에서 IoMT의 아키텍처

원격의료 시스템에서 [그림 9-3]처럼 IoMT의 아키텍처는 3개의 계층으로 구성된다. ① 사물 레이어, ② 안개 레이어, ③ 클라우드 레이어의 세 가지 레이어가 있다. 이 아키텍처에서 의료 전문가는 Thing 레이어와 Fog 레이어 사이의 라우터와 Fog 레이어의 로컬 처리 서버를 통해 직접 통신할 수도 있다. 각 레이어에 대한 설명은 다음과 같다.

1) 사물계층

사물계층은 환자 모니터링 장치, 센서, 액추에이터, 의료기록, 약국제어, 영양요법 생성기 등으로 구성된다. 이 계층은 생태계의 사용자와 직접 접촉한다. 웨어러블, 환자 모니터링 데이터, 원격진료 데이터와 같은 요소의 데이터가 이 계층에서 수집된다. 여기에 사용되는 장치는 수집된 데이터의 무결성을 보장하기 위해 안전하게 배치되어야 한다. 생태계의 로컬 라우터는 이러한 장치를 포그 레이어에 연결하는 역할을 한다. 데이터는 의미있는 정보를 생성하기 위해 안개 및 클라우드 계층에서 추가로 처리된다. 또한 지연을 줄이기 위해 의료 전문가는 이 라우터를 통해 환자데이터를 얻을 수 있다.

2) 안개 레이어

안개 레이어는 클라우드와 사물 레이어 사이에서 작동한다. 이 계층은 드물게 분산된 포그 네트워킹 프레임워크를 위한 로컬 서버 및 게이트웨이 장치로 구성된다. 로컬 처리능력은 사용자에 대한 실시간 응답을 위해 하위계층 장치에서 활용된다. 이러한 서버는 시스템의 보안 및 무결성을 관리하고 운영하는 데에도 사용된다. 이 계층의 게이트웨이 장치는 추가처리를 위해 이러한 서버에서 클라우드 계층으로 이 데이터를 리디렉션하는 역할을 한다. 또한 지연을 줄이기 위해 의료 전문가는 이 라우터를 통해 환자데이터를 얻을 수 있다.

3) 클라우드 계층

클라우드 계층은 분석할 데이터에 대한 데이터 저장 및 연산자원으로 구성되며, 이를 기반으로 의사결정 시스템을 도출한다. 클라우드는 또한 일상적인 작업을 쉽게 처리할 수 있도록 거대한 의료 및 의료시스템을 통합할 수 있는 광범위한 범위를 제공한다. 이 계층은 의료 인프라에서 생성된 데이터가 저장되고, 향후 필요하다고 판단되는 분석작업을 수행할 수 있는 클라우드 리소스로 구성된다.

5. 데이터 분석 및 인공지능

수집된 의료데이터는 데이터 분석 및 인공지능 기술을 활용하여 패턴, 트렌드, 이상신호 등을 식별할 수 있다. 이를 통해 의료전문가는 진단, 예방, 치료 등에 대한 의사결정을 지원받을 수 있다.

[그림 9-4]처럼 원격진료 시스템에서 e-헬스케어의 기계학습(ML) 및 자연어 처리(NLP)를 포함하여 AI의 여러 IoMT 애플리케이션을 보여준다.

정밀의학에는 빠른 전달시간과 함께 고급진단 및 맞춤형 요법이 필요하다. AI는 과거 및 실시간 데이터를 기반으로 특정 조건을 치료하기 위한 새로운 경로를 결정하는 실시간 솔루션을 제공함으로써 이에 대한 설득력 있는 사례를 만든다.

의료생태계의 다양한 기능은 AI 기반 솔루션을 사용하여 수정할 수 있다. 여기에는 환자정보 자동캡처, 환자약속 예약, 실험실 테스트 결정, 치료계획, 약물, 수술치료 등과 같은 분류기 생성을 위한 AI 기술이 포함된다. 이러한 분류기는 추가로 교육을 받고 의사결정 프로세스를 지원할 수 있다. 디지털 방식으로 기록할 수 없는 다른 분류자의 경우 NLP는 인프라의 구조화되지 않은 데이터 포인트에서 정보를 추출하는 방법을 제공한다. 이들은 실험실 보고서, 신체검사 기록, 수술기록

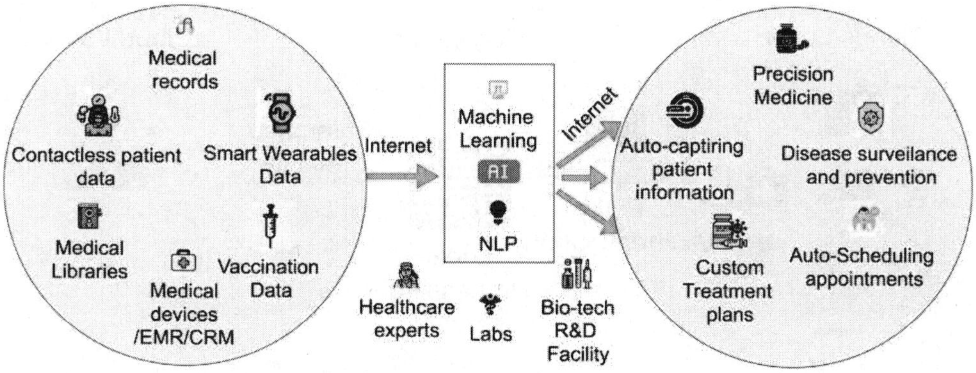

[그림 9-4]원격의료 시스템에서 AI, 기계 학습 및 NLP 지원 IoMT

및 환자의 기타 퇴원 관련 정보의 형태로 올 수 있다. 또한 기계학습은 과거 데이터를 기반으로 미래의 조건을 예측한다. 감독, 비감독 또는 강화학습을 적용하여 미래 상태를 예측한다.

6. 데이터 분석 및 응용

수집된 데이터는 데이터 분석기술을 사용하여 의료전문가가 실시간으로 모니터링하거나, 의료진단을 지원하거나, 환자의 건강 상태를 예측하는 등의 다양한 응용이 이루어질 수 있다.

학습 9

7. 보안 및 개인정보보호

의료데이터는 민감한 정보이므로 IoMT 시스템은 데이터의 보안과 개인정보보호에 특별히 주의해야 한다.

원격의료 시스템에서 물리적으로 복제 불가능한 기능(PUF)장치는 IoMT 생태계의 취약한 요소에 대해 고유한 지문을 생성한다. 이러한 고유한 지문/서명은 이러한 장치의 제조변형에서 발생한다. 이러한 지문은 최종 장치(센서)가 하드웨어 변조 공격의 위험에 처한 IoMT 생태계에서 장치와 해당 데이터를 보호하기 위한 비밀키 생성(암호화 키)에 사용될 수 있다.

[그림 9-5]처럼 이전 하위섹션에서 소개된 아키텍처와 PUF 장치의 매핑을 포함한다. PUF 장치는 매핑의 사물계층에 상주한다. 이러한 장치는 생태계에서 IoMT 장치의 인증과 관련하여 중요한 역할을 한다.

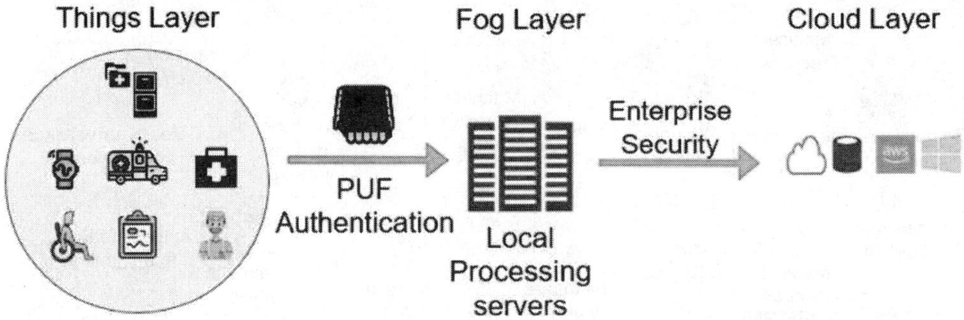

[그림 9-5] 원격의료 시스템에서 물리적으로 복제 불가능한 기능(PUF) 장치

[그림 9-5]에서 볼 수 있듯이 포그 레이어 다음에는 아키텍처(㉼ AI/ML 기반)에서 서비스 공급자가 제공하는 보다 전문화된 엔터프라이즈 보안 솔루션에 의해 보안이 보장된다.

8. 사용자 인터페이스(UI)

원격의료 시스템의 인터넷을 통한 의료기기(IoMT) 구성에서 사용되는 사용자 인터페이스(UI) 기술 사례는 다양하다. 다음은 몇 가지 예시이다.

1) 모바일 애플리케이션

모바일 애플리케이션은 많은 의료기기와 연결하여 사용자에게 정보를 제공하고 상호작용할 수 있는 인터페이스를 제공한다. 이러한 애플리케이션은 의료기기의 데이터를 시각적으로 표현하고, 환자들이 증상을 추적하거나 의료전문가와 커뮤니케이션하며, 건강 상태를 관리하는 데 도움을 줄 수 있다.

2) 웹 기반 포털

웹 기반 포털은 의료데이터와 상호작용하기 위한 사용자 인터페이스를 제공한다. 의료기기와 연결되어 수집된 데이터를 시각화하고, 환자의 건강 상태를 모니터링하며, 알림을 제공하는 등의 기능을 제공할 수 있다. 또한 환자와 의료진 간의 커뮤니케이션을 웹 포털을 통해 할 수 있다.

3) 음성 인터페이스

음성 인터페이스 기술은 환자들이 목소리로 의료기기와 상호작용할 수 있게 한다. 음성명령을 통해 의료기기의 작동을 제어하거나, 건강 상태에 대한 정보를 요청하거나, 예약을 변경하는 등의 작업을 수행할 수 있다. 음성 인터페이스는 특히 환자들이 손을 사용하기 어려운 상황에서 유용하다.

4) 웨어러블 기기

웨어러블 기기는 의료데이터를 수집하고 환자에게 정보를 제공하는데 사용될 수 있다. 이러한 기기는 건강 모니터링, 심박수 추적, 수면패턴 분석 등 다양한 의료 기능을 수행할 수 있다. 사용자는 웨어러블 기기의 화면이나 알림을 통해 자신의 건강 상태를 실시간으로 확인할 수 있다.

이 외에도 가상현실(VR), 증강현실(AR), 터치스크린 기술 등 다양한 사용자 인터페이스 기술이 원격의료 시스템의 IoMT 구성에서 활용될 수 있다.

의료용 사물인터넷 기술을 이용하면 의료진은 환자의 생체정보나 건강 상태를 실시간으로 모니터링할 수 있으며, 환자는 집에서나 병원 밖에서도 질병상태를 관리할 수 있다. 이러한 기술은 의료진과 환자 모두에게 많은 혜택을 제공하며, 의료산업의 효율성과 질을 향상시키는 데 기여한다. 예를 들어 혈압 모니터링 장치를 통해 환자의 혈압을 실시간으로 모니터링하고 이를 의료진이 모니터링하여 환자의 건강 상태를 파악할 수 있다. 또한 이러한 장치를 통해 환자의 건강 상태에 이상이

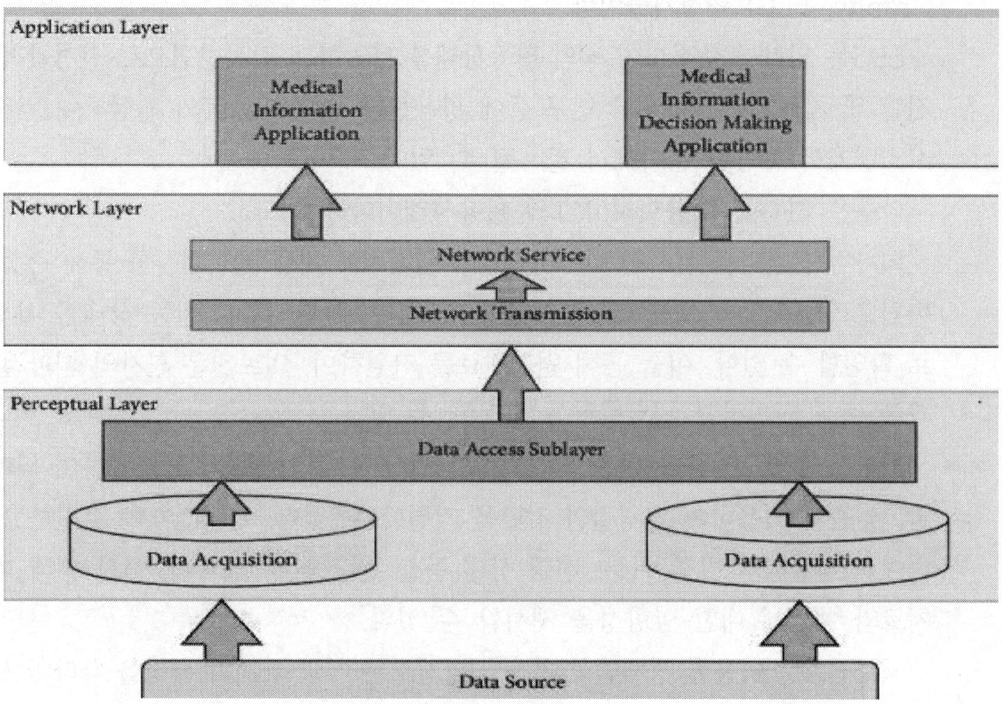

[그림 9-6] IoMT의 개념사례

생겼을 때 즉시 대처할 수 있어 응급상황에서의 치료효율을 높일 수 있다.

하지만 의료용 사물인터넷은 보안문제에 취약할 수 있으므로 데이터 보호 및 개인정보보호에 대한 안전장치가 필요하다. 따라서 의료산업에서 의료용 사물인터넷을 도입할 때는 보안문제를 꼼꼼히 고려하고 대처해야 한다.

원격의료 시스템(Remote Healthcare System)은 인터넷을 통해 환자의 건강상태를 모니터링하고 진단, 치료 및 관리하는 의료서비스이다. 이러한 시스템에서 사물인터넷(IoT) 기술은 중요한 역할을 한다.

사물인터넷은 기기 및 센서와 같은 장비를 인터넷에 연결하여 데이터를 수집, 분석하고 전송할 수 있게 하는 기술이다. 이러한 기술을 응용하여 원격의료 시스템에서 다양한 방식으로 사용된다.

사물인터넷을 이용하여 환자의 생체신호를 측정할 수 있다. 예를 들어 심박수, 혈압, 체온 등의 생체신호를 측정하고 이를 기록, 분석하여 의사나 간호사가 원격으로 관찰할 수 있도록 한다.

원격의료 시스템에서의 생체신호 측정기술은 신체의 생리적인 상태를 측정하고 분석하는 기술이다. 이를 위해 사용되는 사물인터넷 기술에는 다양한 종류가 있다. 가장 일반적으로 사용되는 생체신호 측정기술 중 하나는 심전도(Electro Encephalo Graphy, EEG) 측정기술이다.

EEG는 뇌파를 측정하여 뇌의 활동상태를 파악하는 검사방법으로 신경학적 질환 진단 및 치료, 뇌파 생리학 연구 등에 활용한다. 이를 IoMT와 결합하여 원격의료 시스템에서 다양한 분야에서 활용될 수 있다.

다음은 EEG를 이용한 IoMT의 활용사례이다.

뇌파검사 결과를 실시간으로 전송하여 원격진료 지원 뇌파검사를 통해 측정된 뇌파신호를 IoMT 시스템으로 전송하여 의료진이 환자의 뇌파활동 상태를 실시간으로 확인할 수 있다. 이를 통해 원격진료를 지원하며, 의료진은 환자의 뇌파검사 결과를 즉시 확인하고 진료방향을 결정할 수 있다.

뇌파분석 알고리즘을 이용한 신경질환 진단 뇌파검사 결과를 이용하여 뇌파분석 알고리즘을 적용하여 신경질환 진단을 지원할 수 있다. 뇌파신호를 수집하고 분석하여 신경질환의 발병 여부, 진행 상태 등을 판단할 수 있으며, 이를 통해 환자의 치료와 예방에 대한 방향성을 제시할 수 있다.

뇌파신호를 이용한 생체인식 기술 뇌파신호는 개인의 뇌파 특징을 나타내므로 생체인식 기술에 활용될 수 있다. 이를 통해 개인의 뇌파를 이용한 인증시스템을 구현할 수 있다. 예를 들어 환자가 IoMT 기반의 건강관리 앱을 사용할 때, 뇌파신호를 이용하여 사용자 인증을 수행할 수 있다.

다른 생체신호 측정기술로는 심박수, 호흡, 혈압, 온도, 산소포화도 등이 있다. 이러한 생체신호를 측정하기 위해 다양한 센서가 사용된다.

또한 이러한 생체신호 측정 데이터를 수집하고 분석하기 위해 기계학습, 인공지능 등의 기술도 함께 사용된다. 이를 통해 의료진은 환자의 건강 상태를 모니터링하고, 조기진단 및 예방에 대한 정보를 수집할 수 있다.

원격의료 시스템에서는 이러한 생체신호 측정기술을 사용하여 환자의 건강 상태를 모니터링하고, 의료진과 환자 간의 원격상담을 통해 질병관리와 치료를 지원한다. 이러한 기술은 환자들의 건강한 삶을 유지하는 데 큰 역할을 할 것으로 기대된다.

9-2 원격의료 시스템의 IoMT 의료기기 연결기술

1. 의료기기 연결기술의 개요

원격의료 시스템에서 [그림 9-7]처럼 사물인터넷을 통해 의료기기와 연결하여 데이터를 수집하고 전송할 수 있다. 이를 통해 환자의 건강 상태를 실시간으로 모

학습 9

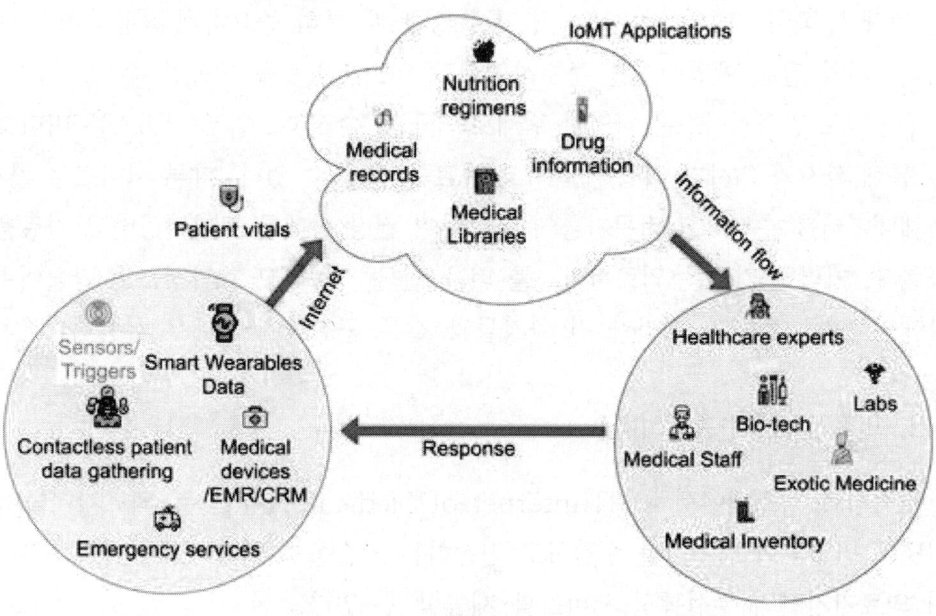

[그림 9-7] 원격시스템에서 IoMT 연결

니터링하고, 의료진은 환자의 건강 상태를 원격으로 진단하고 치료할 수 있다.

2. 무선의료 전송서비스

원격의료 시스템에서 IoMT는 WMTS(Wireless Medical Telemetry Service, 무선 의료 전송 서비스)를 통해 의료장비에서 수집된 데이터를 안전하게 전송할 수 있도록 한다.

WMTS는 의료기관 내에서 무선으로 의료장비와 데이터를 전송하는 기술로서 주파수 대역폭이 제한되어 있어서 안전하고 신뢰성 높은 전송을 보장한다. WMTS는 대부분 의료기관에서 사용하는 의료장비와 호환되며, 의료장비에서 생성된 데이터를 안정적으로 전송할 수 있다.

IoMT는 WMTS를 통해 수집된 데이터를 클라우드 또는 데이터 센터와 같은 원격 서버에 안전하게 전송할 수 있다. 이를 통해 의료전문가들은 언제 어디서나 접근 가능한 의료데이터를 활용하여 진단과 치료에 필요한 정보를 얻을 수 있다. 따라서 IoMT를 통해 WMTS 기술을 사용하면 의료데이터의 안전한 전송과 저장이 보장되어 원격의료 시스템의 효율성과 신뢰성을 높일 수 있다.

무선의료 원격서비스는 의료서비스를 무선 인터넷 기술을 통해 제공하는 것을 말한다. 이는 환자들이 집에서 편안하게 진료를 받을 수 있도록 하며, 의료진들도 실시간으로 환자 상태를 모니터링하고 진료할 수 있도록 한다. 무선의료 원격서비스는 현재 COVID-19와 같은 전염병이 유행할 때 특히 중요하게 작용하며, 사회적 거리두기와 같은 예방수칙을 준수하면서도 의료서비스를 제공할 수 있다.

무선의료 원격서비스는 다양한 형태로 제공될 수 있다. 일부 서비스는 비디오 콜을 통해 환자와 의사가 직접 대화하고 진료를 받을 수 있다. 다른 서비스는 환자의 생체데이터를 수집하고 전문가들이 분석하여 건강 상태를 모니터링하고 진료를 제공한다. 이러한 기술은 의료서비스를 더욱 접근 가능하고 효과적으로 만들어주며, 장애인, 거주 지역과 거리가 먼 환자들과 같은 군집들에게 매우 유용하다.

3. 의료기기 무선통신서비스

원격의료 시스템에서 IoMT(Internet of Medical Things)는 의료기기들이 인터넷에 연결되어 데이터를 수집하고 전송하는 기술을 의미한다. 이 기술을 사용하여 의료기기간의 무선통신 서비스를 제공할 수 있다.

IoMT를 통해 의료기기들이 무선으로 연결되면 환자의 건강 상태를 실시간으로 모니터링하고 의료진이 이를 감시할 수 있다. 또한 의료기기들 간의 데이터 공유를 통해 의료진이 빠르게 환자의 상태를 파악하고 적절한 치료를 시행할 수 있다. 이를 위해 무선통신기술 중 하나인 Bluetooth, Wi-Fi, ZigBee 등을 사용할 수 있다. 이러한 기술을 사용하여 의료기기들은 서로 통신할 수 있고, 이를 통해 환자의 건강 상태를 모니터링하고 적절한 조치를 취할 수 있다.

하지만 이러한 기술의 적용에는 보안문제가 있을 수 있으므로 의료기기와 데이터의 안전성을 보장하기 위해 적절한 보안 프로토콜을 사용해야 한다. 또한 의료기기의 인증과 검증 등을 통해 안전성을 보장해야 한다.

IoT 시스템은 각 모듈 간의 고속연결을 통해 클라우드 생태계 네트워크를 통해 연결된 센서와 장치로 구성된다. 이러한 장치/센서에서 수집된 원시데이터는 클라우드 서비스에서 제공하는 방대한 스토리지로 직접 전송된다. 이 데이터는 추가로 정리한 다음 분석하여 추가 통찰력을 얻는다. 이를 위해서는 데이터의 시각화, 분석, 처리 및 관리를 추가로 지원하는 추가 소프트웨어, 도구 및 응용 프로그램이 필요하다.

[그림 9-8]은 원격의료 시스템에서 RFID(Radio Frequency Identification), NFC(Near Field Communications), Bluetooth, LTE(Long Term Evolution) 및 5G/6G(및 그 이상)와 같은 여러 무선기술이 스마트폰, 모니터링 장치와 같은 여러 장치와 상호 연결되어 있음을 보여준다. 센서, 스마트 웨어러블 및 기타 의료기기, 현재 5G/6G 이상의 사용은 고대역폭과 초저지연 이점으로 인해 IoMT에서 널리 사용된다.

학습 9

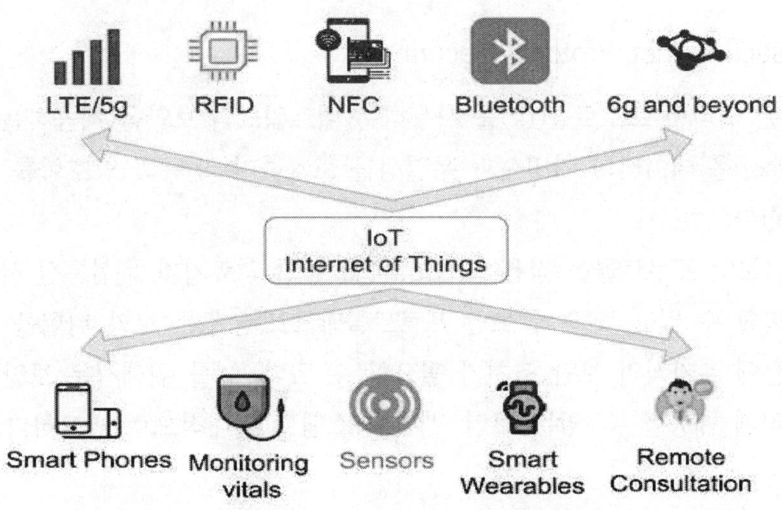

[그림 9-8] 원격의료 시스템에서 IoMT 구현기술 및 장치

4. 보안 프로토콜

보안 프로토콜은 데이터 무결성, 기밀성, 인증 등을 보호하기 위한 다양한 보안기술을 포함한다. 의료데이터는 민감한 정보이기 때문에 보안 프로토콜을 적용하여 데이터 유출, 변조, 해킹 등의 보안 위협으로부터 보호해야 한다.

IoMT에서 사용되는 보안 프로토콜로는 다음과 같은 것들이 있다.

1) TLS(Transport Layer Security)

TLS는 인터넷 통신 보안을 위한 프로토콜로 전송계층에서 보안을 제공한다. TLS는 데이터의 기밀성과 무결성을 보호하며, 서버 인증 및 클라이언트 인증 등의 보안기능을 제공한다.

2) VPN(Virtual Private Network)

VPN은 인터넷을 통해 데이터를 안전하게 전송하기 위한 기술로 특별한 암호화 기술을 사용하여 데이터를 보호한다. VPN은 인터넷 연결을 통해 전송되는 데이터를 안전하게 보호하기 위해 사용된다.

3) SSH(Secure Shell)

SSH는 원격 로그인을 위한 프로토콜로, 데이터의 기밀성과 무결성을 보호하기 위해 사용된다. SSH는 데이터 전송을 암호화하고, 서버 인증과 클라이언트 인증을 제공한다.

4) IPsec(Internet Protocol Security)

IPsec은 인터넷 프로토콜(IP)을 사용하는 네트워크의 보안을 제공하는 프로토콜이다. IPsec은 데이터의 기밀성과 무결성을 보호하며, 인증과 암호화를 통해 보안을 유지한다.

이러한 보안 프로토콜을 적용하여 IoMT를 통한 의료기기 무선통신 서비스의 보안을 강화할 수 있다. 그러나 보안 프로토콜만으로는 모든 보안 위협을 막을 수는 없기 때문에 추가적인 보안 조치가 필요할 수 있다. 이를 위해서는 보안 전문가들이 신속하게 대응할 수 있는 보안 관제 시스템도 절대적으로 필요하다.

9-3 원격의료 시스템의 IoMT 약물관리 기술

1. 약물관리 기술의 개요

원격의료 시스템에서 IoMT(Internet of Medical Things)를 활용한 약물관리 기술은 환자의 건강 상태를 모니터링하고, 의료진과의 소통을 강화하여 의료서비스의 질을 높이는 데 중요한 역할을 한다.

약물관리 기술사례 중 하나는 '스마트 카푸슐'이다. 이 기술은 무선센서가 내장된 약물복용용 캡슐을 사용하여 약물복용 시간과 양을 정확하게 추적한다. 이 정보는 스마트폰 앱 또는 원격 모니터링 시스템을 통해 의료진과 환자가 공유할 수 있다. 이를 통해 의료진은 환자의 약물복용 상태를 실시간으로 파악하고, 필요한 조치를 취할 수 있다.

또한 '스마트 주사기'는 무선센서가 내장된 주사기를 사용하여 환자가 정확한 양의 약물을 복용할 수 있도록 지원한다. 이 기술은 주사기의 사용을 추적하고, 약물투여 시간과 양을 정확하게 기록한다. 이 정보는 의료진과 환자가 공유할 수 있으며, 이를 통해 환자의 치료과정을 모니터링하고, 개선할 수 있다.

마지막으로 '무선감시기'는 환자가 의료기기를 사용할 때 무선센서를 사용하여 기기 사용량과 관련된 정보를 수집한다. 이 정보는 의료진과 환자가 공유할 수 있으며, 이를 통해 환자의 치료과정을 모니터링하고, 개선할 수 있다.

학습 9

2. IoMT 디바이스

다양한 IoMT 디바이스들을 통해 환자의 생체데이터를 수집하고, 이를 바탕으로 의료진은 환자의 상태를 실시간으로 파악할 수 있다. 이러한 생체데이터 중 하나로 약물복용 정보를 수집하여 약물복용 시간을 알리거나 약물복용 여부를 확인할 수 있다. 예를 들어 IoMT 디바이스를 이용해 환자가 정해진 시간에 약을 복용하지 않았을 경우, 의료진에게 알림 메시지를 보내서 환자에게 알려주는 기능이 있다. 이를 통해 환자가 약을 깜빡하지 않도록 유도할 수 있다.

또한 IoMT 디바이스를 활용하여 환자가 복용한 약물의 종류와 양을 기록하고, 의료진이 이를 실시간으로 확인할 수 있도록 하는 기능도 있다. 이를 통해 의료진은 환자의 약물복용 상태를 신속하게 파악하고, 적절한 조치를 취할 수 있다.

최근에는 이러한 IoMT 디바이스와 애플리케이션을 연동하여 환자가 약물을 복용하는 것을 도와주는 서비스도 등장하고 있다. 이를 통해 환자들은 약물복용을 더욱 효과적으로 관리할 수 있으며, 의료진과의 소통도 원활하게 이루어질 수 있다.

약물관리를 위한 IoMT 디바이스 종류에는 다음과 같은 것들이 있다.

① 스마트 펜 : 약물을 주사할 때, 사용된 양과 시간을 기록할 수 있는 디바이스이다. 이 정보는 스마트폰 앱이나 클라우드 서버에 저장되어 의료진이 확인할 수 있다.

② 스마트 토끼 : 약물복용 시간과 복용량을 기록하는 디바이스이다. 의료진이 환자의 약물복용 상황을 실시간으로 확인할 수 있다.

③ 지능형 약통 : 환자가 정해진 약을 복용하지 않았을 때 알림을 보내는 디바이스이다. 스마트폰 앱과 연동하여 의료진이 환자의 약물복용 상황을 확인할 수 있다.

④ 스마트 인슐린 펌프 : 인슐린 주사를 자동으로 제공하고, 혈당농도를 측정하여 알림을 보내는 디바이스이다. 의료진이 환자의 혈당조절 상황을 확인할 수 있다.

⑤ 스마트 카피러 : 약물복용 시간과 복용량을 기록하는 디바이스로 약물복용 시 카운터 기능을 제공하여 환자가 실수없이 약을 복용할 수 있도록 돕는다.

이러한 IoMT 디바이스들은 환자들의 약물복용 상황을 실시간으로 모니터링할 수 있어 의료진이 빠르게 대처할 수 있도록 도와준다. 또한 약물복용을 잊어버리는 것을 예방하여 치료효과를 향상시키는 데에도 도움을 준다.

9-4 원격의료 시스템의 IoMT 건강정보 공유기술

1. 건강정보 공유기술의 개요

원격의료 시스템에서 IoMT(Internet of Medical Things)는 의료기기나 센서 등의 의료 관련 장비를 인터넷에 연결하여 건강정보를 수집하고 공유하는 기술을 의미한다. 이를 통해 환자들은 병원이나 의사와 직접적인 대면을 하지 않고도 건강정보를 공유하고 의료서비스를 받을 수 있게 된다. 이는 특히 지역간 의료격차를 줄이고, 교통체증과 같은 문제를 해결하는데 큰 도움을 준다.

예를 들어 이전에는 특정 시간에 병원에 방문하여 혈압이나 혈당수치 등을 측정하고 의사와 상담하는 것이 일반적이었다. 하지만 IoMT를 이용하면 환자들은 가정에서 자신의 혈압계나 혈당측정기를 사용하여 데이터를 수집하고, 이를 의사나 간호사와 공유할 수 있다.

2. 의료기기와 센서의 연결기술

의료기기와 센서를 연결하여 실시간으로 건강 상태를 모니터링하고, 문제가 발생하면 즉시 대응할 수 있다. 예를 들어 심장 이상신호를 감지하면, 이를 의사나 의료진에게 자동으로 알려줌으로써 적시에 조치를 취할 수 있게 된다. 이러한 IoMT 기술을 이용한 건강정보 공유사례는 전세계적으로 많이 이루어지고 있으며, 더욱 발전하여 다양한 의료서비스를 제공할 것으로 기대된다.

이러한 방식으로 사물인터넷 기술은 원격의료 시스템에서 중요한 역할을 한다. 이를 통해 환자는 의료서비스를 편리하게 이용할 수 있고, 의료진은 더욱 정확하고 신속하게 진단 및 치료를 할 수 있다.

원격의료 시스템에서 IoMT(Internet of Medical Things)는 의료기기 및 센서를 포함한 의료용 저전력 기기의 연결을 가능하게 하는 기술이다. 이를 통해 의료진은 환자의 건강 상태를 실시간으로 모니터링하고, 필요에 따라 조치를 취할 수 있다.

IoMT를 통한 의료용 저전력 기기의 사례 중 하나는 환자의 심박수나 혈압 등의 바이탈 사인을 모니터링하는 무선센서이다. 이 센서는 환자의 몸에 부착되어 있는데, 실시간으로 환자의 건강 상태를 모니터링하고 기록할 수 있다. 이 기록은 의료진이 언제든지 확인할 수 있으며, 필요에 따라 의료진은 환자의 건강 상태에 대한 적시적인 조치를 취할 수 있다.

1) 저전력 기술

IoMT(Internet of Medical Things)는 의료분야에서 사용되는 IoT(Internet of Things)의 하위 분야로, 의료기기나 센서 등의 의료용 장비들이 인터넷을 통해 연결되어 데이터를 주고받는 시스템을 의미한다.

저전력 기술은 IoMT 시스템에서 중요한 역할을 한다. IoMT 시스템은 의료기기나 센서 등이 매우 작은 전력으로 동작하면서도 데이터를 수집하고 전송해야하기 때문이다. 이를 위해 저전력 기술이 필요하다.

저전력 기술에는 여러 가지 기술이 있다. 예를 들어 에너지 하베스팅(Energy

Harvesting) 기술은 장치에서 발생하는 에너지를 수집하여 전원공급에 활용하는 기술이다. 또한 저전력 무선통신 기술인 BLE(Bluetooth Low Energy)나 Zigbee를 활용하여 데이터를 주고받을 수 있다. 이 외에도 저전력 소비를 위한 알고리즘 등 다양한 기술이 사용된다.

의료분야에서는 IoMT 시스템을 활용하여 실시간으로 환자 상태를 모니터링하거나, 의료기기들 간에 데이터를 주고받아 정확한 진단과 치료를 지원할 수 있다. 또한 이를 통해 의료서비스의 효율성을 높이고 의료비용을 절감하는 등의 장점도 있다.

2) 무선센서 기술

IoMT(Internet of Medical Things)는 의료분야에서 사용되는 연결된 의료기기 및 센서들의 네트워크이다. IoMT는 의료분야에서 다양한 혜택을 제공하는데, 그 중 하나가 의료용 무선센서 기술이다.

의료용 무선센서 기술은 환자의 생체신호를 측정하고 이를 무선으로 전송하는 기술이다. 이러한 생체신호에는 심박수, 혈압, 체온, 호흡 등이 포함된다. 이러한 정보는 의료진이 환자 상태를 모니터링하고, 증상의 변화를 조기에 파악하여 조치를 취할 수 있도록 도와준다.

또한 이러한 무선센서 기술은 원격진료나 거리두기가 필요한 상황에서도 유용하다. 환자들은 자신의 집에서 무선센서를 사용하여 건강 상태를 모니터링하고, 의료진은 이러한 정보를 원격으로 확인하여 진단 및 치료계획을 세울 수 있다.

하지만 이러한 기술은 개인정보보호와 같은 문제도 발생시킬 수 있다. 이러한 문제를 해결하기 위해서는 적절한 보안 및 개인정보보호 정책이 필요하다. 또한 이러한 기술을 사용하는 의료진은 적절한 교육과 훈련을 받아야 한다.

또한 IoMT를 이용한 휴대용 ECG기도 있다. 이 기기는 휴대성이 뛰어나며, 환자가 집에서 사용할 수 있다. 이 기기는 환자의 심전도를 측정하고, 이를 클라우드 서버에 전송하여 의료진이 분석할 수 있도록 한다. 이를 통해 의료진은 환자의 심장건강 상태를 실시간으로 모니터링하고, 적시적인 진료를 제공할 수 있다.

이러한 의료용 저전력 기기는 전력소모가 낮기 때문에 배터리 교체 주기가 길고, 휴대성이나 사용 편의성이 뛰어나다는 장점이 있다. 따라서 원격의료 시스템에서 IoMT를 통해 의료용 저전력 기기를 활용하면 환자들의 건강 상태를 실시간으로 모니터링하고, 빠른 의료서비스를 제공할 수 있다. 이를 위해 다양한 종류의 의료용 무선센서 기술이 개발되어 있으며, 대표적인 기술제품은 다음과 같다.

(1) 심전도 모니터링 센서

환자의 심박수와 심전도 파형을 측정하여 심장건강 상태를 모니터링하는 센서이다.

심전도 모니터링 센서는 IoMT(Internet of Medical Things)를 통해 연결된 의료용 무선센서 중 하나로, 환자의 심장활동을 실시간으로 모니터링하는 기술이다.

심전도 모니터링 센서는 환자의 가슴에 부착되어 심장에서 나오는 전기신호를 측정하고, 이를 분석하여 심장의 상태를 파악한다. 이를 통해 환자의 심장건강 상태를 모니터링하고, 심장이상 징후를 조기에 발견할 수 있다.

심전도 모니터링 센서는 무선으로 연결되어 의료진이 언제 어디서든 환자의 상태를 모니터링할 수 있다. 또한 알고리즘을 이용하여 환자의 상태 변화를 감지하고, 이상징후가 발생하면 의료진에게 자동으로 알림을 보내어 조기대처를 가능하게 한다.

최근에는 스마트폰과 같은 개인용 장비를 통해 심전도 모니터링 센서를 사용할 수 있는 제품도 출시되고 있다. 이를 통해 개인의 심장건강 상태를 자가 모니터링할 수 있어 심장질환 예방에도 큰 도움을 줄 수 있다.

(2) 혈압 모니터링 센서

혈압을 측정하여 고혈압 등의 질환을 예방하고 치료하는 센서이다.

혈압 모니터링 센서는 IoMT 시스템에서 가장 일반적으로 사용되는 센서 중 하나이다. 이 센서는 환자의 혈압을 측정하고, 이를 무선으로 전송하여 의료진이 환자의 혈압 변화를 모니터링할 수 있도록 한다.

혈압 모니터링 센서는 일반적으로 환자의 상완, 손목 또는 손가락에 부착된다. 이 센서는 신체의 혈압을 측정하는 데 사용되는 다양한 기술을 사용한다. 예를 들어 Oscillometric 측정방법은 혈압을 측정하기 위해 진동을 사용하며, 이는 센서가 신체와 접촉할 때 발생하는 압력변화를 감지하여 혈압을 측정한다.

혈압 모니터링 센서는 무선기술을 사용하여 데이터를 전송하며, 이를 통해 의료진은 환자의 혈압변화를 실시간으로 모니터링하고 조치를 취할 수 있다. 또한 이러한 센서를 사용하여 의료기록을 자동으로 작성하고 보관하며, 이는 의사와 환자 모두에게 시간과 비용을 절감할 수 있는 장점을 제공한다.

종합적으로 혈압 모니터링 센서는 IoMT 시스템에서 중요한 역할을 한다. 이러한 센서는 의료진이 환자의 혈압 변화를 모니터링하고 조치를 취할 수 있도록 돕고, 의료기록 작성 및 관리를 자동화하여 의사와 환자 모두에게 이점을 제공한다.

(3) 혈당 모니터링 센서

혈당 수치를 측정하여 당뇨병 환자의 혈당관리에 도움을 주는 센서이다.

혈당 모니터링 센서는 인터넷을 통해 연결되는 IoMT(사물인터넷 의료기술) 기술 중 하나로 당뇨병 환자들의 혈당을 측정하는데 사용된다. 이 기술은 혈당측정기와 유사하지만 더욱 편리하고 정확하며, 일정시간 간격으로 혈당측정 데이터를 모니터링하고 기록할 수 있다.

혈당 모니터링 센서는 피부에 부착되는 작은 센서이다. 이 센서는 특별한 테이프로 피부에 고정되며, 혈액 속의 글루코스 농도를 측정하기 위해 작은 바늘로 피부를 뚫는다. 센서는 이 측정값을 수집하고 무선으로 전송하여 앱이나 클라우드 서버에서 분석된다.

혈당 모니터링 센서는 환자가 혈당수치를 측정할 때마다 적용하고 제거하는 번거로운 과정을 줄여준다. 또한 실시간으로 혈당수치를 모니터링하여 환자와 의료진은 환자의 혈당 상태에 대한 빠른 피드백을 받을 수 있다. 이를 통해 당뇨병 환자들은 자신의 혈당 상태를 더욱 효과적으로 관리할 수 있고, 합병증 발생가능성을 줄일 수 있다.

(4) 체온 모니터링 센서

환자의 체온을 측정하여 체온조절에 필요한 정보를 제공하는 센서이다.

체온 모니터링 센서는 의료용 무선센서 기술 중 하나로 원격의료 시스템에서 환자의 체온을 실시간으로 모니터링할 수 있도록 도와준다. 이 센서는 일반적으로 환자의 몸에 부착되어 체온을 측정하며, 무선통신 기술을 통해 의료진이나 원격 모니터링 시스템과 데이터를 주고받는다. 이를 통해 의료진은 환자의 체온 상태를 실시간으로 파악하고, 필요한 조치를 취할 수 있다.

체온 모니터링 센서는 대개 스마트폰이나 태블릿과 같은 모바일 기기와 연결하여 사용되며, 앱을 통해 데이터를 수집하고 분석할 수 있다. 또한 이러한 센서는 간편하고 비침습적인 사용이 가능하기 때문에 환자들이 편리하게 사용할 수 있다.

특히 최근 COVID-19 팬데믹으로 인해 체온 모니터링 센서의 수요가 급증하였으며, 이를 활용하여 확진자나 의심환자의 체온을 모니터링하는 것이 효과적인 예방 조치가 될 수 있다.

(5) 산소포화도 모니터링 센서

혈액 중의 산소포화도를 측정하여 호흡기 질환 및 심장질환 등의 질환을 진단하는 데 도움을 주는 센서이다.

산소포화도 모니터링 센서는 의료용 무선센서 기술 중 하나로 환자의 혈압, 심박수, 호흡속도와 같은 생체신호와 함께 산소포화도를 측정하는 역할을 한다. 이 센서는 일반적으로 손가락 끝이나 귀 등의 얇은 부위에 부착된다. 이 센서는 적외선 빛을 사용하여 산소포화도를 측정한다. 센서는 적외선 빛을 손가락 끝이나 귀 등의 얇은 부위로 쏘아서 피를 통과시키고, 피안에 포함된 산소와 헤모글로빈이 반사하는 빛의 양을 측정하여 산소포화도를 계산한다.

산소포화도 모니터링 센서는 호흡기 질환, 심장 질환, 뇌졸중 등의 질환을 가진 환자의 상태를 추적하는 데 매우 유용하다. 이를 통해 의료진은 환자의 건강 상태를 실시간으로 모니터링하고, 조기에 대처하여 적절한 치료를 제공할 수 있다. 이러한 센서는 특히 원격의료 시스템에서 활용되며, 의료진이 환자의 건강 상태를 멀리서도 추적할 수 있도록 도와준다.

이외에도 피부온도 측정센서, 식이섬유 센서, 심박변이도 모니터링 센서 등 다양한 의료용 무선센서 기술이 개발되고 있으며, 이를 활용하여 다양한 의료서비스를 제공할 수 있다.

(6) 웨어러블 통합형 다중센서 개발사례

최근 스마트 디바이스의 보급 확대로 IoMT와 연계한 앱으로 전송하기 위한 다양한 생체지표를 모니터링하는 통합형 센스가 개발되고 있다.

아모센스(http://www.amosense.co.kr/)는 사용자 체온(피부온도), 산소포화도, 맥박수, 호흡수, 심박변이도를 동시에 통합으로 측정할 수 있다. 이러한 통합형 다중센서는 거동이 불편한 와상환자 및 중증 대상용과 격리자 및 가족 단위의 모니터링용으로 활용할 수 있다.

통합형 다중센서는 코로나19 격리자를 대상으로 한 시범사업에서 이상 징후가 발견되면 스마트 비대면 통합관리 시스템을 통해 관리자에게 알람을 줄 수 있다. 또한 인공지능(AI) 콜센터로 격리자의 신체 이상 변화를 알려 즉각적인 대응을 할 수 있도록 했다. 이로서 환자상태를 실시간으로 모니터링 할 수 있다.

(7) 웨어러블 기반 IoMT 플랫폼 개발사례

웨어러블 기반 IoMT 플랫폼 개발사례로 씨어스테크놀로지는 다양한 진단지원 분야 및 환자 모니터링 분340야 서비스를 제공할 수 있다. 이러한 웨어러블 의료기기용 플랫폼은 [그림 9-9]처럼 하드웨어 및 펌웨어, 점착소재 기술과 측정한 데이터

학습 9

를 무선통신 환경을 이용하여 원격으로 취합·분석하고 서비스하기 위한 IoMT 요소기술로 구성된다.

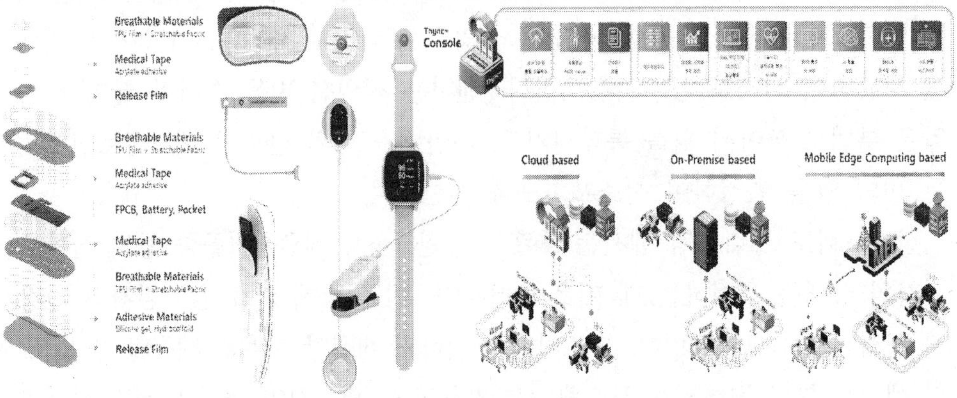

[그림 9-9] 웨어러블 기반 IoMT 플랫폼(https://seerstech.com/)

〈표 9-1〉 웨어러블 기반 IoMT 플랫폼의 요소기술 사례분석

핵심기술	요소기술
웨어러블 의료기기 디바이스 기술	• 무선통신 기반 디바이스 설계기술 • 임베디드 시스템 소프트웨어 설계기술 • 무선 전송 프로토콜 기술 • 바이오센서 데이터 처리기술 • 웨어러블 의료기기 성능 검증기술
생체적합성 점착소재 기술	• 실리콘, 하이드로콜로이드, 하이드로겔 조성기술 • 웨어러블 디바이스용 점착 소재기술 • 의료기기용 점착 제품공정, 제조기술
IoMT 플랫폼 기술	• 생체신호 측정용 의료기기 연동기술(IEEE13485 표준 및 비표준) • 클라우드 및 온프레미스 백엔드서버 시스템 설계기술 • Web RTC 기반의 화상통화 및 메시징 시스템 기술 • 웹기반 프론트엔드 설계기술 • 네이티브 모바일 앱 설계기술

〈표 9-1〉는 씨어스테크놀로지가 웨어러블 기반 IoMT의 요소기술을 구현한 핵심기술을 활용한 제품과 플랫폼 구성사례이다.

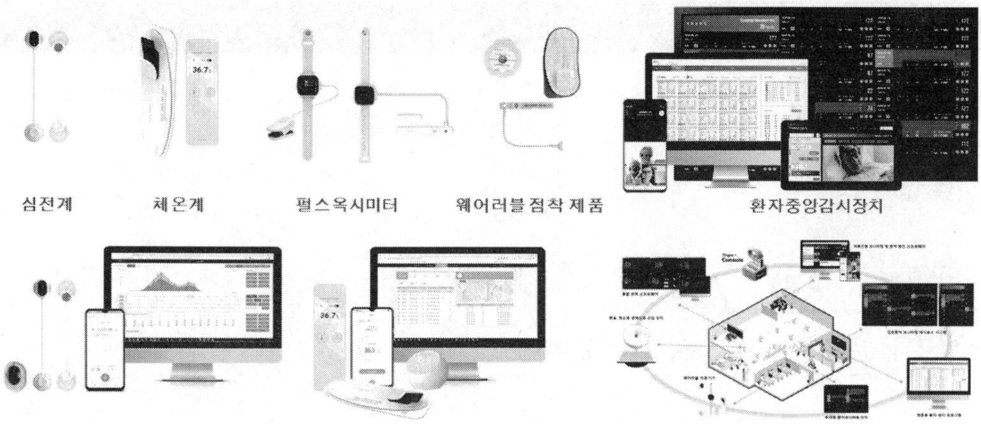

[그림 9-10] 웨어러블 기반 IoMT의 핵심기술을 플랫폼 구성분석

학습 9

수행 내용

재료 · 자료

- 원격의료 시스템 관련 자료

기기(장비 · 공구)

- 컴퓨터, 문서작성 프로그램, 프린터, 주변기기

안전 · 유의사항

- 원격의료 시스템 관련 장비의 안전 및 유의사항을 숙지한다.

수행 순서

01 원격의료 시스템의 IoMT와 CPS의 관계에 대하여 분석하라.

최근 IoT(Interne of Things, 사물인터넷)의 산업 적용이 활성화되면서 특정 분야 IoT 적용을 나타내는 두 문자(Acronym)도 증가하고 있다. IoMT의 M은 제조, 분자, 멀티미디어 등의 두 문자를 나타내기도 하나, IoMT는 IoMT(Internet of Medical Things : 의료사물 인터넷)를 지칭한다.

여기서 'Medical'은 의료로 번역되지만 의료지원과 건강복지를 포괄하는 개념이며, 서술 시 기술적 개념에 비중을 둔다. IoMT는 CPS(Cyber Physical Systems : 디지털과 물리적 현실세계를 연결하고 통합관리하는 시스템)를 기반으로 위치제한 없이 대상자의 질병 진단 및 치료의 효율성과 정확성 향상을 위해 생체 생리신호 측정 및 실시간 모니터링, 정보추출 및 이상유무 분석과 판단, 대응처리하는 HW/SW 기술로 구성된다.

효율성은 주로 서비스시간과 비용 및 품질요소이며, 정확성은 신뢰성, 안전성, 보안성 요소를 포함한다.

IoMT와 CPS, 특히 MCPS(의료 CPS)는 개념 유사성이 있으며, 구현시 폐쇄 혹은 공개 형태의 시스템으로 분류되기도 한다.

IoMT 서비스 기술 적용 환경은 서비스 컨텐츠(S), 플랫폼(P), 네트워크(N), 디바이스(D) 부문별로 정보통신 기술인 사물인터넷, 클라우드, 빅데이터, 모바일 기술과 인공지능, 보안 기술 등을 피버팅하여 활용하는 정보 및 운영기술의 조합 환경이다. 특히 IoT 서비스의 연결 및 상호운영 특성을 상속하고 있는 기술환경이다.

IoMT가 네트워크를 통해 IT 시스템에서 의료건강복지(Medicare) 적용 프로그램과 IoT 디바이스를 연결하는 기술이라는 협의적 정의도 있으나, IoMT 구현의 광의적 핵심 동인은 노령인구와 만성질병 증가로 인한 사회적 생산성 저하와 비용증가 방지, 개인별 의료 및 건강복지를 위한 원격지원에 있으며, 관련 기술은 측정정보의 신뢰성, 정보제공의 효율성, 비용의 최적화를 전제로 한다.

현재 IoMT는 생명과 건강 관련 시스템이라는 임계특성을 내재하고 있기 때문에 생태계 성숙 이전임에도 신뢰성, 안전성, 보안성 확보를 위한 도전에 직면하고 있다. 이에 기본적 해결방안을 정립하려는 대안의 하나로 우선 IoMT와 CPS의 기본 역할과 구성에 대한 이해를 공유하고, IoMT와 MCPS 선행연구 및 동향, 개발 주제 및 이슈와 시사점을 통해 IoMT 설계자들을 지원하고자 한다.

02 원격의료 시스템에서 IoMT의 잇점에 대하여 분석하라.

IoMT는 환자와 의료 제공자 모두에게 많은 이점을 제공한다.

1. 개인화된 정밀진단 및 치료

많은 IoMT 장치는 짧은 사무실 방문중에는 불가능할 정도로 환자의 생명징후를 상세하고 깊이 있게 추적하도록 설계되었다. 예를 들어 한 달 분량의 혈압이나 맥박수 판독값을 통해 의사는 상태를 보다 정확하게 진단하고 보다 개인화되고 효과적인 치료계획을 세울 수 있다.

2. 원격의료 및 조언

IoMT 장치의 특성상 환자의 집과 같은 어디에서나 데이터를 캡처한 다음 해당 정보를 사무실을 방문하지 않고도 의사에게 안전하게 전송할 수 있다.

3. 환자권한 부여

웨어러블 및 스마트 체중계와 같은 IoMT 장치를 사용하면 환자가 자신의 바이탈을 제어할 수 있으므로 의사를 방문해야 얻을 수 있는 정보를 얻을 수 있다. 환자는 연례검진을 기다리지 않고 실시간으로 건강 상태를 확인할 수 있다.

IoMT 공급자 혜택은 다음과 같다.

1) 비용통제

최근 몇 년간 의료비용이 급증함에 따라 공급자는 비용 효율적인 의료기술을 수용하고 있다. 2015년 Goldman Sachs는 IoMT 기술, 즉 원격환자 모니터링으로 인한 절감액이 총 3,050억 달러에 이를 것으로 예측했다.

2) 환자 모니터링 개선

만성 및 중증환자는 보다 집중적인 모니터링이 필요하며 때로는 24시간 치료가 필요하다. IoMT 장치를 사용하면 의사는 사람 간병인에 의존하지 않고도 멀리서 환자를 모니터링하여 문제가 발생하면 즉시 경고할 수 있다.

3) 업그레이드된 운영

IoMT는 공급자와 관리자에게 시설에 대한 보다 쉬운 중앙집중식 제어를 제공하여 병원 운영을 개선한다. IoMT 장치는 환경에 대한 더 많은 가시성을 제공하고 의사에게 로봇 수술 보조장치 및 고해상도 디지털 이미징 시스템과 같은 새로운 기술을 제공할 수 있다.

03 원격의료 시스템에서 IoMT 구현과제에 대하여 분석하라.

IoMT를 구현하는 데 가장 큰 문제는 보안과 개인정보보호이다. 의료데이터는 특히 HIPAA(Health Insurance Portability and Accountability Act)에 의해 엄격하게 규제되며 공급자는 데이터 손상을 방지해야 하는 부담이 크다. IoMT 장치를 환경에 도입하면 주로 환자와 제공자 간에 흐르는 방대한 양의 추가데이터로 인해 어느 정도 위험이 따른다.

상호운용성과 표준은 IoMT 공급업체가 직면하는 또 다른 장애물이다. 이상적인 세상에서 한 공급업체의 의료 IoT 장비는 다른 공급업체의 인프라와 원활하게 작동하지만 그렇지 않았으며 통일된 표준을 찾기 어렵다. 일부 인증 프로세스가 등장했지만 업계는 여전히 보편적인 상호운용성을 갖추려면 멀었다.

해결하기 가장 어려운 또 다른 문제는 IoMT 장치를 업데이트할 수 없다는 것이다. IoMT 장치는 출시 당시 최신 기술이지만 일단 장치가 현장에 배치되면 새로운 기능으로 업그레이드하거나 업데이트하기 어려울 수 있다. 소비자는 매년 웨어러블 장치 또는 연결된 장치를 업그레이드할 가능성이 낮고 병원은 일반적으로 값비싼 새 장비를 출시하는 데 더디기 때문에 시장 전반에 걸쳐 다양한 기능을 가진 제품의 패치워크가 발생한다. 심박조율기와 같이 외과적으로 내장된 이식형 장치의 경우 업그레이드가 더욱 어렵다.

04 원격의료 시스템에서 IoMT 장치의 유형에 대하여 분석하라.

IoMT 장치는 다음을 포함하여 광범위한 범주에 걸쳐 있다.

1. 소비자용 웨어러블

Fitbit 및 기타 피트니스 모니터, 활동 추적기, Apple Watch 등을 포함하는 스마트 장치이다.

2. 의료등급 웨어러블

통증을 관리하고 신체성능을 개선하며 기타 건강문제를 해결하도록 설계된 장치를 포함하여 임상의의 지침에 따라 사용되는 규제된 임상수준의 제품이다.

3. 원격환자 모니터링(RPM) 장치

만성질환을 관리하는 데 도움이 되는 시스템으로 일반적으로 장기치료를 받는 환자의 집에 배치된다.

4. 개인 비상대응 시스템(PERS)

환자(주로 고령자)가 응급상황에서 간병인에게 신속하게 도움을 요청할 수 있는 웨어러블 장치이다.

학습 9

5. 스마트 알약

환자가 삼킬 수 있는 장치의 새로운 범주로 환자의 내부데이터를 의료 제공자에게 무선으로 전송한다.

6. 현장 진료장치 및 키오스크

초음파 기계에서 혈당측정기에 이르기까지 전체 실험실이 없어도 의사 사무실에 있든 현장에 있든 진단정보 및 기타 건강데이터를 얻을 수 있는 모바일 장치이다.

7. 병원 내 모니터

현장에 전문 의료 제공자가 필요없이 원격으로 관리할 수 있다는 점을 제외하면 현장 진료장치와 유사하다.

8. 병원 내 장치

병원 자산 추적, 환자 흐름 모니터링, 재고(예 의약품) 추적 및 기타 병원 리소스 관리에 사용되는 MRI 기계를 포함한 장치의 큰 부분이다.

05 원격의료 시스템에서 블록체인 기술과 IoMT 관련에 대하여 분석하라.

원격의료 시스템에서 블록체인은 네트워크에서 컴퓨팅 노드의 트랜잭션을 기록하는 분산원장이다. IoMT는 분산 컴퓨팅 시장에서 성장을 가져왔고 블록체인은 이를 기반으로 구축된 의료시스템에 참여하는 엔터티의 보안에서 발생하는 많은 문제에 대한 솔루션을 제공한다. 블록체인은 네트워크를 통해 연결된 블록 또는 노드로 구성되며, 네트워킹의 모든 노드 간에 교환되는 정보가 기록되고 추가로 상호참조에 사용될 수 있다. 이러한 블록에는 이전 블록의 정보가 포함되어 있으며, 이 방법론은 네트워크에서 범죄자의 정확한 출처를 식별하는 데 도움이 된다. 따라서 네트워크에서 식별되지 않은 블록은 폐기되어 블록체인이 IoMT와 같은 정보교환 시스템에서 신뢰전략으로 사용되는 길을 열어준다.

블록체인을 사용하면 엔터티가 네트워크에 중앙집중식의 권한없이 서로 상호작용할 수 있다. 블록체인의 데이터 항목은 데이터 블록으로 저장된다. 앞서 언급한 이 블록에는 체인에서 가장 가까운 블록에 대한 정보가 암호화 프로토콜과 함께 포함되어 안전하게 사용되는 것으로 번들된다. 이러한 블록과 해당 데이터는 다른 사용자가 읽을 수 있지만 이러한 블록의 데이터는 변조방지 상태로 유지된다. 블록체인은 또한 스마트 계약을 실행하기 위한 중앙권한이 필요하지 않은 스마트 계약의 원활한 처리를 가능하게 하다. 이러한 계약은 설계상 자체 실행 가능하므로 감독이 필요하지 않다. 널리 퍼진 '스마트 계약' 회사는 블록체인 플랫폼에서 서비스를 용이하게 하는 이더리움이다.

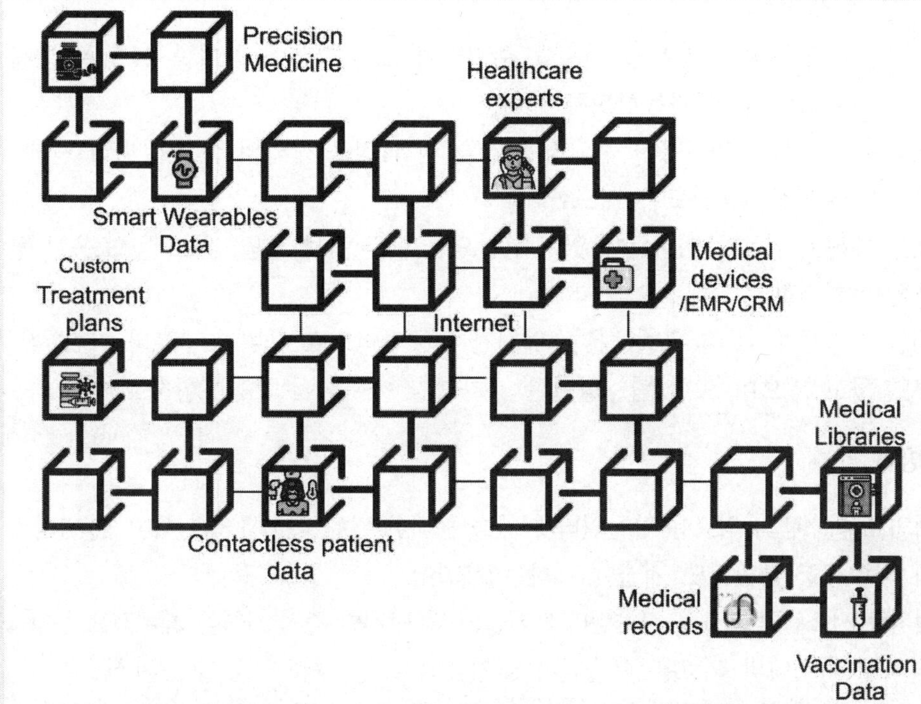

[그림 9-9] 원격의료 시스템에서 IoMT와 블록체인 기술관계

블록체인 플랫폼의 다양한 의료요소를 시각적으로 표현한 것이 [그림 9-9]에 나와 있다. 의료 분야에서 블록체인을 중심으로 구축된 솔루션을 채택하는 역할은 인프라를 더 작은 모듈로 분할해야 한다. 그런 다음 이러한 모듈을 IoMT 프레임워크의 적절한 장치와 통합할 수 있다. 결과시스템은 본질적으로 분산될 것이며 네트워크에서 권력의 분산을 허용할 것이다. 블록체인 시스템 배포의 이점은 의료 생태계의 데이터 유입이 계속 증가하는 동안 신뢰요소와 함께 제공된다. 블록체인은 의료 인프라에 대한 데이터 교환에 대한 계속 증가하는 수요를 충족시킬 것을 약속한다. 블록체인의 사용은 현재 병원의 EHR 시스템에 대해 테스트되고 있으며, 전세계에서 일부 임상사용 시험이 이어지고 있다.

학습 9

학습활동.9 교수 · 학습 방법

교수 방법

- 원격의료 시스템의 의료용 사물인터넷 기술에 대한 관련 용어, 구성, 방식 이해 정도를 파악한 후 수업을 진행한다.
- 교수자의 주도로 원격의료 시스템의 의료용 사물인터넷 기술 등의 내용을 PPT 자료로 제시한 후 설명한다.
- 가능하면 사전에 개인별 학습 자료를 준비하여 모든 학생이 참여할 수 있는 문제 해결식 수업, 협력 수업이 가능하도록 한다.
- 원격의료 시스템의 의료용 사물인터넷 기술 전 과정을 작업의 순서에 따라 단계적으로 실습이 이루어질 수 있도록 지도한다.
- 교재를 통해 수업을 준비하는데 있어서 필요한 모든 정보나 팁, 힌트 등 도움이 될 만한 내용들을 확인할 수 있다.
- 학생들이 만들게 될 각 모델들은 수업시간에 중점적으로 다뤄질 부분과 어휘, 질문, 답을 포함하고 있으며 또한 탐구할만한 추가적인 아이디어들도 포함하고 있다.

학습 방법

- 원격의료 시스템의 의료용 사물인터넷 기술에 대한 관련 용어를 숙지하고, 원격의료 시스템의 의료용 사물인터넷 기술에 대해 이해한다.
- 원격의료 시스템의 의료용 사물인터넷 기술의 각 단계별 중점 사항을 체계적으로 학습한다.
- 원격의료 시스템의 의료용 사물인터넷 기술의 수행순서의 전 과정을 실습한다.
- 원격의료 시스템의 의료용 사물인터넷 기술의 내용을 이해한다.
- 원격의료 시스템의 의료용 사물인터넷 기술을 이해하고 숙달이 될 때까지 학습한다.

학습활동.9 평가 및 피드백

평가 준거

- 평가자는 피평가자가 수행 준거 및 평가 내용에 제시되어 있는 내용을 성공적으로 수행할 수 있는 지를 평가해야 한다.

학습내용	평가항목	성취수준		
		상	중	하
원격의료 시스템의 의료용 사물인터넷 기술	원격의료 시스템의 의료용 사물인터넷 기술을 이해할 수 있다.			

평가 방법

• 작업 포트폴리오

학습내용	평가항목	성취수준		
		상	중	하
원격의료 시스템의 의료용 사물인터넷 기술	원격의료 시스템의 의료용 사물인터넷 기술을 이해할 수 있다.			

• 필기시험

학습내용	평가항목	성취수준		
		상	중	하
원격의료 시스템의 의료용 사물인터넷 기술	원격의료 시스템의 의료용 사물인터넷 기술을 이해할 수 있다.			

• 체크리스트를 통한 관찰

학습내용	평가항목	성취수준		
		상	중	하
원격의료 시스템의 의료용 사물인터넷 기술	원격의료 시스템의 의료용 사물인터넷 기술을 이해할 수 있다.			

• 피드백

1. 작업 포트폴리오
   - 제출한 보고서를 평가한 후 주요 사항에 대하여 표시하여 돌려준다.
2. 필기시험
   - 평가 결과 성적이 저조한 학생은 보고서 제출 기회를 부여한다.
3. 체크리스트를 통한 관찰
   - 실습 과정에서 평가한 후 개선해야 할 사항 등을 정리하여 돌려준다.

참 | 고 | 문 | 헌

- https://www.msdmanuals.com
- 김철중, 한국이 개발한 원격의료기술, 외국인이 사용, https://www.chosun.com/
- 최윤섭, 한국의 원격의료에 대한 생각과 그 생각에 대한 생각, www.yoonsupchoi.com, 2020.5.20.
- https://dgrz.tistory.com/55
- 원격의료 시스템, 튜메니의 신경외과 연방 센터, 2013.
- https://ko.wikipedia.org/wiki
- 원격의료로 달라지는 세상, MK뉴스, 2014.06.23.
- 원격진료 혜택 부유한 젊은 층만 받네, 동아 사이언스, 2014.02.07.
- '언제 어디서나' 헬스케어, business watch 뉴스, 2014.04.21.
- https://www.yoonsupchoi.com/2020/05/20/thoughts_on_telemedicine/
- 법무부, 교정시설 원격의료 시스템, https://moj.go.kr/moj/184/subview.do
- https://m.blog.naver.com/lowensteinkorea/222575589485
- https://www.hesel.co.kr/public/severance.php
- https://www.hicare.net/#provides
- https://images.search.yahoo.com
- https://voidoc.io/
- https://yozm.wishket.com/magazine/detail/278/
- 정용 외 8, 원격의료실현을 위한 국내과학기술의 현황과 극복과제, 한림연구보고서 139, KAST, 2021.
- 한구영 · 윤지윤 · 전은경, 원격의료 합법화를 고려한 건강보험 정책제언 : 원격진료플랫폼, 원격모니터링기기, 디지털 치료기기 및 재택치료의료기기 중심으로, HIRA RESEARCH, 2022.02.
- http://www.amosense.co.kr/
- https://www.etnews.com/20230711000245
- https://seerstech.com/
- https://www.tandfonline.com/doi/full/10.1080/02564602.2021.1927863

학습 1	원격의료 시스템의 개요
학습 2	원격의료 시스템의 기술동향
학습 3	원격의료 시스템의 플랫폼
학습 4	원격의료 시스템의 제도화
학습 5	원격의료 시스템의 관리기술
학습 6	원격의료 시스템의 인공지능 기술
학습 7	원격의료 시스템의 빅데이터 기술
학습 8	원격의료 시스템의 블록체인 기술
학습 9	원격의료 시스템의 의료용 사물인터넷 기술
학습 10	**원격의료 시스템의 생체측정기술**
학습 11	원격의료 시스템의 활용사례
학습 12	원격의료 시스템의 미래
학습 13	원격의료 시스템의 시장현황
부 록	용어정리

학습 목표

1. 원격의료 시스템의 생체측정기술을 이해할 수 있다.

10-1 원격의료 시스템의 생체측정기술 개요

학습 10

1. 생체신호 측정기술

생체신호 측정기술은 인체에서 생성되는 생체신호를 측정하고 분석하는 기술이다. 이러한 생체신호에는 심전도, 혈압, 체온, 호흡, 뇌파 등이 있다. 이러한 생체신호 측정기술은 다양한 분야에서 응용된다. 예를 들어 의료분야에서는 질병진단과 치료, 건강 모니터링 등에 사용된다. 또한 생체신호를 활용한 바이오 인증기술도 많이 연구되고 있다.

일반적으로 생체신호 측정기술은 다음과 같은 장비와 기술을 사용한다.

① 심전도(ECG) : 심장에서 생성되는 전기신호를 측정하여 심박수와 심장의 기능을 분석한다.

② 혈압측정 : 혈압계를 사용하여 혈압을 측정한다.
③ 체온측정 : 체온계를 사용하여 체온을 측정한다.
④ 호흡측정 : 호흡계를 사용하여 호흡수와 폐활량을 측정한다.
⑤ 뇌파측정 : 뇌파계를 사용하여 뇌파를 측정하고 분석한다.
⑥ 생체인식기술 : 생체신호를 활용하여 개인을 인증하는 기술로 지문인식, 홍채인식, 음성인식, 얼굴인식 등이 있다.

이러한 생체신호 측정기술은 인간의 건강상태나 개인정보보호 등에 관심이 높아지면서 더욱 발전해나갈 전망이다.

2. 생체신호 측정장치

생체신호 측정장치는 인체의 생리적 신호를 측정하여 분석하는 기기를 말한다. 이러한 생체신호 측정기술는 의료, 스포츠, 생활건강 등 다양한 분야에서 사용된다.

대표적인 생체신호 측정기술로는 심전도기, 혈압계, 산소포화도 측정기, 혈당측정기, 뇌파측정기, 근전도측정기 등이 있다. 이러한 장치들은 각각의 생체신호를 측정하고 분석하여 질병진단, 건강 상태 관리, 스포츠 성능 향상 등 다양한 분야에서 활용된다.

최근에는 스마트 워치나 휴대폰 앱 등을 통해 간편하게 생체신호를 측정할 수 있는 기술도 개발되고 있으며, 이러한 기술의 발전으로 더욱 더 많은 분야에서 생체신호 측정기술이 활용될 것으로 예상된다.

1) 심전도기

심전도기 장치는 심장의 전기활동을 측정하는 의료기기이다. 이 장치는 일반적으로 심전도 검사를 수행하는 데 사용된다. 심전도 검사는 심장의 전기활동을 측정하여 심장기능 이상을 진단하는 데 사용된다.

심전도기는 일반적으로 심전도 전극을 사용하여 심장의 전기활동을 측정한다. 이 전극은 흉부와 팔 다리에 부착된다. 이러한 전극은 각 부위에서 심장의 전기신호를 측정하고, 이 신호를 증폭하고 기록하는데 사용된다.

심전도기는 일반적으로 의료전문가에 의해 사용되며, 진단에 도움이되는 많은 정보를 제공한다. 이러한 정보는 심장의 비정상적인 리듬, 심장 및 혈관의 구조적 문제 등을 포함할 수 있다.

2) 혈압계

혈압계는 혈압을 측정하는 장치이다. 대개는 팔에 붙여 사용하며, 수축기 혈압과 이완기 혈압을 측정하여 혈압의 상태를 파악한다. 혈압계는 수동형과 자동형으로 구분된다.

(1) 수동형 혈압계

수동형 혈압계는 수축기 혈압과 이완기 혈압을 측정하기 위해 수축기 매끄러운 부분에 구멍이 뚫린 팔뚝끈을 적용하고, 기구를 이용하여 공기압력을 높인 후 감압판으로 압력을 조절하여 혈압을 측정한다.

(2) 자동형 혈압계

자동형 혈압계는 전자장치와 공기압력 조절장치, 진동감지기로 이루어져 있다. 팔뚝끈을 착용한 후 버튼을 누르면 공기압력이 자동으로 상승하고, 소리 또는 진동을 감지하여 수축기와 이완기 혈압을 측정한다. 이후 측정된 혈압값이 표시되며, 기기에 따라 기록 및 저장이 가능하다.

3) 산소포화도 측정기

산소포화도(Oxygen Saturation) 측정장치는 혈액 내 산소포화도를 측정하는 기기이다. 이 기기는 손가락 끝이나 귀 등의 부위에 부착된 센서를 통해 산소포화도를 측정한다. 센서는 빛을 이용하여 혈액 내 산소포화도를 측정한다.

이 기기는 의료분야에서 매우 중요한 역할을 한다. 혈압측정과 함께, 매일 측정이 필요한 환자들을 통제하거나, 수술을 받은 후 환자의 상태를 모니터링하는데 사용된다. 또한 COVID-19와 같은 호흡기 질환을 감염한 환자들의 치료과정에서 이 기기가 중요한 역할을 하고 있다.

4) 혈당측정기

혈당측정장치는 혈당수치를 측정하는 기기로서, 당뇨병 등 혈당관리가 필요한 질환 환자들이 일상적으로 사용한다. 일반적으로는 손가락 끝에 작은 핀 형태의 촉매를 놓고 혈액을 뽑아내어 그 혈액 안에 포함된 포도당 수치를 측정한다. 이 때 측정된 혈당수치는 환자의 식사, 운동, 약물 등에 따라 변동할 수 있으므로 정확하고 꾸준한 측정이 중요하다. 혈당측정장치는 대부분의 약국이나 의료기기 판매점에서 구매할 수 있으며, 사용법은 제품마다 조금씩 다르므로 제품설명서를 참조하여 사용하는 것이 좋다.

5) 뇌파측정기

뇌파측정 장치는 뇌파를 측정하는 기기로 뇌의 활동을 기록하고 분석하는 데 사용된다. 뇌파는 뇌에서 생성되는 전기신호이며, 뇌파측정 장치는 이 신호를 측정하여 뇌의 상태를 파악할 수 있다.

일반적으로 뇌파측정 장치는 전극을 사용하여 뇌파신호를 측정한다. 이 전극은 뇌파를 생성하는 뇌의 표면에 부착된다. 뇌파신호는 전극에서 측정되어 전기적인 신호로 변환되고, 이 신호는 컴퓨터로 전송되어 분석된다.

뇌파측정장치는 다양한 응용 분야에서 사용된다. 예를 들어 의학 분야에서는 뇌파를 사용하여 뇌기능 장애를 진단하고 치료계획을 수립한다. 또한 뇌파측정장치는 생체피드백 장치의 일종으로 사용되어 스트레스, 불안, 불면증 등의 문제를 해결하는 데 사용된다.

6) 근전도 측정기

근전도 측정장치는 근육의 전기적 활동을 측정하기 위한 장비이다. 이는 근육 이상, 신경근 연결 이상, 신경근 절단 등을 진단하는 데에 사용된다. 이 장비는 근육의 수축과 이완과정에서 발생하는 작은 전기신호를 측정하여 근육의 활동성 및 기능을 평가할 수 있다.

근전도 측정은 일반적으로 다음과 같은 단계로 이루어진다.

① 환자는 특정 부위(근육)의 피부를 깨끗이 씻어서 기름, 먼지, 땀 등을 제거한다.
② 검사를 수행할 근육에 표준 근전도 전극을 부착한다. 전극은 금속패드이며, 근육에 부착된 부위 주변에는 조그만 바늘이 달린 전극을 부착한다.

근전도 측정장치는 일반적으로 전극, 증폭기 및 레코더로 구성된다. 전극은 근육의 표면에 부착되어 근육의 전기적 활동을 측정한다.

증폭기는 전극에서 수집한 신호를 증폭하여 레코더에 전송한다. 레코더는 측정된 신호를 기록하고 분석하여 근육의 활동성 및 기능을 평가하는 데 사용된다.

근전도 검사자는 환자에게 근육을 이완하고 수축하는 지시를 하여 근육활동을 유발한다. 이 과정에서 전극은 근육활동으로부터 생성되는 전기신호를 측정하고, 이를 기록한다.

검사자는 이 기록을 분석하여 근육의 활동패턴과 신경-근 연결 상태를 평가한다.

근전도 검사는 일반적으로 비교적 간단한 검사이며, 대부분의 환자에게 안전하다. 그러나 일부 환자들은 특정한 의료조건이나 약물복용 등으로 인해 근전도 검사를 받을 수 없을 수 있다. 이러한 경우에는 의사와 상담하여 대안검사방법을 결정해야 한다.

근전도 측정장치는 근막질환, 근육손상, 신경손상 및 근육이상 등 다양한 근육 및 신경계 질환의 진단과 치료에 사용된다. 또한 운동생리학 및 스포츠과학 연구에서도 광범위하게 사용된다.

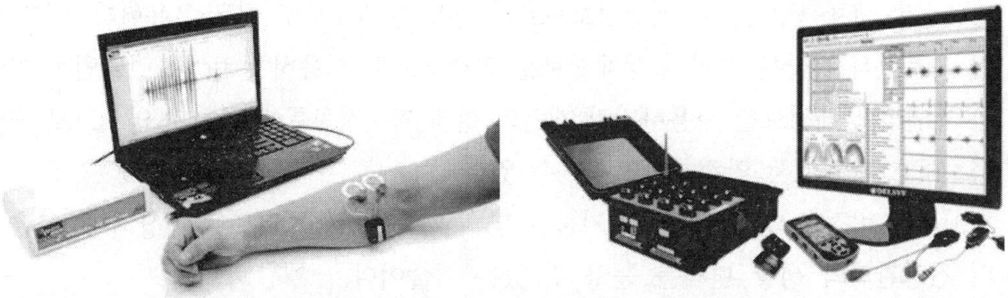

[그림 10-1] 근전도 검사

10-2 비접촉 생체신호 측정기술

1. 비접촉 생체신호 측정기술의 개요

학습 10

비접촉 생체신호 측정기술(Non-contact Biometric Technology)이란 사용자의 신체 움직임, 생체적인 반응, 생리적인 신호 등을 접촉없이 측정하는 기술을 말한다. 이러한 기술은 건강관리, 의료, 생활습관 관리, 스포츠 등 다양한 분야에서 사용된다. 비접촉 생체측정기술은 주로 얼굴인식, 홍채인식, 손가락맥 인식, 음성인식 등의 기술을 말한다. 이러한 기술은 보안, 출입통제, 지문인식 등 다양한 분야에서 사용된다.

대표적인 비접촉 생체신호 측정기술로는 다음과 같은 것들이 있다.

① 얼굴인식 기술 : 얼굴인식 기술을 이용해 사용자의 심박수, 호흡수, 피부온도, 표정 등을 측정할 수 있다.

② 음성인식 기술 : 음성인식 기술을 이용해 사용자의 목소리에서 생체신호를 추출할 수 있다. 이를 통해 심박수, 호흡수, 혈당수치 등을 측정할 수 있다.
③ 웨어러블 디바이스 : 손목에 착용하는 스마트 워치, 헤드셋 등의 웨어러블 디바이스를 이용해 심박수, 호흡수, 혈당수치 등을 측정할 수 있다.
④ 열화상 카메라 : 열화상 카메라를 이용해 사용자의 체온, 혈류량, 피부온도 등을 측정할 수 있다.
⑤ 뇌파측정 기술 : 뇌파측정 기술을 이용해 사용자의 뇌파를 분석해 스트레스나 집중도 등을 측정할 수 있다.

비접촉 생체측정기술은 개인정보보호와 같은 문제에서도 매우 유용한다. 예를 들어 지문인식 기술은 개인의 생체정보를 직접적으로 사용하는 반면, 얼굴인식 기술은 개인의 생체정보를 사용하지만 개인의 실제 지문정보를 사용하지 않으므로 개인정보보호 측면에서 안전하다고 할 수 있다.

이러한 비접촉 생체신호 측정기술은 향후 더욱 발전할 것으로 예상되며, 사용자의 건강관리와 생활 편의를 높일 수 있는 기술이다.

2. 얼굴인식 기술

원격의료에서 얼굴인식 기술은 다양한 용도로 활용될 수 있다. 예를 들어 의료진과 환자 간에 원격상담시 얼굴인식 기술을 사용하여 의료진이 환자의 표정을 분석하고, 감정을 파악할 수 있다. 또한 환자의 얼굴을 인식하여 심리적인 상태를 파악하고, 의료진이 이를 분석하여 적절한 치료방안을 제시할 수도 있다.

또한 원격진료 중에는 의료진이 환자의 얼굴을 인식하여 생체인증을 할 수도 있다. 이를 통해 환자 본인이 맞는지를 확인하고, 보안문제를 해결할 수 있다.

그러나 얼굴인식 기술은 개인정보보호와 관련하여 문제점이 있을 수 있다. 따라서 이를 해결하기 위해 보안수준이 높은 얼굴인식 기술을 사용하고, 적절한 보안정책을 마련해야 한다. 또한 이를 사용함에 있어서 법적 문제점도 고려하여야 한다.

3. 음성인식 기술

원격의료 분야에서 음성인식 기술은 매우 유용하다. 음성인식 기술은 환자와 의사 사이의 의사소통을 용이하게 하고, 진단 및 처방과 같은 의료 프로세스를 보다 효율적이고 정확하게 수행할 수 있도록 도와준다. 특히 원격의료에서는 언제 어디서든 의료서비스를 제공할 수 있으므로 음성인식 기술의 활용이 중요하다.

예를 들어 환자와 의사가 동일한 장소에 있지 않은 경우, 음성인식 기술은 원격 상담 및 진료를 가능하게 한다. 의사는 환자의 증상을 음성으로 입력하고, 컴퓨터는 이를 인식하여 적절한 진단 및 처방을 제공할 수 있다.

또한 음성인식 기술은 의료기록 보관 및 관리에도 유용하다. 의사는 음성으로 의료기록을 입력할 수 있으며, 컴퓨터는 이를 인식하여 정확하게 기록한다. 이를 통해 의사는 시간을 절약하고, 의료기록에 오류가 발생할 확률을 줄일 수 있다.

하지만 음성인식 기술은 완벽하지 않기 때문에 의사가 입력한 정보를 반드시 확인해야 한다. 또한 음성인식 기술은 환경에 따라 인식률이 다를 수 있기 때문에 적절한 환경에서 사용하는 것이 좋다.

4. 웨어러블 디바이스 기술

원격의료 웨어러블 디바이스 기술은 의료진단 및 치료에 사용되는 장비를 사용자가 착용하고 실시간으로 데이터를 수집하고 전송할 수 있는 기술이다. 이러한 기술은 의료현장에서 빠른 진단과 치료를 위한 필수도구로 인식되고 있다.

예를 들어 현재 상용화되어 있는 몇가지 웨어러블 디바이스는 다음과 같다.

① 혈당측정기 : 당뇨병 환자의 혈당을 모니터링하는 기술이다.
② 심전도 모니터링 장치 : 심장환자의 심전도를 모니터링하는 기술이다.
③ 수면 모니터링 장치 : 수면중에 호흡, 심박수, 체온 등을 모니터링하여 수면장애 진단에 사용된다.

학습 10

이러한 웨어러블 디바이스는 사용자가 휴대하거나 착용하기 쉽고, 무선으로 연결되어 데이터를 실시간으로 전송할 수 있기 때문에 원격의료 분야에서 매우 유용하다. 이러한 장비들은 의료전문가가 환자의 건강 상태를 실시간으로 모니터링하고, 필요한 조치를 취할 수 있도록 돕는다.

5. 열화상 카메라 기술

원격의료 분야에서 열화상 카메라 기술은 중요한 역할을 한다. 열화상 카메라는 인체의 온도를 측정하여 그림으로 표시할 수 있는 기술로, 인체의 체온이 증가하거나 감소하는 경우에도 측정할 수 있다.

이러한 기술은 전세계적으로 COVID-19 대유행으로 인해 의료진들이 안전하게 환자를 진단하고 치료할 수 있도록 돕고 있다. 열화상 카메라를 사용하여 환자의 체온을 측정하면 의료진이 직접 환자와 접촉하지 않아도 되기 때문에 감염위험을 최소화할 수 있다.

또한 열화상 카메라는 질병의 초기증상을 캐치하는 데도 도움이 된다. 예를 들어 일부 감염성 질병은 체온이 상승하는 것으로 시작되기 때문에 열화상 카메라를 사용하여 조기진단할 수 있다.

마지막으로 열화상 카메라는 의료진들이 환자의 건강 상태를 모니터링할 때 유용하다. 특히 만성질환을 가진 환자들은 자주 병원에 방문해야 하지만 열화상 카메라를 사용하면 환자의 건강 상태를 비접촉식으로 모니터링할 수 있으며, 의료진이 환자에게 불필요한 스트레스를 줄일 수 있다.

이러한 이유로 열화상 카메라 기술은 원격의료 분야에서 매우 중요한 역할을 한다.

6. 뇌파측정기술

원격의료 뇌파측정기술은 의료전문가들이 환자의 뇌파활동을 진단하고 관찰하기 위해 사용되는 기술이다. 이러한 기술은 거리나 지역적 제한을 극복하고 의료서비스를 제공하기 어려운 지역에 사는 환자들에게 뇌질환 진단 및 치료를 위한 원격의료 서비스를 제공할 수 있게 한다.

원격의료 뇌파측정기술은 일반적으로 휴대용 뇌파측정기를 사용하여 실시간으로 뇌파를 측정한다. 이러한 기기는 무선으로 연결되어 컴퓨터나 스마트폰과 같은 장치로 실시간 데이터를 전송할 수 있다. 이러한 기술은 환자들이 집에서 자신의 뇌파활동을 측정하고 전문가들에게 결과를 전송할 수 있도록 하며, 의료전문가들은 이러한 데이터를 사용하여 환자들의 뇌질환을 진단하고 적절한 치료를 제공할 수 있다.

이러한 원격의료 뇌파측정기술은 의료서비스 제공의 편리성과 확장성을 높이며, 보다 효율적인 의료서비스 제공을 가능하게 한다. 그러나 이러한 기술은 높은 수준의 기술력과 안전성이 보장되어야 하며, 신뢰할 수 있는 의료전문가들이 데이터를 분석하고 적절한 진단과 치료를 제공할 수 있어야 한다.

10-3 휴대용 생체측정장치

휴대용 생체신호 측정기술는 개인이 언제 어디서든 자신의 생체신호를 측정하고 모니터링할 수 있는 기기이다. 이러한 장치는 주로 휴대성이 높고, 간단하고 쉽게 사용할 수 있으며, 대부분의 경우 웨어러블 기술을 사용하여 만들어진다.

휴대용 생체신호 측정기술의 종류에는 다양한 것이 있다. 가장 일반적인 것은 심박수를 측정하는 것이다. 심박수는 매 순간마다 변화하므로 이를 측정함으로써 운동량, 스트레스, 수면 등의 상태를 파악할 수 있다. 또한 피부전도도, 뇌파, 근전도 등의 생체신호를 측정하는 장치도 있다.

이러한 휴대용 생체신호 측정기술는 운동선수, 건강관리에 노력하는 사람, 스마트폰을 이용하는 일반사용자 등 다양한 사용자들에게 유용하다. 이 장치를 통해 개인의 생체신호를 모니터링함으로써 자신의 건강 상태를 파악하고 개선하는 데 도움을 줄 수 있다.

1. 디지털 청진기와 휴대용 초음파

청진기는 심음, 호흡음, 장음을 듣는 용도로 활용되며 심음과 호흡음을 듣는 것은 진찰의 필수사항이다. 심혈관계와 호흡기계에 이상이 발생하면 심음과 호흡에 잡음과 이상음이 발생하고 청진을 통해 확인할 수 있다.

[그림 10-2]처럼 디지털 청진기는 기존에 청진기를 통해 아날로그 방식으로 확인하던 것을 디지털화된 방식으로 전환한 것으로 전자 청진기, 스마트 청진기 등으로 불린다. 소리파형을 시각화해서 볼 수 있고 저장하고 전송할 수 있다. 주관적으로 판단하던 것을 같이 보고 들으면서 판단하고, 재생할 수 있고, 소리는 증폭할 수 있고, 불필요한 소음은 감소시킬 수 있다. 다양한 형태의 디지털 청진기가 나와 있으며, 스마트폰 등 다른 기기와 통합되어 활용된다. 체표면에 접촉해서 사용하기 때문에 체온계와 같이 사용하는 제품이 있고 심전도와 같이 사용할 수 있는 제품이 있다. 이는 심장잡음을 분석해주기도 한다.

사용자는 이 청진기로 목, 심장, 폐 등의 소리를 검사하고 데이터를 스마트폰으로 전송할 수 있다. 이 데이터는 원격의료 플랫폼에 전송되어 저장되고 의료진과 공유할 수 있게 된다. 이 검사는 실시간이나 비대면진료 전에 수행할 수 있다.

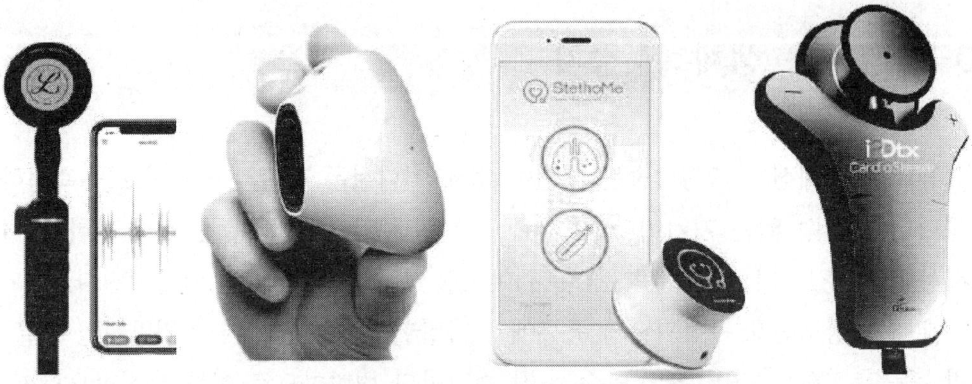

[그림 10-2] 디지털 청진기 예

응급현장 초음파(Point of Care Ultrasound, POCUS)는 Pocket Ultrasound, Portable Ultrasound, Handheld Ultrasound, Mobile Ultrasound 등으로 불리며, 용어에서 보듯이 주머니에 들어갈 만큼 작아 들고 다닐 수 있는 초음파이다. 초음파는 시술자의 지식과 기술에 따라 결과가 다르고 정확한 진단을 위해서는 훈련과 전문가가 필요하다. 휴대용 초음파는 주로 원격협진에 활용된다.

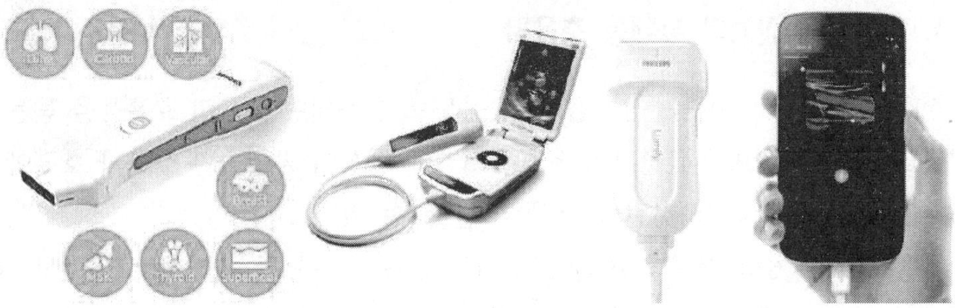

[그림 10-3] 휴대용 초음파 예

[그림 10-3]처럼 휴대용 초음파는 휴대성, 저렴한 비용, 가용성 등의 장점이 있으며 다양한 용도로 활용된다. 자원이 제한된 국가에서 비교적 저렴한 비용으로 도입해서 사용하고 있고 응급의학, 중환자의학, 외상, 혈관외과, 산부인과 등에서 다양하게 활용되고 있다. 최근 코로나19 대유행 기간 동안 크게 활용되었다.

이미지 품질은 일반의료용 초음파보다는 낮지만 빠르게 향상되고 있고 색상 흐름 도플러, 스펙트럼 도플러도 사용할 수 있다.

무선 및 블루투스 기술을 활용해 변환기와 연결되고 이미지를 전송할 수 있다. 터치 스크린을 사용하며 스마트폰의 응용 프로그램을 활용하기도 한다. 의료자원이 제한된 상황에서 휴대용 초음파를 활용해 실시간 원격협진을 한 사례들이 있고, 원격 병원과 자원이 부족한 환경에서 임상적 유용성이 있다는 제한적 근거들이 있다.

2. 혈압계

혈압은 활력징후의 구성요소로서 환자평가에서 기초자료이다. 비대면진료에서 혈압측정은 가정용 혈압계나 다른 활력징후를 측정할 수 있는 일체형 원격의료기기 혹은 키트를 활용한다. 가정용 혈압계는 대부분 커프(Cuff)를 활용한다. 팔을 두른 커프에 압력을 주어 팔의 혈관 흐름을 막고 조금씩 압력을 빼면서 혈관으로부터 들려오는 코로트코프(Korotkoff)음을 감지해서 혈압을 측정한다.

최근에는 [그림 10-4]처럼 블루투스 기능, 혈압값 저장기능, 부정맥 감지기능 등이 추가된 장비들이 출시되어 있다.

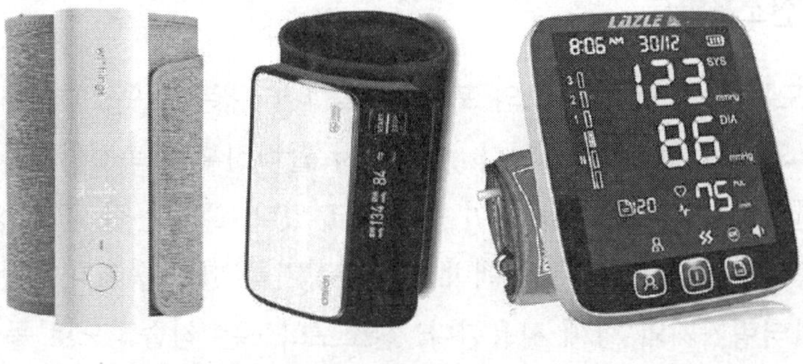

[그림 10-4] 블루투스(Bluetooth) 가정용 혈압계 예

커프는 압력을 측정하기 위해 활용하고 혈압측정에 중요하지만 크기가 커서 웨어러블 기기로서 활용하기에는 한계가 있다.

[그림 10-5]처럼 손목시계형 혈압계는 부정맥, 맥박 산소포화도 감시 목적과 같이 사용될 수 있기 때문에 꾸준히 제기되었다. 이스라엘 Biobeat 회사는 광혈량측정법(Photo Plethysmo Graphy, PPG)을 활용해 손목시계형 혈압계를 개발하고 2019년 미국 FDA 인허가를 받았다(Hawkins, 2020). 이 장치는 혈압, 심박수, 산포포화도, 호흡수, 심박출량, 심장계수, 전신혈관저항, 맥압, 심박수변동성, 평균동맥압, 피부온도, 땀, 움직임, 칼로리 등을 측정할 수 있다. 2020년 정상인과 고혈압 환자를 대상으로 한 연구에서는 기존 표준 혈압계와 높은 일치도와 신뢰도 수준을 보였다(Nachman et al., 2020). 매우 높은 혈압이나 낮은 혈압, 다양한 심혈관 질환이 있는 환자에서 이러한 장치의 사용은 문제가 될 수 있으나, 고혈압 조기진

단과 인지도 향상에 기여할 수 있다.

국내에서는 삼성전자의 갤럭시 워치가 가정용 혈압계 성능기준을 충족해 식약처 허가를 받았다.

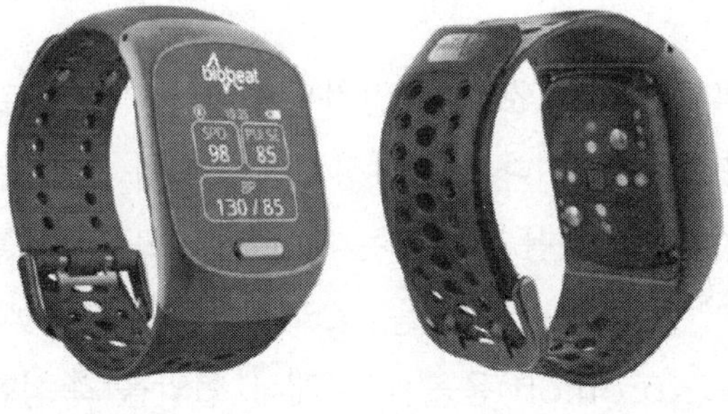

Nachman et al., 2020

[그림 10-5] 손목시계형 혈압계 예(Biobeat BB-613WP)

3. 맥박 산소포화도

산소포화도는 혈액 내에 산소의 포화상태를 나타내는 것으로 환자의 혈압과 호흡 등 활력징후와 밀접한 관계가 있다. 병원에서 활력징후를 측정할 때 손가락 끝이나 귓볼에서 산소포화도(SpO_2)를 같이 측정하고 있다. 호흡곤란, 의식장애 등이 있을 때 저산소증이 발생하기 때문에 맥박 산소측정기를 환자를 모니터링할 때 다른 활력징후 모니터링기기와 함께 사용한다. 산소포화도는 침습적으로 동맥혈에서 측정하는 것이 정확하지만 비침습적인 맥박 산소측정기(Pulse Oximeter)는 피부에 빛을 투과시켜 맥동 동맥혈의 흡광도를 측정하는 투과성 맥박 산소측정법을 사용하고 손가락 끝, 귓불, 유아의 발에서 측정한다.

[그림 10-6]처럼 맥박 산소측정기는 의료기관에서는 다른 장비와 함께 사용되기 때문에 침상용 환자감시장치에 통합되어 사용된다.

가정에서는 만성폐쇄성 폐질환(Chronic Obstructive Pulmonary Disease, COPD), 폐섬유증등 저산소증에 쉽게 빠질 수 있는 환자들을 위한 모니터링 장비로 활용된다. 일회성 측정보다는 반복적인 측정과 상태변화값이 더 중요한 정보이다. 이전에 나온 가정용 장비들이 선에 연결되어 이동성에 한계가 있었다면 최근의 장비들은 무선과 블루투스 기술을 활용해 이동성을 보장하고 데이터를 스마트폰 앱으로 전송시킨다. 장비가 비교적 간단하고 중요한 정보를 제공하기 때문에 원격진찰에서도 활용된다.

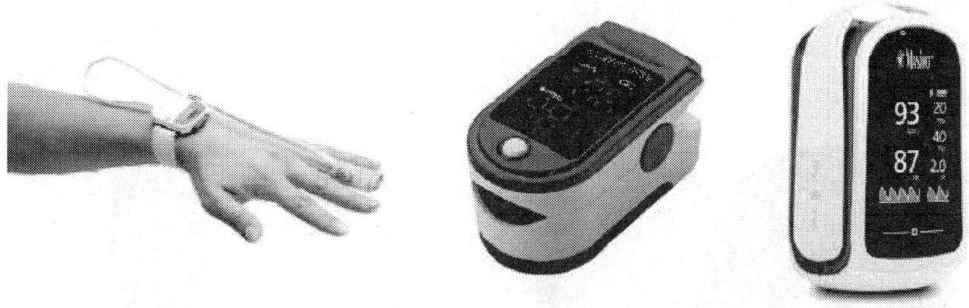

[그림 10-6] 맥박 산소측정기 예

맥박 산소포화도는 국내에서 애플워치와 삼성 갤럭시 워치에서 측정이 가능해 지면서 관심을 끌었다. 미국에서는 코로나19 상황으로 호흡기질환이 있는 환자들의 급성악화로 저산소증에 대한 우려로 산소포화도 측정요구가 커지면서 가정용 맥박 산소측정기 수요와 사용이 급증했다. 애플워치의 맥박 산소측정이나 가정용 맥박 산소측정은 손목시계형 혈압계나 다른 원격진료용 기기들과 마찬가지로 잘못 사용되고, 잘못 인식할 위험이 있고, 적응 대상에 한계가 있다.

미국 FDA는 코로나19 유행으로 가정용 맥박 산소측정기 사용이 증가함에 따라 "맥박 산소측정기 정확성과 한계 : FDA 안전성 서신"을 발간했다(U.S. Food and Drug Administration, 2021). 여기에는 환자와 가족이 맥박 산소측정기를 사용하는 방법, 해석하는 방법, 의료인에게 연락해야 하는 경우, 의료인을 위한 권장사항, 장치에 대한 설명, 맥박 산소측정의 해설과 한계 등을 담고 있다. 가정에서의 맥박 산소측정이나 지속적인 맥박 산소포화도 모니터링은 일반적이지 않지만 코로나19 유행으로 특수한 상황이 일반화된 경향을 보였다.

4. 디지털 검이경과 스마트폰 기반 검이경

검이경은 외이도와 고막 상태를 확인하기 위해 사용하는데 귀지, 이물질 등이 시야를 가릴 수 있다. 광원, 렌즈, 외이도로 삽입되는 튜브 등이 필요하다. 중이염 등의 귀 질환은 소아에서 자주 발생하기 때문에 검이경은 소아에서 많이 사용된다. 성인에서는 이물질, 외상 등을 검사할 때 사용한다.

미국 원격의료 기업 TytoCare는 소아가 있는 가정을 주 대상으로 하는데 여기에 사용되는 [그림 10-7]처럼 원격진료기기에는 진료용 카메라(Exam Camera), 체온계(Thermometer), 검이경(Otoscope) 어댑터, 청진기(Stethoscope) 어댑터, 설압자(Tongue Depressor) 어댑터가 포함된다. 이를 휴대전화의 앱과 연동해 원격진료에 활용한다.

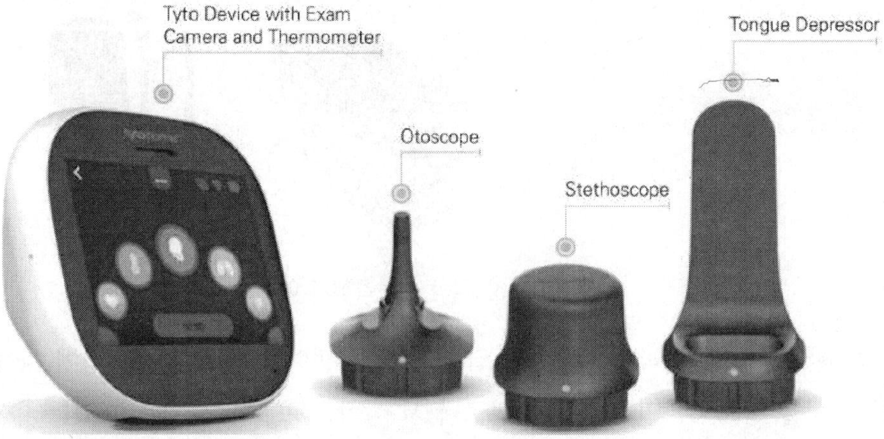

[그림 10-7] 홈 원격진료 키트(Kit) ㊀ 진찰 카메라, 체온계, 검이경, 청진기, 설압자

디지털 검이경(Digital Otoscope)은 외이도와 고막의 이미지와 비디오를 실시간 볼 수 있고 나중에 볼 수 있도록 이미지를 기록할 수 있다. 환자는 언제든지 귀를 검사하고 이미지를 전송해 편리할 때 볼 수 있는 장점이 있다.

스마트폰은 LED 광원과 렌즈를 가지고 있어 스마트폰에 검이경용 렌즈와 튜브를 장착해 외이도와 고막의 이상여부를 검사할 수 있어 다양한 형태의 스마트폰 기반 검이경(Smartphone-enabled Otoscope, SEO)이 나와 있다.

[그림 10-8]처럼 스마트폰 기반 검이경은 중이 질환의 진단과 교육에 효과적이라는 연구 결과가 있으나, 스마트폰 기반 검이경으로 개발도상국에서의 원격진료는 노인환자의 사용자 교육과 네트워크 문제로 어려움이 있다는 보고가 있다(Hakimi et al., 2019; Meng et al., 2020). 최근 중국의 일부 지역에서는 코로나19 유행으로 스마트폰 기반 검이경 지원 온라인 원격진료를 시행하였다(Meng et al., 2020).

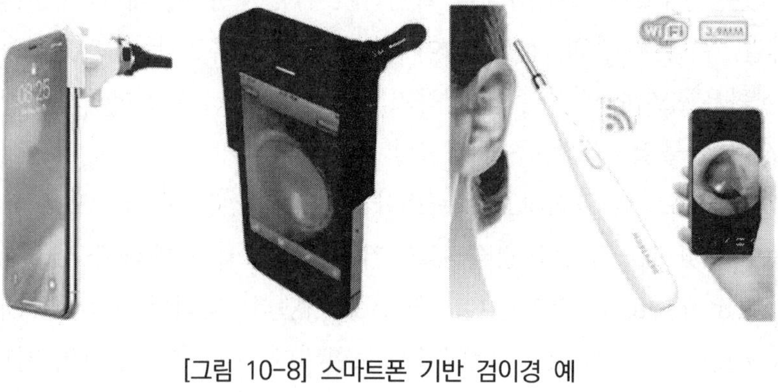

[그림 10-8] 스마트폰 기반 검이경 예

5. 원격 피부질환 검사

피부질환은 눈으로 보고 만져보고 필요하면 피부경(Dermascope)이나 현미경으로 관찰하고 생검을 해서 진단한다. 원격 피부진찰은 대부분 카메라를 활용해 피부사진을 촬영해 의사가 판독하고 진단하여 치료방향을 정하는 형태이다. 다양한 형태의 피부경을 사용하기도 한다. 실시간으로 화상상담을 하기도 하지만 피부사진을 저장해서 판독을 받고 상담을 받는 형태로도 이루어진다.

원격 피부자문은 피부과 전문의가 부족한 지역에서 오래전부터 해오던 원격진료 형태이다. 화상(Burn)이나 당뇨병성 족부궤양(Diabetic Foot)도 스마트폰 카메라와 적외선 열화상 감지기 등을 활용해 중증도를 판단하고 관리할 수 있다(Oe et al., 2021).

정확한 피부상태 진단을 위해서는 짧은 거리에서 초점이 맞고 색상 구별이 되는 고해상도의 이미지가 필요하다. 최근 고사양 렌즈와 고해상도 이미지센서를 장착한 스마트폰이 등장하면서 스마트폰 기반의 원격 피부진료 서비스들이 제공되고 있다. 스마트폰 카메라에 별도의 피부경을 장착하거나 인공지능을 활용하기도 한다. 현재 출시된 장비로는 First Derm, Skin Vision, Askin 등이 있고 발진, 여드름, 대상포진, 피부암 등 다양한 피부질환 진단에 활용된다.

노르웨이에서 진행된 Askin을 활용한 연구에서는 발진, 궤양 및 피부 병변에 대한 많은 일반적인 상담을 피할 수 있었다고 한다(Rizvi et al., 2020). 다만 아직까지 미국 FDA로부터 허가받은 제품은 없고, 알고리즘 기반 앱의 피부암진단 정확성은 아직 신뢰를 받지 못하고 있다(Freeman et al., 2020). 그러나 코로나19 대유행으로 대면진료에 대한 접근성 제한으로 다른 질환과 원격 피부진료가 전세계적으로 급성장하였다. 미국의 경우 CMS에서 일시적으로 원격의료에 대한 급여정책이 변경되었다.

학습 10

6. 원격 심전도와 부정맥 검사기기

활력징후 중 맥박수는 디지털 청진기나 맥박 산소측정기로 확인할 수 있다. 심장질환 문제를 확인하는 가장 기본적인 검사는 심전도 검사로 허혈성 심장질환과 부정맥 진단을 위해 12유도 심전도를 사용한다.

병원에서 사용하는 12유도 심전도는 일반인이 사용하기 어렵다. 흉부와 사지에 12개의 전극을 붙여야 하기 때문에 일반인이 사용하기 어렵다. 12유도 심전도는 원격에서는 주로 원격협진에 활용한다. 가정용으로는 단일유도 혹은 3~6개 유도로 제한적으로 사용된다. 심전도 결과는 대체로 자동으로 분석이 가능하다.

병원에서 사용하는 심전도 장비는 리드나 혹은 전극을 사용하지만 가정용은 전극 역할을 하는 센서를 활용한다. 손가락을 센서에 대거나 손목이나 몸에 센서를 착용하고, 센서는 심장의 전기적 활동을 포착하고 기록한다. 심전도를 볼 수 있는 화면이 기기에 내장되어 있거나 스마트폰을 통해 심전도를 확인할 수 있다. 심전도를 저장하고 서버에 올려 의료진과 공유할 수 있다. 대부분 일반인이 사용하는 원격 심전도 측정기기는 부정맥, 특히 심방세동(Atrial Fibrillation)을 선별하기 위해 사용한다.

심방세동은 고혈압, 관상동맥질환, 심장판막질환 등과 관련이 있고 심부전, 뇌졸중, 관상동맥질환을 유발하고 치매와도 관련이 있다.

매우 다양한 원격 심전도장비가 나와 있는데 일찍부터 알려진 것은 스마트폰 케이스를 활용해 심전도를 측정한 AliveCor 회사의 KardiaMobile이다. 스마트폰 케이스 뒷면에 있는 두 개의 전극에 양 손가락을 대면 심전도를 측정할 수 있다. 2012년에 FDA 승인을 받았고 2014년에는 일반판매도 승인을 받았다. 심전도를 측정할 수 있는 애플워치가 나온 이후로는 6유도 심전도가 가능한 모델도 출시했다.

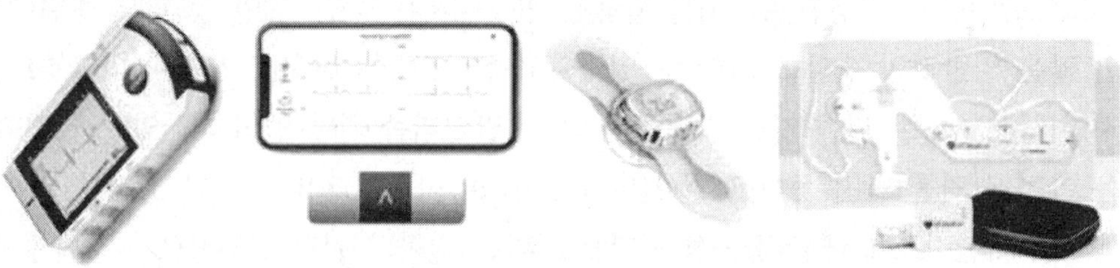

[그림 10-9] 원격 심전도 측정기기 예

미국 FDA 인증을 받은 기기로는 Omron HeartScan, REKA E100, AfibAlert, ReadMyHeart, InstantCheck, HeartCheck Pen, ZioPatch 등이 있다(Bansal & Joshi, 2018). Fitbit은 2020년에 기기가 아닌 심전도 앱을 FDA 승인받았다. ZioPatch, Nuvant mobile cardiac telemetry, CardioLeaf는 3개 유도를 사용한다. 손목시계형의 심전도 측정기기인 애플워치, 갤럭시 워치, fitbit 심전도 앱은 두 개의 전극이 있어야 해서 손목에 차고 있더라도 손가락을 별도로 시계의 다른 전극 센서에 갖다 대고 심전도를 측정한다.

원격 심전도 측정기기를 부정맥 선별뿐만 아니라 허혈성 질환 선별에 사용하려는 시도들이 이루어지고 있다(Muhlestein et al., 2015). AliveCor의 KardiaMobile 6L 모델은 6유도 심전도를 사용해서 허혈성 관상동맥질환 이상을 진단할 수 있는 잠재력을 가지고 있지만 이 목적으로 사용되지는 않는다. 미국의 QT 메디컬 회사의 X-press ECG 서비스는 집에서 사용가능한 무선 12유도 심전도 장비(PCA 500)를 사용하는데, 복잡한 전극을 패치형태로 구현해서 12유도 심전도를 단순화시키고 이동성을 담보했다.

미국 FDA 인증과 유럽 CE 인증을 받았고, 병원과 집에서 사용할 수 있고 보험급여도 된다. 이 기기는 급성심근경색같은 급성 관상동맥질환 위험이 높은 환자에게는 기존에 제공하지 못하던 서비스를 제공한다(Editors, 2019).

국내에서 손목시계형 부정맥 감시기기들이 많이 출시됨에 대중의 관심이 높아지고, 신뢰성과 정확성에 대한 논란이 있다. 다른 원격의료기기와 마찬가지로 측정위치와 방법이 잘못될 수 있고, 센서가 신호를 정확히 감지하지 못하는 다양한 상황이 발생할 수 있다. 해석에 오류가 발생할 수도 있다. 국내는 이런 기기들이 사용되고 있지만 판단은 사용자에게만 맡겨져 있다. 진료로 이어져 오류를 수정하거나 정확한 해석을 제공해 줄 수 있는 제도적 틀이 구축되지 못한 상황이다. 손목시계형 심전도 장치로부터 심방세동이 의심된다는 경고를 보고 응급실이나 외래로 오는 환자들이 있지만 실제 이들이 심방세동을 진단받는 것은 아니다. 이들이 응급실이나 외래로 왔을 때 의사들이 심전도 장치의 자료를 안전하고 체계적으로 공유할 방법과 이 자료가 환자의 자료라는 것을 확인할 방법 등이 없다. 원격의료 서비스는 이 자료들에 대한 해석과 공유방법을 미리 약속한 것으로 제도의 틀 내에서 다양한 원격의료기기들이 사용된다.

7. 구독 기반 심전도 분석과 진단지원 솔루션 사례

씨어스테크놀로지(https://seerstech.com/)는 웨어러블 의료기기를 활용한 생체신호의 측정, 분석을 통해서 질병의 진단 및 관리로 진단지원 서비스 솔루션을 개발하고 있다. 웨어러블 의료기기로 수집된 다중 생체신호를 활용하여 수면장애, 정신질환, 난임 등의 분야에서 임상연구와 병행하여 진단지원 솔루션으로 발전하고 있다.

2020년 7월부터 구독 기반 심전도 분석이 가능한 웨어러블 심전계를 활용한 부정맥 진단솔루션은 외래환자 홀터 심전도 검사 서비스와 건강검진 수검자 심전도 검사 서비스를 제공하고 있다. 이러한 심전도 분석서비스(mobiCARE™)는 2023년

6월 기준, 전국 650개 병원에 공급되고 있다.

8. mobiCARE™ 심전도 검사 솔루션 사례분석

최근 웨어러블 심전계 센서와 검사 등 인공지능 플랫폼이 급격히 보급 확산되고 있다, 씨어스테크놀로지는 심전도 신호처리와 부정맥 검출 인공지능 알고리즘, 환자용 모바일 애플리케이션, 의료진용 심전도 분석 프로그램 등으로 구성된 홀터 모니터는 2등급 의료기기로 허가받았다.

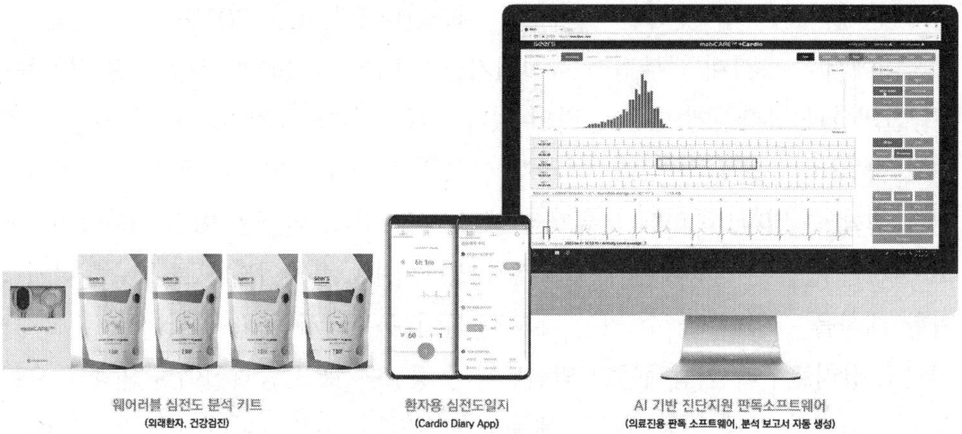

[그림 10-10] mobiCARE™ 심전도 검사 솔루션 사례분석

의료진의 처방을 받은 환자를 대상으로 최대 9일까지 장시간 홀터 심전도 검사 서비스를 제공할 수 있으며, 인공지능 알고리즘을 통해서 1차 분석된 데이터를 의료진이 웹 기반의 분석 프로그램을 활용하여 2차 판독하여 심전도 분석결과 리포트를 생성할 수 있다. 또한 최건강한 사람을 대상으로 부정맥 스크리닝을 위한 건강검진 심전도 검사용 제품을 출시하여 시장을 확대해 나가고 있다.

9. 원격 안과 검사기기

눈과 관련된 검사와 검사기기는 매우 다양하다. 눈과 관련된 검사로는 각막검사, 시력, 시야, 색맹검사에서부터 망막질환, 유부부종 등을 관찰하는 등 매우 다양하고 복잡한 기기들이 사용되기 때문에 원격 안과기기를 사용해서 환자와 안과의사와 진료하는 형태는 일반적이지 않다.

안과는 원격의료 사용자 수가 가장 적은 분야로 알려져 있고, 미국에서도 코로나

19 대유행 초기에 원격진료 활용이 올라갔으나 2020년 봄에는 다시 떨어졌다(Portney et al., 2021). 주로 의료 소외지역이나 일차 의료의사와 안과 전문의와의 원격협진 형태의 진료나 원격상담 형태가 일반적이다.

스마트폰을 활용한 시력측정 앱은 쉽게 생각해 볼 수 있고 시중에 많이 나와 있으나 미국 FDA는 2019년 모바일 시력측정 앱에 대하여 리콜 결정을 내렸다.

그러나 [그림 10-11]처럼 스마트폰 기반 검안경은 iExaminer, D-Eye, iNview 등 FDA 승인을 받은 제품들이 나와 있고 대부분 의료진이 사용한다.

흔히 알려진 검안경(Ophthalmoscopy, Fundoscopy)은 동공을 확장시킨 후 망막, 시신경, 디스크 등을 관찰해서 당뇨병성 망막질환, 녹내장 등을 진단하기 위해 사용하지만 일반적인 신체 진찰에는 포함되지 않는다. 디지털 이미지를 얻기 위해 사용하던 기존의 디지털 검안경은 장비가 크고, 무겁고, 고가의 장비로 스마트폰 기반 검안경은 가볍고 싸다는 장점이 있다.

스마트폰 기반 검안경은 스마트폰 렌즈에 검안경용 20D(디옵터) 렌즈를 맞물려 망막을 촬영하고 사진과 영상을 전송한다. 인공지능 솔루션과 접목되거나 동공을 확장시킬 필요가 없는 기기도 있다.

스마트폰 기반 검안경은 좁은 시야를 비롯해 몇몇 기술적 한계가 있지만 기존 디지털 검안경의 저렴한 대안이 되었다(Wintergerst et al., 2020). 동공확장 유무에 관계없이 적용이 가능해졌고 상대적으로 사용법을 익히기 쉬어 사용자의 폭을 넓힐 수 있게 되었다. 의료자원이 제한된 지역에서 사용하고 전문가와 획득한 사진으로 원격

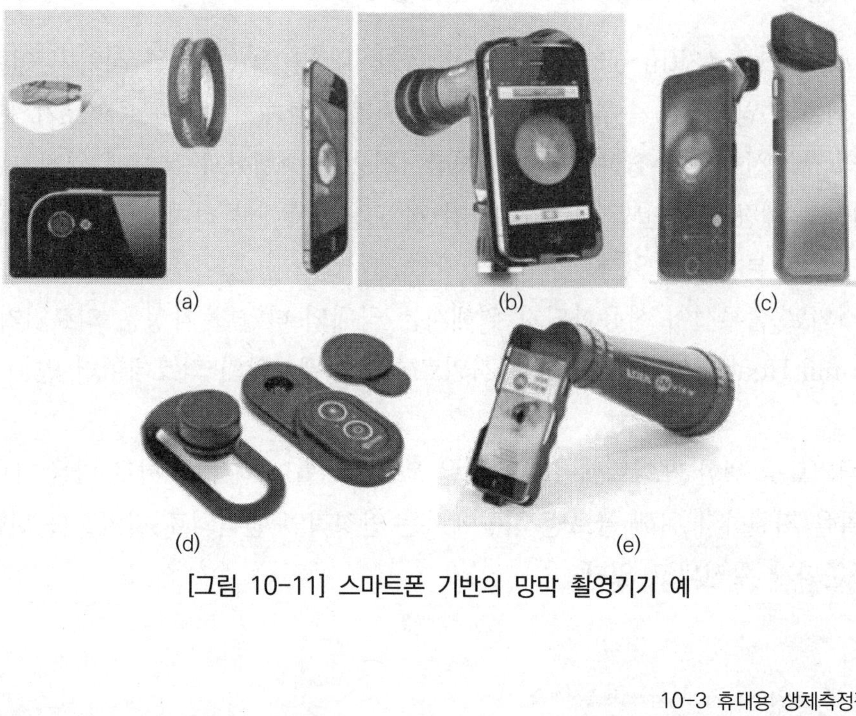

[그림 10-11] 스마트폰 기반의 망막 촬영기기 예

으로 협진할 수 있게 되었다. 당뇨병성 망막증이 혜택을 받은 대표적 질환인데, 이 질병은 시력상실의 가장 흔한 원인으로 알려져 있다. 스마트폰 기반 검안경은 녹내장, 미숙아 망막증에 대한 선별검사, 응급진료, 소아진료, 교육용으로 활용되고 있다.

눈의 건강상태 변화를 모니터링하기 위해 콘택트렌즈를 활용하려는 움직임이 있다. 녹내장은 시력상실의 주요 원인으로 안압이 높아지면서 시신경이 손상되어 발생한다. 검안경으로 검사를 할 수도 있지만 조기발견을 위해서는 지속적인 모니터링이 필요하다. 녹내장 위험이 높은 환자에서 안압 모니터링이 필요하다.

2016년 Sensimed의 Triggerfish 콘택트렌즈는 24시간 안압변화를 모니터링하는 것으로 미국 FDA 승인을 받았다(Dunbar et al., 2017). 안압에 따라 변화하는 각막 곡률 반경을 측정하는데, 렌즈 자체는 매우 작지만 환자는 별도의 모니터링 장비를 목에 걸고 있어야 해서 실제 많이 사용되지는 않고 있다. MiSight라는 콘택트렌즈는 소아와 청소년에서 근시를 늦추는 것으로 FDA 승인을 받았다. 그 외 약물전달, 알레르기, 증강현실 등의 분야에서 스마트 콘택트렌즈가 연구되고 있다.

각막 표면은 인체의 생리적 상태를 편리하고 비침습적 반영해 줄 수 있기 때문에 눈뿐만 아니라 건강상태를 모니터링하려는 연구들이 있다. Google에서 눈물로 포도당 모니터링을 하려는 시도가 있었고 국내 연구진은 2020년에 당뇨 진단과 당뇨병성 망막증 치료를 위한 콘택트렌즈의 타당성을 동물모델에서 증명했다고 보고했다(Kim et al., 2020).

10. 원격의료 서비스용 게이트웨이 개발사례

씨어스테크놀로지(https://seerstech.com/)는 2010년 11월 식약처 인증을 획득한 최초의 원격의료 솔루션이다. 이러한 원격의료 게이트웨이는 의료기기로 부터 환자의 생체신호를 수집하여 분석 · 저장 · 전송을 수행함과 동시에 원격진료 서비스 기능을 제공하는 단말기로 의료기기 허가를 취득해야 하며, 국내에서는 유헬스 의료기기로 분류되어 있다.

원격의료 솔루션이 상용화되기 위해서는 국내외 다양한 가정용 의료기기(PHD, Personal Health Device)들이 원격의료 게이트웨이와의 의료데이터 연동이 필요하다.

원격의료를 위한 게이트웨이는 수많은 의료기기들이 제각기 서로 다른 데이터 프로토콜을 지원하기 위해 글로벌 시장에서는 안정적인 원격의료 서비스를 위한 데이터 표준화가 추진되고 있다.

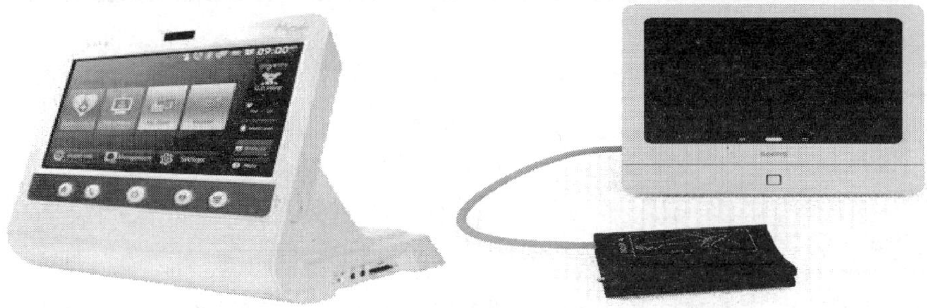

[그림 10-12] 원격의료 게이트웨이 의료기기 허가 취득 사례

HX-461: KFDA(2010년), CE-MDD(2012년), FDA 510(k)(2013년) HH-800: CE-MDD(2016년), MFDS(2017년)

씨어스테크놀로지는 IEEE(ISO)11073 의료데이터 표준 프로토콜뿐만 아니라 표준수립 전의 비표준 의료기기들의 프로토콜을 모두 지원하는 연동 미들웨어를 개발하였다. 이를 기반으로 20여종 측정항목에 대해 국내외 60개 이상의 상용 의료기기들과 상호연동성으로 원격의료 솔루션을 개발하고 있다.

이로서 2016년 미국 국가보훈처의 홈 텔레헬스 사업의 입찰에서 미국 공공 원격의료 서비스에 제품이 선정되었고, 2018년까지 제품을 공급하였다.

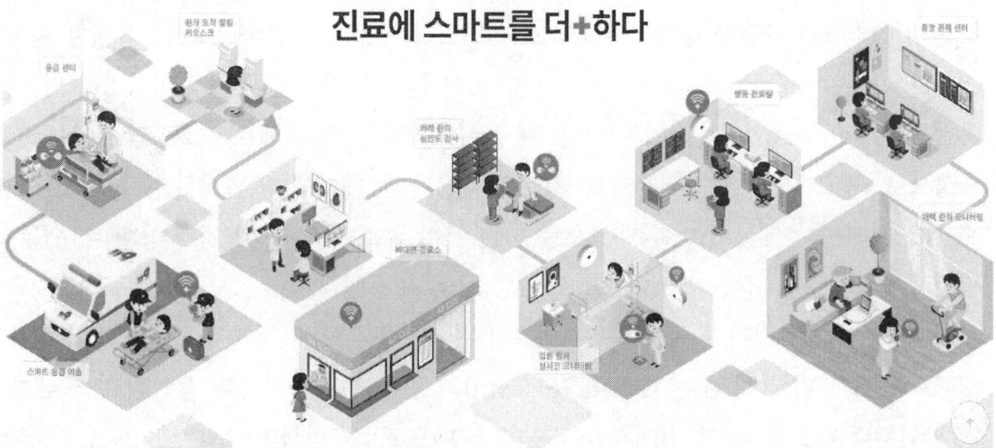

[그림 10-13] 원격의료 게이트웨이 연동 플랫폼 사례(https://seerstech.com/)

수행 내용

재료 · 자료

- 원격의료 시스템 관련 자료

기기(장비 · 공구)

- 컴퓨터, 문서작성 프로그램, 프린터, 주변기기

안전 · 유의사항

- 원격의료 시스템 관련 장비의 안전 및 유의사항을 숙지한다.

수행 순서

01 원격진찰 및 검사의 한계와 원격진료의 형태에 대하여 분석하라.

현재 해외에서 다양한 형태의 원격의료 서비스가 제공되고 있다. 미국의 유명한 원격의료 서비스 회사인 Teladoc이나 American Well이 원격 진찰기기나 원격 임상검사 기기를 활용해 모든 서비스를 하는 것이 아니다. 대부분 초기 서비스 모델로 전화상담, 비응급질환을 대상으로 했고 최근 전자건강기록 자료와 건강 앱 데이터를 활용하는 서비스를 한다. TytoCare의 경우에는 소아를 대상으로 하는 서비스 모델로 사용자가 사용할 수 있는 진찰 카메라 및 체온계, 청진기, 설압자, 검이경 등을 활용한다.

가정용 원격의료기기와 의료용 원격의료기기들이 미국 FDA 등에서 허가를 받아 사용되고 있다. 2018년 미국 FDA는 덱스콤(DexCom)의 연속 혈당측정기를 승인했고, 국내에서도 2020년부터 덱스콤 G5에 급여지원이 되었다. 메드트로닉의 심박조율기(Pacemaker)는 일찍부터 의사들에 의해 원격으로 모니터링되어 왔고, 2019년부터 미국과 유럽에서는 'MyCareLink Heart' 앱을 활용해 직접 자신의 심박조율기 데이터에 접근할 수 있게 되었다(Horwitz, 2019). 가정용 기계환기 장치를 사용해야 하는 환자의 원격 모니터링 서비스도 적용되고 있으며 환자의 순응도를 향상시킬 수 있다(Chatwin et al., 2016).

원격 중환자 협진 개념의 e-ICU는 지역병원의 중환자들의 실시간 데이터를 원격으로 지역 중심병원에서 중환자 전문의가 집중관리 협진한다는 개념으로 중환자 의학계에 널리 알려져 있다. 원격으로 환자를 직접 진료하는 형태나 원격으로 협진하는 형태, 원격협진을 하는 형태의 원격의료는 현재의 기술적 수준에서 과학적 근거와 사회적 합의 아래에서 서비스를 제공하고 있다.

사회에 큰 변화를 불러온 새로운 의사소통 기술이 나왔을 때 항상 등장한 이슈 중의 하나가 원격의료다. 전화기가 나왔을 때, 인터넷이 등장했을 때, 스마트폰이 등장했을 때 원격의료에 대한 기대가 있었다. 현재 비대면진료에서 진찰과 검사기기의 기술적 발전과 한계는 서비스의 편의성과 확장이라는 점에서 매우 중요하지만 가능성과 관련해서는 중요한 문제는 아니다. 원격의료에 대한 기대와 서비스 모델, 그리고 사회적 합의의 문제로 볼 수 있다. 국내에서 사회적 합의는 보건의료서비스 전달체계, 의료수가 체계, 의료산업화 이슈 등과 연계되어 있다.

02 가정용 현장진단기기에 대하여 분석하라.

현장진단기기(Point-Of-Care Testing, POCT)는 응급실, 수술실, 진료실, 가정 등 진료하는 현장에서 간편하게 사용할 수 있는 기기 혹은 기술을 의미한다. POCT로 가장 잘 알려진 것은 가정용 혈당측정기이고, 소변으로 진단하는 임신검사 키트도 이에 해당된다. 병원에서는 신속한 검사가 필요한 동맥혈 가스분석, 심장효소검사, 전해질검사 등에 활용되고 있다. 병원에서 하던 검사를 가정에서 검사할 수 있게 하고 원격으로 판독 및 진료를 추가로 진행할 수 있다. 이를 위해서는 혈액의 경우 혈당검사와 같이 소량의 혈액을 채혈해서 검사할 수 있어야 한다. 바이오칩과 나노 바이오 테크놀로지와 같은 첨단기술이 여기에 도입된다. 혈액으로 검사하는 항목과 질병이 매우 많고 환자중심의 접근방식, 자가 모니터링의 기회를 보장하기 때문에 이 시장은 빠르게 성장할 것으로 기대되는 분야이다.

미국의 가정용 유전체 분석 서비스를 제공하는 23 and me, Everly Well, Lets Get Checked, My Lab Box 같은 회사는 검사키트를 집으로 배송하고 샘플을 회수해서 검사결과를 온라인으로 제공한다.

2014년 미국 스타트업 기업인 '테라노스(Theranos)'는 극소량의 혈액으로 250여 종의 질병을 진단할 수 있다는 현장진단기기 '에디슨'을 발표해 세계를 놀라게 했다. 실제로는

16개 질병만 진단 가능하고 혈액량도 주사기 한 대 분량이 필요하다는 것이 밝혀져 해프닝으로 끝난 사건이지만 그만큼 기대가 큰 분야라는 것을 반증하고 있다.

[그림 10-11]처럼 미국 FDA는 2020년 11월 Lucira 코로나19 All-In-One Test Kit에 대해 긴급사용승인을 허가했다. 14세 이상에서 의사처방을 받아 가정에서 사용이 가능하다. 검체를 수집한 면봉을 검사기기에 넣으면 30분 이내에 결과가 나온다. 결과가 양성으로 나오면 의사진료를 받아야 한다(U.S. Food and Drug Administration, 2020).

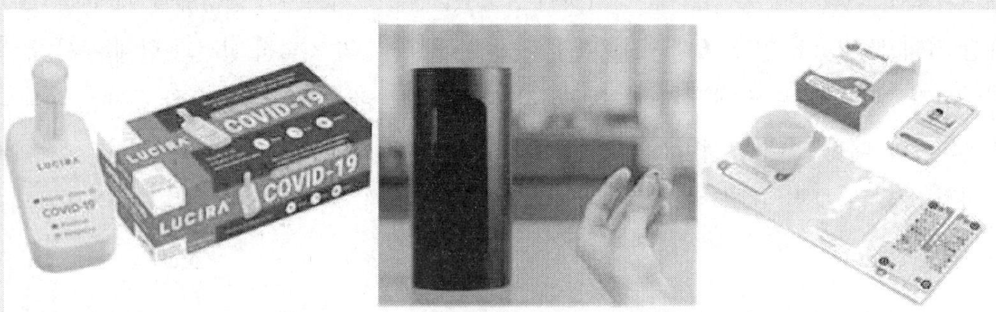

[그림 10-11] 다양한 가정용 현장진료기기 예

미국 Athelas 회사의 Atlas One은 모세혈관에서 채혈해서 혈액 한 방울로 백혈구(WBC) 및 호중구 비율을 모니터링하는 가정용 POCT 장치를 개발하고 FDA 승인을 받았다(CISION, 2019). 이 장치는 혈액세포 이미지 분석 프로세스를 활용한다. 이 기기는 2019년 캐나다에서 조현병 치료제 클로자핀 사용자의 백혈구와 호중구 모니터링 가정용 현장진단기기로 승인을 받았다. 클로자핀은 치료저항성 조현병에 효과적인 치료제이지만 호중구감소증 위험이 있다. 치료 첫해에 39회 정도의 혈액검사가 필요하다. 환자는 이 기기의 사용법을 외래진료시에 교육받고 집에서 검사를 수행한다. 검사결과는 서버에 저장되고 의료진과 약국에 전달되고, 환자는 약사로부터 약을 받을 수 있다.

유사한 현장진단기기로 Sight Diagnostics의 Olo CBC 분석기가 있다. Pix Cell의 Hemo Screen 혈액분석기는 백혈구나 호중구뿐만 아니라 전혈구(CBC) 분석이 가능한 현장진단기기로 FDA와 유럽 CE 인증을 받았다.

유세포 분석과 디지털 이미징을 통합한 분석기로 응급실, 이동식 검사실, 현장병원, 시골지역, 가정에서 사용이 가능하다. 표준 검사방법과의 비교에서도 뛰어난 성능을 보였다(Bransky et al., 2021). 이 기기는 현재 독일과 덴마크가 주도하는 Changing Cancer Care(CCC) 이니셔티브 연구프로젝트에서 가정간호 환경에서 암 환자의 혈액검사에 활용되고, 미국 남부 시골지역의 코호트 연구에 활용되고 있다(CISION, 2021).

스마트폰 기반의 가정용 현장진단기기도 개발되어 활용되고 있다. Healthy.io라는 회사는 만성 신장질환, 요로감염을 가정에서 스마트폰 앱과 소변검사 키트를 활용해 검사하는데 미국 FDA와 유럽CE 인증을 받았다(Comstock, 2018). 비색분석(Colorimetric Analysis), 컴퓨터 비전 및 인공지능 기술을 이용한다.

만성 신장질환은 ACR(알부민 대 크레아티닌 비율) 테스트 키트를 보내고, 환자가 집에서 키트와 스마트폰으로 검사를 하고, 의사가 결과를 검토하고 후속 조치를 취할 수 있도록 피드백 하는 방식으로 진행된다. 요로감염은 증상이 있는 여성이 스마트폰으로 검사를 하면 온라인에서 의사가 몇 분 내에 앱내에서 진단을 해 주고, 필요하면 약국에서 처방전을 받는 방식으로 진행된다(Healthy.io, n.d.).

산전 모니터링 서비스도 가능한데 스마트폰으로 소변검사를 하면 의사가 그 결과를 확인할 수 있는 방식이다. 다른 원격진료기기와 마찬가지로 현장진단기기도 코로나19 대유행 이후 급격히 성장하고 있다. 미국 FDA의 가정용 코로나19 현장진단기기 긴급승인 사용이 그 예로, 다양한 현장진단기기와 가정용 현장진단기기가 등장하고 있다.

03 원격의료 플랫폼 및 생체측정 의료기기의 정의와 예시에 대하여 분석하라.

1. 원격진료 플랫폼

원격진료 플랫폼은 원격진료를 위한 플랫폼 중 개인정보에 대한 보호 및 사이버보안에 관한 기준 등을 모두 만족시키며, 타의료기기와의 연계를 지원하는 것으로 한정한다. 관련 회사는 닥터나우(닥터나우) 엠디톡(엠디스퀘어) 닥터히어(메디히어) 솔닥(아이케어닥터) 닥터콜(라이프시맨틱스) 비트케어플러스(비트컴퓨터) 등이 있다.

2. 원격 모니터링기기

원격 모니터링기기는 의사의 처방을 받아 일상생활에서 모니터링이 수행되고, 모니터링된 결과의 해석에 있어 의료진의 개입이 필요한 것으로 한정한다.

관련 회사는 케어링크시스템(메드트로닉), MEMO Patch(휴이노), AT-PATCH(에이티센스) , KardiaMobile6L(얼라이브코어) , G6(덱스컴), 프리스타일 리브레(에보트) 등이 있다.

3. 디지털 치료기기/재택치료 의료기기

디지털 치료기기/재택치료 의료기기는 의사의 처방을 받아, 재택에서 치료 · 재활 등의 목적으로 사용하며, 순응도에 따라 수가적용 여부가 결정되는 의료기기로 한정한다. 관련 회사는뉴냅비전(뉴냅스), 마인드스팀(와이브레인), Rebless (에이치로보틱스), Telerehab (네오펙트) 등이다.

학습활동.10 교수 · 학습 방법

교수 방법

- 원격의료 시스템의 생체측정기술에 대한 관련 용어, 구성, 방식 이해 정도를 파악한 후 수업을 진행한다.
- 교수자의 주도로 원격의료 시스템의 생체측정기술 등의 내용을 PPT 자료로 제시한 후 설명한다.
- 가능하면 사전에 개인별 학습 자료를 준비하여 모든 학생이 참여할 수 있는 문제 해결식 수업, 협력 수업이 가능하도록 한다.
- 원격의료 시스템의 생체측정기술 전 과정을 작업의 순서에 따라 단계적으로 실습이 이루어질 수 있도록 지도한다.
- 교재를 통해 수업을 준비하는데 있어서 필요한 모든 정보나 팁, 힌트 등 도움이 될 만한 내용들을 확인할 수 있다.
- 학생들이 만들게 될 각 모델들은 수업시간에 중점적으로 다뤄질 부분과 어휘, 질문, 답을 포함하고 있으며 또한 탐구할만한 추가적인 아이디어들도 포함하고 있다.

학습 방법

- 원격의료 시스템의 생체측정기술에 대한 관련 용어를 숙지하고, 원격의료 시스템의 생체측정기술에 대해 이해한다.
- 원격의료 시스템의 생체측정기술의 각 단계별 중점 사항을 체계적으로 학습한다.
- 원격의료 시스템의 생체측정기술의 수행순서의 전 과정을 실습한다.
- 원격의료 시스템의 생체측정기술의 내용을 이해한다.
- 원격의료 시스템의 생체측정기술을 이해하고 숙달이 될 때까지 학습한다.

학습활동.10 평가 및 피드백

평가 준거

- 평가자는 피평가자가 수행 준거 및 평가 내용에 제시되어 있는 내용을 성공적으로 수행할 수 있는 지를 평가해야 한다.

학습내용	평가항목	성취수준		
		상	중	하
원격의료 시스템의 생체측정기술	원격의료 시스템의 생체측정기술을 이해할 수 있다.			

평가 방법

- 작업 포트폴리오

학습내용	평가항목	성취수준		
		상	중	하
원격의료 시스템의 생체측정기술	원격의료 시스템의 생체측정기술을 이해할 수 있다.			

- 필기시험

학습내용	평가항목	성취수준		
		상	중	하
원격의료 시스템의 생체측정기술	원격의료 시스템의 생체측정기술을 이해할 수 있다.			

- 체크리스트를 통한 관찰

학습내용	평가항목	성취수준		
		상	중	하
원격의료 시스템의 생체측정기술	원격의료 시스템의 생체측정기술을 이해할 수 있다.			

- 피드백

1. 작업 포트폴리오
   - 제출한 보고서를 평가한 후 주요 사항에 대하여 표시하여 돌려준다.
2. 필기시험
   - 평가 결과 성적이 저조한 학생은 보고서 제출 기회를 부여한다.
3. 체크리스트를 통한 관찰
   - 실습 과정에서 평가한 후 개선해야 할 사항 등을 정리하여 돌려둔다.

참 | 고 | 문 | 헌

- https://www.msdmanuals.com
- 김철중, 한국이 개발한 원격의료기술, 외국인이 사용, https://www.chosun.com/
- 최윤섭, 한국의 원격의료에 대한 생각과 그 생각에 대한 생각, www.yoonsupchoi.com, 2020.5.20.
- https://dgrz.tistory.com/55
- 원격의료 시스템. 튜메니의 신경외과 연방 센터, 2013.
- https://ko.wikipedia.org/wiki
- 원격의료로 달라지는 세상, MK뉴스, 2014.06.23.
- 원격진료 혜택 부유한 젊은 층만 받네, 동아 사이언스, 2014.02.07.
- '언제 어디서나' 헬스케어, business watch 뉴스, 2014.04.21.
- https://www.yoonsupchoi.com/2020/05/20/thoughts_on_telemedicine/
- 법무부, 교정시설 원격의료 시스템, https://moj.go.kr/moj/184/subview.do
- https://m.blog.naver.com/lowensteinkorea/222575589485
- https://www.hesel.co.kr/public/severance.php
- https://www.hicare.net/#provides
- https://images.search.yahoo.com
- https://voidoc.io/
- 원격의료 실현을 위한 국내 과학기술의 현황과 극복과제, KAST, 2021.
- Bansal, A. & Joshi, R.(2018). "Portable out-of-hospital electrocardiography : A review of current technologies", Journal of arrhythmia, 34(2), pp.129-138.
- Dunbar, G. E., Shen, B. Y. & Aref, A. A.(2017). "The Sensimed Triggerfish contact lens sensor : efficacy, safety, and patient perspectives", Clinical Ophthalmology(Auckland, NZ), 11, pp.875-882.
- Freeman, K., Dinnes, J., et al.(2020). "Algorithm based smartphone apps to assess risk of skin cancer in adults : systematic review of diagnostic accuracy studies", BMJ, 368, m127.
- Hakimi, A. A., Lalehzarian, A. S., Lalehzarian, S. P., Azhdam, A. M., Nedjat-Haiem, S. & Boodaie, B. D.(2019). "Utility of a smartphone-enabled otoscope in the instruction of otoscopy and middle ear anatomy", European Archives of Oto-Rhino-Laryngology, 276(10), pp.2953-2956.
- Karakaya, M. & Hacisoftaoglu, R. E.(2020). "Comparison of smartphone-based retinal imaging systems for diabetic retinopathy detection using deep learning", BMC bioinformatics, 21 (Suppl 4), 259.
- Kim, S. K., Koo, J., Lee, G. H., Jeon, C., Mok, J. W., Mun, B. H., ... & Hahn, S. K.(2020). "Wireless smart contact lens for diabetic diagnosis and therapy", Science Advances, 6(17), eaba3252.
- Lee, L. and DeCara, J.M.(2020). "Point-of-Care Ultrasound", Current Cardiology Reports, 22(11), 149.
- Marsh-Feiley, G., Eadie, L. & Wilson, P.(2018). "Telesonography in emergency medicine : A systematic review", PloS one, 13(5), e0194840.

학습 10

- Meng, X., Dai, Z., Hang, C. & Wang, Y.(2020). "Smartphone-enabled wireless otoscope-assisted online telemedicine during the COVID-19 outbreak", American journal of otolaryngology, 41(3), 102476.
- Muhlestein, J. B., Le, V., et al.(2015). "Smartphone ECG for evaluation of STEMI : results of the ST LEUIS Pilot Study", Journal of electrocardiology, 48(2), pp.249-259.
- Nachman, D., Gepner, Y., et al.(2020). "Comparing blood pressure measurements between a photoplethysmography-based and a standard cuff-based manometry device. Scientific reports", 10(1), 16116.
- Oe, M., Tsuruoka, K., et al.(2021). "Prevention of diabetic foot ulcers using a smartphone and mobile thermography : a case study. Journal of Wound Care", 30(2), pp.116-119.
- Portney, D. S., Zhu, Z., et al.(2021). "COVID-19 and Use of Teleophthalmology(CUT Group) : Trends and Diagnoses. Ophthalmology", S0161-64200(21)00118-4.
- Rizvi, S. M. H., Schopf, T., Sangha, A., Ulvin, K. & Gjersvik, P.(2020). "Teledermatology in Norway using a mobile phone app", PloS one, 15(4), e0232131.
- Wintergerst, M. W., Jansen, L. G., Holz, F. G. & Finger, R. P.(2020). "Smartphone-Based Fundus Imaging-Where Are We Now?". The Asia-Pacific Journal of Ophthalmology, 9(4), pp.308-314.
- CISION(2019, May 14). HLS Therapeutics Licenses and Files 'Athelas One' Point-of-Care Device. https://www.newswire.ca/news-releases/hls-thera peutics-licenses-and-files-athelas-one-point-of-care-device-864107296. html
- Editors(2019, February 17). QT Medical's Personal Cardiac Assistant Lets Patients Conduct Comprehensive ECGs at Home. Medgadget. https://www.medgadget. com/2019/02/qt-medicals-personal-cardiac-assistant-lets-patients-cond uct-comprehensive-ecgs-at-home.html
- Hawkins, L.(2020, October 14). AI-based BP monitor "more accurate than traditional devices" Healthcare. https://healthcareglobal.com/medical-devices-andpharma/ ai-based-bp-monitor-more-accurate-traditional-devices
- U.S. Food and Drug Administration(2020, November 17). Coronavirus (COVID-19) Update : FDA Authorizes First COVID-19 Test for Self-Testing at Home. https://www.fda.gov/news-events/press-announcements/coronavirus-covid-19-update-fda-authorizes- first-covid-19-test-self-testing-home
- U.S. Food and Drug Administration(2021, February 19). Pulse Oximeter Accuracy and Limitations : FDA Safety Communication, February 19, 2021. https:// www.fda.gov/medical-devices/safety-communications/pulse-oximeter-a ccuracy-and-limitations-fda-safety-communication
- 정용 외 8, 원격의료실현을 위한 국내과학기술의 현황과 극복과제, 한림연구보고서 139, KAST, 2021.
- 한구영 · 윤지윤 · 전은경, 원격의료 합법화를 고려한 건강보험 정책제언 : 원격진료플랫폼, 원격모니터링기기, 디지털 치료기기 및 재택치료의료기기 중심으로, HIRA RESEARCH, 2022.02.
- https://seerstech.com/

학습 1	원격의료 시스템의 개요
학습 2	원격의료 시스템의 기술동향
학습 3	원격의료 시스템의 플랫폼
학습 4	원격의료 시스템의 제도화
학습 5	원격의료 시스템의 관리기술
학습 6	원격의료 시스템의 인공지능 기술
학습 7	원격의료 시스템의 빅데이터 기술
학습 8	원격의료 시스템의 블록체인 기술
학습 9	원격의료 시스템의 의료용 사물인터넷 기술
학습 10	원격의료 시스템의 생체측정기술
학습 11	**원격의료 시스템의 활용사례**
학습 12	원격의료 시스템의 미래
학습 13	원격의료 시스템의 시장현황
부 록	용어정리

학습 목표

1. 원격의료 시스템의 활용사례를 이해할 수 있다.

11-1 원격의료 시스템의 활용사례 개요

단기간에 팬데믹에 도달한 코로나19로 인해 '비대면', '원격'이라는 용어가 일상화되었다. 해외 국가들은 '원격의료'의 활성화를 통해 코로나19 상황에서의 건강관리체계를 유지·발전시키고 있으며, 이에 대한 사회적 요구는 지속적으로 높아져 이미 해외에서는 '원격진료'가 전체 진료의 10~15% 이상으로 진료의 한 영역을 차지하고 있다.

국내에서는 '재택근무', '온라인수업'과 같은 비대면 상황에 많은 사람들이 적응하면서 보건의료계에서도 원격의료시대를 대비한 원격진료의 합법화를 위한 의료법개정안이 발의된 바 있으며, 디지털 헬스케어에 대한 높아진 관심과 함께 2022년 2월에는 '디지털 헬스케어 산업의 육성 및 지원에 관한 법률안'이 발의되었다.

미국 맥킨지(McKinsey & Company)에 따르면 미국 내 전체 환자의 원격의료 서비스 활용률이 코로나19 전후 11%에서 46%로 증가했으며, 의사 및 의료기관간 원격의료 이용 또한 50~175배 증가하였다고 보고하였다. 현재 우리나라는 원격진료의 법적책임과 건강보험 진료수가 등의 이유로 경제협력개발기구(Organization for Economic Cooperation and Development, OECD) 국가 중 유일하게 원격의료가 법적으로 금지되어 있다. 한시적으로 허용된 국내 비대면진료의 경우 급격한 원격의료 서비스의 증가에도 불구하고 법적 이슈는 코로나19 기간에 한 건도 보고되지 않았다. 한시적으로 허용된 비대면진료가 본격적인 원격의료로 확장되기 위해서는 원격의료의 법적 이슈와 건강보험 진료수가에 대한 사회적 합의가 필요하다.

원격의료 시스템은 의료서비스를 인터넷을 통해 제공하는 것으로 인터넷 연결만 있으면 어디서든 의료서비스를 받을 수 있는 장점이 있다. 다음은 원격의료 시스템의 활용사례 중 일부이다.

1. 원격진료

환자가 집에서 비디오 채팅, 전화 또는 메시지를 통해 의사와 진료를 받을 수 있다. 특히 지방이나 외딴 지역에 사는 환자들이 의료서비스를 받는 데 큰 도움이 된다.

원격진료는 의료전문가와 환자 간에 비대면 방식으로 의료서비스를 제공하는 것을 말한다. 이는 의료기술의 발전과 인터넷의 보급으로 가능해졌으며, 특히 최근 코로나19 팬데믹 상황에서는 더욱 필수적인 의료서비스이다.

원격진료는 다양한 형태로 이루어질 수 있다. 일반적으로 화상진료, 전화진료, 메시징 진료 등의 형태로 이루어지며, 이를 통해 의료전문가는 환자의 증상과 건강 상태를 평가하고, 처방 및 치료계획을 수립할 수 있다.

원격진료의 가장 큰 장점은 비대면 방식으로 의료서비스를 제공할 수 있기 때문에 지리적 제약이 없다는 것이다. 특히 국내외에서는 지역 의료계의 고르지 않은 분포와 불균형적인 의료서비스 제공 문제를 해결하기 위해 원격진료 시스템이 활발히 도입되고 있다.

또한 원격진료는 의료비용을 절감할 수 있는 장점이 있다. 일반적으로 의료서비스를 받으려면 환자는 병원을 찾아가야 하고, 이로 인해 교통비나 주차비, 대기 시간 등의 부가적인 비용이 발생한다. 그러나 원격진료를 통해 이러한 부가적인 비용을 절감할 수 있으며, 의료서비스를 더욱 접근하기 쉽게 만들어 준다.

하지만 원격진료는 의료전문가와 환자 간의 실시간 대화가 어렵다는 한계도 있다.

따라서 환자의 증상을 완전히 평가하고 진단을 내리기에는 한계가 있을 수 있다. 따라서 원격진료는 응급상황이나 중대한 질병의 진료 등의 경우에는 비추천될 수도 있다.

전반적으로 원격진료는 의료서비스 제공에 있어서 매우 유용한 방법으로 자리 잡았다. 향후 더욱 발전된 기술과 함께 보다 효율적이고 정확한 원격진료 시스템이 개발될 것으로 예상된다.

2. 원격 모니터링

환자가 일상적인 생활을 하면서 건강 상태를 모니터링하는 기술이다. 이를 통해 의사는 환자의 건강 상태를 계속 추적하고 즉시 조치를 취할 수 있다.

원격의료 시스템은 환자가 집에서 건강 상태를 모니터링하고 의료진이 실시간으로 그 정보를 수집·분석하며, 필요한 처방이나 조치를 취할 수 있는 방식으로 구성된 시스템이다. 이 중 원격 모니터링은 특히 만성질환, 퇴행성 질환, 심장질환 등의 환자들에게 많은 도움을 줄 수 있다.

예를 들어 만성 폐쇄성폐질환(COPD) 환자의 경우 호흡기능 모니터링 기기를 사용하여 집에서 일상적으로 호흡기능을 측정할 수 있다. 이 측정값은 원격의료 시스템을 통해 의료진에게 전송되고, 의료진은 이를 분석하여 환자의 호흡기능 상태를 평가할 수 있다. 만약 호흡기능이 악화되고 있다면 의료진은 신속하게 조치를 취하여 환자의 상태를 안정시키고, 필요한 처방을 내릴 수 있다.

또한 원격 모니터링은 심장질환 환자들에게도 적용될 수 있다. 예를 들어 심장박동 모니터링 장치를 착용한 환자의 경우, 이 장치는 심장박동 상태를 측정하여 원격의료 시스템을 통해 의료진에게 전송한다. 의료진은 이를 분석하여 환자의 심장질환 상태를 평가하고, 필요한 처방이나 조치를 취할 수 있다.

또한 원격 모니터링은 노인들에게도 많은 도움을 줄 수 있다. 노인들은 일상적인 생활에 대한 제한이 많아 의료진의 방문이 어려울 수 있다. 원격 모니터링을 통해 의료진은 노인들의 건강 상태를 실시간으로 모니터링하고, 필요한 처방이나 조치를 취할 수 있다.

따라서 원격 모니터링은 환자의 건강 상태를 지속적으로 모니터링하고, 신속하게 대처하여 환자의 생명을 보호하고, 의료진의 업무를 효율적으로 처리하는 데 큰 도움을 줄 수 있는 매우 유용한 기술이다.

3. 의료정보 공유

의료정보는 환자와 의료진 사이에 교환된다. 원격의료 시스템을 사용하면 의료정보를 쉽게 공유할 수 있다. 이는 의료진 사이에 협업과 의사결정을 지원하는 데 도움이 된다.

원격의료 시스템은 의료정보를 공유하는 데 매우 유용하다. 다양한 방식으로 의료정보를 공유할 수 있으며, 다음은 일부 사례이다.

1) 전자건강기록(EHR) 공유

EHR 시스템은 환자정보를 디지털 형식으로 저장하고 열람할 수 있는 시스템이다. 이 시스템은 의료진 간에 환자정보를 공유하고, 환자의 건강 상태와 관련된 정보를 정확하게 파악하는 데 도움이 된다.

2) 원격진료 시스템

원격진료 시스템은 의료진과 환자가 인터넷을 통해 상호 작용할 수 있는 시스템이다. 이 시스템은 환자의 건강상태를 모니터링하고, 의료진이 원격으로 진료를 할 수 있도록 지원한다.

3) 의료영상 공유

의료영상을 공유하기 위해 DICOM(Digital Imaging and Communications in Medicine) 표준을 사용할 수 있다. 이 표준은 의료영상을 디지털 형식으로 저장하고 공유하는 데 사용된다.

4) 의료데이터 분석

원격의료 시스템은 의료데이터를 수집하고 분석하는 데 사용될 수 있다. 이를 통해 의료진은 환자의 건강 상태를 파악하고, 예방적인 의료서비스를 제공할 수 있다.

이러한 방식으로 의료정보를 공유하면 의료진은 빠르게 정보를 공유하고, 더 나은 의료서비스를 제공할 수 있다. 하지만 의료정보의 보안문제를 고려해야 한다. 따라서 의료정보의 보안을 유지하기 위한 강력한 보안조치가 필요하다.

4. 텔레메딕

원격의료 시스템을 통해 의사가 환자의 건강 상태를 평가하고 진단할 수 있다.

이를 통해 의사는 병원에 방문하지 않아도 다양한 질병을 진단하고 치료할 수 있다.

텔레메딕(Telemedicine)은 의료진료 및 관리를 비대면으로 수행하는 체계적인 방법이다. 이를 통해 의료서비스를 제공하는 전문가와 환자는 지리적 · 시간적 · 장애적 또는 기타 이유로 인해 직접 만나지 않고도 상호 작용할 수 있다. 이는 특히 원격지역이나 산간지역 등 의료 인프라가 부족한 지역에서 의료서비스를 제공하는데 큰 도움이 된다.

예를 들어 텔레메딕을 활용하여 원격지역의 환자들에게 의료서비스를 제공하는 방법은 여러 가지가 있다. 원격상담을 통해 환자의 증상을 파악하고 의사결정을 내리는 것이 일반적인 방법 중 하나이다. 이를 위해 원격 카메라와 모니터를 이용하여 의료전문가가 환자의 상태를 실시간으로 살펴볼 수 있다. 또한 혈압계, 체온계, 혈당측정기 등의 의료기기를 사용하여 환자의 건강 상태를 모니터링하고, 의약품 처방 및 재활치료 등의 의료서비스를 제공할 수도 있다.

텔레메딕은 또한 재활치료나 신체적인 이상을 가진 환자들에게도 유용하다. 이러한 환자들은 종종 수차례의 치료와 검진이 필요하다. 하지만 이러한 환자들은 이동이 불편하거나 위험할 수 있기 때문에 텔레메딕을 활용하여 의료서비스를 제공할 수 있다. 예를 들어 재활치료를 위한 동작감지 센서를 이용하여 원격으로 환자의 동작을 모니터링하고 피드백을 제공할 수 있다.

이와 같이 텔레메딕은 지리적 제약과 거동 제약을 극복하고, 보다 효율적이고 편리한 의료서비스를 제공하는데 큰 도움을 준다.

5. 건강상담

원격의료 시스템을 통해 환자는 건강상담을 받을 수 있다. 이를 통해 의사와 상담하면서 건강한 삶을 유지하는 방법을 배울 수 있다.

원격의료 시스템을 활용한 건강상담 사례로는 예를 들어 다음과 같은 상황이 있을 수 있다.

1) 비대면 상담을 통한 정신건강상담

심리학적 문제, 스트레스, 불안, 우울증 등과 같은 정신건강 문제는 대개 개인의 정서적인 요인이나 일상생활에 대한 문제로 발생한다. 이러한 문제들은 얼굴을 마주보지 않고도 원격의료 시스템을 통해 상담할 수 있다. 이러한 상담방식은 개인의 편의성을 높이고, 기존에는 상담을 받기 어려웠던 지역이나 시간적 제약이 있는 사람들에게도 도움을 제공할 수 있다.

2) 질병예방 및 관리를 위한 건강상담

만성질환을 예방하거나 관리하기 위해서는 예방적인 건강상담이 중요하다. 특히 원격의료 시스템을 활용하면 전문가의 조언을 받으며, 적극적으로 건강 상태를 관리할 수 있다. 원격의료 시스템을 통해 식습관 개선, 운동권장, 스트레스 관리 등을 위한 건강상담을 받을 수 있다.

3) 원격진료를 통한 치료 및 처방

의료전문가와의 원격진료를 통해 의료서비스를 제공할 수 있다. 의료전문가는 환자의 건강상태를 실시간으로 확인하고, 증상에 대한 진단과 치료를 제공할 수 있다. 또한 약물처방 등의 의료서비스도 제공할 수 있다.

위와 같이 원격의료 시스템을 활용하여 건강상담을 받으면, 병원이나 의료시설을 방문하지 않아도 되어 편리하다. 또한 일상생활에 침해를 주지 않으며, 지역적 · 시간적 제약을 해결해준다. 하지만 모든 경우에 대해 원격의료 시스템이 적합하지는 않을 수 있으므로 의료전문가와의 상의를 거쳐 적절한 의료서비스를 선택하는 것이 중요하다.

6. 의료교육

원격의료 시스템을 사용하여 의료교육을 제공할 수 있다. 이를 통해 의료직업에 종사하는 사람들은 최신 의료지식과 기술을 습득할 수 있다.

원격의료 시스템은 의료교육에 많은 기회를 제공한다. 다양한 교육 도구를 통해 의료직원 및 학생들이 환자치료, 진단 및 건강관리에 대한 지식과 기술을 향상시킬 수 있다. 이를 통해 의료직원들은 더 나은 환자결과와 효율적인 의료서비스를 제공할 수 있다.

여러가지 원격의료 시스템 중에서 다음은 의료교육에 가장 많이 활용되는 시스템이다.

1) 비디오 콘퍼런싱

비디오 콘퍼런싱을 사용하여 전문 의료인력과 환자를 연결할 수 있다. 이를 통해 의료학생 및 전문 의료인력들은 장소와 시간의 제약없이 환자와 대화를 나누며, 진단 및 치료에 대한 지식과 경험을 공유할 수 있다.

2) 가상현실

가상현실 기술을 사용하여 의료학생들은 현실적인 시나리오를 체험하며 환자치료 및 진단에 대한 경험을 쌓을 수 있다. 이를 통해 의료학생들은 실제 상황에서 경험할 수 있는 위험성과 실패 가능성을 최소화하면서 교육을 받을 수 있다.

3) 원격교육 플랫폼

의료교육에 특화된 원격교육 플랫폼을 사용하여 학생들은 실제 환자 케이스를 다루거나 의학 교과서를 공부할 수 있다. 이를 통해 학생들은 스스로 학습할 수 있으며, 교수진은 학생들의 학습진도를 모니터링하고 지도할 수 있다.

4) 모바일 의료교육 앱

모바일 의료교육 앱은 언제 어디서든 의료학생 및 전문 의료인력들이 의료정보 및 지식을 공유하고 학습할 수 있다. 이를 통해 의료직원들은 일상생활 속에서도 의료교육을 계속할 수 있다.

위와 같은 원격의료 교육시스템을 활용하여 의료직원들은 보다 효율적인 교육을 수행할 수 있다.

7. 의료기록 관리

원격의료 시스템을 사용하여 의료기록을 관리할 수 있다. 이를 통해 의료기록을 쉽게 업데이트하고 공유할 수 있다. 이는 의사들이 정확한 진단을 내릴 때 매우 중요하다.

원격의료 시스템은 환자와 의료진 간의 실시간 상호작용을 통해 진료를 제공하는 기술이다. 이러한 시스템을 사용하면 환자들은 지리적 거리와 시간 제약없이 의료서비스를 받을 수 있으며, 의료진은 환자의 건강 상태를 모니터링하고 진료를 제공할 수 있다.

원격의료 시스템을 활용하는 경우, 의료기록 관리는 매우 중요한 역할을 한다. 의료기록 관리는 환자의 건강정보를 정확하게 기록하고 추적하는 것으로 의료진이 환자에게 필요한 진료를 제공하는 데 필요한 정보를 제공한다.

온라인 진료시스템에서 의료기록 관리는 전자의료기록(EMR)을 통해 이루어진다.

EMR은 의료진이 환자의 의료기록, 검사결과, 처방정보 및 기타 의료정보를 기록할 수 있는 웹 기반 소프트웨어이다. 이러한 시스템을 사용하면 의료진은 환자의 건강 상태를 쉽게 추적하고, 환자가 원격으로 진료를 받는 경우에도 필요한 정보를 확인할 수 있다.

EMR을 사용하는 원격의료 시스템은 환자와 의료진 간의 실시간 상호작용을 제공하므로 환자가 진료를 받는 동안 의료진은 EMR을 사용하여 환자의 건강 상태를 모니터링하고, 필요한 경우에는 적시에 조치를 취할 수 있다. 또한 EMR은 의료진 간에도 정보를 공유할 수 있으므로 환자의 건강 상태에 대한 효과적인 팀 접근이 가능하다.

따라서 원격의료 시스템에서 의료기록 관리는 환자의 건강 상태를 정확하게 기록하고, 의료진 간에 정보를 공유함으로써 원격진료를 효과적으로 제공하는 데 필수적인 역할을 한다.

11-2 해외 원격의료 시스템의 활용사례

세계 주요국인 미국, 일본, 프랑스, 중국의 의사, 환자 간 원격의료 허용범위, 정보보호 및 보안, 법적책임 및 코로나19 이후 대응에 관하여 〈표 11-1〉에 나타냈다.

〈표 11-1〉 세계 주요국의 의사-환자 간 원격의료 허용범위 및 코로나19 이후 대응

구 분		미국(메디케어)	일 본	프랑스	중 국
범위	환자 지역	• 메디케어 가입자 - 65세 이상의 노인, 65세 미만의 특정 장애 보유자, 신장질환 말기 환자(연령 불문) 등 - 초진환자 허용 • 농촌, 전문의 부족지역의 지정된 의료시설	• 초진 후 6개월 이상 매월 동일한 의사에게 대면진료를 받았거나 최근 1년 동안 6회 이상 통원한 재진환자 • 지역제한 없음	• 건강보험 가입자 -건강보험(진료비의 70%) 보장조건(예외 有) · 주치의 의뢰 전제 · 최근 1년간 대면진료 받은 재진환자 • 지역제한 없음(단, 의료소외지역 중심으로 정부 지원 중)	• 중앙정부는 非의료인에 의한 원격의료 금지 등 원칙적 내용만 규정 - 원격의료 주체, 수가, 서비스 범위 등 세부사항은 지방정부가 자율적으로 결정 • 지역제한 없음
	진료 과목 수단	• 보건복지부, 의료공급자, 기타 이해당사자가 신청한 진료과목을 매년 보험청에서 심사 · 승인 (2020년 기준 100개 항목) • 실시간 영상 기반 원격의	• 의료기관이 지정한 특정 의학관리료 대상 환자(만성질환 중심) • 원격진료(진단 · 처방), 원격 내원 권장, 원격 건강의료상담 등 허용 - 격진료와 원격 내원 권	• 진료과목 제한없음 - 건강보험 적용조건 · 원격진료 품질 및 의료정보보안을 보장하는 영상통화 · 보안 솔루션 접속 • 5가지 유형의 원격의료	• 만성질환 및 일부 경증 질환 중심 • 원격진료(진단 · 처방), 원격상담, 원격영상의학진단, 원격간호, 원격모니터링 등 허용 - 비처방 조제약 및 처방

구 분	미국(메디케어)	일 본	프랑스	중 국
	료만 인정(화상진료, 영상판독, 원격 모니터링 등) - 저장 · 전송방식은 알래스카, 하와이만 허용	장(일부)에 대해서만 '온라인 진료의 적절한 실시에 관한 지침(2018.3)' 적용	행위 인정 - 원격상담, 원격모니터링, 원격자문, 원격의료지원, 기타 필요한 경우	조제약의 원격조제, 판매, 배송 가능
정보보호 및 보안	• 건강정보의 이전 및 그 책임에 관한 법률(HIPAA) - 기본적으로 대면진료와 동일한 기준 적용 - 제3자가 듣지 못하는 장소에서 원격진료 실시 • 민감정보 활용 사전동의 필요	• 의료정보시스템 안전관리 가이드라인 - 환자에 대한 의사의 보안 관련 위험 및 책임 고시, 원격진료시스템 사업자의 보안유지 등 의무조항 적시 - 2020년 6차 개정 예정 • 민감정보 활용 사전통지 필요	• 개인의료정보 보호 및 보안규정 - 원격진료 정보시스템 및 장비, 의사 인증절차 등 • 의료정보보안지침(PGSSI- S) 적용 - 원격진료 솔루션(영상통화 시스템, 보안 메신저, 플랫폼 등)	• 환자정보, 유전자 데이터 등의 불법적 매매행위 및 정보 누설은 관련 법규에 따라 엄벌에 처함(2018 인터넷+의료건강 발전촉진에 관한 국무원 판공청의 의견)
법적책임	• 법적책임 · 원격지 의사와 환자의 상황에 의존(판례) - 면허규정 및 치료기준 준수, 필수기록 보존시 대면의료에 비해 의료사고 위험이 높지 않다고 보고(Medical Economics, 2019.6.28)	• 의료사고 발생시 최종 책임은 원칙적으로 의사에게 있음(대면진료와 동일) - 단, 의사가 환자 혹은 가족에게 주의를 준 경우, 환자 귀책사유 등은 제외	• 원격의료 중 발생한 의사의 과실에 대한 법적 책임은 대면진료와 동일 - 의료과실 증명 책임은 환자에게 있음 • 장비 오작동으로 인한 사고 시의사 책임	• '의료 품질안전 사건의 보고 및 일시중단 규정' 적용 • (의사-환자 간) 해당 의료기관이 책임져야 함 • (의료인 간) 법률 및 쌍방이 체결한 협정내용에 따라 분쟁 처리
코로나19 이후 대응(한시적 허용)	• 장소요건 완화 - 농촌, 전문의 부족지역의 모든 의료시설과 자택 • 원격의료 수가범위 확대 및 대면진료와 동등한 수가 적용 • 원격진료 수단 확대 - SNS 기반 화상시스템을 통한 원격의료도 한시적으로 허용	• 초진환자도 허용 • 진료과목 확대 - 코로나19로 인한 폐렴, 꽃가루 알레르기 등 • 비대면 처방 및 약 수령(택배)허용 - 온라인 복약지도 허용(2020.9~)	• 주치의 의뢰 없이도 원격진료 허용 • 초진환자 허용 • 진료비 100% 보험 적용	• 원격진료비, 전자처방에 의한 약품비 등 의료보험 적용 • 해외 거주 중국인 대상 무료 원격진료 서비스 실시(알리바바헬스) • '코로나19 온라인 의사상담 플랫폼' 구축 (알리바바, 바이두 등 총 11개기업 참여

자료 : 이준명 · 곽동철, 디지털 헬스케어 활성화를 위한 산업 · 통상전략 : 원격의료 서비스를 중심으로. TradeFocus. 2020(35) : 1-58[20]

학습 11

1. 미국의 활용사례

미국은 2020년 3월 6일 이후 한시적으로 메디케어(Medicare, 고령자 및 장애인을 위한 공적의료보험제도)의 원격의료 보험적용 범위를 확대하였다.

연방정부 주도의 메디케어 원격의료 프로그램은 보험청(The Centers for Medicare and Medical Services, CMS)의 관리하에 특정 지역 및 의료시설에 국한해 실시간 영상형태만을 원격의료로 인정해 왔으나, 코로나19 확산에 따라 이 같은 원격의료 요건을 완화하였다.

이번 조치로 메디케어에 가입한 환자들은 미국 전역에서 원격의료 서비스를 받을 수 있게 되었다. 원격의료 서비스를 받는 환자는 연방정부 주도의 메디케어, 주정부의 메디케이드, 민간보험 등 운영주체에 따라 다양한 의료수가(醫療酬價)가 존재하며, 원격진료에 대한 보험적용 범위, 보상기준 등은 주(州)별로 상이하다.

미국 메디케어 원격의료의 형태로는 운영방식에 따라 메디케어 원격의료(Medicare Telehealth Visits), 가상내원(Virtual Check-ins), 온라인 환자포털(E-Visits) 등이 있다.

〈표 11-2〉 미국 원격의료 형태와 운영방식

형 태	운영방식
메디케어 원격의료 (Medicare Telehealth Visits)	의료진과 환자가 쌍방향으로 대화형 오디오나 비디오 등을 통해 질병을 진단하고 처방하는 방식이다. 사전예약 없이 주말이나 야간에도 장소에 구애(拘礙)받지 않고 진료가 가능하며, 응급환자의 경우에도 대기시간 없이 활용가능한 것이 가장 큰 장점이다.
가상내원 (Virtual Check-ins or Telephonic Visits)	컴퓨터나 태블릿, 스마트폰 등과 같은 통신기술을 기반으로 한 간단한 의료서비스로 연중무휴(24/7) 개인계정을 통해 로그인하며, 전화나 문자메시지, 이메일 등으로 '즉시방문' 또는 '진료예약'을 할 수 있다. 일반진료가 요청되면 요청사항에 맞게 의료진이 연락하는 시스템이다.
온라인 환자포털 (E-Visits)	환자가 자발적으로 접속하는 '온라인 환자포털(Online Patient Portals)'은 별도로 정해진 운영시간에 따라 접속 가능하며, 온라인 접속시 본인 계정으로 일련의 자가진단을 실시, 응답 후 1시간 이내에 개인진단 및 치료를 계획하며 주로 경증환자 위주로 활용되고 있다.

자료 : CMS(2020.3.17), MEDICARE TELEMEDICINE HEALTH CARE PROVIDER FACT SHEET

2. 영국의 활용사례

영국에서는 2020년 3월 5일 NHS(National Health Service, 영국 공적의료보장제도)에서 1차 병원의 모든 진료를 전화 및 화상을 통한 원격진료로 권고하여 대면진료를 줄이도록 하였다.

코로나 환자를 비롯한 일반진료 환자 중 NHS 가입자는 2021년 4월까지 실시간으로 영상이나 음성을 통해 환자의 진단이 가능한 영상진료(Online Consultation)를 받을 수 있도록 원격의료 서비스를 제공할 예정이다.

런던 등 일부지역에서는 NHS 가입환자에게 현재 원격의료를 시행중에 있으며, 환자에게 편의성과 의료진의 효율적인 업무방식 측면에서 이를 지속적으로 보급·

확대한다는 방침이다.

영국의 원격의료 관련 프로그램 NPfIT(National Program for IT in NHS)는 의료인 간의 자문이 가능한 PACS시스템과 의료기관 간 초고속 인터넷망 N3네트워크, 환자예약시스템(Choose and Book) 등이 포함되어 있다.

NHS는 가벼운 경증 환자의 경우, 진단은 스마트폰앱 기반 AI 원격의료 서비스를 통해 대응하고 약물처방은 제휴된 약국을 통해 처방된 약을 배송받을 수 있도록 한다.

3. 일본의 활용사례

일본의 원격의료는 2018년부터 건강보험 적용이 되었지만 진료기록이 없는 '초진환자' 진료는 인정되지 않는 등 많은 규제를 이번 특례로 질환의 종류에 관계없이 원격의료 서비스를 받을 수 있도록 하였다.

2020년 4월 7일 '신종바이러스 감염 긴급 대책회의'에서 발표된 온라인 및 전화진료와 복약지도에 대한 특례는 만성질환자에만 허용되던 원격의료 행위를 '희망하는 환자'에 대해 초진환자도 활용할 수 있도록 하였다.

이번 온라인진료 확대조치는 코로나19 사태가 종식될 때까지 한시적인 것으로 3개월마다 감염 확대상황과 원격의료의 실용성과 실효성 확보 여부를 지속적으로 검증해 나간다는 방침이다.

일본정부는 온라인진료의 핵심인 데이터 기반 사업의 정비, 전자처방전 발행 등을 위한 환경조성 마련에 힘쓰고 있으며, 2021년 3월부터 검진정보 등 환자정보를 온라인으로 확인 가능하도록 구축한다는 방침이다.

11-3 국내외 기업의 원격의료 시스템의 활용사례

우리나라의 원격의료 사업의 역사는 34년에 이른다. 1988년 원격 영상진단 시범사업을 시작으로 교도소 수감자 대상 원격의료 시범사업(2005), 충남서산 U-health 특구 지정(2009), 1차 원격의료 시범사업 실시(2014), 2차 원격의료 시범사업 실시(2015), 강원도 규제자유특구 원격의료 시행(2019) 등 원격의료 관련 시범사업에 많은 시간과 투자가 이루어졌다. 이러한 지속적인 정부의 노력에도 불구하고 코로나19 이전에는 원격진료가 허용되지 않았다. 그러나 의료계와의 합의를 바탕으로 지난 2020년 2월 15일, 코로나19 상황에서 의료인, 환자 및 의료기관 보호를 위한 한시적 비대면진료가 허용되었다. 한국보건산업진흥원이 발표한 '의료인과 환자의 비대면 의료서비스 활용경험에 따른 인식 및 수용도 조사'에 따르면 간호사와 환자집단에서는 경험 유무와 상관없이 비대면 의료서비스가 필요하다는 답변이 과반 이상을 차지했고, 기존에 원격의료를 반대했던 의사집단에서도 비대면 의료서비스를 경험한 집단은 그렇지 않은 집단에 비해 비대면 의료서비스의 필요성에 더 공감한다는 조사결과가 나왔다. 최근 실시한 원격의료 수용성에 대한 연구에 따르면 코로나19에 대한 걱정보다는 편의성이 원격의료를 수용한 주요 원인이었으며, 이는 앞으로 원격의료 활성화에 대한 긍정적인 예측의 근거가 된다.

1. 굿닥의 활용사례

굿닥은 국내에서 매우 인기있는 원격의료 시스템 중 하나이다. 이 시스템은 환자와 의료진 간의 온라인 상담을 지원하며 예약, 처방전 발급, 건강정보 관리 등 다양한 기능을 제공한다.

국내에서 굿닥은 COVID-19 대유행 이후 매우 큰 관심을 받았다. 많은 사람들이 외출을 자제하면서 굿닥을 통해 의료서비스를 이용하고 있다. 다음은 국내에서 굿닥이 활용되는 주요 사례이다.

1) 온라인 진료서비스

굿닥을 이용하면 의사와 환자 간에 온라인으로 진료를 진행할 수 있다. 이는 의사의 시간을 절약하고, 환자들의 이동시간과 비용을 줄여준다.

2) 의약품 발급

굿닥을 통해 의약품을 처방받은 경우 해당 의약품을 온라인으로 주문할 수 있다. 이를 통해 환자들은 약국에 방문하지 않고도 필요한 의약품을 구매할 수 있다.

3) 건강정보관리

굿닥은 건강정보관리 서비스를 제공한다. 이를 통해 환자들은 건강 관련 정보를 저장하고 추적할 수 있다. 이 정보는 의사와의 상담시 유용하게 활용될 수 있다.

4) 예약서비스

굿닥은 예약 서비스를 제공한다. 이를 통해 환자들은 의사 예약을 더욱 쉽게 할 수 있다. 또한 환자들은 진료 전에 대기 시간을 줄이기 위해 미리 예약할 수 있다.

5) COVID-19 검사서비스

COVID-19 대유행 기간 중, 굿닥은 COVID-19 검사 서비스를 제공했다. 이를 통해 환자들은 집에서 검사를 받을 수 있었다. 검사결과는 굿닥 앱을 통해 확인할 수 있었다.

이러한 기능을 통해 굿닥은 많은 환자들이 집에서 안전하게 의료서비스를 이용할 수 있도록 도와주고 있다. 또한 의료진들은 보다 효율적으로 환자들의 진료를 처리할 수 있다.

2. 라이프시맨틱스

라이프시맨틱스(Life Semantics)는 의료정보와 생체정보를 연결하여 개인맞춤형 의료서비스를 제공하는 기술이다. 이 기술은 원격의료 시스템에서 중요한 역할을 하고 있으며, 국내에서도 다양한 사례가 있다.

예를 들어 한 대학병원에서는 라이프시맨틱스 기술을 활용하여 뇌졸중 예방을 위한 개인맞춤형 건강관리 서비스를 제공하고 있다. 이 서비스는 사용자의 건강정보와 생활습관 데이터를 수집하고 분석하여, 뇌졸중 위험요인을 예방하고 관리하는데 도움을 주는 맞춤형 건강정보를 제공한다.

또 다른 사례로는 암예방을 위한 라이프시맨틱스 기술의 활용이 있다. 국내 어느 대학병원에서는 유전자 검사와 건강검진 결과를 바탕으로 개인맞춤형 암예방 방안을 제시하는 서비스를 제공하고 있다. 이를 통해 사용자는 자신의 건강 상태와 유전적 특성을 파악하고, 암예방을 위한 최적의 방법을 찾을 수 있다.

또한 국내 병원에서는 라이프시맨틱스 기술을 활용하여 신장질환 예방과 치료를 위한 맞춤형 서비스를 제공하고 있다. 이 서비스는 환자의 신장 건강정보와 생활습관 데이터를 수집하여 개인맞춤형 건강정보와 식습관 조언 등을 제공한다.

이러한 사례들을 통해 알 수 있듯이 라이프시맨틱스 기술은 원격의료 시스템에서 맞춤형 의료서비스 제공에 매우 유용하게 활용될 수 있다. 이를 통해 사용자는 개인의 건강상태를 파악하고, 건강한 삶을 유지하기 위한 최적의 방법을 찾을 수 있다.

3. 오닥터

오닥터는 국내에서 인기있는 원격의료 시스템 중 하나이다. 이 서비스는 온라인으로 예약을 하고 의사와 환자가 화상으로 상담하는 것을 중심으로 구성되어 있다. 아래는 오닥터의 활용사례이다.

① 비대면진료 : 오닥터는 환자들이 집에서 컴퓨터나 스마트폰으로 온라인 예약을 하고 화상상담을 받을 수 있는 비대면진료 서비스를 제공한다. 이는 특히 거리가 먼 지역이나 대도시 교통체증으로 인해 병원에 방문하기 어려운 환자들에게 유용하다.

② 의료정보 제공 : 오닥터는 환자들이 질병이나 건강관리에 관련된 정보를 온라인으로 검색할 수 있는 서비스도 제공한다. 의사들이 질병과 치료에 대한 정보를 제공하고, 이를 바탕으로 환자들은 자신의 건강 상태에 대해 더 잘 이해하고 관리할 수 있다.

③ 전문가 상담 : 오닥터는 전문적인 상담서비스도 제공한다. 예를 들어 한의사나 약사와 같은 전문가들이 참여하여 환자들이 건강에 관한 궁금증을 해결할 수 있다.

④ 예방검진 서비스 : 오닥터는 예방검진 서비스도 제공한다. 이는 환자들이 건강한 상태를 유지하며 질병예방에 도움을 주기 위해 권장되는 검진 항목들을 온라인으로 예약하고 받을 수 있는 서비스이다.

위와 같은 방법으로 오닥터는 환자들에게 직접적인 의료서비스와 의료정보 제공을 함으로써 보다 쉽고 편리한 의료서비스를 제공하고 있다.

4. 메디히어

메디히어는 한국에서 원격의료 시스템(Remote Medical System)을 제공하는 회사 중 하나이다. 이 회사는 다양한 원격진료 솔루션을 제공하여 환자와 의료진 사이에 원활한 의료서비스 제공을 도와주고 있다.

메디히어의 대표적인 활용사례로는 다음과 같은 것들이 있다.

① 원격진료 및 상담 : 메디히어는 환자가 집에서 컴퓨터나 스마트폰을 이용해 의사와 화상진료를 할 수 있도록 하는 서비스를 제공한다. 이를 통해 지역간 의료격차를 해소하고, 의료서비스 접근성을 높일 수 있다.

② 환자 모니터링 : 메디히어는 의료기기와 연동하여 환자의 건강 상태를 모니터링하는 서비스를 제공한다. 이를 통해 환자의 건강 상태 변화를 빠르게 감지하여 조기치료 및 예방을 할 수 있다.

③ 의료정보관리 : 메디히어는 의료정보관리 시스템(Medical Information System)을 제공하여 의료진이 환자의 건강 상태, 진료내역, 처방전 등을 관리할 수 있도록 돕는다. 이를 통해 의료진 간 정보공유가 원활하게 이루어져 진료 효율성을 높일 수 있다.

④ 의료영상진단 : 메디히어는 의료영상진단 서비스를 제공하여 환자의 CT, MRI 등의 영상자료를 전문의와 공유하고 진단을 받을 수 있도록 돕는다. 이를 통해 전문성이 뛰어난 전문의의 진단력을 활용하여 정확한 진단과 치료를 받을 수 있다.

메디히어를 비롯한 원격의료 시스템은 의료서비스의 접근성을 높이고 의료비용을 절감하는 등의 장점을 제공한다. 향후 이러한 시스템의 발전이 더욱 활성화될 것으로 예상된다

5. 미국 클리블랜드 클리닉

미국의 클리블랜드 클리닉은 원격의료 시스템을 활용하여 환자진료와 건강관리를 지원하는 데 많은 노력을 기울이고 있다. 이를 위해 클리닉은 다양한 기술적 도구와 서비스를 제공하고 있다.

클리블랜드 클리닉의 원격의료 시스템 활용사례 중 하나는 'e-Visits'이다. 이는 환자가 본인의 가정에서 인터넷을 통해 의사와 직접 상담할 수 있는 서비스로 의료진과 환자 간에 실시간 채팅, 오디오 및 비디오 통화, 이미지 및 문서 공유 등이 가능하다. 이를 통해 환자는 병원에 직접 방문하지 않고도 의사와 상담하여 건강상태를 관리할 수 있다.

또한 클리닉은 'MyChart'라는 환자 포털을 제공하고 있다. 이 포털은 환자가 자신의 의료기록, 약물처방 정보, 예약 및 진료 스케줄, 진단결과 등을 볼 수 있도록 도와준다. 또한 환자는 MyChart를 통해 의료진과 안전하게 메시지를 주고받을 수 있으며, 진료결과와 추적정보를 제공받을 수 있다.

클리블랜드 클리닉은 또한 'Express Care Online' 서비스를 제공한다. 이는 환자가 휴대전화나 컴퓨터를 통해 의사와 상담할 수 있는 가상진료 서비스로 의료진

이 환자의 증상을 평가하고 필요한 처방을 해 줄 수 있다.

이러한 원격의료 시스템을 활용하여 클리블랜드 클리닉은 환자의 의료서비스 접근성을 높이고, 환자의 건강 상태를 지속적으로 관리함으로써 질병예방과 치료에 대한 효과를 극대화하고 있다.

6. 중국의 화웨이

화웨이는 전세계적으로 유명한 기업 중 하나로 원격의료분야에서도 강력한 기술력을 보유하고 있다. 화웨이의 원격의료 시스템은 다양한 기술을 활용하여 의료서비스의 효율성과 질을 높이는 데에 기여하고 있다.

중국에서는 화웨이의 원격진료 솔루션인 'Cloud Health'가 널리 사용되고 있다. Cloud Health는 화웨이의 클라우드 기술과 인공지능 기술을 활용하여 원격진료, 의료영상검사, 전자처방 등의 기능을 제공한다.

Cloud Health는 환자와 의료진이 원격으로 의료서비스를 이용할 수 있도록 해주는 다양한 기능을 제공한다. 예를 들어 환자는 모바일 앱을 통해 의사와 비대면 상담을 할 수 있으며, 의사는 환자의 건강 상태를 모니터링하고 환자의 건강기록을 저장할 수 있다. 또한 Cloud Health는 의료영상 검사를 제공하여 환자의 상태를 진단하는 데에도 도움을 준다.

Cloud Health의 또 다른 장점은 전자처방 시스템을 제공한다는 것이다. 의사는 환자의 건강 상태와 처방기록을 Cloud Health에 저장하여 환자가 언제 어디서든 처방전을 볼 수 있도록 해준다. 이러한 기능들은 COVID-19와 같은 전염병 상황에서 화웨이의 원격진료 시스템이 중요한 역할을 하고 있다. Cloud Health를 이용하면 환자와 의료진은 거리를 두고서도 원활한 의료서비스를 제공받을 수 있기 때문이다.

7. Vakrangee Limited- vHealth

Vakrangee Limited의 vHealth는 인도에서 제공되는 원격의료 서비스이다. vHealth는 전문 의사, 간호사 및 건강 전문가들이 제공하는 온라인 의료상담과 지원을 제공한다.

vHealth의 활용사례 중 하나는 지역사회의 보건소와 같은 중소규모 의료시설이 부족한 지역에서 환자에게 진료서비스를 제공하는 것이다. vHealth는 인터넷 연결만 있으면 어디서든 사용할 수 있으므로 지역 의료시설이 없는 지역에 거주하는 환자들에게 큰 도움이 된다. 또한 vHealth는 전문 의료진과의 쉬운 접근성을 제공하므로 환자는 의료전문가의 조언과 치료를 빠르게 받을 수 있다.

vHealth는 또한 의료진단, 치료 및 예방에 대한 지식을 확산하고 인식도를 높이기 위한 캠페인을 실시하는 데에도 사용된다. 이를 통해 지역사회의 건강한 라이프스타일과 예방에 대한 중요성을 강조하고, 환자들이 질병을 예방하고 조기진단을 받을 수 있도록 돕는다.

Vakrangee Limited의 vHealth는 인도의 지방 커뮤니티에서 적극적으로 활용되고 있으며, 인프라가 부족한 지역에서 거주하는 환자들에게 의료서비스를 제공하는 데 중요한 역할을 한다.

8. 애플

애플은 최근 원격의료 시스템 분야에서도 기술적 혁신을 추구하고 있다. 애플의 원격의료 시스템 활용사례 중 하나는 '애플워치'와 'HealthKit'을 활용한 건강관리 서비스이다.

애플워치는 운동량, 심박수, 수면패턴 등의 생체신호를 측정하고 이를 애플의 HealthKit에 저장한다. 이러한 데이터를 활용해 애플은 원격의료 서비스를 제공하고 있다. 예를 들어 애플워치와 HealthKit을 활용한 앱인 'ECG 앱'은 사용자의 심전도를 측정해 부정맥 등의 문제를 진단할 수 있다. 이러한 기능은 원격진료나 상담에서 의사와 환자가 비대면으로 상담할 때 유용하게 활용될 수 있다.

또한 애플은 최근에 '애플 클리닉'이라는 가상병원 서비스를 출시했다. 이 서비스는 iOS나 iPadOS 장치에서 앱을 다운로드하고 등록하면 의사와의 화상상담, 처방전 발행, 약국에서의 약 수령 등을 모두 처리할 수 있다. 이를 통해 환자는 병원에 방문하지 않고도 원격으로 진료를 받을 수 있으며, 의료진도 거주지역과는 무관하게 많은 환자들을 동시에 처리할 수 있다.

따라서 애플의 원격의료 시스템은 건강데이터 수집과 진단, 처방 등을 비대면으로 처리할 수 있는 기술적 혁신을 추구하고 있으며, 이를 활용한 가상병원 서비스를 출시하여 환자와 의료진 모두에게 혜택을 제공하고 있다.

9. 클라우드브레이크 헬스

클라우드브레이크 헬스(CloudBreak Health)는 클라우드 기반의 의료정보관리 및 분석서비스를 제공하는 회사이다. 이 회사의 솔루션은 원격의료 시스템에서의 활용사례가 많다.

원격의료 시스템에서 클라우드브레이크 헬스를 활용하면 의료진은 환자의 의료기록, 진단결과, 이미지 및 기타 의료데이터에 대한 액세스를 언제 어디서나 안전하고 효율적으로 이용할 수 있다. 예를 들어 의료진이 비대면진료를 제공하고자 할 때, 환자는 자신의 디바이스를 이용하여 클라우드브레이크 헬스를 통해 의료진과 소통하고, 의료진은 클라우드브레이크 헬스를 통해 환자의 의료데이터를 분석하고 진단을 내릴 수 있다.

또한 클라우드브레이크 헬스는 의료데이터의 보안과 개인정보보호에 큰 중점을 둔다. 이 회사는 전문 보안팀을 통해 데이터 보안을 강화하고, 규정준수를 위한 데이터 관리 프로토콜을 준수한다.

따라서 클라우드브레이크 헬스는 원격의료 시스템에서 의료진과 환자 모두에게 매우 유용한 솔루션으로 평가된다.

10. 미엠디

미엠디(MeMD)는 원격진료 및 의료상담을 제공하는 미국의 회사이다. 미엠디는 인터넷을 통해 환자와 의료진이 가상으로 상호작용할 수 있는 플랫폼을 제공하여 의료서비스의 접근성과 편의성을 높이다.

미엠디를 활용하는 사례 중 하나는 일반적인 질병 및 상처치료에 관한 것이다. 예를 들어 환자가 일상적인 상처, 두통 또는 감기증상 등을 경험할 경우, 미엠디를 통해 의사나 간호사와 온라인 상담을 할 수 있다. 이러한 상담은 환자의 건강 상태를 판단하고 필요한 처방을 내리는 데 도움이 된다.

또한 미엠디를 활용하여 정신건강 서비스를 받을 수도 있다. 미엠디는 정신과 의사와 상담사를 제공하며, 이들 전문가는 온라인으로 상담을 제공한다. 이러한 서비스는 환자들이 편안한 환경에서 정신건강 문제를 얘기할 수 있도록 하며, 지역의 정신건강 서비스를 이용하기 어려운 환자들에게 유용하다.

미엠디는 회사나 조직에서 제공하는 직장건강관리 프로그램을 위한 서비스도 제공한다. 이를 통해 회사나 조직에서 일하는 직원들이 원격으로 건강서비스를 받을 수 있다. 이는 직원들이 의료서비스를 받는 데 드는 시간과 비용을 절약할 수 있으며, 직장 내 건강문제를 예방하고 관리하는 데 도움이 된다.

이러한 방식으로 미엠디는 환자들이 의료서비스를 더욱 편리하게 이용할 수 있도록 지원하며, 건강을 유지하고 관리하는 데 도움을 주는 전문적이고 혁신적인 솔루션을 제공한다.

11. 씨씨에스 헬스케어

씨씨에스 헬스케어(CCS Healthcare)는 원격의료 시스템(Remote Medical System)을 개발하고 제공하는 기업으로, 다양한 분야에서의 의료진과 환자 간의 원격진료 및 건강상담을 지원한다.

CCS Healthcare의 원격의료 시스템은 다양한 분야에서 활용되고 있다. 예를 들어 대한민국 보건복지부는 CCS Healthcare의 원격진료 플랫폼을 코로나19 국내 확산방지 및 대처를 위한 '코로나19 안심병원'으로 운영하고 있다. 이를 통해 환자들은 집에서 진료를 받을 수 있으며, 의료진도 건강한 환자와 직접적인 접촉을 최소화하면서 안전하게 진료를 수행할 수 있다.

또한 CCS Healthcare의 원격진료 플랫폼은 지역의료 협력단체와 연계하여 지역사회 건강증진을 위한 프로그램도 진행하고 있다. 이를 통해 지역사회 건강증진에 대한 의료서비스를 보다 효율적으로 제공할 수 있다.

CCS Healthcare의 원격진료 플랫폼은 군사 분야에서도 활용되고 있다. 군인들은 전투 등으로 인해 지리적 · 기후적 · 환경적 제약이 있는 상황에서도 원격진료를 받을 수 있으며, 의료진도 군인들의 건강상태를 신속하게 파악하여 조치를 취할 수 있다.

따라서 CCS Healthcare의 원격의료 시스템은 다양한 분야에서 유용하게 활용될 수 있으며, 의료진과 환자 모두에게 혜택을 제공하는 기술이다.

12. 씨어스테크놀로지 심전도 검사와 환자 모니터링 솔루션

씨어스테크놀로지는 국내 및 글로벌 원격의료 시장에서 웨어러블 의료기기와 의료 인공지능 기술을 기반으로 진단과 모니터링 영역에서 사업의 거점을 확보하고, 원격환자 모니터링에 기반한 원격의료 시장으로 확대하고 있다.

심전도 검사와 환자 모니터링 기반의 원격의료용 핵심기술은 생체신호분석 인공지능 알고리즘 기술과 웨어러블 기반 IoMT(Internet of Medical Things, 의료사물인터넷) 플랫폼 기술다. 이러한 진단지원 서비스 및 환자 모니터링 서비스 사업을 위한 요소기술의 고도화 및 추가 기술확보를 진행하고 있다.

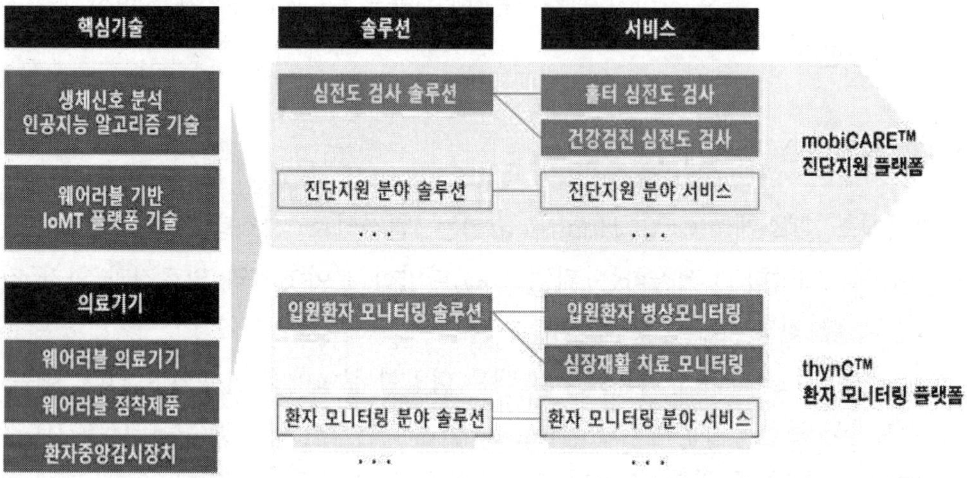

[그림 11-1] 심전도 검사와 환자 모니터링 핵심기술, 제품 및 서비스 사례분석

[그림 11-1]에서 생체신호분석 인공지능 알고리즘은 웨어러블 의료기기로부터 측정한 센서 데이터를 처리·분석하여 진단지원 및 환자 모니터링 분야 서비스를 위한 데이터를 생성해주는 역할을 한다.

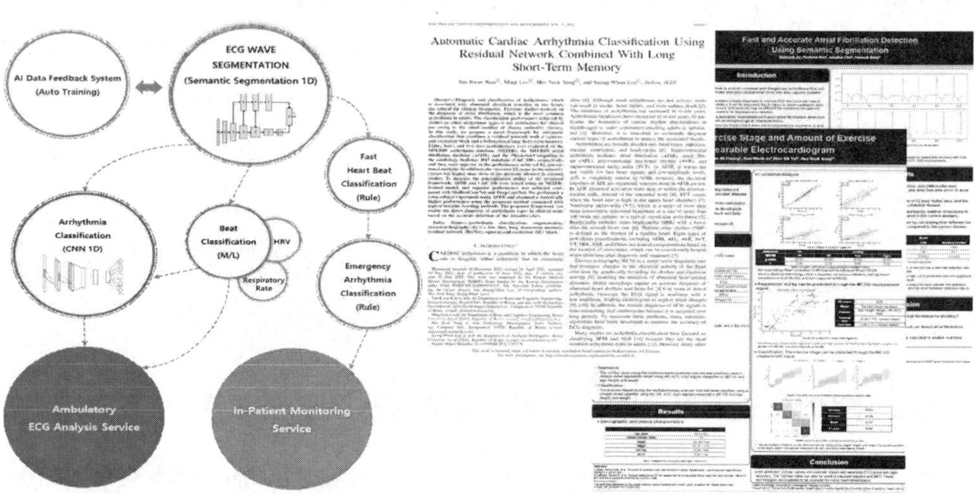

[그림 11-2] 인공지능 알고리즘 구현과 분석 및 논문발표 사례

[그림 11-2]처럼 웨어러블 심전계로 처방받은 80,000건 이상의 장시간 심전도 분석 실적을 통해 인공지능 알고리즘의 입증하고 있다. 또한 자체 심전계로 측정한

200억 개 이상의 박동, 20만 개 이상의 부정맥 데이터를 활용하고 있다. 심전도, 체온, 산소포화도 데이터의 실시간 분석으로 조기경보지수(Early Warning Score)를 검증하며, 웨어러블에 내장된 관성센서(가속도 센서, 자이로스코프) 데이터를 활용한 활동량, 낙상, 수면데이터를 분석하고 있다.

1) 웨어러블 심전도 분석 모비케어(mobiCARE™)서비스

심전도 분석서비스의 보험수가와 병원의 초기 부담에 대응하도록 구독서비스 방식의 사업모델을 도입하고 있다. 씨어스테크놀로지는 웨어러블 심전도 분석 모비케어(mobiCARE™)를 2020년 7월 출시이후 현재 530개 이상의 의료기관을 확보하고 누적 80,000건 이상의 심전도 분석 검사처방이 이뤄졌다.

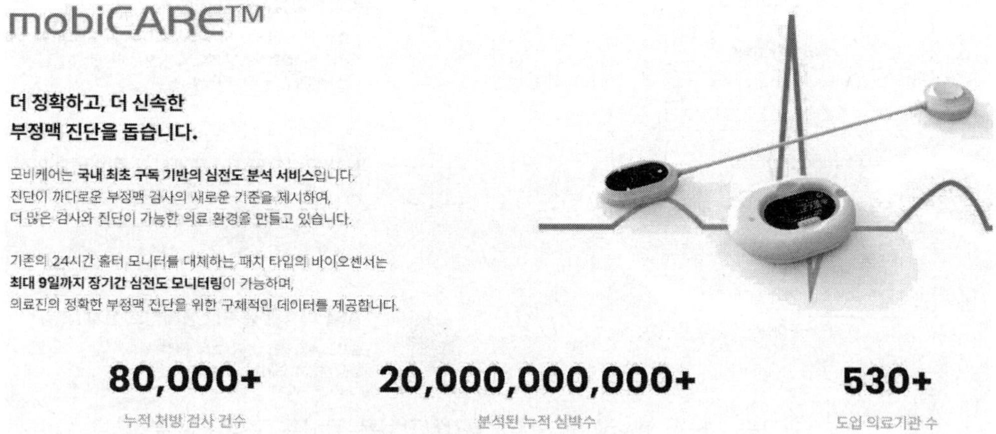

[그림 11-3] 웨어러블 심전도 분석서비스 사례분석

2) 환자 모니터링과 입원환자 모니터링 솔루션(thynC™)

웨어러블을 활용한 환자 모니터링과 입원환자 모니터링 솔루션(thynC™)은 실시간 입원환자의 심전도, 체온, 산소포화도, 혈압 등의 생체신호를 실시간으로 원격모니터링하고 관리하는 솔루션이다. 병동환자를 실시간으로 통합관리함으로써 의료자원의 업무생산성을 높이고, 입원환자 관리 공백을 최소화하며, 병상 모니터링 수가를 통해 병원의 수익성도 향상시킬 수 있다.

thynC™는 환자 중앙감시장치 2등급 의료기기로 의료자원의 실시간 위치추적 시스템, 의료인 간 비대면 협진, 퇴원환자 재택 모니터링, 재택재활, 병원 전단계 응급환자 모니터링으로 환자의 응급이송, 원격협진, 입원, 퇴원 후 재활 및 예후관리까지 환자의 질병치료와 진료 전주기에 대한 연구개발을 하고 있다.

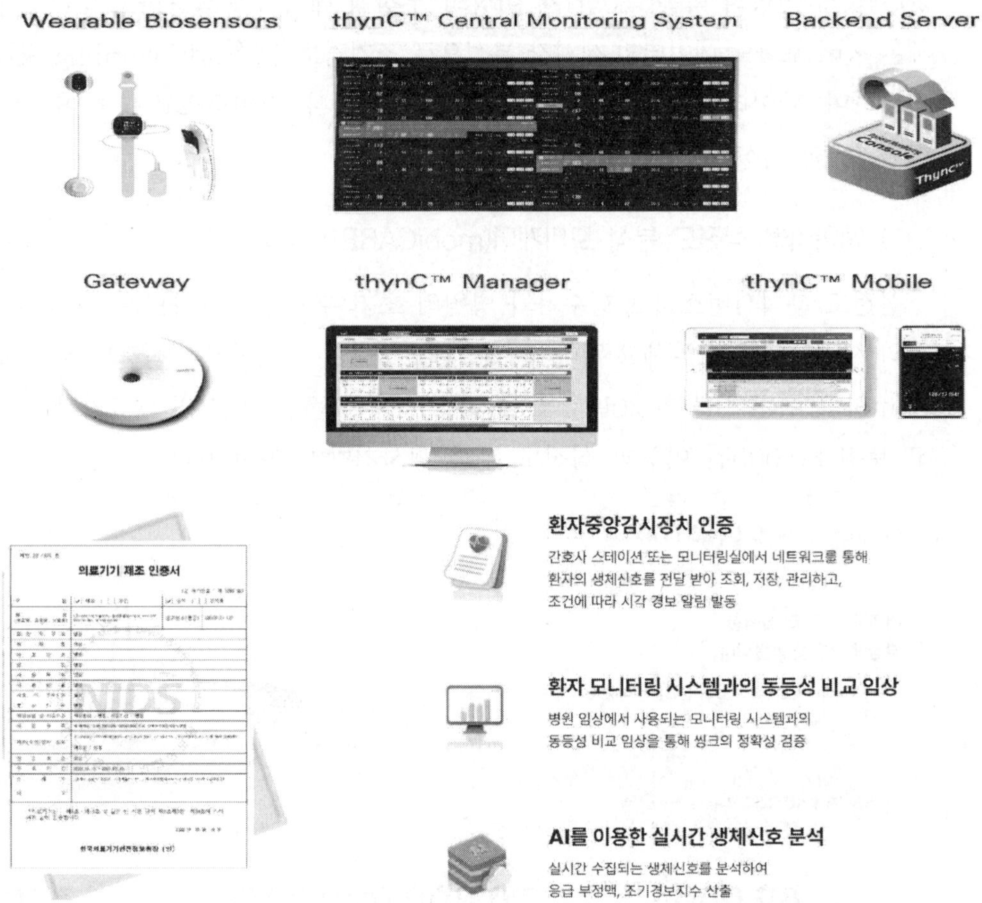

[그림 11-4] thynC™ 환자중앙감시장치용 플랫폼 구성요소 분석

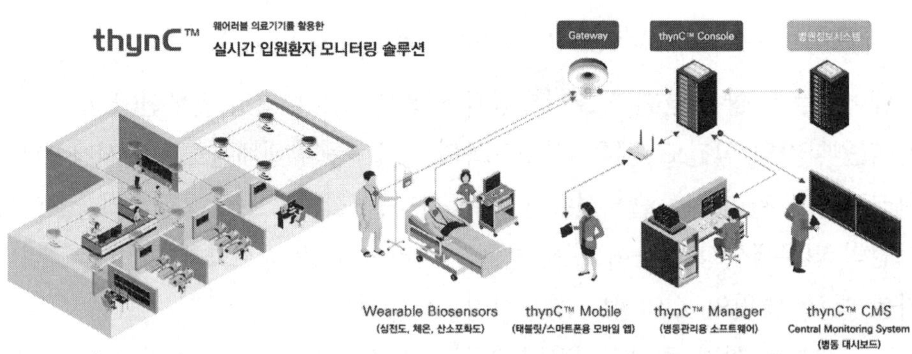

[그림 11-5] thynC™ 실시간 입원환자모니터링 솔루션 사례분석

수행 내용

재료 · 자료

• 원격의료 시스템 관련 자료

기기(장비 · 공구)

• 컴퓨터, 문서작성 프로그램, 프린터, 주변기기

안전 · 유의사항

• 원격의료 시스템관련 장비의 안전 및 유의사항을 숙지한다.

수행 순서

01 미국의 원격의료 회사에 대하여 분석하라.

1. 텔리덱

텔리덱(Teladoc)은 미국의 원격의료 회사로 2002년에 설립되었다. 이 회사는 환자와 의사가 온라인 상에서 진료를 할 수 있도록 플랫폼을 제공한다. 이를 통해 환자들은 자신의 집에서 진료를 받을 수 있으며, 의료서비스를 제공하는 병원이나 의사의 사무실에 직접 방문하지 않고도 의료서비스를 이용할 수 있다.

텔라닥은 미국을 중심으로 전세계적으로 확장하고 있으며 의료 보험회사, 기업 및 개인 고객을 대상으로 서비스를 제공하고 있다. 주로 일반진료, 정신건강, 피부과, 성감대 질환 등 다양한 분야에서 진료를 제공하고 있으며, 플랫폼을 통해 제공되는 서비스 외에도 보조 기술과 의료전문가 네트워크를 제공하여 환자와 의료진 모두에게 혜택을 제공하고 있다.

텔리덱은 온라인 상에서 실시간으로 의료진료를 제공하는 것을 중심으로 하고 있다. 이 회사는 의사와 간호사, 성형외과 의사, 정신과 의사 등의 전문가들로 구성된 의료진을 보유하고 있으며, 이들 전문가들은 온라인으로 환자들과 상담을 진행한다. 또한 텔리덱은 의약품 처방과 검사결과 해석, 건강 상태 모니터링 등의 서비스도 제공한다.

학습 11

텔리덱의 서비스는 건강보험 제공업체, 기업, 정부 기관 등 다양한 고객을 대상으로 제공된다. 이 회사의 서비스는 대개 구독제 형태로 제공되며, 구독자들은 월별 요금을 지불하면서 온라인 진료 및 기타 의료서비스를 이용할 수 있다.

텔리덱은 현재 미국을 비롯한 다양한 국가에서 서비스를 제공하고 있으며, 전세계적으로 성장하고 있다. 이 회사는 혁신적인 서비스 제공으로 인해 의료산업에서 큰 주목을 받고 있으며, 디지털 의료산업 분야에서 선두 기업으로 자리잡고 있다.

텔라닥은 단일 앱에서 모든 서비스를 제공하는 단일경험 제공을 중요한 목표로 삼고 있다. 'CES 2023'에서 일차진료, 정신건강, 만성질환 관리 등 모든 서비스를 텔라닥 헬스 브랜드 하에서 통합된 경험으로 제공하는 통합 단일 앱을 공개했다.

텔라닥은 지난해 매출 가이던스를 기존 23억9500만~24억1000만달러에서 24억3000만~24억1000만 달러로 좁혀잡으면서 주가가 8% 상승했다.

2. 유니폼 타스

유니폼 타스(UniFirst)는 미국의 치아교정 전문회사로 본사는 매사추세츠 주에 위치해 있다. 유니폼 타스는 치과 및 치과 기술자들에게 치아 교정용 기기 및 재료를 공급하고 있으며, 이를 통해 환자들의 치아를 교정하여 건강하고 아름다운 미소를 만들어내는데 도움을 주고 있다.

유니폼 타스는 1936년에 창립되어 현재까지 전세계적으로 250개 이상의 지점을 운영하며, 14,000명 이상의 직원을 고용하고 있다. 회사는 치과 및 치과 기술자들에게 높은 품질의 제품을 제공하기 위해 연구 및 개발을 지속적으로 진행하고 있다.

또한 유니폼 타스는 환경보호에 대한 책임을 다하고 있으며, 지속가능한 경영을 추구하고 있다. 회사는 친환경 제품을 개발하고 재활용 가능한 자원을 사용하여 생산 프로세스를 개선하고 있으며, 이를 통해 지속가능한 미래를 위한 노력을 기울이고 있다.

3. 미국의 캔디드

'Candid'은 미국에 본사를 둔 치아교정 서비스 회사이다. 이 회사는 인터넷을 통해 직접 구매할 수 있는 치아교정 치료를 제공하며, 집에서 쉽게 사용할 수 있는 교정치아 키트를 제공한다.

Candid는 처음에는 이메일을 통해 고객과 직접 대화를 나누는 방식으로 시작했다. 그러나 이후에는 인터넷에서 직접 주문할 수 있는 교정치아 키트를 출시하여 더욱 성장하고 있다. 회사의 교정치료 방식은 전통적인 치과진료보다 저렴하고 편리하며, 고객들의 만족도가 높다.

Candid는 지속적으로 기술적 혁신과 고객만족도를 개선하며 성장하고 있으며, 미국에서는 치과산업에서 선두주자 중 하나로 자리 잡고 있다.

4. 스마일다이렉트클럽

스마일다이렉트클럽은 미국에 본사를 둔 치아교정 서비스 회사이다. 이 회사는 디지털 스캐닝 기술을 사용하여 환자들의 치아를 스캔하고 개별적인 교정계획을 작성한다. 이 교정계획은 전문 치과 교정의사가 검토하고 승인한 후에 실제 교정기기를 제작하게 된다.

스마일다이렉트클럽의 교정기기는 투명한 플라스틱 재질로 제작되며 환자의 치아모양에 맞게 제작된다. 이 교정기기를 착용하면 치아가 점진적으로 이동되어 보다 정확하고 효과적인 교정을 할 수 있다. 교정기기는 약 2주마다 교체되며 전체 치아교정 기간은 대개 6개월에서 1년 정도이다.

스마일다이렉트클럽은 전문적인 치과교정 의사와 협력하여 교정기기의 효과를 모니터링하고 보완할 수 있도록 하고 있다. 또한 온라인 상담서비스를 제공하여 환자들이 편리하게 교정기기를 구입할 수 있도록 하고 있다.

최근에는 COVID-19로 인해 온라인 진료와 상담이 대세가 되면서 스마일다이렉트클럽은 선진적인 디지털 기술을 활용하여 환자들의 교정기기 제작과 진료를 원격으로 처리할 수 있도록 하고 있다.

5. Teladoc Japan

'Teladoc Japan'은 미국의 원격의료 회사인 Teladoc Health와 일본의 의료기관인 Toshimori Clinic이 합작하여 만든 회사이다. 이 회사는 전문 의사와의 원격진료, 처방 및 의료상담 서비스를 제공하며, 환자들은 모바일 앱이나 웹사이트를 통해 의사와 대화하고 처방전을 받을 수 있다. 또한 회사는 보험금 청구와 같은 서비스도 제공한다.

학습 11

6. 일본의 Mimic Technologies

'Mimic Technologies'는 로봇수술 시뮬레이션 기술을 전문으로 하는 회사이다. 이 회사는 로봇수술을 수행하는 의사나 수술 보조자들이 수술 전에 시뮬레이션을 할 수 있도록 하는 시뮬레이션 소프트웨어를 개발하고 판매한다. 이를 통해 수술 담당자들은 실제 수술에서 발생할 수 있는 위험을 사전에 파악하고 대응할 수 있어 수술 성공률을 높일 수 있다.

이러한 원격의료기술은 환자들이 지역 의료기관의 의료서비스를 이용하지 못하는 경우나 의사진료 예약이 어려운 경우에 매우 유용하다. 또한 COVID-19 팬데믹 상황에서도 원격의료가 매우 유용하게 사용되고 있다.

7. 중국의 핑안 굿닥터

Ping An Good Doctor(핑안 굿닥터)은 중국에서 가장 큰 온라인 의료서비스 회사 중 하나이다. 환자들은 모바일 앱을 통해 의사와 간호사와 화상상담을 할 수 있으며, 처방전도 받을 수 있다. 핑안 굿닥터는 24시간 온라인으로 서비스를 제공하며, 수천 명의 의사와 간호사가 진료를 담당한다.

8. 중국의 알리 헬스

Ali Health(알리 헬스)는 알리바바 그룹의 자회사로 온라인 의료서비스 및 건강관리 플랫폼을 제공한다. Ali Health는 간단한 건강상담에서부터 온라인 처방 및 의료검사 서비스까지 다양한 서비스를 제공하며, 지역의사와 협력하여 전문적인 진료서비스를 제공한다.

9. 중국의 위닥터

WeDoctor(위닥터)는 중국에서 가장 큰 의료서비스 플랫폼 중 하나이다. WeDoctor는 인공지능 기술을 활용하여 환자들에게 맞춤형 의료서비스를 제공하며 화상진료, 약국에서 약 배달, 건강검진 등 다양한 서비스를 제공한다.

10. 중국의 춘유 의생

Chunyu Yisheng은 화상진료 및 온라인 의료서비스를 제공하는 중국의 스타트업이다. Chunyu Yisheng은 24시간 진료 서비스를 제공하며, 진료비가 저렴하다는 장점이 있다.

02 2023년 원격협진 시범사업에 대하여 분석하라.

보건복지부와 한국보건산업진흥원은 2023년 5월 4일(목)원격협진 시범사업 수행기관 공모를 통해 선발된 3개 기관과 업무협약을 체결하고, '2023년 원격협진[1] 시범사업'을 본격

1) 의료법 제34조에 따라 환자를 대면진료하는 의료기관이 환자의 치료방법 등에 대해 다른 의료기관의 의료인에게 자문을 받을 필요가 있다고 판단하는 경우 환자의 동의를 받아 원격으로 협진 요청, 환자에 대한 조언 및 자문 실시

추진한다고 밝혔다.

현행 의료법상 허용되어 있는 원격협진에 대해서는 '20.7월 원격협의진찰료를신 설하여 일부 시스템2)을 활용하는 경우에만 제한적 수가를 적용하고 있으며, 일부 의료기관의 경우 자체적 수요에 따라 원격협진 시스템을 개발 · 활용하고 있다.

이번 시범사업은 원격협진 시스템을 이용해 원격협진 서비스를 제공 중인 의료기관을 수행기관으로 선정한다. 기존의 제한적인 서비스 모형 외에도 다양한 원격협진 서비스 사례를 확보하여 효율적이고 지속가능한 원격협진 체계를 확립하는 것을 목적으로 한다.

최종 선발된 3개 기관(가천대 길병원, 양산부산대병원, 한림대 동탄성심병원)에서는 원격협진 전용시스템3)인 독립(포털)형, VPN 연계형 원격협진 시스템과 진료정보교류시스템4)을 활용한 원격협진을 실시할 계획이다.

지난해 한국보건산업진흥원은 '원격협진 시스템 인증기준 검증 및 서비스 시범운영'을 통해 원격협진 서비스가 지역중소병원의 의료자원 공백 · 부족 개선에 효과적이며, 환자 회송 · 전원 후 지속적인 사후관리와 모니터링에 유용하다는 결과를 확인한 바 있다.

국민건강보험 일산병원, 한림대학교 동탄성심병원은 지역 내 중소병원 6개소와 원격협진 네트워크를 구성, 원격협진 전용시스템인 독립(포털)형, VPN 연계형 원격협진 시스템활용하여 순환기내과, 정신건강의학과 등 24개 진료과와 원격협진 실시하였다.

〈표 11-3〉 2023년 원격협진 시범사업 추진 개요

구 분	가천대 길병원	양산부산대학교병원	한림대 동탄성심병원	
사업기간	'23.5.4.~'23.12.15.			
원격협진 시범사업 유형	독립(포털)형	독립(포털)형	VPN 연계형, 진료정보교류시스템 활용형	
추진체계	(자문) 길병원 ⇄ (의뢰) 인천지역 요양병원 (12개소)	(자문) 양산부산대병원 ⇄ (의뢰) 부산지역 재활병원 (2개소)	VPN	(자문) 동탄성심병원 ⇄ (의뢰) 지방의료원(3개소)
			진교	(자문) 동탄성심병원 ⇄ (의뢰) 협력병원(11개소)

올해 본격적으로 시행하는 원격협진 시범사업은 원격협진 전용시스템 외에도 7,509개소('22.12.31기준) 의료기관이 참여하고 있는 진료정보 교류시스템을 원격협진에 활용하여 시

2) 응급전원협진망(국립중앙의료원), 디지털의료지원시스템(사회보장정보원) 활용한 원격협진 시 원격협의진찰료(3,280원~40,770원) 인정

3) 의료기관에서 자체적으로 개발 · 이용중에 있는 원격협진을 위한 시스템으로 '독립(포털)형'과 의료정보시스템(EMR) 연동 가상사설 네트워크망(SSL-VPN)을 통해접속하는' VPN연계형'으로 구분

4) 진료의 연속성을 보장하기 위해 개인정보제공에 동의한 국민(환자)에 대하여 본인의 진료기록을 원하는 의료기관에 전자적으로 안전하게 송수신하여, 의사가 환자진료에 참조할 수 있도록 교류하는 서비스

학습 11

스템의 기능성, 상호운용성, 보안성과 원격협진의 효과성을 검증하고자 한다.

보건복지부 첨단의료지원관은 “원격협진은 불필요한 이송을 감소시키고, 적절하고 안전한 환자 전원, 지역 중소병원의 의료자원 공백 개선 등 의료서비스의 질을 향상시키는 것으로 평가되고 있으나, 수가 산정 · 지급은 일부 시스템 활용시에만 국한되어 있어 의료기관의 적극적 활용에는 한계가 있는 상황”이라며, “이번 시범사업을 통해 다양한 모범사례를 확보하여 안전성과 효용성 등을 분석함으로써 원격협진이 환자 편의와 의료 질 향상에 기여할 수 있도록 적극적으로 지원해 나가겠다”라고 밝혔다.

1. 사업내용

〈표 11-4〉 2023년 원격협진 시범사업 시스템 모형

구 분	VPN 연계형	독립(포털)형	진료정보교류시스템 활용형
개요	자체 의료정보시스템(EMR) 내 원격협진 기능 구축하여 가상네트워크(SSL-VPN) 기반으로 원격협진 실시	민간에서 개발된 원격협진 시스템(포털)에 다양한 의료기관이 접속하여 원격협진 실시	진료정보교류시스템 활용을 통해 의료기관 간 협진 환자정보 제공을 통한 원격협진 실시
구축모형	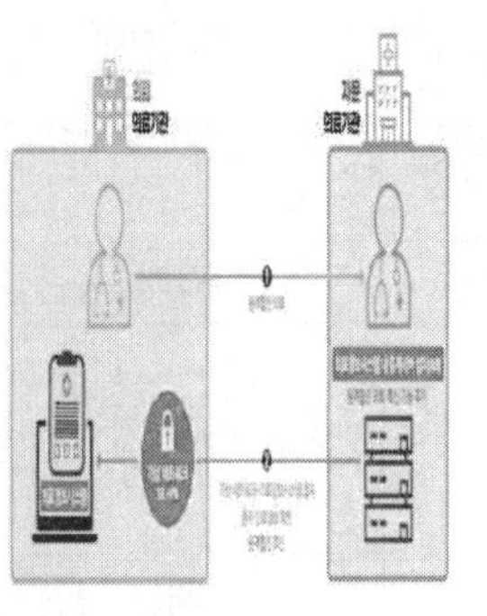	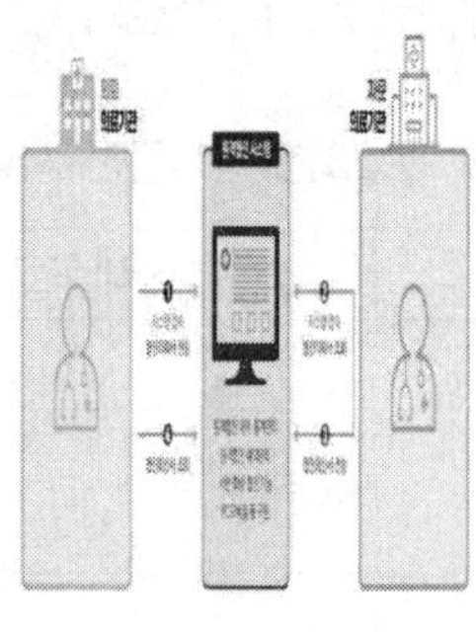	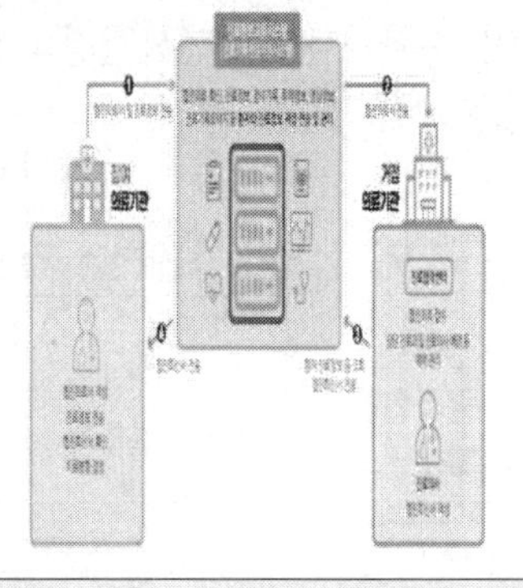

① 원격협진 활성화를 위한 서비스 모델 확보 : 다기관 참여를 기반으로 다양한 원격협진 서비스 모델사례 확보를 통해원격협진 시스템 안정성 및 원격협의진찰료 적용성 검토

② 원격협진 시스템 인증운영을 위한 기반 마련 : 원격협진 서비스의 확산을 위해 의료기관 및 협진시스템 관련 개발사의 참여와수용도 제고를 위한 인증운영 방안검토

2. 기대효과

① 원격협진 시스템 형태 · 특징을 고려한 시범사업 운영을 통해 기개발된 원격협진 시스템 인증기준 적합성 검토와 함께 다양한 사례 확보로 원격협진 서비스의 활성화 기반 조성

② 지역의료기관의 인적 자원 부족, 경증환자의 상급 종합병원 이용문제 등 고질적인 의료

문제 해소로 의료전달 체계 안정화기여 및 환자 편의 확대를 통한 의료의 질제고가 기대된다.

03 원격의료의 실현을 위한 의학적 검증과 과학기술개발의 필요성에 대하여 분석하라.

1. 원격의료의 안전성에 대한 의학적 검증이 선행되어야 한다

원격의료에 대한 사회적 관심과 수요는 증가하고 있으나 본격적인 도입을 위해서는 원격의료의 안전성에 대한 검증이 선행되어야 한다. 환자의 안전성 확보와 의료의 질 제고가 가장 중요한 요소이기 때문이다.

의료 분야에서는 새로운 의료기술이 도입되면 이를 검증하는 절차가 존재하는데 원격의료 역시 안전성, 유효성, 효과성, 효율성 적시성 등에 대한 검증 및 임상시험 절차 등을 도입하여 안전성을 충분히 검증한 후 의료현장에 도입해야 한다.

현재 우리나라에서 실현되지 못하고 있는 비대면진료는 현재 수행되고 있는 시범사업과 함께 필요한 임상시험을 수행하여 안전성과 유효성이 검증된 분야부터 의료현장에 도입하여야 한다.

2. 원격의료 가이드라인과 체계적인 교육시스템이 함께 마련되어야 한다

현재 원격의료와 관련된 주요 이슈들은 정보통신 기술과 산업의 발전, 그리고 편의성에 중점을 두어 논의되는 경향이 크다. 일각에서는 현재 논의되고 있는 원격의료는 '의료를 이용한 차세대 정보통신기술 발전방안'이며, 정작 의료 분야는 소외되어 있다는 의견도 있다. 의료를 수행하는 주체가 의료인임을 고려하여 의료인의 역할에 대한 이해가 선행적으로 이루어져야 하며, 원격의료 관련 기술을 어떻게 적용할 수 있을지에 대한 논의와 공감대 형성이 필요하다. 그리고 이를 기반으로 원격의료 도입을 위한 구체적인 가이드라인 마련과 시행을 추진해야 한다.

또한 의과대학 교육부터 단계적으로 원격의료 관련 ICT 기술 교육 등을 도입하고, 추후 새로운 기술 등이 도입될 경우 이에 대한 시의성 있는 교육이 이루어질 수 있는 체계가 필요하다. 이를 통해 원격의료의 본질에 대한 의료진의 이해를 높이고 관련 기술의 활용을 위한 의료진의 전문성을 높여가야 할 것이다.

3. 원격의료의 한계를 극복하는 과학기술개발이 필요하며, 이에 대한 연구지원이 요구된다

현재의 과학기술로는 원격의료의 적용은 제한적이며, 모든 환자와 모든 분야에서 원격의료를 실현할 수는 없다. 그러나 새로운 과학기술 개발과 융합으로 더욱 개선된 원격의료가 실현될 것이다. 특히 정책적으로 집중 지원할 과학기술은 아래와 같다.

① 원격진료에서 활용하는 환자 휴대용 의료기기 및 원격 모니터링 기기의 다양화와 정밀화기술

② 가상 및 증강현실을 사용한 비대면 진료지원 기술

③ 개인 의료정보의 효율적 사용과 철저한 보호기술이 포함된 의무기록 시스템 개발

④ 원격판독의 질과 안전성, 보안성을 담보할 수 있는 기술개발

⑤ 원격의료에 필요한 데이터 분석, 통합, 예측을 가능하게 하는 인공지능 기술

이러한 기술에 대한 정책적 지원은 원격의료의 효율성을 높이고 진료에 대한 만족도를 높혀 성공적인 원격의료가 구현될 것이다.

학습활동.11 교수 · 학습 방법

교수 방법

- 원격의료 시스템의 활용사례에 대한 관련 용어, 구성, 방식 이해 정도를 파악한 후 수업을 진행한다.
- 교수자의 주도로 원격의료 시스템의 활용사례 등의 내용을 PPT 자료로 제시한 후 설명한다.
- 가능하면 사전에 개인별 학습 자료를 준비하여 모든 학생이 참여할 수 있는 문제 해결식 수업, 협력 수업이 가능하도록 한다.
- 원격의료 시스템의 활용사례 전 과정을 작업의 순서에 따라 단계적으로 실습이 이루어질 수 있도록 지도한다.
- 교재를 통해 수업을 준비하는데 있어서 필요한 모든 정보나 팁, 힌트 등 도움이 될 만한 내용들을 확인할 수 있다.
- 학생들이 만들게 될 각 모델들은 수업시간에 중점적으로 다뤄질 부분과 어휘, 질문, 답을 포함하고 있으며 또한 탐구할만한 추가적인 아이디어들도 포함하고 있다.

학습 방법

- 원격의료 시스템의 활용사례에 대한 관련 용어를 숙지하고, 원격의료 시스템의 활용사례에 대해 이해한다.
- 원격의료 시스템의 활용사례의 각 단계별 중점 사항을 체계적으로 학습한다.
- 원격의료 시스템의 활용사례의 수행순서의 전 과정을 실습한다.
- 원격의료 시스템의 활용사례의 내용을 이해한다.
- 원격의료 시스템의 활용사례를 이해하고 숙달이 될 때까지 학습한다.

학습활동.11 평가 및 피드백

평가 준거

- 평가자는 피평가자가 수행 준거 및 평가 내용에 제시되어 있는 내용을 성공적으로 수행할 수 있는 지를 평가해야 한다.

학습내용	평가항목	성취수준		
		상	중	하
원격의료 시스템의 활용사례	원격의료 시스템의 활용사례를 이해할 수 있다.			

학습 11

평가 방법

• 작업 포트폴리오

학습내용	평가항목	성취수준		
		상	중	하
원격의료 시스템의 활용사례	원격의료 시스템의 활용사례를 이해할 수 있다.			

• 필기시험

학습내용	평가항목	성취수준		
		상	중	하
원격의료 시스템의 활용사례	원격의료 시스템의 활용사례를 이해할 수 있다.			

• 체크리스트를 통한 관찰

학습내용	평가항목	성취수준		
		상	중	하
원격의료 시스템의 활용사례	원격의료 시스템의 활용사례를 이해할 수 있다.			

• 피드백

1. 작업 포트폴리오
   - 제출한 보고서를 평가한 후 주요 사항에 대하여 표시하여 돌려준다.
2. 필기시험
   - 평가 결과 성적이 저조한 학생은 보고서 제출 기회를 부여한다.
3. 체크리스트를 통한 관찰
   - 실습 과정에서 평가한 후 개선해야 할 사항 등을 정리하여 돌려둔다.

참 | 고 | 문 | 헌

- https://www.msdmanuals.com
- 김철중, 한국이 개발한 원격의료기술, 외국인이 사용, https://www.chosun.com/
- 최윤섭, 한국의 원격의료에 대한 생각과 그 생각에 대한 생각, www.yoonsupchoi.com, 2020.5. 20.
- https://dgrz.tistory.com/55
- 원격의료 시스템. 튜메니의 신경외과 연방 센터, 2013.
- https://ko.wikipedia.org/wiki
- 원격의료로 달라지는 세상, MK뉴스, 2014.06.23.
- 원격진료 혜택 부유한 젊은 층만 받네, 동아 사이언스, 2014.02.07.
- '언제 어디서나' 헬스케어, business watch 뉴스, 2014.04.21.
- https://www.yoonsupchoi.com/2020/05/20/thoughts_on_telemedicine/
- 법무부, 교정시설 원격의료 시스템, https://moj.go.kr/moj/184/subview.do
- https://m.blog.naver.com/lowensteinkorea/222575589485
- https://www.hesel.co.kr/public/severance.php
- https://www.hicare.net/#provides
- https://images.search.yahoo.com
- https://voidoc.io/
- 한구영 · 윤지영 · 전은경, 원격의료 합법화를 고려한 건강보험 정책 제언 : 원격진료플랫폼, 원격모니터링기기, 디지털 치료기기 및 재택치료의료기기 중심으로, HIRA RESERCH, 2022.02.
- 정용 외 8, 원격의료실현을 위한 국내과학기술의 현황과 극복과제, 한림연구보고서 139, KAST, 2021.
- 한구영 · 윤지윤 · 전은경, 원격의료 합법화를 고려한 건강보험 정책제언 : 원격진료플랫폼, 원격모니터링기기, 디지털 치료기기 및 재택치료의료기기 중심으로, HIRA RESEARCH, 2022.02.
- https://seerstech.com/

학습 1	원격의료 시스템의 개요
학습 2	원격의료 시스템의 기술동향
학습 3	원격의료 시스템의 플랫폼
학습 4	원격의료 시스템의 제도화
학습 5	원격의료 시스템의 관리기술
학습 6	원격의료 시스템의 인공지능 기술
학습 7	원격의료 시스템의 빅데이터 기술
학습 8	원격의료 시스템의 블록체인 기술
학습 9	원격의료 시스템의 의료용 사물인터넷 기술
학습 10	원격의료 시스템의 생체측정기술
학습 11	원격의료 시스템의 활용사례
학습 12	**원격의료 시스템의 미래**
학습 13	원격의료 시스템의 시장현황
부 록	용어정리

학습 목표	1. 원격의료 시스템의 미래를 이해할 수 있다.

12-1 원격의료 시스템의 미래

원격의료 시스템은 지속적으로 발전하고 있으며, 앞으로도 다양한 기술이 도입될 것으로 예상된다. 이에 대한 몇 가지 예시를 들어보겠다.

1. 확장현실과 가상현실 기술을 활용한 치료

원격의료 시스템에서 확장현실(XR)과 가상현실 기술을 적용하면, 환자와 의료진이 현실적으로 존재하지 않는 장소에서도 가상으로 만날 수 있게 된다. 이를 통해 환자들은 치료과정에서 더욱 적극적으로 참여하게 되고, 의료진은 더욱 높은 수준의 진단과 치료를 제공할 수 있게 된다.

가상현실(VR) 기술을 이용하여 뇌졸중, 심장질환, 정신건강 등 다양한 질환에 대한 치료를 할 수 있다. 환자는 가상현실을 통해 현실감 있는 상황속에서 치료를 받을 수 있어, 실제상황에서는 힘든 것들도 더욱 쉽게 처리할 수 있다.

2. 인공지능 기술을 활용한 질병예측

인공지능(AI) 기술을 이용하면 의료진이 환자의 건강 상태를 모니터링하고 진단하는 것이 더욱 정확해진다. 또한 인공지능은 의료기록을 분석하고 진료방법을 추천하는 등 의료진의 의사결정을 지원하는 데 큰 도움이 된다.

인공지능 기술을 이용하여 환자의 데이터를 수집하고 분석하여 각 환자가 발생할 수 있는 질병을 예측할 수 있다. 이를 통해 환자의 건강 상태를 조기에 파악하여 치료할 수 있다.

3. 홀로그래피 기술을 활용한 수술

홀로그래피 기술은 이미 수술에서 사용되고 있다. 하지만 미래에는 이 기술을 더욱 활용하여 수술중에 더욱 섬세하게 조작할 수 있게 될 것이다. 이를 통해 수술시간이 줄어들고, 환자의 회복기간도 단축될 것이다.

4. 생체인식 기술을 활용한 진단

생체인식 기술을 이용하여 환자의 질병을 더욱 정확하게 진단할 수 있다. 예를 들어 피부의 색, 맥박, 체온 등을 측정하여 환자의 건강 상태를 파악할 수 있다.

5. IoT 기술을 활용한 건강 모니터링

IoT 기술을 적용하면 환자의 건강 상태를 실시간으로 모니터링할 수 있다. 이를 통해 의료진은 환자의 건강 상태 변화를 빠르게 파악하고 대응할 수 있다. 또한 의료기기를 인터넷에 연결하여 원격으로 제어할 수 있으므로 의료진은 환자의 집에서 필요한 처치를 할 수 있다.

IoT 기술을 이용하여 환자의 건강 상태를 모니터링할 수 있다. 예를 들어 착용가능한 기기를 이용하여 심박수, 혈압, 체온 등의 데이터를 실시간으로 수집하고, 의료진이 이를 분석하여 필요한 조치를 취할 수 있다.

6. 블록체인 기술을 활용한 정보공유

블록체인 기술을 이용하면 의료기록이 블록체인 상에 저장되어 변조될 수 없게 보호된다. 이를 통해 의료진은 환자의 건강 상태에 대한 정보를 안전하게 공유할 수 있으며, 환자는 자신의 의료기록을 효과적으로 관리할 수 있게 된다.

7. 6G 네트워크

6G 네트워크를 이용하면 의료기기와 서버 간 데이터 전송이 빠르고 안정적으로 이루어진다. 이를 통해 원격진료 시스템의 실시간성과 안정성이 대폭 향상되어 환자의 치료과정이 원활하게 진행된다.

원격의료 시스템에서 미래에 사용될 의료기술의 융합사례는 매우 다양하다.

12-2 원격의료 시스템의 메타버스 기술융합

원격의료 시스템에서 메타버스 기술은 다양한 방식으로 활용될 수 있다. 이 기술은 가상현실, 증강현실 및 게임 엔진 등의 기술을 활용하여 실시간으로 인터랙티브한 가상환경을 제공한다.

메타버스는 가상세계를 구현하는 기술로 인터넷 상에서 가상현실을 제공하는 3D 공간을 의미한다. 이를 응용하여 의료분야에서 다양한 기술사례가 등장하고 있다.

1. 가상진료실

메타버스 기술을 사용하면 가상의 진료실을 구축하여 원격에서 의료진료를 받을 수 있다. 환자와 의사는 가상세계에서 상호작용하며, 의사는 환자의 건강상태를 모니터링하고 진단을 내리는 것이 가능하다.

환자는 집에서 가상현실 기기를 이용하여 의사와 가상진료실에서 상담을 할 수 있다. 이를 통해 환자의 이동거리와 시간을 줄이고 의료서비스를 원활하게 이용할 수 있다.

2. 가상훈련 시스템

메타버스를 활용하여 의료직원들의 의료직무 훈련시스템을 구현할 수 있다. 가상현실을 활용한 시뮬레이션과 훈련을 통해 의사나 간호사 등 의료직무를 수행하는 인물을 모델링하여 실제 환자 상황에서의 가상으로 훈련을 할 수 있다. 이를 통해 의료 직무수행 능력을 향상시키고 안전한 진료환경을 구축할 수 있다.

3. 가상적외선 검진

메타버스를 활용하여 가상 적외선 검진시스템을 구현할 수 있다. 환자는 가상현실에서 적외선 기술을 이용하여 환자의 체온, 혈압, 맥박 등 생체신호를 측정할 수 있다. 이를 통해 진료시간을 단축하고 환자의 건강 상태를 더욱 정확하게 파악할 수 있다.

4. 가상의료기기 제어

메타버스를 활용하여 가상의료기기를 제어할 수 있다. 가상현실기기를 이용하여 의료기기를 조작하거나 검사를 수행할 수 있다. 이를 통해 의료기기 조작에 대한 훈련효과를 높일 수 있다.

5. 가상협업 시스템

메타버스를 활용하여 의료진 간의 협업을 강화할 수 있다. 가상현실기기를 이용하여 다양한 의료직무를 수행하는 의료진들끼리 가상 협업을 할 수 있다. 이를 통해 의료직무의 협업과 정보공유를 보다 효과적으로 수행할 수 있다.

6. 환자교육 및 상담

메타버스 기술을 사용하여 환자교육 및 상담을 제공할 수 있다. 가상환경에서 의사와의 상호작용을 통해 환자들은 자신의 질병에 대한 이해를 높일 수 있으며, 의사와 상담을 통해 자신의 건강에 대한 이해를 높일 수 있다.

7. 의료기기 및 시설관리

메타버스 기술은 의료기기 및 시설의 관리를 보다 효율적으로 할 수 있도록 도와준다. 가상현실을 활용하여 의료시설의 구조를 모니터링하고 유지보수를 수행할 수 있으며, 의료기기의 작동 상태를 모니터링하고 유지보수를 수행할 수 있다.

12-3 원격의료 시스템의 디지털 트윈 기술융합

원격의료 시스템에서 디지털 트윈 기술은 다양한 방식으로 활용될 수 있다. 예를 들어 환자의 건강 상태를 실시간으로 추적하고 진단하는 데 디지털 트윈 기술을 사용할 수 있다.

환자의 생체신호, 예를 들어 심박수, 혈압, 체온 등을 모니터링하고, 이러한 데이터를 수집하여 디지털 트윈에 반영한다. 이렇게 수집된 데이터를 분석하고, 알고리즘을 통해 환자의 건강 상태를 실시간으로 평가할 수 있다.

또한 의료기기의 작동 상태를 모니터링하고 예방정비를 위해 디지털 트윈 기술을 사용할 수 있다. 의료기기의 작동 상태를 모니터링하여 고장이 예측되면, 적시에 정비를 수행하여 장애가 발생하지 않도록 할 수 있다.

또한 디지털 트윈 기술을 사용하여 환자의 개인화된 치료계획을 개발할 수 있다. 환자의 건강정보와 유전자 정보 등을 바탕으로 개인화된 치료계획을 개발하고, 이를 디지털 트윈에 적용하여 실제 환자의 반응을 예측할 수 있다.

마지막으로 디지털 트윈 기술을 사용하여 의료데이터의 보안성을 강화할 수 있다. 의료데이터는 개인정보와 같이 매우 민감한 정보이기 때문에 이를 보호하기 위해 디지털 트윈을 사용하여 의료데이터의 보안성을 강화할 수 있다. 예를 들어 데이터를 암호화하거나 블록체인 기술을 적용함으로써 의료데이터의 무결성과 안전성을 보장할 수 있다.

이러한 방식으로 디지털 트윈 기술이 원격의료 시스템에 적용될 수 있다. 이러한 기술의 활용은 환자의 건강 상태를 더욱 정확하게 평가하고, 예방정비를 통해 장애를 최소화하며, 개인화된 치료계획을 개발하는 등 의료분야의 진보를 이끌어낼 것이다.

12-4 원격의료 시스템의 인공지능 기술융합

원격의료 시스템에서 딥러닝과 인공지능 기술의 융합은 다양한 응용 분야에서 큰 변화를 가져올 것으로 예상된다. 몇 가지 예를 들어보겠다.

1. 진단지원

의료 이미지 및 영상데이터 분석을 위한 딥러닝 기술이 사용될 수 있다. 인공지능 기술을 이용해 의료영상 분석이 보다 정확하게 이루어지면 질병 진단 및 예방, 치료 등 의료서비스 전반에서 큰 도움이 될 것이다.

2. 개인맞춤 의료

개인맞춤 의료서비스는 환자 개개인의 특성에 맞춘 진단 및 치료방법을 제공한다. 딥러닝 알고리즘은 환자의 유전자 정보, 질병 이력, 생활습관 등을 분석하여 개인맞춤 치료방법을 제시할 수 있다.

3. 건강 상태 모니터링

원격의료 시스템에서는 환자의 건강 상태를 모니터링하는데 딥러닝과 인공지능 기술을 적용할 수 있다. 센서데이터, 환자의 건강기록, 생체신호 등을 분석하여 건강 상태를 평가하고, 조기경보 및 예방조치를 취할 수 있다.

4. 자연어 처리

인공지능 기술을 이용한 자연어 처리기술은 환자와 의료진 간의 의사소통을 더욱 효율적으로 만들 수 있다. 의료서비스에서는 매우 중요한 정보를 주고 받기 때문에 자연어 처리기술의 정확성과 신뢰성이 높아야 한다.

5. 예측 모델링

딥러닝과 인공지능 기술을 이용한 예측 모델링은 의료서비스 분야에서 큰 역할을 할 것으로 예상된다. 환자들의 건강 상태를 예측하고, 예방적인 의료서비스를 제공하는 것은 의료분야에서 매우 중요한 부분이다.

딥러닝과 인공지능 기술의 원격의료 시스템 적용사례는 이와 같이 매우 다양하다.

12-5 원격의료 시스템의 미래 의료로봇 기술융합

원격의료 시스템에서 로봇 기술의 융합은 의료분야에서 혁신적인 해결책을 제공할 수 있다. 로봇 기술은 의료현장에서 다양한 작업을 수행할 수 있으며, 실제로 이미 많은 의료기술에서 사용되고 있다.

원격의료 시스템에서 로봇 기술의 융합은 다양한 혜택을 제공할 수 있다. 첫째, 로봇 기술을 이용하면 원격으로 수술을 수행할 수 있다. 이는 지리적으로 떨어진 지역이나 전문적인 의료인력이 부족한 지역에서 환자들에게 접근성을 높여줄 수 있다.

둘째, 로봇 기술은 의료진의 업무부담을 줄여주는 역할을 할 수 있다. 로봇 기술을 이용하면 의료진은 원격으로 환자들을 관찰하고 진료할 수 있으며, 이는 의료진의 업무 효율성을 높여준다.

셋째, 로봇 기술은 환자들에게 직접적인 치료를 제공할 수 있다. 예를 들어 로봇 기술을 이용하여 물리치료나 작은 수술을 수행할 수 있다. 이는 환자들의 치료과정을 더욱 효과적으로 관리할 수 있게 해준다.

마지막으로 로봇 기술은 의료진단에도 사용될 수 있다. 로봇 기술을 이용하면 의료진은 환자의 상태를 더욱 정확하게 진단할 수 있으며, 이는 환자들의 치료과정을 더욱 개선할 수 있게 해준다. 따라서 로봇 기술을 원격의료 시스템에 융합시키는 것은 의료분야에서 혁신적인 발전을 이끌어낼 수 있는 방법 중 하나이다.

원격의료 시스템에서 로봇 기술을 융합하는 많은 사례가 있다. 몇 가지 예를 들어보겠다.

1. 텔레로봇 수술

텔레로봇 수술은 로봇 기술과 원격의료 시스템을 결합한 기술이다. 로봇이 수술 도구를 조종하고 의사는 인터넷을 통해 원격으로 조종한다. 이러한 기술을 사용하면 수술 중 발생할 수 있는 직접적인 인간오류를 줄일 수 있다.

2. 의료로봇을 이용한 원격진료

로봇 기술을 이용한 원격진료는 환자와 의사 간의 대면진료를 대신한다. 의료로봇은 환자의 증상을 측정하고 의사가 원격으로 조작할 수 있다. 이러한 기술은 지리적으로 떨어져 있는 환자와 의료전문가 간의 거리를 줄일 수 있으며, 특히 의료전문가가 적거나 거주지가 멀리 떨어져 있는 지역에서 유용하다.

3. 자율적인 로봇 환자케어

자율적인 로봇 환자케어는 의료서비스를 자동화하는 기술이다. 로봇이 환자의 신체 상태를 모니터링하고, 환자에게 약을 주거나 환자의 건강 상태를 평가한다. 이러한 기술은 인간의 감독을 필요로 하지 않으므로 인간의 실수를 줄이고 효율성을 높일 수 있다.

이러한 기술들은 원격의료 시스템에서 로봇 기술을 융합한 좋은 사례이다. 앞으로 더 많은 의료로봇 기술이 개발될 것으로 예상된다.

12-6 원격의료 시스템의 6G 네트워크 기술융합

미래의 6G 네트워크 기술은 혁신적인 의료시스템의 개발을 가능하게 할 것으로 예상된다. 6G 네트워크는 매우 빠른 속도와 낮은 지연시간을 제공하여 원격의료 시스템의 성능을 향상시킬 수 있다. 이를 통해 의료진단, 치료 및 모니터링에 대한 새로운 기회를 창출할 수 있다.

다음은 미래의 6G 네트워크 기술과 의료분야의 융합사례이다.

1. 가상 및 혼합현실 의료교육

6G 네트워크를 사용하면 의료교육에서 가상 및 혼합현실 기술을 더욱 활용할 수 있다. 이를 통해 의료전문가들은 더욱 실제적이고 생동감 있는 교육경험을 할 수 있으며, 환자치료 및 진단방법을 연습할 수 있다.

2. 원격의료 진단 및 모니터링

6G 네트워크는 고해상도 비디오 및 이미지를 빠르게 전송할 수 있으므로 원격의

료 진단 및 모니터링을 효과적으로 할 수 있다. 이를 통해 의료전문가들은 환자의 상태를 빠르게 평가하고, 적시에 치료를 시작할 수 있다.

3. 의료로봇 기술

6G 네트워크는 로봇 의료기술을 더욱 향상시키는 데 도움이 될 수 있다. 로봇은 의료진이 불가능한 곳에서 환자를 모니터링하거나 수술 등의 처리를 수행할 수 있다. 6G 네트워크를 사용하면 로봇 기술을 보다 실시간으로 제어할 수 있으며, 환자의 상태를 더욱 정확하게 파악할 수 있다.

4. 의료데이터 공유

6G 네트워크는 거대한 의료데이터를 더욱 효율적으로 공유할 수 있는 환경을 제공할 수 있다. 이를 통해 의료전문가들은 더욱 정확하고 효과적인 치료방법을 찾을 수 있으며, 의료연구 또한 발전할 수 있다.

12-7 원격의료 시스템의 유전자 기술융합

미래의 원격의료 시스템에서 유전자 공학을 이용한 기술융합 사례로는 다음과 같은 것들이 있을 수 있다.

1. 유전자 치료 및 유전자 편집

원격의료 시스템에서 유전자 치료 및 유전자 편집기술을 사용하여 환자의 유전적 질병을 치료하는 것이 가능하다. 예를 들어 CRISPR-Cas9 기술을 사용하여 유전자 변이를 교정하거나 삭제하여 유전적 질병을 예방하거나 치료할 수 있다.

2. 유전자 검사

유전자 검사는 개인의 유전체를 분석하여 유전적 질병의 위험을 예측하는 데 사용된다. 원격의료 시스템에서는 유전자 검사결과를 이용하여 예방적으로 치료를 시작하는 것이 가능하다.

3. 인공지능과 유전체 분석

인공지능과 유전체 분석기술을 결합하여 개인맞춤형 치료를 제공할 수 있다. 예를 들어 개인의 유전체 정보를 이용하여 특정 약물의 효과를 예측하고 부작용을 예방할 수 있다.

4. 생체인식 기술과 유전자 정보

생체인식 기술과 유전자 정보를 결합하여 개인맞춤형 치료를 제공할 수 있다. 예를 들어 환자의 DNA 정보를 이용하여 개인맞춤형 약물조합을 추천하고, 생체인식 기술을 사용하여 약물투여 시점을 조절할 수 있다.

이러한 유전자 공학기술을 원격의료 시스템과 융합하여 활용하면 개인맞춤형 치료를 제공하고, 유전적 질병의 예방과 치료에 큰 도움이 될 것으로 기대된다.

12-8 원격의료 시스템의 인공장기 기술융합

원격의료 시스템과 인공장기 기술의 융합사례로는 다음과 같은 것들이 있을 수 있다.

1. 원격수술 시스템과 인공심장

인공심장을 이용한 수술을 원격으로 수행하는 시스템이 개발될 수 있다. 이를 통해 수술 도중 발생하는 위험과 부작용을 최소화할 수 있다.

2. 원격진료 시스템과 인공 췌장

현재 당뇨병 환자들은 주로 인슐린 주사나 경구약물을 이용하여 혈당을 조절한다. 하지만 인공 췌장을 이용하면 혈당조절을 자동으로 할 수 있다. 이를 원격진료 시스템과 융합하여 당뇨병 환자들의 혈당조절을 원격으로 모니터링하고 조절하는 시스템이 개발될 수 있다.

3. 원격의료 진료시스템과 인공신장

신장이 제대로 작동하지 않는 환자들은 투석 등의 치료를 받아야 한다. 하지만 인공신장 기술을 이용하면 이러한 치료가 더욱 효율적으로 이루어질 수 있다. 원격의료 진료시스템과 융합하여 인공신장 치료를 원격으로 모니터링하고 조절하는 시스템이 개발될 수 있다.

4. 원격병원 시스템과 인공 간

간이 제대로 작동하지 않는 환자들은 간 이식 수술을 받아야 한다. 하지만 이식 후 면역억제제를 복용해야 하기 때문에 각종 감염 등의 부작용이 발생할 수 있다. 인공 간 기술을 이용하면 간 이식을 받지 않고도 간 기능을 대체할 수 있다. 이를 원격병원 시스템과 융합하여 간 기능을 원격으로 모니터링하고 조절하는 시스템이 개발될 수 있다.

이러한 융합기술을 통해 원격의료 시스템이 더욱 발전하여 환자들의 치료에 더욱 효과적으로 기여할 수 있을 것이다.

12-9 원격회진, 원격협진, 원격 재택 모니터링 융합사례

원격진료 관련 미래서비스로 입원환자 실시간 모니터링과 비대면 다학제 협진 및 비대면 화상회진, 퇴원환자 재택 모니터링 시스템 등으로 발전이 기대된다.

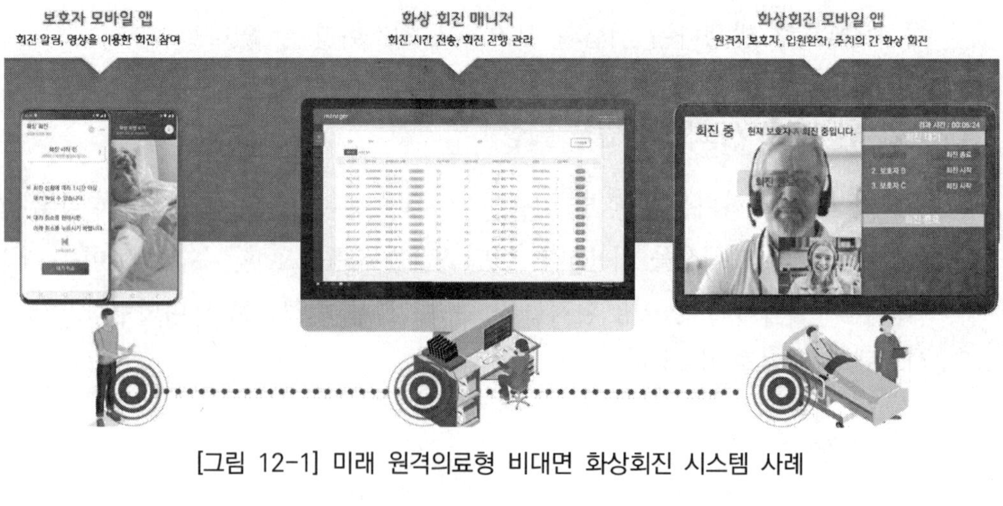

[그림 12-1] 미래 원격의료형 비대면 화상회진 시스템 사례

[그림 12-1]는 미래 원격의료형 비대면 화상회진 시스템 사례이고, [그림 12-2]는 퇴원환자 관리를 위한 재택 모니터링을 위한 사례분석이다.

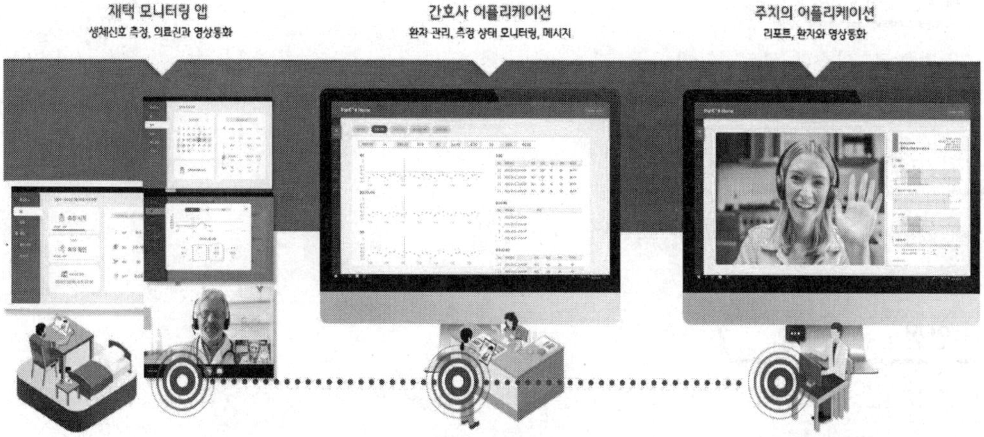

[그림 12-2] 미래 원격의료형 퇴원환자 관리를 위한 재택 모니터링 사례

12-10 원격 뇌졸중 서비스 사례

미래 원격의료 시스템으로 웨어러블 의료기기를 활용한 뇌졸중 환자 치료 전주기 환자 모니터링 서비스가 제안되고 있다(https://seerstech.com/).

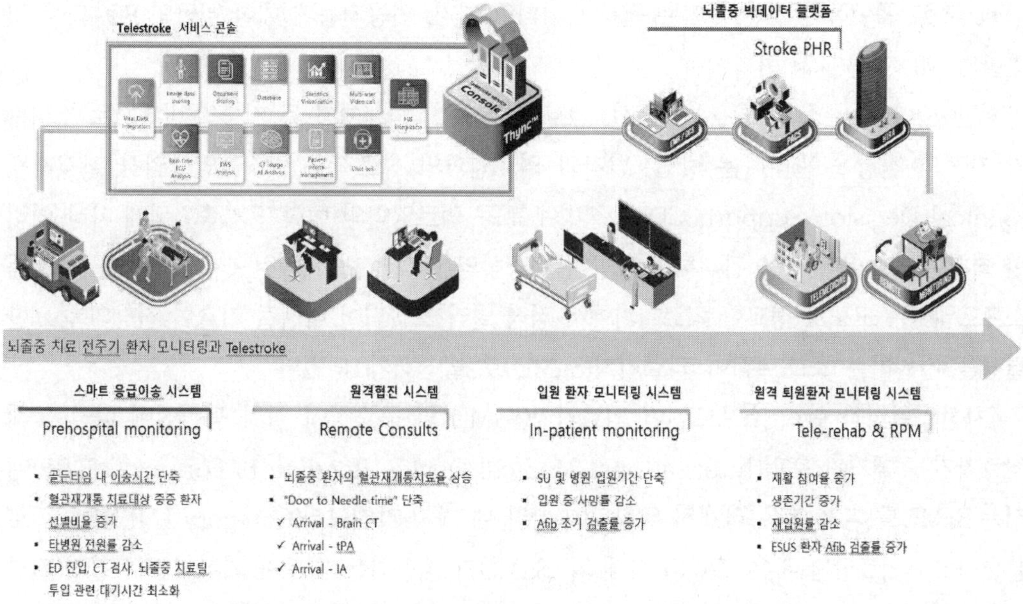

Telestroke 서비스 콘솔
뇌졸중 빅데이터 플랫폼
Stroke PHR
뇌졸중 치료 전주기 환자 모니터링과 Telestroke
스마트 응급이송 시스템
Prehospital monitoring
• 골든타임 내 이송시간 단축
• 혈관재개통 치료대상 중증 환자 선별비율 증가
• 타병원 전원률 감소
• ED 진입, CT 검사, 뇌졸중 치료팀 투입 관련 대기시간 최소화
원격협진 시스템
Remote Consults
• 뇌졸중 환자의 혈관재개통치료율 상승
• "Door to Needle time" 단축
✓ Arrival - Brain CT
✓ Arrival - tPA
✓ Arrival - IA
입원 환자 모니터링 시스템
In-patient monitoring
• SU 및 병원 입원기간 단축
• 입원 중 사망률 감소
• Afib 조기 검출률 증가
원격 퇴원환자 모니터링 시스템
Tele-rehab & RPM
• 재활 참여율 증가
• 생존기간 증가
• 재입원률 감소
• ESUS 환자 Afib 검출률 증가

[그림 12-3] 미래 원격의료형 원격 뇌졸중 서비스 사례

학습 12

수행 내용

재료 · 자료

- 원격의료 시스템 관련 자료

기기(장비 · 공구)

- 컴퓨터, 문서작성 프로그램, 프린터, 주변기기

안전 · 유의사항

- 원격의료 시스템 관련 장비의 안전 및 유의사항을 숙지한다.

수행 순서

01 원격의료 시스템 관련 산업화를 위한 규제변화에 대하여 분석하라.

원격진료 플랫폼과 기반이 되는 원격 모니터링 기기, 인공지능에 대한 미국의 FDA와 유럽연합의 MDR 규제의 변화이다.

지난 20년 동안 스마트폰, 무선통신, 센서, 인공지능, 빅데이터 등 기술의 발전으로 소비자가 자신의 건강을 관리하는 방법, 환자와 의료인과의 상호작용 방식, 임상의사 결정지원(Clinical Decision Support, CDS), 질병예측 등 의료영역의 변화가 가속화됨에 따라 이러한 최첨단 기술이 건강을 관리하고 제공하는 방식의 급격한 변화를 일으키게 되었다. 따라서 소프트웨어는 고도로 정교한 의료기기에서 점점 널리 보급되어 디지털 기술이 건강의 중요한 결정을 지원하는 소프트웨어 의료기기(SaMD)로 발전하게 되었다.

4차산업혁명과 함께 소프트웨어 의료기기(SaMD)의 중요성이 점차 높아짐에 따라 국제의료기기 규제기관 포럼(International Medical Device Regulators Forum, IMDRF)에서는 SaMD를 환자 혹은 잠재적 위험도에 따라 네 가지 카테고리(Category I, II, III, IV)로 분류하고, '의료상황 혹은 조건의 상태'와 'SaMD가 제공하는 정보가 의학적 의사결정(건강관리 방법)에 미치는 영향'의 두 가지 요소에 기반하여 측정 및 분류했다.

이에 FDA에서는 SaMD를 class Ⅱ에 분류했고, SaMD는 510(K) track과 De novo track을 통해 심사 및 승인을 하고 있다.

먼저 510(K) Clearance는 동일 목적의 기존 기기 대비하여 안전성과 동등성을 입증하면 되며, 반드시 기존 기기와 동일한 재료나 기술을 사용할 필요가 없는 기술이 해당한다. 즉 같은 사용목적이라면 더 진보된 기술을 사용하는 것을 인정하고 승인하는 것이다. 또한 De Novo Process는 Class Ⅰ, Ⅱ로 분류될 필요가 있는 기술이거나 완전히 새로운 컨셉의 기술에 해당하기에 기존의 기술과 동등성을 입증할 수 없는 경우 기술이 이에 해당한다.

또한 2018년 미국 식품의약국(FDA)은 빠르게 발전하는 디지털 헬스케어에 대응하기 위해 SaMD의 사전승인(Pre-Cert) 프로그램을 도입했다. 이러한 사전승인 제도를 통하여 소프트웨어 기반 의료기기에 대해 보다 능률적이고 효율적인 규제가 가능하다고 판단하였다.

큰 의미에서 미국 FDA의 의료기기 공중보건정책은 환자들을 위한 높은 수준의 안전과 효과적인 의료기기 수준을 유지할 수 있도록 하는 것이 최우선의 목표이므로 SaMD의 사전 승인 프로그램 도입 역시 같은 맥락으로 진행했으며, 지금까지는 소프트웨어를 중심으로 리뷰하고 안전성을 검증하고 승인하는 방식이었다면 FDA 사전승인(Pre-Cert) 프로그램은 믿을 수 있는 회사 또는 제조자를 규제하여 SaMD 제품을 보다 쉽게 개발하고 빠르게 시장에 진출하도록 지원하는 것을 목표로 했다.

FDA 사전승인(Pre-Cert) 프로그램은 환자 안전, 제품 품질, 임상적 책임, 사이버상(Cyber) 책임, 적극적인 문화의 총 다섯 가지의 기준으로 평가하였으며, 이러한 사전승인 프로그램을 시범사업으로 시행하면서 소프트웨어를 개발, 관리, 모니터링하고 있는 방식의 내부 프로세스를 확인하는 절차를 거쳐 9개의 기업을 우선 선정하였다. Pre-Cert 프로그램의 목적은 다음과 같다.

① 새로운 디지털 기술을 감독하기 위해 더욱 효율적인 위험 기반 규제 프레임 워크 개발 : FDA는 기존의 규제 기준을 바탕으로 SaMD를 규제할 수 없으며, 이는 새로운 기술에 대한 혁신을 제한하고 지연시킬 것으로 보는 우려사항을 해결하기 위한 사전 인증 프로그램의 규제 승인 프로세스는 소프트웨어 인증을 위한 보다 적절한 규제 방안으로 간소화된 프로세스를 통하여 SaMD 제품을 훨씬 빠르게 출시하고 제품의 안전성과 효능을 입증하기 위한 빠른 데이터 수집을 지원한다.

② 더 많은 데이터 수집을 통해 제품의 안정성 및 효능 향상 : SaMD는 실제 사용환경(센서, 인터넷 연결 등)에서 다양한 데이터 수집이 가능하고, 시장출시 후에도 데이터를 보다 효율적으로 수집할 수 있게 하여 SaMD 제품 제조회사와 FDA는 제품 안정성과 효능향상을 가능하게 한다.

③ 빠른 시장출시 지원 : FDA는 기존의 느린 인증절차를 개선하기 위해 SaMD 제조 회사와 핵심 프로세스를 평가하는 데 초점을 두어 사전 인증된 회사는 간소화된 승인 프로세스를 통해 제품을 보다 빨리 시장에 출시하여 환자의 피드백을 확인한 후 제품의 빠른 개선 및 업데이트 등에 집중할 수 있게 했다.

의료기기에 관한 유럽연합(EU) 규정(Medical Device Regulations, MDR)과 부합하여 유럽의회와 위원회의 체외진단 의료기기 규정 2017/746(In Vitro Diagnostic Regulations, IVDR)이 2017년 5월 26일에 발효되었으며, 5년간 전환기간 이후 2022년 5월 26일에 적용될 예정이다.

가장 큰 변화에는 체외진단 의료기기(In Vitro Diagnostics, IVD)가 기존의 등급분류 체계에서 위험도가 낮은 A등급에서 고위험인 D등급까지 4등급의 분류체계로 변경될 예정이다. 또한 기존 문서에 임상성과 연구에 대한 근거자료에 대해서도 기존의 제조사가 제출하는 자료 외에 위험 기반으로 엄격한 임상증거가 요구되어 진다. 자체시험 및 환자를 상대로 하는 검사기기에 대해서는 시판 전 승인이 적용된다.

사후시장 감시에 대해서도 A, B등급에 대해서는 보고서를 작성은 필요하지만 매년 업데이트의 필요성은 요구되지 않으나 C, D등급에 대해서는 보고서가 매년 업데이트가 되어야 한다.

성능평가 계획에서는 과학적 타당성, 분석성능, 임상성과, 성능평가가 포함되어야 한다. 이처럼 보다 엄격한 문서화 자료들이 요구되며 모든 체외진단기기는 새로운 요구사항에 따라 재인증을 진행해야 한다.

코로나19 이전에 세계 각국의 원격의료 정책 및 과학기술 육성은 우리나라의 상황보다 앞서가고 있는 것처럼 보였지만, 전세계적으로 누구도 겪어보지 못한 비대면 사회로 인하여 기존의 각국의 정책 및 시스템에 대한 문제점들이 노출되었다. 이후 이를 개선하기 위한 각국의 정책들이 앞서 설명한 것과 같이 추진되고 있기에 아직 원격진료 분야에 대하여 우리나라의 기술이 해외시장 진출 및 시장 선점을 할 수 있는 여지가 분명히 존재한다.

02 원격의료 시스템의 원격영상 데이터 전달에서 영상 공유방법 대하여 분석하라.

영상검사와 판독소견서와 같은 보호된 건강 관련 정보(Protected Health-related Information, PHI)의 적절하고 안전하며 교환하는 영상공유(Image Sharing)는 일반적으로 양질의 의료, 특히 영상의학 분야에서는 필수적인 부분이었다. 영상데이터를 교환하는 주된 이유는 환자의 이전 영상검사의 기록을 제공받아 현재 환자의 상태의 파악을 하거나 현재 검사와 비교하기 위해서였다.

또한 환자는 종종 여러 의료기관에서 검사를 받아 데이터의 단편화를 초래하며 다른 의료기관에서 이전 검사를 알지 못하거나 영상을 알 수 없어서 재촬영이 시행되어 불필요한 비용 및 방사선 노출과 관련된 중복검사가 발생할 수 있다. 영상공유의 주요 목표는 영상이 가진 정보 콘텐츠를 공유하는 것이다(Mendelson, 2015).

영상공유의 방법은 직접 영상저장 전송시스템(Picture Archiving and Communication System, PACS)으로 접근하거나, 필름을 전달받아서, CD나 DVD에 영상을 저장해서 또는 온라인(Internet이나 Cloud)을 이용할 수 있다.

1. PACS

PACS 자체가 영상공유 수단으로 사용될 수 있다. PACS에 대한 액세스 권한은 의료기관 외부의 영상의학과 전문의에게까지 확대될 수 있다. 보안 및 기밀성 위험은 일반적으로 PACS에서 인증되지 않은 개인에게 권한을 확장하는 것과 관련이 있다.

적절한 법적 합의, 정책 및 관행이 수립되어 "외부" 사용자에게 명확히 내용이 전달되어야 한다. 이러한 시나리오에서는 일반적으로 전체 저장소(archive)가 개방되어 있다는 것이며 외부사용자도 모르는 사이에 랜섬웨어 등이 감염될 우려도 있기 때문에 여러위험성이 있어 현재 이렇게 영상공유를 시행하고 있는 의료기관은 없다.

2. 필 름

수년 동안 디지털 이미지는 일반적으로 필름에 인쇄되어 아날로그 방식으로 판독되었고 교환되었다.

전통적인 일반촬영영상이 디지털이 되면서 비로소 영상공유를 위해 디지털 미디어를 사용하는 것이 경제적으로 실현 가능하게 되었다. 그러나 필름 기반 영상판독은 여전히 존재하며, 특히 유방촬영검사는 우리나라 검사의 30%가 여전히 필름 기반으로 외부병원으로 영상이 전달되어 판독이 이루어지고 있다. 필름으로 생성된 영상을 직접 외부병원의 판독의사에게 전달하여 판독을 받고 있다. 또한 유방촬영의 경우에는 환자가 다른 의료기관으로 갈 때에는 이전 검사가 필요하면 필름을 직접 운반해야 하는 부담이 있다.

3. CD

1990년대에는 CD가 가장 널리 사용되는 휴대용 디지털 미디어였으며 디지털 영상공유를 위한 적절하고 당연한 선택이었다. 실행가능한 대안이 거의 없었기 때문에 CD는 영상교환의 매체로 빠르게 필름을 대체했다. 환자가 진료를 위해 가져온 CD의 보급률은 불과 5년 만에 5%에서 95%로 증가했다.

PACS가 우리나라의 거의 대부분의 의료기관에서 사용된 후 디지털 의료영상의 공유는 대부분은 CD 저장매체를 통해 영상데이터를 공유하는 것이 가장 일반적인 방법이다. 15년 동안 CD가 영상전달의 중요한 매체로 자리잡은 것은 확실하나 기술의 발전과 CD 사용에 따른 복잡성으로 인해 대안 개발의 압박이 생겨났다. 이 기간동안 영상장비의 발달로 영상파일의 크기와 검사 수가 증가하여 종종 CD의 최대 용량(약 750MB)을 넘치는 검사들이 늘어났다. 이를 극복하기 위하여 CD보다 약 7배 더 많은 용량을 제공하는 디지털 비디오 디스크(DVD)를 사용하고 있다. DVD로 전환하여 용량문제를 해결하였으나 실제 미디어를 사용하여 이미지를 전송하는 가장 근본적인 문제는 해결되지 않았다. 의료기관 간에 물리적 디스크를 공유해야 하는 것은 환자나 보호자가 이를 직접 전달하여야 하는 제한점이 있고, 이를 위해서는 시간과 비용이 발생한다.

4. 온라인

이제 클라우드를 사용한 온라인 영상교환이 가능하다. 삶의 다른 영역에서 기업들은 인터넷을 통해 많은 종류의 정보를 옮기는 것에 익숙해져 왔다. 음악, 사진, 비디오 및 재무정보는 클라우드 기술을 사용하여 전송되는 데이터의 일부이다. 사회는 이러한 정보교환의 수단이 효율적이고 바람직하다는 것을 분명히 발견했다. 인터넷을 통한 기밀정보의 비교적 안전한 교환에 동의하는 것은 이 기술 사용자의 합리적인 신뢰 수준을 나타낸다. 그러나 인터넷 공유 의료데이터에 대한 최고 수준의 보안과 기밀성을 보장하는 문제는 사소한 문제가 아니다. 일반적으로 사용되는 현재 데이터 유형에 대한 경험은 의료정보 교환의 추구에 대한 정보를 제공할 수 있다. 현재와 미래의 인터넷 기술은 흥미롭고 역동적이며 의료데이터의 원활한 교환을 촉진할 수 있는 기회를 제공한다. 새로 개발된 솔루션이 구현되면 의료영상 전문가가 DICOM 및 건강 수준 7(Health level 7, HL7)과 같은 표준을 부분적으로 준수하여 엄청난 성장을 경험했다는 사실을 고려해야 한다. 이상적으로 새로운 교환(exchange) 기술은 인터넷 기반 정보교환의 장점을 활용하면서 하드웨어 상호운용성을 지원하는 표준을 지킬 것이다

03 원격의료 시스템에서 원격판독(Teleradiology) 기술과 현황에 대하여 분석하라.

1. 원격판독

[그림 12-1]처럼 원격판독은 정보통신망을 이용하여 환자의 영상의학검사(일반촬영검사, CT, MRI, 투시검사)의 영상을 원격지의 영상의학과 전문의에게 판독을 의뢰하고 판독소견서를 얻는 체계를 말한다.

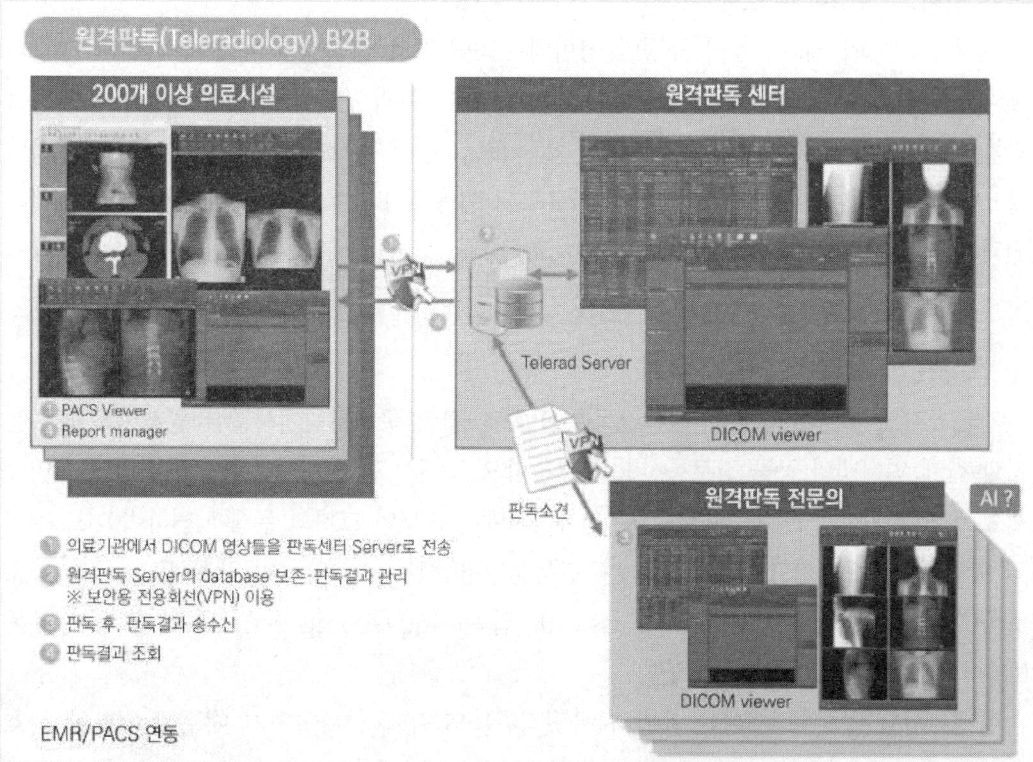

[그림 12-1] 원격판독 개념도

우리나라에서는 영상검사에 대한 원격지에서의 판독은 아주 오래전 영상검사가 필름일 때부터 시행되어 왔다. 그 당시는 원격판독이라는 용어는 없었고 의료기관 내부가 아닌 외부에서의 판독으로 외주판독이라는 용어를 사용하였으며, 필름으로 생성된 영상을 직접 외주의 판독의사에게 전달하여 판독을 받아왔었다.

2000년대 초반 PACS가 도입되고 영상검사의 결과물이 디지털화되고 의료법 시행규칙이 개정된 지난 2003년을 기점으로 원격판독의 본격적인 사업화가 시작되었는데, 당시 원격판독은 IT 인프라 구축과 PACS 보급률 확대 등 기술적 기반이 확보되고, 특히 영상의학과 의사들의 수급문제와 검진확대에 따른 영상검사 및 판독건수 증가로 인해 병원에서도 그 필요성이 크게 부각되기 시작했다. 원격판독은 현재 원격의료 유형 중에 가장 많은 비중을 차지하고 있다.

전산장비의 발달과 함께 이와 관련한 고용량의 저장매체의 발전, 고속도의 정보통신망의 보급으로 원격의료법 제30조의2에서 원격의료를 정보통신 기술을 이용하여 원격지 의료인에 대한 의료지식이나 기술을 지원하는 경우에 한정하고 있다. 의료법 시행규칙 제23조의3에서는 원격의료를 시행하기 위하여 원격진료실, 단말기, 서버, 정보통신망 등의 장비를 갖추어야 한다고 규정하고 있다.

원격판독은 이 의료법에서 규정한 장비의 구축만으로 접근이 가능하며, 시간과 공간의 제약을 받지 않는 장점이 있다. 이의 용도로는 영상의학과 전문의에 대한 자문이나 진단용 판독 이외에도 임상의들의 환자영상의 조회, 의료 기반이 취약한 시설의 수련의나 재교육이 필요한 의사들에 대한 교육 및 연구의 자료로도 활용도가 높을 수 있으나 현재 국내에서는 원격판독을 의뢰하는 형태로 주로 사용되고 있다.

2. 원격판독 기술

지금까지 이루어지고 있는 원격판독은 판독을 의뢰하는 병원에서부터 원격판독을 하는 기관 간에 인터넷의 공공 정보통신망을 사용함으로 해서 환자정보의 보호를 위하여 보안을 필요로 한다. 또한 영상을 인터넷으로 전송하기에는 속도와 크기의 문제에 의하여 어느 정도의 압축을 필요로 한다. 그러므로 원격판독을 위해서는 의뢰영상의 암호화(Encryption), 압축(Compression), 전송(Transmission), 압축해제(Decompression) 및 암호화 해독(Decryption) 과정을 거치게 된다.

현재에서도 업체, 병원마다 개발하는 원격판독의 체계가 다양하기 때문에 원활한 상호운영을 위하여 여러 단계에 필요한 표준화 과정이 필요하며, 이를 통해 추후 보다 원활한 보급을 할 수 있을 것이다.

2005년에 대한PACS학회지(현 대한의학영상정보학회지)에 원격판독의 표준화 가이드라인을 제시하였으나 이에는 원격판독의 최소 기술적 가이드라인이 포함되어 있다. 그 후 대한영상의학회에서 2006년 원격판독 가이드라인을 마련하고 회원의 여론을 수렴하는 공청회를 개최하였으나, 당시 회원의 의견이 통일되지 않고 발표가 적절하지 못하다는 의견이 있어 실제 가이드라인이 발표되지는 않았다.

이후 2013년도에 다시 원격판독 전문의 자격 및 책임, 환경 및 기술적 요소, 전문의 업무 등을 포함하는 가이드라인이 개발되었으나 원격의료 문제로 배포되지 못하였다.

대한영상의학회의 가이드라인에서는 기술적 요소는 충분히 포함되어 있지 않다. 최소한의 기술적 가이드라인 제안한 안은 다음 〈표 12-1〉와 같다.

〈표 12-1〉 원격판독을 위한 대한영상의학회 가이드라인

분 류	가이드라인
판독과 관련한 각종 정보의 표준코드화	• 병원별 고유 식별자 • 검사명의 국제 표준 식별자 • 판독시간
전송방식의 표준	• 판독영상의 전송방식 : DICOM • 검사처방 전송방식 : HL7(환자정보, 검사명, 검사접수 일시, 의뢰 의사, 진료과 등의 환자정보 포함, 또한 환자의 검사, 의뢰 이유에 대한 기록을 함께 전송하는 것을 권장) • 판독소견서 전송방식 : DICOM SR(Structured Reporting) • 판독시 영상 위에 덧 표기 주석(Annotation) 전송방식 : IHE profile 중 Consistent Presentation of Images의 Grayscale Softcopy Presentation State을 따르는 것을 권장 • 판독 제공기관의 판독자 정보는 판독자 성명과 함께 의사면허번호를 함께 전송
영상압축 및 조회	• 영상의 압축률은 학회의 가이드라인과 의뢰기관의 압축률 가이드라인에 따름(무손실 압축 권장, 네트워크 속도에 따라 손실 압축필요시 판독자와 협의 필요) • PACS 영상조회 장비 및 판독 환경 : PACS학회 제정 가이드라인 및 현재 준비하고 있는 가이드라인 개정판 준수 • 영상조회 기능 : 2001년 PACS 학회 가이드라인이나 추후 개정판의 가이드라인을 준수(환자 및 영상정보 조회 가능, 영상의 밝기 조절, 회전, 확대 및 이동, 길이나 각도 측정, 영상값 측정 등이 가능하며 주석 가능해야 함)
영상의 입출력	• 원격판독 이후에는 영상을 저장할 필요가 없음 • 영상저장 보관시, 의뢰병원과 협의를 통한 설정기간 동안 보관 • 판독소견서 전송완료 시점에 임시 저장하였던 영상이 원격지에서 삭제하는 것을 권장 • 원격판독시 과거 영상조회 가능 및 과거 영상이 존재하면 기존 영상을 전송 또는 원격판독자의 요청에 따라 기존 영상을 전송 가능해야 함 • 판독 의뢰 병원에서는 환자의 영상을 의료법에 따라 보관 • 원격지나 의뢰 병원에서 환자의 영상 개인 보관시 환자 정보보호를 위해 환자의 고유 번호나 이름, 병원 식별자 정보 삭제 • 영상을 저장하거나 주요 정보를 변경하는 경우 등에는 로그정보 및 이를 검색할 수 있는 기능을 갖출 것을 권장
보 안	• 원격판독 의뢰시 환자정보보호를 위한 데이터의 기밀성(Confidentiality) 및 무결성(Integrity), 인증(Authentication), 데이터의 가용성(Availability), 개인 사

학습 12

분 류	가이드라인
	생활(Privacy) 보호, 부인 방지(Nonrepudiation), 접근 통제(Access Control) 등의 영역의 보안을 포함 필수 • Virtual Private Network 등을 이용하여 데이터의 암호화(Encryption) 필수 • 판독 의뢰 병원이나 원격판독 기관에 외부에서의 인가하지 않는 접속을 차단하는 방화벽을 설치 • 전자서명시 IHE Profile의 Document Digitial Signature를 적용 권장 • 판독 목적의 인터넷을 통한 PACS에 로그인시 공인인증키 사용 권장

3. 원격판독 현황

1) 국가결핵 원격판독 시스템

우리나라의 각 보건소 및 보건지소에서도 PACS를 구축하여 의료서비스를 제공하고 있지만 전문판독의사의 부족으로 판독의 어려움에 2006년도에 국가결핵관리 영상정보 시스템 구축하여 2019년 184개소 대상 997,869건 원격판독을 시행하고 있다.

[그림 12-2]처럼 이 시스템은 Web-PACS 시스템으로 PACS를 Web 기반 HTTP 프로토콜을 이용한 연계방법을 통해 영상 판독정보를 수집하고, 권역별 전문의를 지정하여 수집된 정보를 판독하여 결과를 보건소마다 서비스를 제공해주도록 구성되어 있다

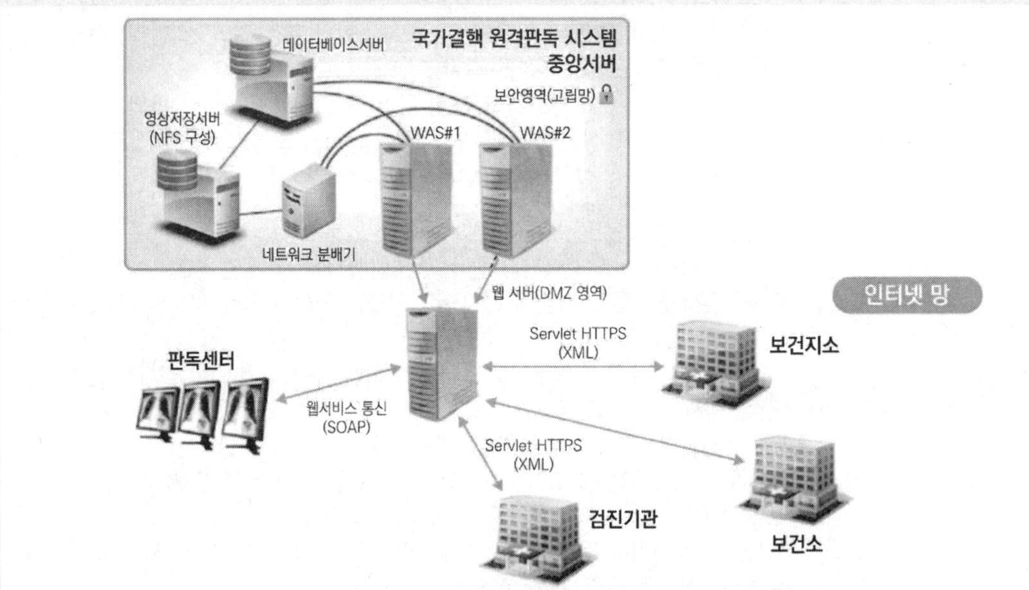

[그림 12-2] 국가결핵 원격판독 시스템 연계 레이아웃 구성

2) 현행 원격판독 기관의 실행현황

기술적은 문제를 포함하여 현행 원격판독을 시행하는 기관의 실행현황은 다음과 〈표 12-2〉과 같다.

〈표 12-2〉 현행 원격판독 기관의 실행 현황

분 류	현 황
포함정보	DICOM 제공 기본정보와 환자 임상소견 및 코멘트 확인가능
접근방식	서버접속을 통한 접근
접근권한	공인인증서 등록을 통한 접근권한 관리
판독환경	모니터 제공 혹은 전체 시스템 본인 마련
판독시간	응급(15분~1시간 이내)/비응급(하루~며칠, 상황에 따라 가변적)
판독결과	판독한 의사 이름으로 나감
판독의뢰	PACS 서버에 메일과 같이 판독의뢰, 응급판독은 문자서비스
의사소통	판독 의뢰 의료진과 직접적인 의사소통 불가능함

3) 원격판독의 문제점

현재의 시스템에서 가장 중요한 문제점은 판독의사가 환자에 대한 임상정보와 이전 영상에 대한 정보를 내부 판독하는 경우와 달리 매우 제한적으로만 그 정보를 알 수 있다는 것이다.

이는 원격판독 의뢰시 환자정보를 외부로 보내는 것에 대하여 개인정보보호 등에 대한 명확한 기준이 없어 각 의료기관에서의 소극적인 정책결정에 따른 것이고, 실제 환자의 자료를 보내는 것은 단순히 PACS에서 영상을 보내는 것을 넘어 병원의 전자의무기록을 전달해야 되기 때문에 시스템에서도 다른 솔루션이 필요하다.

04 원격의료 시스템에서 클라우드에서의 영상공유에 대하여 분석하라.

학습 12

최근에는 원격판독을 클라우드 기반 영상 플랫폼을 이용하여 시행하고 있는 기관들이 증가하고 있으며, 의료기관 내의 PACS 시스템을 오프라인으로 운영하지 않고 클라우드 기반의 온라인 PACS 시스템으로 운영하려는 움직임이 해외로부터 시작되고 있다.

1. 클라우드 기반 영상 플랫폼의 이점

클라우드 기반 영상공유 플랫폼의 이점은 영상의학과 전문의, 처방의사 및 가장 중요한 환자가 쉽게 영상에 접근할 수 있도록 함으로써 새로운 가치를 창출한다. 클라우드 기반 영상공유는 환자의 진료시점에서 여러 진료의사들이 공간 및 시간, 지리적인 여건과 상관없이 환자의 영상을 공유함으로써 환자진료의 질을 향상시킬 수 있다.

주요 이점은 진료의 질 향상, 비용절감, 중복검사 감소, 중복검사로 인해 방사선 피폭 감소 등이다.

필름이나 CD와 같은 물리적 미디어를 통한 영상공유와는 대조적으로 클라우드 기반 발생할 수 있는 손실되거나 손상된 데이터로 인한 비용과 잠재적인 오류가 줄어든다. 영상공유 속도가 증가하면 지연된 진단 또는 치료로 인해 환자 치료결과가 나빠질 수 있는 가능성을 줄여준다. 클라우드 기반 영상공유 도구가 의료기관 간에 이송되거나 여러 시설에서 치료를 받는 환자에 대해 CT 영상, 핵의학검사, 또는 X선 검사의 불필요한 반복을 피하게 하여 환자 방사선 피폭선량을 줄일 수 있다.

2. 클라우드 기반 원격판독 솔루션

우리나라의 일부 업체에서는 클라우드 기반 원격판독 솔루션을 제공하고 있다. 원격판독 의뢰 의료기관에서 클라우드로 판독할 영상을 올리면 판독의사는 Web Base의 판독 플랫폼으로 접근하여 판독을 하면 되기 때문에 판독을 위하여 영상을 다운로드하거나 저장할 필요가 없다.

3. 클라우드 기반 온라인 PACS

코로나19로 인하여 미국을 중심으로 판독할 인력의 부족이나 판독의사의 전문성, 판독의 시급성 등의 문제로 외부로 원격판독을 의뢰하는 것이 아닌 내부 영상의학과 전문의가 재택에서 판독을 하는 내부 원격판독에 대한 요구가 높아지면서 클라우드 기반 온라인 PACS 시스템을 제공하는 업체들도 증가하고 있다.

하지만 아직 우리나라에서는 의료업의 재택근무가 불법이기 때문에 실제 내부 원격판독은 법적으로 제한되어 있는 상태이다.

05 원격의료 시스템에서 진료정보 교류시스템과 비대면진료에서의 영상전달에 대하여 분석하라.

1. 진료정보 교류시스템

정부에서는 의료의 연속성을 보장하기 위해 개인정보제공을 동의한 국민(환자)에 대하여 본인의 진료기록을 원하는 의료기관에 전자적 방식으로 안전하게 송수신하여 의사가 환자진료에 참조할 수 있도록 교류하는 서비스를 운영하고 있다. 이런 진료정보 교류시 X-ray, CT, MRI 등 DICOM 영상정보 파일과 영상의학 판독소견서를 함께 교류할 수 있도록 지원하는 서비스인 영상정보 교류서비스를 운영하고 있다.

전국적으로 문서저장소를 두고 G-클라우드를 이용한 진료정보 교류시스템을 운영하고 있다. 이런 영상정보교류 서비스를 효용성을 높이기 위해서는 실제 정보 교류의 시스템은 갖춰 있으나 교류되는 정보 콘텐츠의 질이 중요하며, 이를 위해서는 표준화된 검사 프로토콜이 가장 우선되어야 한다. 2019년 대한영상의학회는 영상정보 교류를 위한 영상화질의 질 향상을 위한 표준검사 프로토콜과 표준판독소견서 가이드라인을 개발하고 배포하고 있다.

2. 비대면진료에서의 영상전달

비대면진료에서의 영상전달에 있어서는 비대면진료 플랫폼에 따라서 영상이 쉽게 전달될 수도 있고 환자가 직접 본인의 영상을 다운로드할 수 있게 구성할 수도 있다. 이때 영상의 크기 및 용량에 제한이 있을 수도 있으나 가장 중요한 문제는 환자에게 어떤 영상을 전달하는 것인가 하는 것이다. CT, MRI와 같이 진료에 영향을 많이 줄 수 있는 영상검사는 그 영상 수가 적게는 2~300장에서 많게는 2~3,000장에 이른다.

이 중 환자에게 중요한 key 영상을 보여줄 수 있는 것이 중요한데 이때 key 영상의 설정은 판독의사가 하게 된다. 하지만 실제 워크플로우에서 모든 환자에 대한 key 영상의 설정이 제대로 이루어지는 것은 판독의사의 업무를 증가시키는 것으로 이에 대한 의료기관 내에서 의료계 내에서 사회적인 합의가 필요하다고 생각한다. 또한 실제 가공하지 않은 영상은 DICOM 영상인데 환자에게 DICOM 영상을 제공할 때 환자는 이를 쉽게 확인할 수 없기 때문에 영상의 변환도 필수적이다. 이에 대해서 연구들이 진행되었으나 해결방안이 제시되지 못하였다. 앞으로 비대면진료가 활성화된다면 의료영상에 대한 영상전달, 특히 환자에게 전달에 대한 시스템 및 기술에 대한 추가적인 연구와 가이드라인이 필요할 것이다.

3. 원격의료의 영상과 인공지능

현재 의료영상과 관련된 인공지능 프로그램은 영상화질을 증가시키기 위한 방법의 개발과 영상판독 보조프로그램 개발로 크게 2가지로 나눌 수 있다.

영상판독 보조프로그램은 영상의학과 전문의가 판독할 때 도와주면 시간이 절약되거나 실제 사람이 잘 할 수 없는 크기 측정, 내부의 음영이나 신호강도 측정, 용적계산 등의 보조수단을 자동으로 하는 것과 병변을 검출하거나 병변의 판정하는 진단보조 역할이 있다.

실제 병변검출과 이에 대한 판정을 하는 세 번째에 대한 기대가 컸으나 여전히 개발되어 있는 알고리즘은 실제 워크플로우에서 도움이 될 만큼 완성도가 높지는 않은 상태이다. 특히 원격의료 중 현재 가장 활발히 사용되고 있는 원격판독에 있어서 인공지능 알고리즘이 사용될 수 있는 부분이 어떤 부분이 있는지에 대해서는 더 논의가 필요하다. 일반 흉부 X-선 검사에서 인공지능 프로그램이 이상소견을 우선 발견하고 이를 처방한 임상의사에게 문자 메시지나 SNS를 통하여 전달하는 프로세스는 정확한 진단이 아니더라도 의심되는 소견이 있음을 처방의사가 전달받았을 때 후속으로 실제 판독의뢰 등을 진행할 수 있어 판독량이 너무 많아서 중요한 환자를 간과할 수 있는 현 실태에서 도움이 될 수 있을 것이라 생각된다.

원격의료 중 2000년대 중반부터 활발히 시행되어 온 원격판독은 현 법령하에도 자문으로 인정이 되기 때문에 법적인 문제없이 진행되고 있다. 또한 의료기술이 발달하고 보장성 강화 정책으로 영상검사가 폭증하고 적절히 판독할 수 있는 인력이 부족한 것도 원격판독이 성장하게 된 배경으로 생각한다.

현재 영상데이터 전달, 영상공유 등이 기술적으로는 큰 문제없이 진행되고 있고 클라우드 기반 PACS 솔루션이 개발됨으로써 외부기관으로 판독을 의뢰하는 것뿐만 아니라 내부의 영상의학과 전문의가 재택 등에서도 판독할 수 있는 기술은 갖추어졌다고 할 수 있다. 하지만 전반적인 원격의료에서와 마찬가지로 원격판독에 있어서 여러 법적인 문제와 의료의 질 문제가 해결되어야 한다. 실제 단순히 시스템이 갖추어졌는데 재택에서 판독을 하면 안되는가에 대한 문제도 단순히 해결할 수 있는 문제는 아니다.

국민보건향상에 도움이 되는 원격판독을 위해서는 의료영상의 생산, 전달, 최종 판독소견서의 질까지 제대로 된 관리가 되어야 하고, 정부와 과학기술계 의료계에서는 적절한 가이드라인 등을 만들어 의료의 질을 확보하면서 안전성, 보안성을 담보할 수 있는 원격의료가 될 수 있도록 하여야 하겠다.

학습활동.12 교수 · 학습 방법

교수 방법

- 원격의료 시스템의 미래에 대한 관련 용어, 구성, 방식 이해 정도를 파악한 후 수업을 진행한다.
- 교수자의 주도로 원격의료 시스템의 미래 등의 내용을 PPT 자료로 제시한 후 설명한다.
- 가능하면 사전에 개인별 학습 자료를 준비하여 모든 학생이 참여할 수 있는 문제 해결식 수업, 협력 수업이 가능하도록 한다.
- 원격의료 시스템의 미래 전 과정을 작업의 순서에 따라 단계적으로 실습이 이루어질 수 있도록 지도한다.
- 교재를 통해 수업을 준비하는데 있어서 필요한 모든 정보나 팁, 힌트 등 도움이 될 만한 내용들을 확인할 수 있다.
- 학생들이 만들게 될 각 모델들은 수업시간에 중점적으로 다뤄질 부분과 어휘, 질문, 답을 포함하고 있으며 또한 탐구할만한 추가적인 아이디어들도 포함하고 있다.

학습 방법

- 원격의료 시스템의 미래에 대한 관련 용어를 숙지하고, 원격의료 시스템의 미래에 대해 이해한다.
- 원격의료 시스템의 미래의 각 단계별 중점 사항을 체계적으로 학습한다.
- 원격의료 시스템의 미래의 수행순서의 전 과정을 실습한다.
- 원격의료 시스템의 미래의 내용을 이해한다.
- 원격의료 시스템의 미래를 이해하고 숙달이 될 때까지 학습한다.

학습활동.12 평가 및 피드백

평가 준거

- 평가자는 피평가자가 수행 준거 및 평가 내용에 제시되어 있는 내용을 성공적으로 수행할 수 있는 지를 평가해야 한다.

학습내용	평가항목	성취수준		
		상	중	하
원격의료 시스템의 미래	원격의료 시스템의 미래를 이해할 수 있다.			

학습 12

평가 방법

• 작업 포트폴리오

학습내용	평가항목	성취수준		
		상	중	하
원격의료 시스템의 미래	원격의료 시스템의 미래를 이해할 수 있다.			

• 필기시험

학습내용	평가항목	성취수준		
		상	중	하
원격의료 시스템의 미래	원격의료 시스템의 미래를 이해할 수 있다.			

• 체크리스트를 통한 관찰

학습내용	평가항목	성취수준		
		상	중	하
원격의료 시스템의 미래	원격의료 시스템의 미래를 이해할 수 있다.			

• 피드백

1. 작업 포트폴리오
   - 제출한 보고서를 평가한 후 주요 사항에 대하여 표시하여 돌려준다.
2. 필기시험
   - 평가 결과 성적이 저조한 학생은 보고서 제출 기회를 부여한다.
3. 체크리스트를 통한 관찰
   - 실습 과정에서 평가한 후 개선해야 할 사항 등을 정리하여 돌려둔다.

참 | 고 | 문 | 헌

- https://www.msdmanuals.com
- 김철중, 한국이 개발한 원격의료기술, 외국인이 사용, https://www.chosun.com/
- 최윤섭, 한국의 원격의료에 대한 생각과 그 생각에 대한 생각, www.yoonsupchoi.com, 2020.5.20.
- https://dgrz.tistory.com/55
- 원격의료 시스템. 튜메니의 신경외과 연방 센터, 2013.
- https://ko.wikipedia.org/wiki
- 원격의료로 달라지는 세상, MK뉴스, 2014.06.23.
- 원격진료 혜택 부유한 젊은 층만 받네, 동아 사이언스, 2014.02.07.
- '언제 어디서나' 헬스케어, business watch 뉴스, 2014.04.21.
- https://www.yoonsupchoi.com/2020/05/20/thoughts_on_telemedicine/
- 법무부, 교정시설 원격의료 시스템, https://moj.go.kr/moj/184/subview.do
- https://m.blog.naver.com/lowensteinkorea/222575589485
- https://www.hesel.co.kr/public/severance.php
- https://www.hicare.net/#provides
- https://images.search.yahoo.com
- https://voidoc.io/
- 정용 외 8, 원격의료실현을 위한 국내과학기술의 현황과 극복과제, 한림연구보고서 139, KAST, 2021.
- 한구영 · 윤지윤 · 전은경, 원격의료 합법화를 고려한 건강보험 정책제언 : 원격진료플랫폼, 원격모니터링기기, 디지털 치료기기 및 재택치료의료기기 중심으로, HIRA RESEARCH, 2022.02.
- https://seerstech.com/

학습 12

학습 목표	1. 원격의료 시스템의 시장현황을 이해할 수 있다.

13-1 원격의료 시스템의 시장현황

1. 원격의료 시장의 개요

원격의료 시장은 복합적인 요소들로 인해서 지속적으로 성장할 것으로 예상된다.

시장성장을 촉진하는 주요인은 의료접근 확대 필요성, 만성질환의 만연, 의사 부족, 통신기술의 발전 및 정부의 지원과 의식의 향상 등이 있다.

그러나 규제와 불법, 의료제공자 소셜미디어 사용의 지역격차로 인해 예측기간 동안 시장성장이 제한될 수 있다.

2. 원격의료 시장의 특성

1) 시장원동력

〈표 13-1〉 글로벌 원격의료 시장의 원동력

구 분	주요 내용
성장촉진 요인	• 인구증가로 인한 의료서비스 이용확대 필요 • 만성질환의 발병률 상승 및 원격의료의 편의성 증대 • 의료인력 부족
성장억제 요인	• 지역간의 규제차이 발생 • 원격의료시 발생되는 오진
시장기회	• 전염병 예방 및 전염병 퇴치에 대한 높은 효율성
해결해야 할 과제	• 위생 및 청결상태 확인 어려움 • 의료 경제성 및 인식의 부족

출처 : Marketsandmarkets, Telehealth Market, 2020.

2) 산업환경 분석 - 5 Focrce 분석

(1) 구매자들의 협상력

원격의료 시장에서 차별화된 제품의 가용성이 높아지고 있지만, 구매자들은 고품질의 브랜드 제품을 구매하는 것을 선호한다. 그러므로 예측기간 동안 구매자들의 협상력은 낮을 것으로 예상된다.

(2) 공급자들의 협상력

원격의료 시장에 인공지능(AI)과 통합된 원격의료 플랫폼 및 원격의료 솔루션을 제공하는 업체가 다수 존재한다. 그러므로 예측기간 동안 공급자들의 협상력은 보통 일 것으로 예상된다.

(3) 잠재적 진입자의 위협

새로운 제품을 조달하고 시장입지를 강화하기 위해서 선도업체들은 소규모 업체를 인수하는데 중점을 두고 있다. 그러므로 예측기간 동안 잠재적 진입자의 위협은 보통일 것으로 예상된다.

(4) 대체재의 위협

시장에는 대체품이 없으며, 원격의료에 대한 유일한 대안은 전통적인 의료서비스로

학습 13

기술발전과 신기술 통합에 대한 가능성이 낮다. 또한 원격환자치료를 허용하지 않으므로 대체재 위협은 예측기간 동안 낮을 것으로 예상된다.

(5) 경쟁의 위협

시장을 지배하는 공급업체가 존재하며 이러한 공급업체는 연구개발, 기술혁신, 시장확대, 투자 및 유통망을 바탕으로 경쟁하고 있다. 그러나 강력한 시장지위를 가지는 기존 공급업체의 존재는 경쟁의 위협을 완화하므로 예측기간 동안 경쟁의 위협은 보통일 것으로 예상된다.

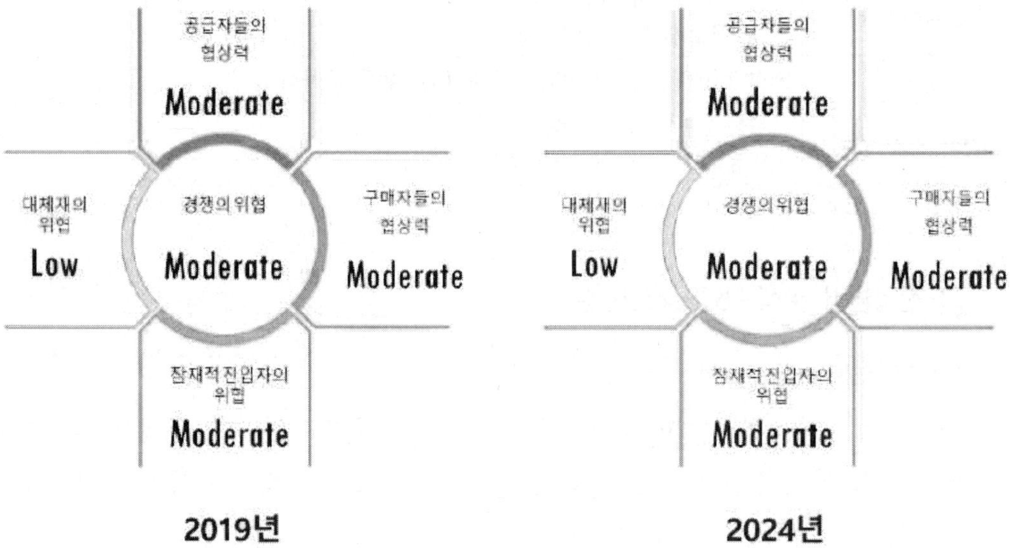

[그림 13-1] 글로벌 원격의료 시장의 5 Forces 분석

출처 : TechNavio, Global Telehealth Market, 2020.

13-2 원격의료 시스템의 시장동향

1. 글로벌 전체 시장규모

전세계 원격의료 시장은 [그림 13-2]처럼 2019년 254억 9,000만 달러에서 연평균 성장률 16.9%로 증가하여, 2025년에는 556억 1,000만 달러에 이를 것으로 전망된다.

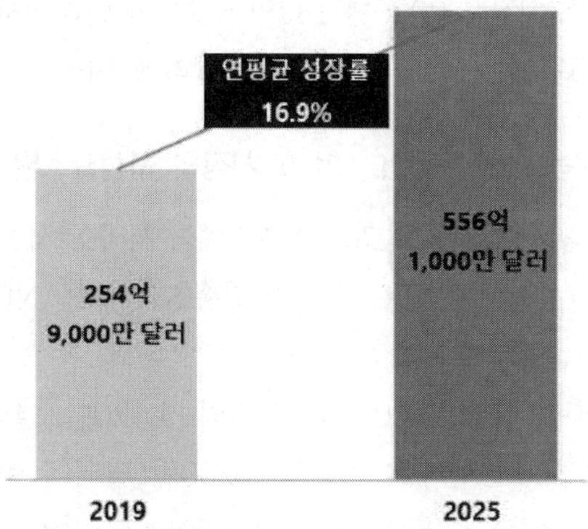

[그림 13-2] 글로벌 원격의료의 시장규모 및 전망

출처 : Marketsandmarkets, Telehealth Market, 2020.

2. 세부항목별 시장규모

1) 세계 원격의료 시장의 구성요소별

[그림 13-3]처럼 전세계 원격의료 시장은 구성요소에 따라 소프트웨어 서비스 및 하드웨어로 분류된다.

(단위: 백만 달러)

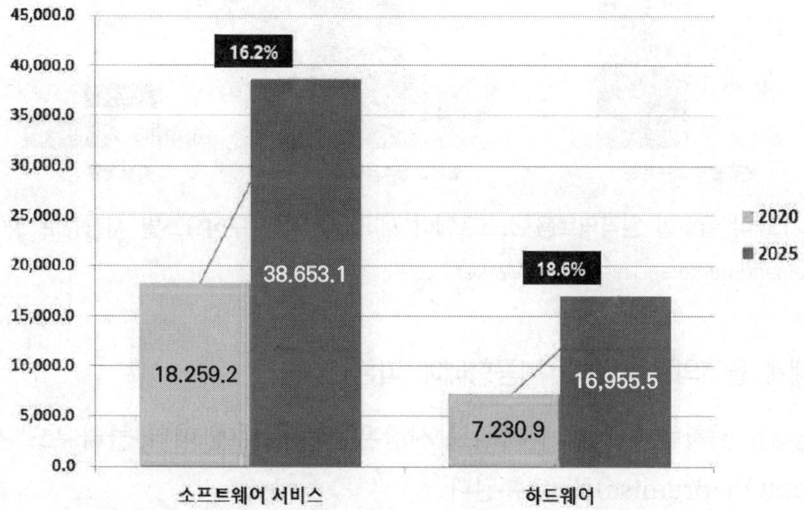

[그림 13-3] 글로벌 원격의료 시장의 종류별 시장규모 및 전망

출처 : MarketsandMarkets, Telehealth Market, 2020.

학습 13

소프트웨어 서비스 시장은 2020년 182억 5,920만 달러에서 연평균 성장률 16.2%로 증가하여, 2025년에는 386억 5,310만 달러에 이를 것으로 전망된다.

2) 세계 원격의료용 소프트웨어 서비스 시장의 구성요소별 분류

[그림 13-4]처럼 전세계 원격의료용 소프트웨어 서비스 시장은 구성요소에 따라 원격환자 모니터링, 실시간 상호작용 및 축적 전송(STORE-AND-FORWARD)으로 분류된다.

원격환자 모니터링 시장은 2020년 105억 5,620만 달러에서 연평균 성장률 15.9%로 증가하여, 2025년에는 221억 2,200만 달러에 이를 것으로 전망된다.

실시간 상호작용 시장은 2020년 57억 8,450만 달러에서 연평균 성장률 19.1%로 증가하여, 2025년에는 138억 4,690만 달러에 이를 것으로 전망된다.

축적 전송 시장은 2020년 19억 1,850만 달러에서 연평균 성장률 6.9%로 증가하여, 2025년에는 26억 8,420만 달러에 이를 것으로 전망된다.

(단위: 백만 달러)

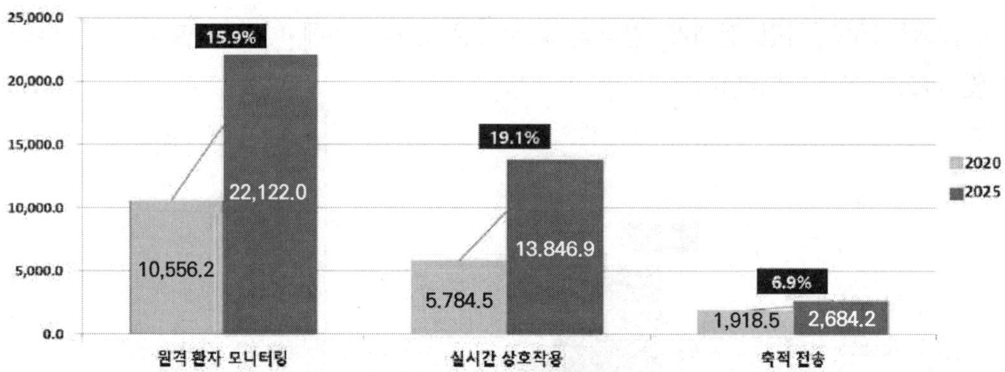

[그림 13-4] 글로벌 원격의료용 소프트웨어 서비스 시장의 구성요소별 시장규모 및 전망

출처 : Marketsandmarkets, Telehealth Market, 2020.

3) 세계 원격의료 시장의 제공형태에 따른 분류

[그림 13-5]처럼 전세계 원격의료 시장은 제공형태에 따라 클라우드 기반 및 온프레미스(On-premise)로 분류된다.

클라우드 기반 시장은 2020년 192억 9,630만 달러에서 연평균 성장률 18.7%로 증가하여, 2025년에는 455억 3,630만 달러에 이를 것으로 전망된다.

온프레미스(On-premise) 시장은 2020년 61억 9,370만 달러에서 연평균 성장률 10.2%로 증가하여, 2025년에는 100억 7,220만 달러에 이를 것으로 전망된다.

(단위: 백만 달러)

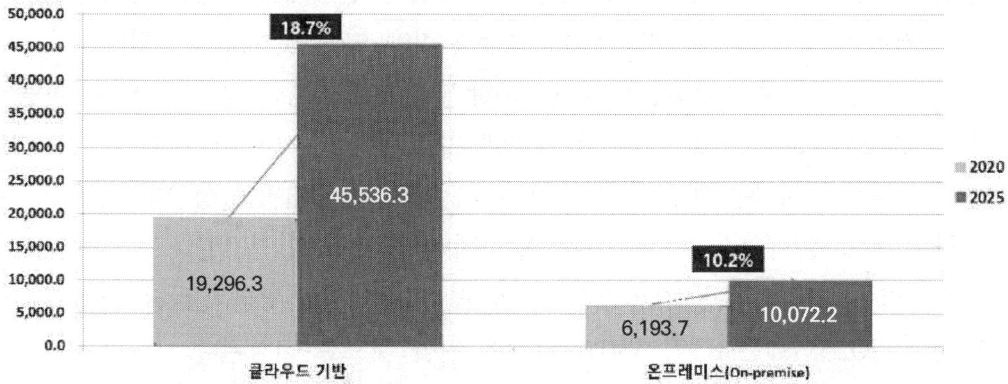

[그림 13-5] 글로벌 원격의료 시장의 제공 형태별 시장규모 및 전망

출처 : Marketsandmarkets, Telehealth Market, 2020.

4) 세계 원격의료 시장의 용도에 따른 분류

[그림 13-6]처럼 전세계 원격의료 시장은 용도에 따라 원격 방사선과, 원격 정신과, 원격 뇌졸중 치료, 원격 ICU(Intensive Care Unit), 원격 피부과, 원격의료상담 및 기타 용도로 분류된다.

(단위: 백만 달러)

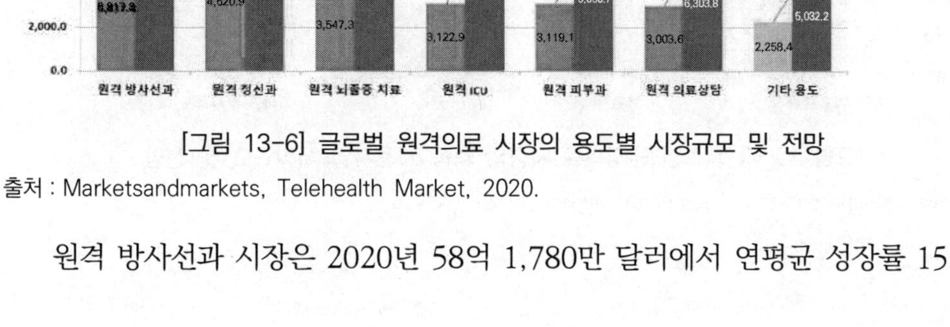

[그림 13-6] 글로벌 원격의료 시장의 용도별 시장규모 및 전망

출처 : Marketsandmarkets, Telehealth Market, 2020.

원격 방사선과 시장은 2020년 58억 1,780만 달러에서 연평균 성장률 15.8%로

학습 13

증가하여, 2025년에는 121억 3,930만 달러에 이를 것으로 전망된다.

원격 정신과 시장은 2020년 45억 2,090만 달러에서 연평균 성장률 16.8%로 증가하여, 2025년에는 98억 4,410만 달러에 이를 것으로 전망된다.

원격 뇌졸중 치료 시장은 2020년 36억 4,730만 달러에서 연평균 성장률 18.4%로 증가하여, 2025년에는 84억 8,230만 달러에 이를 것으로 전망된다.

원격 ICU 시장은 2020년 31억 2,290만 달러에서 연평균 성장률 18.0%로 증가하여, 2025년에는 71억 5,610만 달러에 이를 것으로 전망된다.

원격 피부과 시장은 2020년 31억 1,910만 달러에서 연평균 성장률 16.4%로 증가하여, 2025년에는 66억 5,070만 달러에 이를 것으로 전망된다.

원격의료 상담 시장은 2020년 30억 360만 달러에서 연평균 성장률 16.0%로 증가하여, 2025년에는 63억 380만 달러에 이를 것으로 전망된다.

기타 용도 시장은 2020년 22억 5,840만 달러에서 연평균 성장률 17.4%로 증가하여, 2025년에는 50억 3,220만 달러에 이를 것으로 전망된다.

5) 세계 원격보건 및 원격의료 시장은 최종 사용자별 분류

[그림 13-7]처럼 전세계 원격보건 및 원격의료 시장은 최종 사용자에 따라 의료제공자, 보험자, 환자 및 기타 최종 사용자로 분류된다.

(단위: 백만 달러)

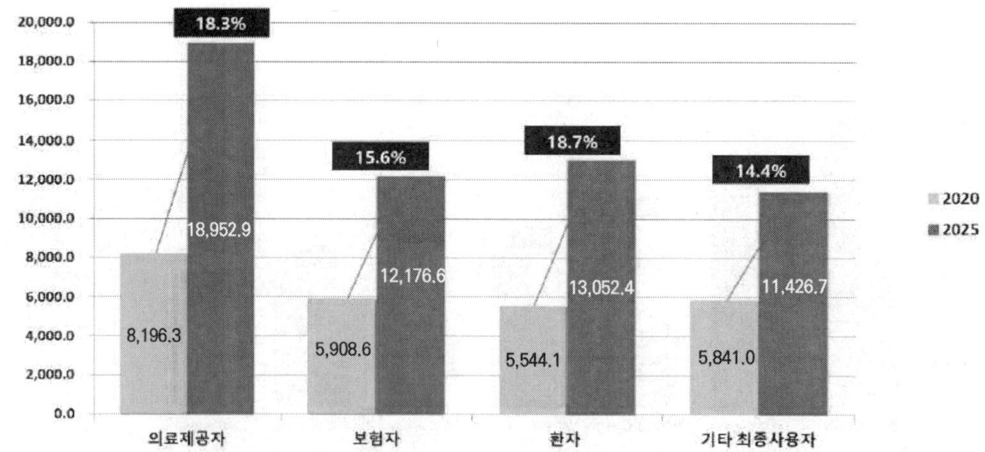

[그림 13-7] 글로벌 원격의료 시장의 최종 사용자별 시장규모 및 전망

출처 : Marketsandmarkets, Telehealth Market, 2020.

의료제공자 시장은 2020년 81억 9,630만 달러에서 연평균 성장률 18.3%로 증가하여, 2025년에는 189억 5,290만 달러에 이를 것으로 전망된다.

보험자 시장은 2020년 59억 860만 달러에서 연평균 성장률 15.6%로 증가하여, 2025년에는 121억 7,660만 달러에 이를 것으로 전망된다.

환자 시장은 2020년 55억 4,410만 달러에서 연평균 성장률 18.7%로 증가하여, 2025년에는 130억 5,240만 달러에 이를 것으로 전망된다.

기타 최종 사용자 시장은 2020년 58억 4,100만 달러에서 연평균 성장률 14.4%로 증가하여, 2025년에는 114억 2,670만 달러에 이를 것으로 전망된다.

3. 지역별 시장규모

[그림 13-8]처럼 전세계 원격의료 시장을 지역별로 살펴보면, 2019년을 기준으로 북미지역이 61.4%로 가장 높은 점유율을 나타내었다.

(단위: 백만 달러)

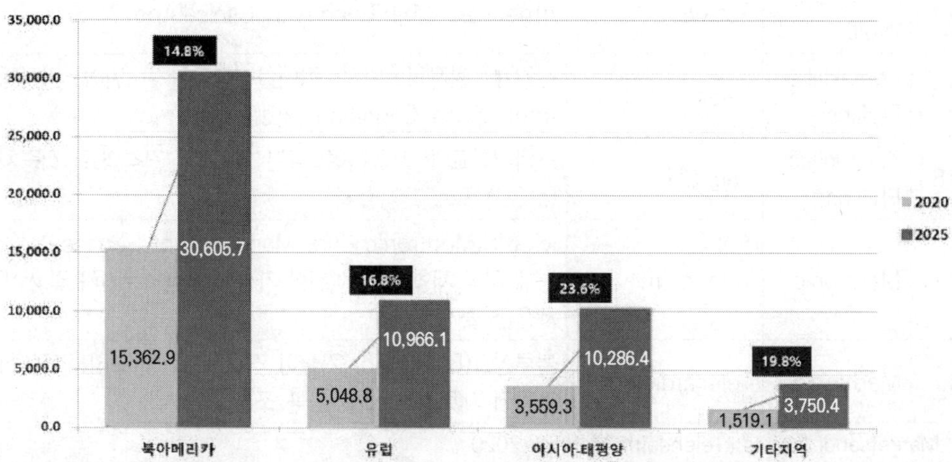

[그림 13-8] 글로벌 원격의료 시장의 지역별 시장규모 및 전망

출처 : Marketsandmarkets, Telehealth Market, 2020.

북아메리카 지역은 2020년 153억 6,290만 달러에서 연평균 성장률 14.8%로 증가하여, 2025년에는 306억 570만 달러에 이를 것으로 전망된다.

유럽 지역은 2020년 50억 4,880만 달러에서 연평균 성장률 16.8%로 증가하여, 2025년에는 109억 6,610만 달러에 이를 것으로 전망된다.

아시아-태평양 지역은 2020년 35억 5,930만 달러에서 연평균 성장률 23.6%로 증가하여, 2025년에는 102억 8,640만 달러에 이를 것으로 전망된다.

기타 지역은 2020년 15억 1,910만 달러에서 연평균 성장률 19.8%로 증가하여, 2025년에는 37억 5,040만 달러에 이를 것으로 전망된다.

13-3 원격의료 시스템의 기업동향

1. 경쟁 환경

전세계 원격의료 시장에서 주요 기업은 Koninklijke Philips(네덜란드), Medtronic(아일랜드), GE Healthcare(미국), CERNER CORPORATION(미국) 및 American Well(미국) 등이 있다.

〈표 13-2〉 글로벌 원격의료 시장의 주요 기업전략 현황

연 도	기 업	구 분	기 술
2019	American Well	Software	American Well Telehealth ClinicalApp 앱 출시
2019	Koninklijke Phillips	Telepsychology	신경계 환자의 인지 장애를 평가하기 위해 미국에서 IntelliSpace Cognition 플랫폼 출시
2018	Koninklijke Phillips	TeleICU	소와대학교와 제휴하여 일본 최초의 원격의료 집중치료(eICU) 프로그램 출시
2017	Medtronic	Telehealth	MCMS(Medtronic Care Management Services)사업을 통해 미국 재향 군인을 위한 가정용 원격의료기기 및 서비스 제품군 출시
2017	Medtronic	Telecardiology	블루싱크(BlueSync) 기술이 적용된 무선 MRI 안전 심박 조율기 세트인 Azure 심박 조율기 출시

출처 : Marketsandmarkets, Telehealth Market, 2020.

2. 주요 기업동향

1) KONINKLIJKE PHILIPS

진단, 영상유도 치료, 환자 모니터링, 건강정보학, 소비자 건강 및 홈 케어에 종사하는 대표적인 임상기술 회사 중 하나이다.

Philips Healthcare는 Koninklijke Philips의 자회사로 운영되고 있으며, 진단 및 치료 사업, 커넥티드 케어 사업, 개인 건강 사업, 기타 등 4개의 부문에 대해

운영을 하고 있다.

원격 건강제품 및 서비스는 진단 및 치료 사업, 커넥티드 케어 사업, 개인 건강 사업 등 비즈니스 부문을 통해 제공된다.

〈표 13-3〉 KONINKLIJKE PHILIPS의 주요 제품 제공현황

카테고리	제품 / 서비스
Services	• Remote Patient Monitoring
Software/Enterprise Telehealth Solutions	• eICU Program • eAcute Program • eICU Research Institute • eConsultant Program • eConsultant – SNF Program • Ultrasound Remote Technical Connect • Telestation eCareCompanion • eCareCoordinator(eCC) • IntelliSpace Universal Data Manager • IntelliSpace Advanced Mammography • IntelliSpace Enterprise Imaging Solution • IntelliSpace Image Capture • IntelliSpace Exchange • Philips IntelliSpace Portal • IntelliSpace Cardiovascular • IntelliSpace Precision Medicine Oncology • Philips IntelliSite Pathology • IntelliBridge Enterprise • IntelliBridge System • Patient Information Center iX(PIC iX) • CareEvent • IntelliSpace Critical Care and Anesthesia

출처 : Marketsandmarkets, Telehealth Market, 2020.

2) Medtronic

세계 최대 의료기술, 서비스, 솔루션 기업 중 하나이며, 만성질환을 위한 광범위한 의료기기, 치료법 및 서비스를 개발·제조 및 판매하고 있다.

Medtronic의 제품 및 관리 서비스는 다양한 모니터링 플랫폼과 환자 중심 소프트웨어를 제공한다. 제공하는 원격 건강 솔루션으로는 포도당 관리 솔루션과 심장상태 관리 솔루션이 있다.

원격 건강기기 제품에는 체중계, 혈압 모니터, 맥박 산소계, 보행계, 활동 추적기

등 블루투스 지원 및 직접 연결 주변장치가 포함된다.

〈표 13-4〉 Medtronic의 주요 제품 제공현황

카테고리	제 품
Diabetes Management	• CareLink Personal Therapy Management Software • CareLink Pro Therapy Management Software • Guardian REAL-Time Continuous Glucose Monitoring System • Insulin Pumps with Continuous Monitors • iPro2 Professional CGM
Cardia Rhythm Disease Management	• Cardiac Monitors • Managing Your Patients • Remote Monitoring

출처 : Marketsandmarkets, Telehealth Market, 2020.

3) GE HEALTHCARE

글로벌 하이테크 산업 기업인 GE Company의 자회사로 헬스케어 시스템 부문을 통해 원격 건강제품 및 서비스를 제공하는 선도적인 의료기술 및 생명과학 기업이다.

원격 건강서비스에는 의료영상, 디지털 솔루션, 환자 모니터링 및 진단 솔루션이 포함된다.

〈표 13-5〉 GE HEALTHCARE의 주요 제품 제공현황

카테고리	제품/서비스
Patient Monitoring /Care Ports	• CARESCAPE Monitor B850 • CARESCAPE Monitor B650 • CARESCAPE Monitor B450 • CARESCAPE Monitor VC150 • CARESCAPE V100 Monitor • B105 Patient Monitor • B125 Patient Monitor • B40 Patient Monitor • OnWatch NP
Enterprise Solutions	• CARESCAPE Enterprise Access • ApexPro CH telemetry

출처 : Marketsandmarkets, Telehealth Market, 2020.

4) CERNER CORPORATION

의약품, 의료기관 및 소비자를 위한 의료정보기술(HCIT), 의료기기, 하드웨어 및 컨텐츠 솔루션을 설계, 개발, 마케팅, 설치 및 호스팅을 지원하고 있다.

라이센스 소프트웨어, 기술 재판매, 구독, 전문서비스, 관리서비스, 지원 및 유지보수, 여행환급 등 7개의 운영부문을 보유하고 있다.

〈표 13-6〉 CERNER CORPORATION의 주요 제품 제공현황

카테고리	제 품
Imaging	• Cardiovascular Imaging Management • ECG Management • Cardiovascular service lines • CareAware MultiMedia (CAMM) • Image Sharing • Cerner SkyVue PACS • Cerner Visual Desktop Integration (VDI)
Software	• FetaLink+ • CareAware Connect • PowerChart Touch • Cerner Integrated • Millennium Helix • HealtheLife (Patient Engagement) • Cerner Wellness • CareAware myStation • PowerChart TouchŸ Cerner Patient Observer

출처 : Marketsandmarkets, Telehealth Market, 2020.

5) AMERICAN WELL

원격의료, HCIT(의료정보기술 : Health Care Information Technology) 회사로환자, 제공자, 보험사 등을 위한 장치와 서비스를 제공하고 있다.

원격의료의 필요를 위해, 단일 종합 플랫폼을 제공하며, 원격진료를 제공하는 제휴 의료행위를 운영하고 있다. 의료진 네트워크는 영양사, 행동 건강 치료사, 심리학자, 수면의학 의사, 긴급 치료 의사 등으로 구성되어 있다.

학습 13

3. 주요기술 동향

미래 원격의료용 웨어러블 기술의 발전으로 입원환자 모니터링 솔루션이 스마트

병원의 인프라로 구축될 것이다. 원격환자 모니터링은 원격진료, 원격협진, 재택환자 관리, 스마트 응급이송 등 의료서비스로 발전될 예정이다.

〈표 13-7〉 AMERICAN WELL의 주요 제품 제공현황

카테고리	제 품
Solutions/Services	• Telehealth for Health Systems & Hospitals • Telehealth for Skilled Nursing Facilities • Urgent Care • Chronic Care Telehealth • Direct-to-Patient Telemedicine • Clinical Telehealth • The Exchange • Telestroke • Pediatric Telemedicine • Chronic Care • Telepsychiatry • Mobile Software Development Kit
Carts	• C760 Telemedicine Cart • C750 Telemedicine Cart • C310 Telemedicine Cart • C250 Telemedicine Cart • C210 Telemedicine Cart

출처 : Marketsandmarkets, Telehealth Market, 2020.

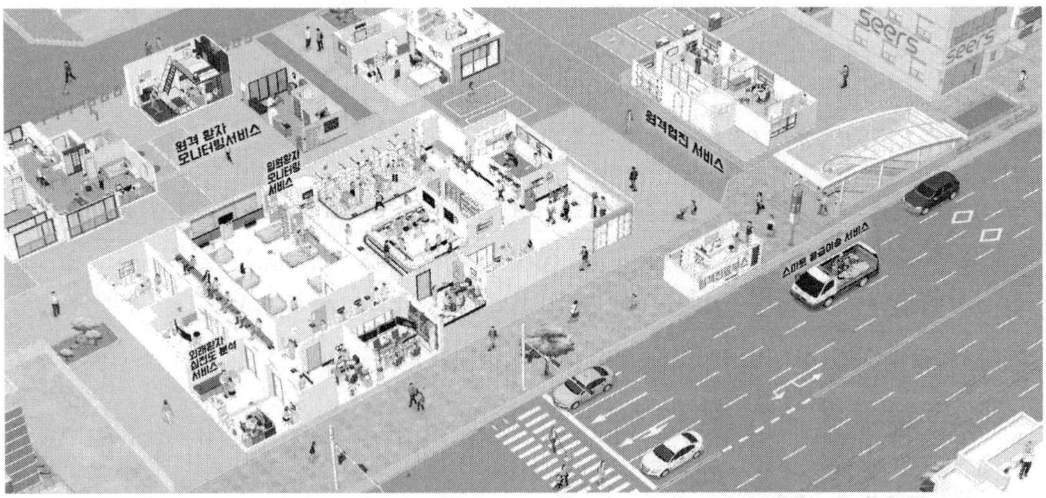

[그림 13-9] 원격의료 통합환자 모니터링 플랫폼 사례(https://seerstech.com/)

수행 내용

재료 · 자료

- 원격의료 시스템 관련 자료

기기(장비 · 공구)

- 컴퓨터, 문서작성 프로그램, 프린터, 주변기기

안전 · 유의사항

- 원격의료 시스템 관련 장비의 안전 및 유의사항을 숙지한다.

수행 순서

01 미국의 원격의료 시장현황 및 전망을 분석하라.

미국 내 원격의료 시장의 규모는 2019년 175.3억 달러(약 20조 8168억원)이며, 연평균 38.2%로 성장하여 2025년 1,223억 달러(약 145조 2616억원) 규모로 확대될 전망이다.

미국 원격의료 시장은 [그림 13-9]처럼 2020년에 32.3% 성장할 것으로 전망되었으나, COVID-19의 등장으로 2020년에 전년대비 64.3%의 성장률을 달성할 것이다.

원격의료 시장에서 모바일 헬스(mHealth, mobile Health)가 77.9%로 가장 높은 점유율을 보이며, 그 다음으로 원격환자 모니터링(RPM, Remote Patient Monitoring) 9.9%, 가상내원(Virtual Visits) 8.4%, 개인 응급대응 시스템(PERS, Personal Emergency Response System) 3.7% 순으로 점유율을 차지하고 있다.

원격의료 시장은 비대면 의료 및 정확한 진단기능, 원격의료 확대를 위한 규제완화가 주요 성장요인으로 작용하였다.

반면 원격의료에 대한 미국 내 의료보험의 미적용, 보안 및 개인정보보호 등에 대한 우려가 시장저해 요인으로 작용하였다.

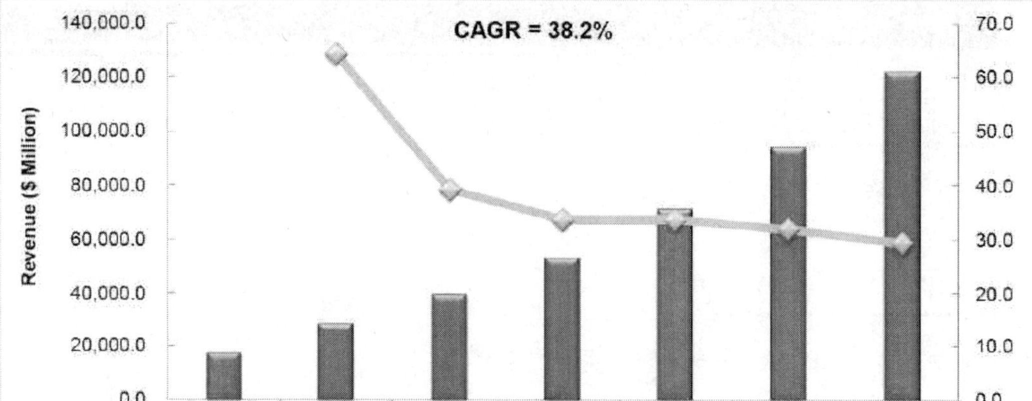

	2019	2020	2021	2022	2023	2024	2025
Revenue	17,535.5	28,806.2	40,096.7	53,619.1	71,675.4	94,571.1	122,325.6
Growth Rate	-	64.3	39.2	33.7	33.7	31.9	29.3

Year

[그림 13-9] 미국 원격의료 시장 수익현황 및 전망(2019-2025년, 단위 : 백만달러)

출처 : 프로스트 앤 설리번, Telehealth - A Technology-Based Weapon in the War Against the Coronavirus, (2020.4.)

McKinsey 보고서에 따르면 2019년 기준 미국 소비자 중 11%만이 원격의료를 이용한데 반해, COVID-19 팬데믹을 계기로 2020년 4월 기준 46%의 소비자가 원격의료를 이용하는 등 소비자 수요가 급증한 것으로 분석하고 있다.

의료 제공업체 측면에서도 COVID-19 이후 원격의료를 이용한 환자의 수가 50~175배 급증한 것으로 확인하였다.

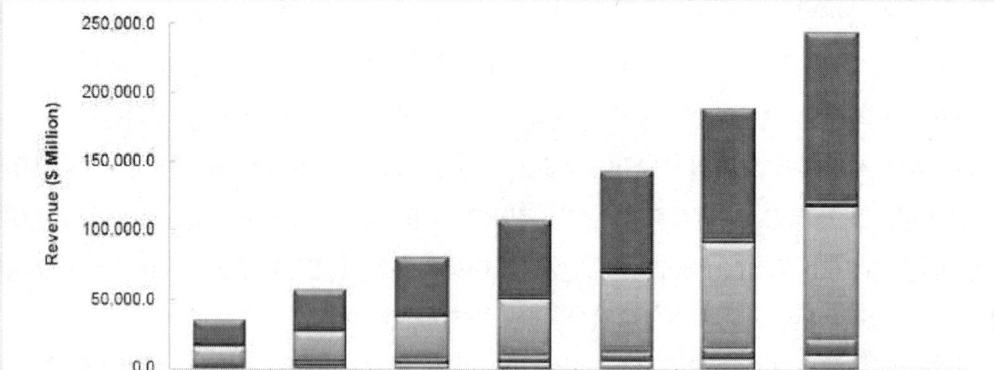

	2019	2020	2021	2022	2023	2024	2025	CAGR
Total Telehealth	17,535.5	28,806.2	40,096.7	53,619.1	71,675.4	94,571.1	122,325.6	38.2%
PERS	1,424.1	1,834.5	1,998.9	2,317.5	2,803.9	3,488.0	4,566.0	21.4%
mHealth	14,025.4	22,000.3	30,450.8	41,383.2	56,444.0	75,381.9	95,321.8	37.6%
RPM	1,127.0	2,821.2	3,957.0	5,118.4	6,427.5	8,054.2	12,113.8	48.6%
Virtual Visits	959.0	2,150.2	3,690.0	4,800.0	6,000.0	7,647.0	10,324.0	48.6%

[그림 13-10] 미국 원격의료 세부시장 수익 현황 및 전망(2019-2025년, 단위 : 백만달러)

원격의료에 대한 높은 수요로 인하여 미국 내 1조 2,500억 달러 규모의 병원진료 및 가정방문 진료비 중 20%(응급치료(Urgent care)의 20%, 일반 외래진료(Outpatient)의 24%)에 해당하는 2,500억 달러가 원격의료로 대체될 것으로 전망이다.

전체시장 규모에서 미국 내 원격의료 시장의 규모는 2019년 175.3억 달러(약 20조 8,168억원)이며, 연평균 38.2%로 성장하여 2025년 1,223억 달러(약 145조 2,616억원) 규모로 확대될 전망이다.

미국 원격의료 시장은 2020년에 32.3% 성장할 것으로 전망되었으나, COVID-19의 등장으로 2020년에 전년대비 64.3%의 성장률을 달성할 것으로 예측 변경하였다.

COVID-19 결과 원격의료에 대한 수요가 급격히 증가함에 따라 2020년에 전년대비 성장률이 100% 증가했음을 시사하였다.

02 미국의 원격의료 시스템 시장에 대한 성장요인 및 저해요인에 대하여 분석하라.

1. 성장요인

원격의료 시장은 비대면 의료 및 정확한 진단기능, 가치기반(Value-based)[1] 의료비 지불제도로의 전환이 주요 성장요인으로 작용하였다.

COVID-19의 장기화로 인하여 응급환자가 아닌 일반환자의 병원방문을 줄이고, 원격으로 검사를 받되 정확하게 진단할 수 있는 기능에 대한 중요성이 증가하였다.

실제로 COVID-19 기간 동안 환자에 대한 비대면 의료시스템을 사용하여 의료종사자와 환자에 COVID-19 감염 위험성을 최소화하면서 환자에게 필요한 치료를 제공하는 데에 도움이 된다는 것이 증명되었다.

원격의료의 질을 높이기 위하여 가치기반으로 의료비가 지불되는 지불제도로의 전환이 시장성장을 촉진하였다. 기존 의료분야에서 진료를 받을 때마다 비용을 지불하는 모델(Fee-for-service)에서 가치기반 의료비 지불제도로 전환하려는 추세이다.

미국의사협회(AMA)는 원격환자 모니터링 및 원격의료 서비스를 지원하기 위해 2020년 CPT(Current Procedure Terminology)[2]코드에 몇 가지 새로운 코드를 추가하였다.

1) 가치기반 지불제도는 제공된 의료의 질(㉮ 구조, 과정, 결과, 접근성, 환자 만족도)과 비용의 성과를 재정적 보상과 연동하는 사적 또는 공적 프로그램으로서(RAND, 2014), 일반적으로 Health Outcome/Cost = Value를 판단한다.
2) CPT 코드는 의사와 기타 의료전문가 서비스 및 시술에 대한 국가 코딩세트(National Coding Set)로서 의료비 청구

새로운 코드를 통해 원격의료, 원격환자 모니터링 및 기타 기술의 사용과 관련된 지불체계의 복잡한 구조를 명확히 하여 원격의료 촉진을 목적으로 하고 있다.

McKinsey 보고서에서도 원격의료의 실현가능성을 위해 만성질환에 위험-기반 지불 등의 인센티브를 주는 가치-기반 계약을 가속화할 필요성을 제시하였다.

〈표 13-8〉 미국 원격의료 시장의 주요 성장요인(2020-2025년)

성장요인	1~2년	3~4년	5~6년
서비스 공급자의 사무실 및 응급실로부터 환자 격리 필요성	High	High	High
COVID-19 환자에 대한 규제완화	High	High	High
전염성이 높은 환자집단에 대해 정확한 원격검사를 수행할 수 있는 기능	High	High	High
자기부담율에 따른 가치기반 지불 또는 DTC 검사 제공	High	High	High
직원에게 회원 당, 월별 요금 및 추가 사용 요금으로 원격의료 서비스 제공	Medium	Medium	Medium

2. 저해요인

반면 원격의료에 대한 건강보험의 미적용, 보안 및 개인정보보호 등에 대한 우려가 시장저해 요인으로 작용하였다.

COVID-19 이전에는 원격의료 서비스에 대한 메디케어(Medicare)[3]의 적용이 제한된 환자 및 상황에서만 가능하였다. COVID-19 이전에는 농촌에 거주하는 건강보험 가입자가 원격의료 서비스를 받기위해 지역의료시설에 방문하는 경우 등 특정 상황에서만 허용하였다.

또한 Medicare의 요금표에서 다루는 부분만 보장되는 제한적인 적용 때문에 원격의료 서비스에 대한 환급이 일반진료의 경우보다 낮은 실정이다.

일반적으로 개인정보보호에 대하여 대면진료와 동일하게 취급하는 HIPAA 규정[4]이 적용되지만 COVID-19 이후 일부 HIPAA 규제완화 정책으로 보안문제에 대한 우려 제기되고 있다.

일반적으로 원격의료 기기로 전송되는 데이터는 중요한 개인정보를 담고 있으므로 해커로부터 보호받을 수 있는 높은 수준의 보안이 요구되고 있다.

처리와 의료케어 검토를 위한 지침개발과 같은 행정관리 목적으로 사용한다.

3) 미국은 연방 차원의 공보험인 메디케어(Medicare), 각 주차원의 공보험인 메이케이드(Medicaid)에서 의료에 대한 보험이 적용되며, 공보험에서 보장되지 않는 의료는 개인이 민간보험을 통해 보장받을 수 있도록 의료보험체계를 마련하였다.

4) 미국 연방차원에서 1996년에 원격의료를 도입한 보건복지법령인 '건강보험 정보활용 및 책임에 관한 법(Health Insurance Portability and Accountability Act, HIPAA)'이 적용하였다.

그러나 COVID-19 이후 의료서비스 제공자가 FaceTime, Facebook Messenger, Google Hangouts, Zoom 또는 Skype 등 일반적으로 사용되는 앱과 같은 원격 통신기술을 사용하여 환자에게 원격의료 서비스를 제공 할 수 있도록 HIPAA 규정의 적용을 완화하여 보안 우려가 증가하고 있다.

〈표 13-9〉 미국 원격의료 시장의 주요 저해요인(2020-2025년)

저해요인	1-2년	3-4년	5-6년
표준상환율 부족	High	High	High
COVID-19에 대한 급격한 대응 증가로 규모확장성 문제 확대	High	High	High
의료 및 소비자 등급 솔루션의 혼합	High	High	High
보안 및 개인정보보호에 대한 우려	High	High	High
상호운용성 및 통합문제/여러 공급업체의 환경에 대한 우려	High	High	High

출처 : 프로스트 앤 설리번, Telehealth - A Technology-Based Weapon in the War Against the Coronavirus, (2020.4.)

03 각국의 원격의료 시스템의 정책에 대하여 분석하라.

1. 미국정책 현황

미국은 지역별로 의료수준 및 접근성에 한계를 가지고 있어서 1990년도부터 원격진료가 합법화되었으며, 1993년 미국원격의료협회(American Telemedicine Association, ATA)가 설립되면서 원격의료가 시행되었다. 1997년 균형재정법 제정 이후 원격의료에 보험급여가 제공하고 있다.

미국은 다른 국가보다 훨씬 높은 의료비용과 전체 의료비용의 30%가 환자치료의 질을 높이는 데 사용되지 않거나 낭비되고 있는 상황을 개선하기 위해 원격의료의 도입을 추진하였고, 시범사업을 통해 응급실 방문을 절반으로 줄이고, 입원을 약 90% 줄이고 치료비용을 50% 이상 절감하였다. 이로 인하여 원격의료 관련된 많은 기업들이 시장에 진입하였다. 하지만 보험급여, 면허, 농촌지역의 광대역 보급격차, 현존하는 보건 불균형들은 원격의료의 확대를 가로막는 주요 요인들이 존재했다. 연방 보험급여 정책은 메디케어를 중심으로 실시하기 때문에 지리적으로나 시설별로 원격의료 서비스가 발생할 수 있는 장소와 보장되는 서비스가 제한적으로 적용되었으며, 메디케이드 중심으로 실시하는 각 주에서는 별도의 원격의료에 관한 보험급여 규정의 입법화가 필요하며, 의료정책은 각 주마다 다르기 때문에 주 경계를 넘어선 원격의료 행위를 하기 위해서는 해당 주에서 요구하는 자격인증 프로세스를 거쳐 적격면허를 취득해야 한다. 또한 농촌지역에서 원격의료가 성공하기 위해서는 고속 광대역 네트워크 구축과 인터넷 액세스가 필요하며, 저소득층과 유색인종의 보건 불균형은 원격의료 서비스를 방해한다.

따라서 미국원격의료협회는 최근 코로나19가 원격진료 기술에 대한 인식을 제고하고 의사와 환자에게 원격의료를 쉽게 사용할 수 있는 기회를 제공하였지만, 향후 원격진료에 대한 지속적인 정책적 지원 필요함을 강조하였다. 환자, 의료진, 보험회사 등 이해관계자 모두를 위한 원격의료가 도입되기 위해서는 코로나19 기간 동안 원격의료 관리 및 프로그램에 대한 데이터를 지속적으로 수집 및 분석하고, 원격의료의 사용범위를 수용하기 위해 원격의료에 대한 규제 유연성이 필요함을 제안하였다.

또한 원격의료 서비스의 중복성을 줄이기 위해 1차 진료에 원격의료를 적극 활용, 주 정부에 기존의 동등성 모델을 혁신할 수 있는 권한 부여, 의료혜택으로부터 소외된 사람들에게 제공, 원격의료 서비스의 혁신, 개인정보보호 및 데이터 보안의 규범화 등 정책지원 필요하다고 제안하였다.

이러한 정책 권고사항은 미국의 메디케어, 메디케이드 정책에 반영되어 시행되고 있다. 대표적으로 미국 행정부와 보건복지부(HHS)는 코로나19를 효과적으로 대응하기 위한 조치 중의 하나로 '코로나 바이러스 준비 및 대응지원법'에 의거 원격의료 서비스 사용을 확대 조치를 취했다. 원격의료를 활성화하기 위해 대부분의 원격의료 관련 메디케어 치료비 부담 요건이 면제되었으며, 거주지역에 관계없이 원격의료 서비스를 받을 수 있도록 조치, 코로나19 세계적 대유행 기간 동안 원격진료는 대면진료와 동일한 요금으로 청구할 수 있도록 조치, 의사가 환자와 페이스타임(Facetime) 또는 스카이프(Skype) 등 영상통화기능을 통해 의사소통을 하는 경우 의료서비스 제공자에 대한 의료정보보호법(HIPAA) 일부 예외 적용, 지속적으로 생체신호를 기록하는 원격환자 모니터링 등의 원격의료 서비스 제품군에 환자 센서가 상태의 악화를 감지하여 실시간으로 알릴 수 있는 인공지능(AI) 시스템을 통합을 허용했다.

메디케어 메디케이드 서비스(CMS)는 호스피스 관련 신규지침을 통해 코로나19 기간 동안 원격의료 재량권을 더욱 확대해 의사-환자 간 감염 가능성을 최소화하도록 모색했다. 코로나19 세계적 대유행 기간동안 안전한 치료전달 및 왕진시 발생가능한 감염 리스크를 최소화하기 위해 환자와 의사 간 양방향으로 실시간 상호작용하는 원격서비스를 '메디케어(Medicare)' 보험급여 대상에 임시 포함하여 원격의료를 통해 환자 및 가족들은 호스피스

병원과의 지속적 연결이 가능해지는 한편, 의료공급자 측에서는 새로운 프로세스 개발 및 실행, 그에 따른 비용감수가 요구됨에 따른 조치이다.

한편 원격의료로 치료되는 'SIA(Service Intensity Add-on)'에 대해서는 비급여 적용했다.

2016년에 도입된 SIA는 임종을 앞둔 호스피스 입원환자를 방문하는 의사, 간호사, 사회복지사, 원목(chaplain) 등에게 집행되는 항목으로 생애 마지막 일주일을 살고 있는 환자와 가족들의 치료관리에 대한 보상을 실시하는 제도이다. 2021년 1월 20일, 조 바이든(Joe Biden) 대통령 당선자가 취임하면서 미국 연방정부는 헬스케어와 코로나19 팬데믹 대응에 이전보다 적극적으로 개입할 것으로 전망되었다. 전 국민이 의료보험에 가입할 수 있도록 추진한 일명 오바마 케어인 '환자보호 및 부담적정보험법(Affordable Care Act, ACA)'에 대하여 트럼프 행정부가 지난 4년 동안 취한 ACA 관련 연방·주 정부 보조금 삭감과 의무가입조항 삭제 등의 조치들을 복원하고 ACA를 확대할 전망이다. 바이든 대통령의 핵심공약 중의 하나는 모든 연령의 국민들이 가입하여 이용할 수 있게 하고 현재의 민간보험플랜보다 훨씬 저렴하게 서비스를 제공하기 위하여 메디케어(Medicare)와 같이 연방정부에서 관리하는 새로운 '공공옵션(public option)'인 건강보험프로그램을 제공함이 목표이다.

따라서 미국의 원격진료 시장은 확대되며, 이를 위한 연방정부의 정책 및 지원이 확대될 것으로 예상된다.

2. 호주정책 현황

호주 역시, 미국과 동일하게 지역별로 의료수준 및 접근성에 한계를 가지고 있어서 원격의료에 대한 관심이 1980년대부터 이어지고 있다. 호주정부는 균등한 의료공급에 관심을 가지고 2001년 뉴질랜드와 함께 '국가 원격의료 계획'을 발표했다. 또한 2011년에는 원격의료 활성화에 필요한 재정지원 프로그램 등 구체적인 방안을 내놓았다.

이 프로그램은 2012년부터 2014년까지 시행되었으며, 원격의료 관련 장비를 설치한 병원은 투자금을 일부 지원받고 환자와 전문의 모두 국가 의료보험인 Medicare의 혜택과 인센티브를 받았다. 호주는 이러한 원격의료 활성화 정책으로 인프라를 구축하는 데 성공할 수 있었다.

호주의 모든 원격의료 서비스는 일반 진료서비스와 마찬가지로 주정부와 연방정부의 보안법 및 개인정보보호법에 따라 운영된다. 먼저 의료진 등 서비스 제공자는 환자에게 개인정보 보호 규정을 반드시 공지해야 한다. 또한 상담을 통해 수집된 환자의 개인정보가 안전하게 관리되고 있는지 정기적으로 확인할 필요가 있다. 이러한 호주의 의료정책은 최근 들어 더욱 강화되고 있다.

호주정부는 2019년부터 2020년까지 전체 예산의 16%인 818억 달러를 의료산업에 투자했다. 이 중 MBS(Medicare Benefit Schedule)처럼 국가 의료보험에 적용받는 의료서비스가 가장 많은 41% 비율을 차지했다.

현재 호주에서는 정부를 비롯한 다양한 의료산업 이해관계자들이 호주 의료서비스의 미래를 원격의료로 여기고 있으며, 이에 따라 적절한 시스템을 구상하는 중이다. 현재 호주에서는 GP(General Practitioer) 진료, 재활치료, 심리상담 등 일반의료 서비스를 가정에서 원격의료로 받을 수 있다. 호주에서 원격의료가 빠르게 확산할 수 있었던 가장 큰 요인은 화상진료 플랫폼인 헬스다이렉트(이하 Healthdirect)가 등장했기 때문이다.

2012년에 호주 보건부의 투자를 받아 화상진료를 제공해온 Healthdirect는 코로나19가 대유행하던 시기에 이미 안전성이 확보되어 있어 환자와 의료진들이 즉시 이용할 수 있었다.

Health direct는 현재 Western Australia, Australian Capital Territory, South Australia, Victoria 주 정부의 헬스케어 시스템 소속이며, GP 의료진들은 연방정부의 의료정책 아래 무료로 이용할 수 있다.

의료진들은 Health direct을 통해 고화질 영상으로 환자와 상담하고 의료에 필요한 정보를 열람할 수 있다. Healthdirect는 지금도 병원과의 협업을 비롯해 환자의 개인정보를 안전하게 관리하는 프로그램을 개발하는 등 다양한 노력을 기울이고 있다. 또한 코로나19로 인하여 호주는 헬스케어의 급격한 변화를 경험하고 있으며, 원격의료는 단순히 화상 및 스마트폰 자문을 넘어서 수많은 의료행위가 가능한 단계로 변화하고 있다.

2020년 10월 발표한 연방예산에 따르면 24억 호주달러 규모의 원격 의료상담을 위한 메디케어(Medicare) 보조금 지원에 대해 6개월 연장을 승인하였고, 이 예산에는 2021년 3월 31일 이후 영구적인 원격의료 인프라 준비를 위한 지원금 1,860만 호주달러를 포함하고 있다. 2020년 3월에 원격의료 서비스는 호주정부가 규정한 표준의료 서비스요금표에 의거 원격의료 보조금을 지원하고 있으며, 원격의료 서비스는 실시간, 축적전송, 원격환자 모니터링 등 세 가지 주요 방식을 선택하여 제공하고 있다. 또한 호주 웨스턴 오스트레일리아(WA) 주 정부는 주 전체의 전자의료기록(EMR) 시스템을 구축하기 위해 8백만 호주달러를 투입할 예정이다. 해당 시스템이 개발되면 임상의가 환자메모, 평가, 의료기록 및 진단 테스트 결과와 같은 정보를 한 곳에서 열람 가능하며 임상의 간의 실시간 정보 공유가 가능하다.

이 시스템 구축은 2017년 6월 WA주를 위한 환자 우선의 혁신적이고 지속가능한 보건 시스템을 제공하기 위해 구성된 패널리뷰에 의해 2019년 4월 지속가능한 보건 검토보고서의 주요 권장사항 중 하나였다.

WA주 기반 시스템의 개발은 2012년부터 추진하고 있는 국가 차원의 e-health 시스템인 '마이헬스레코드(My Health Record, MHR)'와 별도로 운영될 예정이며, 국가 차원의

MHR은 온라인상에서 안전하게 볼 수 있도록 설계된 환자가 통제할 수 있는 개인건강정보의 요약본인 반면, WA주의 EMR은 다양한 임상시스템 및 응용 분야에서 데이터를 캡쳐하는 정보 및 통신기술 솔루션으로 상호 협력관계 유지를 목적으로 하고 있다.

3. 중국의 정책

중국의 경우, 2014년 의사와 환자 간 원격의료를 허용하여 원격자문, 원격 모니터링, 전자처방전 발급 등 원격의료 서비스의 확대를 위해 '의료기관의 원격의료 추진에 관한 의견'을 통해 원격의료를 도입했다. 또한 의료연합체 건설/발전에 관한 지도의견을 통해 의료연합체를 구축하고 기층에 대한 원격회진, 원격진단 등 서비스 제공을 독려하였으며, 2018년도부터 원격의료산업 구축, 원격의료를 의료행위에 해당하는 원격진료 서비스, 보건정보 제공에 대한 편중하는 온라인 진료로 구분하는 등 정책을 통해 온라인 진료와 온라인 병원을 도입하였다. 이로 인해 최초의 온라인 병원엔 '광동성 온라인 병원'에서 의사-환자 간 원격의료를 개시하고 있으며, '인터넷+의료 서비스가격과 의료수급정책 완비에 관한 지도의견'을 통해 온·오프라인 의료서비스 가격체계를 통일하였다.

중국의 원격의료 사업모델은 크게 '온라인 병원'과 '원격의료 플랫폼'으로 구분된다. 온라인 병원은 의료기관을 기반으로 인터넷 기술을 활용해 온라인 문진, 자문, 진료, 전자처방전 등 서비스를 제공하는 병원이다. '인터넷+의료' 정책의 일환으로 생긴 새로운 형태의 병원으로 의료서비스 접근성 확대 및 품질향상이 주요 목적이다.

2020년 10월 기준 전국에 온라인 병원 900여 개가 운영중이다. 온라인 병원은 사업추진 주역에 따라 병원 주도형과 IT 기업 주도형으로 나뉜다. 병원 주도형은 국가에 등록돼 있는 의료기관(병원 등)이 인터넷 플랫폼을 구축해 온라인 의료서비스를 제공하는데 중국의 첫 온라인 병원인 광둥성 온라인 병원이 이에 해당된다.

원격의료 플랫폼은 AI, 클라우드 등 기술을 활용해 의사와 환자 간(B2C)을 연결시켜 준다. 주로 온라인 예약, 온라인 건강자문, 처방전 배송 등 서비스를 제공한다.

중국은 의료개혁의 핵심적 사업으로 의료기관의 원격의료 도입을 추진하고 있으며, 원격의료 지원책은 '온라인 병원'을 중심으로 한다. 2014년 국무원이 발표한 〈의료기관의 원격의료 추진에 관한 의견〉을 기초로 '온라인 병원'설립을 허가하고 본격적인 원격의료 보급이 시작됐다.

2018년 '인터넷+'전략과 접목시키고 원격의료와 의료보장체계를 연결시키기 시작했으며, 같은 해 9월에는 〈온라인 진료관리방법〉 등 3개 규범화정책을 통해 구체적 관리기준을 구축했다.

2020년 초 코로나19 사태를 겪으며 당국은 방역에 원격의료를 최대한 활용하는 방향으로 정책을 제정했다. 2019년에 중국 국가의료보장국(National Healthcare Security Administration, NHSA)은 전자의료보험 시스템의 출시를 통해 가격과 보험정책을 규제하여 국가의료보험 시스템에 인터넷 기반 의료서비스를 포함하였고, 2019년 8월부터 환자가 의료보험증 없이 위챗(WeChat) 및 알리페이(Alipay)를 통해 병원의 진단 및 처방서비스에 접근할 수 있도록 하여 원격의료의 광범위한 채택이 촉진되었다.

2020년 5월 국가위생건강위원회(NHC)는 지방정부가 개별 온라인 의료제공자를 감독 및 규제하고 온라인 병원의 시장접근을 가속화하기 위해 자체 온라인 규제 플랫폼을 구축하도록 장려하였으며 의료기관, 간호사, 의사에 대한 전자면허 및 인증서 사용이 2020년 8월 공식적으로 도입되었다. 중국정부는 이러한 혁신을 통해 의료기관이 원격의료 서비스를 보다 쉽게 채택할 수 있도록 법규를 제정하였으나 현재 법적 프레임워크는 중국 내의 물리적 의료기관에 대해서만 적용하였다.

해외 의료기관이 중국 내 거주하는 환자에게 제공하는 인터넷 기반 국경 간 의료활동에 대한 법적 프레임 워크는 존재하지 않는 상태이기 때문에 원격의료의 글로벌화를 위해서는 제도 보완이 필요해 보인다.

또한 중국에서는 규제 및 시스템에 대한 보완뿐만 아니라 원격의료 강화를 위한 과학기술 정책도 펼치고 있다. 중국 공업정보화부와 국가위생건강위원회는 '원격의료 네트워크 역량 구축 강화에 관한 통지'를 발표하였다. 이는 네트워크 보급 확대를 위해 기층의료(基层医疗) 및 의료기관의 네트워크 보급을 개선하고, 5G 네트워크의 의료기관 보급을 추진하고, 전용선 네트워크 자원의 2급 이상의 병원에 보급을 촉진하는 내용을 담고 있다.

2022년에는 98% 이상의 기층의료보건기관(일반적으로 1급 병원 및 그 이하 등급의 의료기관을 말하며 규모가 작은 지방 도시의 보건소, 촌위생실 및 동네병원을 지칭)이 인터넷에 접속할 수 있는 환경조성을 목표로 하고 있으며, 네트워크 기능을 제고하기 위해 전반적인 의료기관 네트워크 속도를 높이고, 원격의료 네트워크 기술 수단과 서비스 모델을 강화를 위해 네트워크 응용을 확대, 5G 네트워크에서 원격의료 혁신응용 모색, 의료 클라우드 컴퓨팅과 빅데이터 서비스체계 구축, '인터넷+건강빈곤퇴치' 시범사업 실시, 원격의료 응용 시범사업 지원, 원격의료 시스템의 상호연결기능 제고, 네트워크 요금제 우대정책 등의 도입을 목표로 하고 있다.

4. 일본의 정책

일본은 의사-환자 간의 원격의료를 2015년에 도입하고 인구감소, 저출산·고령화, 의료

자원의 지역편중이란 문제를 인공지능(AI), 사물인터넷(IoT), 온라인 진료 등을 기반으로 한 지역의료 개혁을 통해 해결한다는 목표를 가지고 있다. 지역의료 개혁은 ICT 도입, 개인건강기록(Personal Health Record, PHR)의 보급 · 확립이 필요하며 현재 보험진료에서 온라인 진료 보급은 매우 낮은 수준이다.

2018년 4월 온라인 진료비가 신설되었지만 보험이 적용되는 질환에 제한이 있고, 대면진료에 비해 진료보수 책정 점수가 낮다는 이유로 보험자에게 청구하는 진료보수 명세서가 산정된 수는 대략 월 100만 건 중 1건에 그치고 있는 상황이다.

코로나19가 확대되자 일본정부는 2020년 4월 온라인 진료를 한시적 · 특례적으로 완화를 통해 온라인 진료비 대상 질환을 확대했다. 코로나19로 인해 일본 의료시스템의 큰 문제점들이 발견되고 있어 이를 해결하기 위한 정책들을 펼치고 있다. 하지만 일본은 원격진료에 대한 규제 및 의료보험을 뒷받침 가능한 시스템 및 플랫폼의 부재로 인하여 원격진료가 널리 활용되고 있지 못하다. 이는 보안에 대한 우려와 재원문제로 의사들의 근무를 지원하는 ICT 기술 지원이 미흡하기 때문이다.

ICT 활용에서 앞서가는 미국학회와 달리 일본은 보안대책과 기술적 · 재정적 지원을 이유로 ICT화에 소극적이다. 이러한 일본정부와 사회의 입장은 코로나19로 인해 큰 변화를 맞이했다.

따라서 일본은 건강 · 의료정보 플랫폼 구축 작업을 진행하고 있으며, '인권을 배려하는 동시에 감염파악이 가능한 구조'로 건강 · 의료정보를 적극 활용하려고 한다. 건강 및 의료 관련 정보를 DB로 관리 · 활용하기 위해 노력 중이며, 이를 위해 전자건강기록(EHR), 개인건강기록(PHR), 공중위생 및 의학연구용 익명DB 등 데이터베이스가 하나로 통합 관리되는 건강 · 의료정보 플랫폼 구축을 목표로 하고 있다.

플랫폼 구축작업의 일환으로 EHR에 해당하는 의료현장 정보활용 추진, PHR 추진, 연구를 위한 DB 활용, AI 활용 등 디지털 헬스 개혁을 진행하며, 의료 · 정보플랫폼 구축작업을 가속화하기 위해서는 전자의무기록 보급 가속화, 표준화를 준수한 EHR업체 인증제도, 의료기관이 표준에 입각한 EHR을 채용 · 유지할 수 있도록 하는 경제적인 인센티브 제공을 추진하고 있다. 또한 재해정보공유 시스템과 연계와 디지털 헬스의 보험적용을 위한 적정한 평가 방안이 논의되고 있다.

5. 유럽 주요국 정책현황

1) 영국의 정책

영국은 보건의료 분야의 예산 절감과 서비스 효율화를 위해 2016년 7월 NHS Digital을 설립, 보건의료 분야의 디지털화와 비대면 의료서비스 제공을 위한 다양한 노력을 기울이고 있다. 그로 인해 2017년부터 민간기업인 바빌론헬스는 NHS와 제휴를 맺고 국민의료보험 가입자를 대상으로 무료로 AI에 의한 증상분석과 원격진료 두 가지 서비스를 제공하고 있다. 경증 환자의 진찰은 AI가 의사를 대신하고, 본격적인 진단과 약 처방은 원격진료로 대응하는 시스템이다.

영국정부는 2019년 발표한 NHS 장기계획(The NHS Long Term Plan)을 통해 원격의료 확대를 지원하고 있으며, 코로나19로 인해 실제로 원격의료가 급속도로 확산되고 있다. 모바일 플랫폼인 NHS App을 통해 2019년 7월부터 영국의 모든 1차병원(General Practice, GP)이 NHS App과 연결되도록 하여 모든 국민이 이 앱을 통해 진료기록을 열람하고, 장기 복용하는 약은 자동으로 처방전을 발급받을 수 있으며, 일부 병원의 경우 NHS App을 통해 원격진료도 할 수 있다. 또한 영국 국립보건서비스(NHS)는 3월 초 의료종사자에게 전화나 영상통화를 통한 중증도 분류(Triage)를 실시해 대면진료를 감축할 것을 통지하였으며, 영국은 2019년 공표한 향후 10년간의 계획을 통해 모든 환자가 2020년 4월까지는 온라인 진료를, 2021년 4월까지는 영상이나 음성을 이용한 실시간 영상진료를 받을 수 있도록 한다는 계획을 제시하였다. 해당 계획은 코로나19로 인한 비대면 사회와 부합해 급속도로 증가할 것으로 예상된다.

2) 프랑스의 정책

프랑스 역시 2018년부터 원격의료를 합법화하고 의료보험을 적용하고 있다. 2018년 9월부터 원격진료에 사회보험이 적용됐지만, 1년 이내 수진이력이 있는 의사의 원격의료만 해당되는 데다 기술적 문제, 비용 등 의사의 부담도 커서 이용률은 답보 상태였다. 하지만 타인과의 접촉을 차단해 코로나19 감염 확대를 막고 코로나19 이외 질환자의 의료기관 접근성을 향상시킨다는 목적 하에 원격진료 관련 규제를 한시적으로 완화하였다. 코로나19가 확산되자 규제를 완화하고 3월 10일부터 코로나19 환자나 감염 의심자의 초진 원격진료에도 사회보험을 적용하는 한편, 원격진료시 코로나19 증상 여부와 관계없이, 스마트폰 등 전문기술이 필요하지 않은 수단을 통한 진찰도 허용하였다. 또한 이후 코로나19 감염자에게는 간호사의 원격간호비에도 사회보험을 적용하고, 코로나19 치료 및 간호관련 원격진료비의 사회보험 100%를 부담해주며 전화진료를 인정하였다.

3) 독일의 정책

유럽연합을 대표하는 독일에서는 코로나19 이후에 의료시스템 개선을 위한 정책 및 지원을 진행하고 있으며, 원격진료 또는 비대면진료 역시 해당 정책 및 자금지원의 목적 중 하나이다. 그 대표적인 예로 유럽연합에서는 원격진료 및 비대면진료를 넘어 의료시스템의 디지털화를 위한 프로젝트를 지원하고 있다. 유럽연합(EU)이 자금을 지원하는 '지능형 사물인터넷(Intelligent Internet of Things, IntellIoT)' 프로젝트는 디지털 헬스케어 솔루션을 개선하고 병원에 대한 부담을 완화하는 데 집중하고 있다. '20년 EU집행위원회(EC)가 지정한 6대 연구 · 혁신활동 중 하나인 IntellIoT는 차세대 사물인터넷(NGIoT)을 통해 디지털화를 가속화하고, 인간중심의 IoT 연구혁신 및 개발 조성을 목표로 8백만 유로를 지원받은 유럽집행위원회(EC)는 9개 국가, 13개 파트너로 구성된 IntellIoT 컨소시엄을 통해 심혈관 환자들에게 보다 우수한 품질의 원격치료(AI와 IoT)를 제공하고 코로나19를 대응할 의료시스템을 구축할 예정이다.

또한 독일에서는 2015년 E-Health 법을 통과시켜 의료의 디지털화를 위한 기반을 마련했고, 2018년 이후에는 원격의료 금지를 전제로 했던 여러 법 규정을 정비하고 세계 최초로 건강 앱 처방을 가능하게 하는 등 의료의 디지털화를 위해 지속적인 노력을 하였다. 보건부장관 옌스 스판(Jens Spahn)은 독일 병원의 현대화, 디지털화 및 IT 보안강화를 위해 30억 유로를 지원하는 프로젝트를 발표했다. 독일 의료시장은 세계에서 두 번째로 큰 시장임에도 불구하고 오랫동안 원격의료를 금지하여 디지털화에 뒤처져 있었으며, 코로나19로 인해 병원 디지털화의 시급성을 인지했다. 독일 병원 디지털화를 위한 자금 조달 프로젝트는 2020년 9월 18일 통과한 병원미래법(the Hospital Future Act, KHZG) 초안에 명시되어 있으며, 10월에 발효되었다. 본 프로젝트를 통해 원격진료 및 전자문서 발행, 디지털 약물관리, IT 보안강화, 로봇 의료장비 도입 등의 서비스 제공이 가능하게 되었다. 또한 독일 연방교육연구부(BMBF), 연방보건부(BMG), 연방경제에너지부(BMWi) 3개 부처에서 미래의 의료 디지털화 기반이 되는 '의료데이터' 혁신이니셔티브 로드맵을 발표하였다.

본 이니셔티브를 통해 의료체계 및 R&D의 디지털 네트워크화를 위한 구조 확립, 의료데이터 생산 및 품질개선, 데이터 보안과 연결개선을 위한 혁신 솔루션 개발, 데이터 기반 의료체계 마련, 미래 응용분야의 조기 파악 등 총 다섯 가지 우선적인 실행방안을 도출하였다.

독일 연방정부는 '하이테크전략 2025'에 따라 12개의 범부처적 목표 중 하나인 연구 및 의료체계의 연결성 개선 및 신기술과 응용분야의 조기 파악을 도모할 수 있으며, 그 한 응용분야가 원격진료이다. 또한 독일 연방교육부(BMBF)는 '혁신으로 함께'라는 모토 하에 향후 5년간 건강 · 질병관리 및 삶의 질을 개선하는 다양한 대화형 기술 연구에 3억 5천억 유로 규모를 지원할 예정할 예정이다. 단기적으로 대면진료를 대체하고 장기적으로 대면진료를 보완하는 비대면 건강관리 및 대화형 기술연구 프로젝트를 지원한다.

〈표 13-10〉 코로나19 이후 원격의료 정책 및 과학기술 육성에 대한 각국의 현황

국가별	정책내용
미국	• '코로나바이러스 준비 및 대응지원법'에 의거 원격의료 서비스 사용을 확대 - 대부분의 원격의료 관련 메디케어 치료비 부담 요건이 면제 - 거주 지역에 관계없이 원격의료 서비스를 받을 수 있도록 조치 - 코로나19 세계적 대유행 기간 동안 원격진료는 대면진료와 동일한 요금으로 청구할 수 있도록 조치 - 의료서비스 제공자에 대한 의료정보보호법(HIPAA) 일부 예외 적용 - 원격 모니터링기기를 활용한 실시간 환자진단 인공지능(AI) 시스템 지원
중국	• 〈코로나19 방역기간 '인터넷+' 의료보장서비스를 추진하는 것에 관한 지도의견〉 : 방역에 원격의료를 최대한 활용하는 방향으로 정책을 제정 • 〈원격의료 네트워크 역량 구축 강화에 관한 통지〉 정책 제정 - 5G 네트워크에서 원격의료 혁신응용 모색 - 의료 클라우드 컴퓨팅과 빅데이터 서비스체계 구축 - 원격의료 시스템의 상호연결기능 제고 - 네트워크 요금제 우대 정책 등의 도입 지원 정책
일본	• 초진환자에 대한 '전화나 정보통신기기를 이용한 진료' 한시적 가능(기존 6개월 이상 대면진료를 받아야 원격진료 가능) • 원격진료를 위한 ICT 기술 보급 및 적용의 부족으로 인하여 디지털 헬스를 위한 건강 · 의료 정보 플랫폼 구축 • 디지털 헬스 및 원격진료 보험적용을 위한 평가방안 논의 • 의료 · 헬스케어 분야 웨어러블 기기개발 가이드라인 마련
독일	• '병원미래법' : 독일 병원의 현대화, 디지털화 및 IT 보안 강화를 위해 30억 유로를 지원하는 프로젝트 • '의료데이터' 혁신이니셔티브 로드맵' : 의료체계 및 R&D의 디지털 네트워크화를 위한 구조 확립, 의료데이터 생산 및 품질개선, 데이터보안과 연결개선을 위한 혁신솔루션 개발, 데이터 기반 의료체계 마련, 미래 응용분야의 조기 파악 목적 • '예외상황시 건강관리를 위한 하이브리드 대화형 시스템' 프로젝트 : 비대면 건강관리 및 대화형 기술연구 프로젝트를 지원
프랑스	• 원격진료 관련 규제를 한시적으로 완화 - 코로나19 환자나 감염 의심자의 초진 원격진료에도 사회보험을 적용 - 원격진료 시 코로나19 증상 여부와 관계없이, 스마트폰 등 전문기술이 필요하지 않은 수단을 통한 진찰도 허용 - 코로나19 감염자에게는 간호사의 원격간호비에도 사회보험을 적용 - 코로나19 치료 및 간호 관련 원격진료비의 사회보험 100%를 부담 및 전화진료를 인정
영국	• NHS 장기계획(The NHS Long Term Plan) 확대 지원 : 모바일 플랫폼인 NHS App 통한 일부 병원 원격진료 제공

학습활동.13 교수 · 학습 방법

교수 방법

- 원격의료 시스템의 시장동향에 대한 관련 용어, 구성, 방식 이해 정도를 파악한 후 수업을 진행한다.
- 교수자의 주도로 원격의료 시스템의 시장동향 등의 내용을 PPT 자료로 제시한 후 설명한다.
- 가능하면 사전에 개인별 학습 자료를 준비하여 모든 학생이 참여할 수 있는 문제 해결식 수업, 협력 수업이 가능하도록 한다.
- 원격의료 시스템의 시장동향 전 과정을 작업의 순서에 따라 단계적으로 실습이 이루어질 수 있도록 지도한다.
- 교재를 통해 수업을 준비하는데 있어서 필요한 모든 정보나 팁, 힌트 등 도움이 될 만한 내용들을 확인할 수 있다.
- 학생들이 만들게 될 각 모델들은 수업시간에 중점적으로 다뤄질 부분과 어휘, 질문, 답을 포함하고 있으며 또한 탐구할만한 추가적인 아이디어들도 포함하고 있다.

학습 방법

- 원격의료 시스템의 시장동향에 대한 관련 용어를 숙지하고, 원격의료 시스템의 시장동향에 대해 이해한다.
- 원격의료 시스템의 시장동향의 각 단계별 중점 사항을 체계적으로 학습한다.
- 원격의료 시스템의 시장동향의 수행순서의 전 과정을 실습한다.
- 원격의료 시스템의 시장동향의 내용을 이해한다.
- 원격의료 시스템의 시장동향을 이해하고 숙달이 될 때까지 학습한다.

학습활동.13 평가 및 피드백

평가 준거

- 평가자는 피평가자가 수행 준거 및 평가 내용에 제시되어 있는 내용을 성공적으로 수행할 수 있는 지를 평가해야 한다.

학습내용	평가항목	성취수준		
		상	중	하
원격의료 시스템의 시장동향	원격의료 시스템의 시장동향을 이해할 수 있다.			

평가 방법

• 작업 포트폴리오

학습내용	평가항목	성취수준		
		상	중	하
원격의료 시스템의 시장동향	원격의료 시스템의 시장동향을 이해할 수 있다.			

• 필기시험

학습내용	평가항목	성취수준		
		상	중	하
원격의료 시스템의 시장동향	원격의료 시스템의 시장동향을 이해할 수 있다.			

• 체크리스트를 통한 관찰

학습내용	평가항목	성취수준		
		상	중	하
원격의료 시스템의 시장동향	원격의료 시스템의 시장동향을 이해할 수 있다.			

• 피드백

1. 작업 포트폴리오
   - 제출한 보고서를 평가한 후 주요 사항에 대하여 표시하여 돌려준다.
2. 필기시험
   - 평가 결과 성적이 저조한 학생은 보고서 제출 기회를 부여한다.
3. 체크리스트를 통한 관찰
   - 실습 과정에서 평가한 후 개선해야 할 사항 등을 정리하여 돌려둔다.

참 | 고 | 문 | 헌

- https://www.msdmanuals.com
- 김철중, 한국이 개발한 원격의료기술, 외국인이 사용, https://www.chosun.com/
- 최윤섭, 한국의 원격의료에 대한 생각과 그 생각에 대한 생각, www.yoonsupchoi.com, 2020.5.20.
- https://dgrz.tistory.com/55
- 원격의료 시스템. 튜메니의 신경 외과 연방 센터, 2013.
- https://ko.wikipedia.org/wiki
- 원격의료로 달라지는 세상, MK뉴스, 2014.06.23.
- 원격진료 혜택 부유한 젊은 층만 받네, 동아 사이언스, 2014.02.07.
- '언제 어디서나' 헬스케어, business watch 뉴스, 2014.04.21.
- https://www.yoonsupchoi.com/2020/05/20/thoughts_on_telemedicine/
- 법무부, 교정시설 원격의료 시스템, https://moj.go.kr/moj/184/subview.do
- https://m.blog.naver.com/lowensteinkorea/222575589485
- https://www.hesel.co.kr/public/severance.php
- https://www.hicare.net/#provides
- https://images.search.yahoo.com
- https://voidoc.io/
- 원격의료 시장, INNOPOLIS(연구개발진흥 재단), 2020.12.
- Marketsandmarkets, Telehealth Market, 2020.
- TechNavio, Global Telehealth Market, 2020.
- 박정희, 코로나119에 따른 주요국의 원격의료 활용사례, 보건연구원, 2020.03.
- 유성희 · 김현수, 미국 원격의료 시장 현황 및 전망, 2020.8 바이오인더스트리, 2020.08.
- 프로스트 앤 설리번, Telehealth – A Technology-Based Weapon in the War Against the Coronavirus, 2020.04.
- 정용 외 8, 원격의료실현을 위한 국내과학기술의 현황과 극복과제, 한림연구보고서 139, KAST, 2021.
- 한구영 · 윤지윤 · 전은경, 원격의료 합법화를 고려한 건강보험 정책제언 : 원격진료플랫폼, 원격모니터링기기, 디지털 치료기기 및 재택치료의료기기 중심으로, HIRA RESEARCH, 2022.02.
- https://seerstech.com/

학습 13

학습 1	원격의료 시스템의 개요
학습 2	원격의료 시스템의 기술동향
학습 3	원격의료 시스템의 플랫폼
학습 4	원격의료 시스템의 제도화
학습 5	원격의료 시스템의 관리기술
학습 6	원격의료 시스템의 인공지능 기술
학습 7	원격의료 시스템의 빅데이터 기술
학습 8	원격의료 시스템의 블록체인 기술
학습 9	원격의료 시스템의 의료용 사물인터넷 기술
학습 10	원격의료 시스템의 생체측정기술
학습 11	원격의료 시스템의 활용사례
학습 12	원격의료 시스템의 미래
학습 13	원격의료 시스템의 시장현황

부록 용어정리

1. 원격의료 시스템의 용어정리

- 헬스케어(Healthcare) : 넓은 의미에는 의료인에 의해 수행되는 질병의 예방, 진단, 치료를 진행하는 의료 외에 영양이나 운동 등 건강관리를 포함
- 원격보건의료(Telehealth) : 먼 거리 소재 의료기관, 환자, 의료공급자를 대상으로 건강 관련 교육, 공공보건, 건강관리 등을 지원하기 위해 전자정보통신 기술을 활용하는 것
- 디지털 헬스케어(Digital Healthcare) : 헬스케어 분야 중 디지털 기술의 혁신이 의료기술과 융합하여 변화하고 새롭게 나타난 의료와 헬스케어 분야
- 모바일 헬스케어(Mobile Healthcare) : 디지털 헬스케어 중 스마트폰 등 모바일 기술을 활용한 분야
- 원격의료(Telemedicine) : 법적으로는 '의료인(의료업에 종사하는 의사, 치과의사, 한의사만 해당)이 컴퓨터, 화상통신 등 정보통신 기술을 활용하여 먼 곳에 있는 의료인에게 의료지식이나 기술을 지원하는 것'으로 되어 있으나 실질적인 정의는 '상호작용이 가능한 정보통신 기술을 활용하여 의료정보와 의료서비스를 제공하는 모든 활동'이라 할 수 있음
- 원격진료(Virtual Visit) : 전화나 화상, 문자 메시지, 이메일 등 통신기술을 이용하여 의사가 환자를 진료하는 행위. 우리나라는 여러 이유로 비대면진료라는 용어를 사용하고 있음
- 전자의무기록(Electrical Medical Recording, EMR) : 환자의 정보를 전산화하여 입력, 관

리, 저장하는 형태

- 처방전달 시스템(Order Communication System, OCS) : 의사의 처방을 인력이나 기계적인 방법에 의존하지 않고 컴퓨터를 이용해 신속, 정확하게 진료 지원부서에게 전달하는 시스템
- 임상의사결정 지원시스템(Clinical Decision Support System, CDSS) : 환자진료에서 의사 결정을 하는 임상의사나 전문가를 지원하도록 근거 기반 지식에 기초하여 설계된 상호작용 정보시스템
- 의료영상국제표준(Digital Imaging and Communications in Medicine, DICOM) : 의료 영상 정보를 교환하고 관리하는 방법에 대한 표준
- 영상저장전송 시스템(Picture Archiving and Communication System, PACS) : 디지털 의료영상 이미지를 저장, 가공, 전송하는 시스템
- 개인건강기록(Personal Health Record, PHR) : 개인이 본인의 건강정보 및 의료데이터를 통합, 관리하고, 자신이 원하는 대상에 한하여 제공·활용하는 기술 및 서비스
- 원격환자 모니터링(Remote Patients Monitoring, RPM) : 환자가 병원 이외의 공간에서 자신의 건강상태를 원격으로 관리받는 것
- 원격자문, 원격협진(Tele-advisory, Tele-consultation) : 의사 - 의사 사이의 상호작용으로 환자와 물리적으로 함께 있는 의사와 의료상의 문제에 대해 특별히 전문성을 갖고 있는 것으로 인정되는 의사 사이에서 이용 가능
- 원격병리(Telepathology) : 유무선 통신수단을 이용한 디지털 또는 실시간 병리영상 전송 환경 또는 그와 관련된 학문. 원격병리는 크게 다른 지역 전문가에게 자문을 듣는 것과 원격시설의 검체를 진단하는 용도로 이용될 수 있으며, 종래의 원격병리의 의미로 사용되었던 원격제어 현미경을 이용하여 유리 슬라이드 영상을 실시간 영상으로 전송하는 방법과 유리 슬라이드를 스캐너를 이용해 전체 슬라이드 영상으로 획득하여 전송하는 2가지 방법이 있음
- 원격수술(Telesurgery) : 환자와 외과의가 서로 다른 지역에 있으며, 외과의가 환자 주위에 설치되어 있는 로봇을 본인의 사무실에 설치된 제어기 안에서 조정하여 원거리에서 시술을 하는 수술방법
- 원격재활(Tele-rehabilitation) : 환자와 치료사가 직접 대면하지 않고 원격에서 통신장비나 의사소통 기술을 통해 평가, 진단, 목표설정, 치료, 교육 및 모니터링을 제공하는 대체적인 재활서비스
- 원격교육(Tele-education) : 전문 의료진들을 대상으로 플랫폼을 이용해 원격으로 교육이나 훈련을 시행함
- 이헬스(Electrical health, e-health) : 인터넷의 발전과 함께 사용되기 시작한 용어로 인터넷 및 정보기술과 보건의료의 만남으로 탄생한 용어로 WHO는 건강을 위해 정보통신 기술을 사용하는 것. 구체적으로 전자수단(Electronic Means)에 의한 보건의료와 건강관리 자원의 교환
- 유헬스(ubiquitous health, u-health) : IT(컴퓨터, 센서 등 무선기술 및 유무선 네트워크)

와 전통적인 보건의료를 연결하여 시간이나 공간의 제약없이 언제, 어디서나 예방, 진단, 치료 및 사후관리의 보건의료 서비스를 제공하는 것

- 엠헬스(Mobile health, m-health) : 건강에 대한 목적들의 성취를 지원하기 위해 모바일과 무선 기술들의 사용하는 분야
- 스마트 헬스케어(Smart Healthcare) : 테라바이트급 용량의 최신기술을 활용하여 병원과 가정 등 언제, 어디서나 환자의 상태를 지능적으로 모니터링하면서 관리하고 환자정보와 질병정보 등을 분석하여 실시간으로 맞춤형 서비스가 제공되는 것으로 의료서비스와 건강관리서비스가 모두 제공되어 의료서비스를 요구하는 환자는 물론, 건강에 관심을 가지고 있는 일반인 대상의 상시적인 케어서비스와 필요에 따라 제공되는 의료서비스를 포함
- 스마트 진료(Smart Care) : 원격진료에 대한 사회적 이슈 관계로 정부에서 제안한 용어. 이후 비대면진료라는 용어가 주로 사용되고 있음
- 비대면진료(Non-face-to-face care 또는 Untact care) : 기본적으로 원격진료와 같은 뜻임. 본 보고서에서는 '원격진료'라는 용어를 정부 시책에 맞추어 '비대면진료'라는 용어로 사용하고자 함. 다만 외국사례의 경우나 특정한 경우에는 원격진료라는 용어를 혼용하여 사용함
- 가상의료(Virtual Health) : 원격의료의 공간적 확장 이외의 확정성을 반영한 용어로서 캐나다에서 사용하는 용어임
- 디지털 병리(Digital Pathology) : 슬라이드 스캐너를 사용하여 현미경 검경의 주 대상인 유리 슬라이드를 고해상도의 디지털 이미지로 변환하고 디지털 영상을 통해 병리 진단업무를 비롯한 자문 및 자료교환을 수행하는 병리시스템

2. 의학 용어정리

1) 전문의사 업무분야

전문가	Specialist	전문분야	Speciality	업무범위
가정의학 전문의	Family Practitioner	가정의학	Family Practice	경증의 내외과적 치료
내과의사 (내과 전문의)	Internist	내과의학	Internal Medicine	약물로 성인 내장질환 진단 및 치료
내분비 전문의	Endocrinologist	내분비학	Endocrinology	내분비선 질환치료
노인병 전문의	Gerontologist	노인병학	Gerontology	노인성질환 진단 및 치료
류마티스학자 (류마티스 전문의)	Rheumatologist	류마티스학	Rheumatology	결합조직 장애를 물려 전할 수 있는 관련된 임상문제를 중심으로 처리, 관절과 관련된 질병치료
마취전문의사	Anesthesiologist	마취과학	Anesthesiology	수술 중 마취관리 및 투약
물리치료사 (재활 전문의)	Physiatrist	물리치료 및 재활	Physical Medicine And Rehabilitation	신경근골격 부상, 장애로 고통받는 환자의 치료 및 원인파악
방사선학자 (방사선 전문의)	Radiologist	방사선과학	Radiology	X-ray를 이용한 진단 및 치료

전문가	Specialist	전문분야	Speciality	업무범위
병리학자 (병리 전문의)	Pathologist	병리학	Pathology	진단을 위한 조직검사와 질병연구에 역점을 둠
부인과의사 (부인과 전문의)	Gynecologist	부인과학	Gynecology	여성생식기 및 비뇨기계 치료
비뇨기과 전문의	Urologist	비뇨기과학	Urology	남녀 비뇨기 및 남성생식기 계통의 치료
산과의사 (산과 전문의)	Obstetrician	산과학	Obstetrics	산욕기 간호 및 임신부와 태아간호, 출생관리
성형외과의사	Plastic Surgeon	성형외과	Plastic Surgery	외과적으로 신체구조의 개조 및 복구
소아과의사	Pediatrician	소아과학	Pediatric	건강하거나 건강하지 않은 어린이 치료
신경학 전문의	Neurologist	신경학	Neurology	신경계치료
신경외과 전문의 (신경외과의사)	Neurosurgeon	신경외과학	Neurological Surgery (Neurosurgery)	신경계 질환의 외과적 치료
신장병 전문의	Nephrologist	신장병학	Nephrology	신장질환 치료
	Cardiologist	심장병학	Cardiology	심장 및 혈관질환 치료
심혈관 외과의사	Cardiovascular Surgeon	심혈관 외과학	Cardiovascular Surgery	심장 및 혈관질환 외과적 치료
안과의사	Ophthalmologist	안과학	Ophthalmology	눈의 내외과적 치료
알레르기 전문의사 면역학자	Allegist Immunologist	알레르기 및 면역학	Allergy and Immunology	알레르기 및 전염병 치료
예방의학자	Preventivo Medico	예방의학	Preventive Medicine	건강유지 및 질병예방에 초점
외과 전문의	Sergeon(Surgeon)	외과학	Surgery	수술적 방법으로 외상이나 질병치료
위장병 전문의	Gastroenterologist	위장병학	Gastroenterology	소화기계 치료
응급구조의사	Emergency Physician	응급의학	Emergency Medicine	급성질환 및 부상치료
이비인후과의사	Otorhinolaryngologist	이비인후과	Otolaryngology	귀, 코, 인두, 후두 치료 및 머리나 목의 구조와 질병발생시 내외과적 치료
정신병학자	Psychiatrist	정신병학	Psychiatry	행동장애, 정서적, 정신적 문제예방 및 치료
정형외과 전문의	Orthopedist	정형외과학	Orthopedics	자세나 운동기관 계통의 변형과 기능장애 치료
종양학자 (종양 전문의)	Oncologist	종양학	Oncology	종양과 암치료
피부과 전문의	Dermatologist	피부과학	Dermatology	피부질환 진단 및 치료
항문과의사	Proctologist	대장, 항문 외과학	Colon and Rectal Surgery	대장 및 항문질환 외과적 치료
핵의학 전문의	Nuclear Medicine Physician	핵의학	Nuclear Medicine	방사능물질을 이용한 질병의 진단 및 치료
혈액학자 (혈액 전문의)	Hematologist	혈액학	Hematology	혈액질환의 병인, 진단, 치료, 예후 및 예방에 관한 연구
흉부외과 전문의	Thoracic Surgeon	흉부외과학	Thoracic Surgery	수술적 방법으로 흉부 내부(심장과 폐) 질환을 치료

전문가	Specialist	전문분야	Speciality	업무범위
재활의학 전문의	Rehabilitation Medicine Physician	재활의학	Rehabilitation Medicine	장애를 가진 환자의 심신기능을 다시 활성화시켜주는 치료
영상의학 전문의	Radiology Medicine Physician	영상의학	Radiology Medicine	의료용 방사선 촬영으로 X선 판독 또는 기타 장비로 환자의 환부를 촬영
결핵학자 (결핵 전문의)	Phthisiologist	결핵학	Phthisiology	폐의 결핵에 대한 치료와 연구
치과전문의	Dentist	구강악안면 외과학	Oral and Maxillofacial Surgeons	치과에서 특히 턱과 하악골 부분의 치료와 시술
	Dentist	치과보철과 (치과보철학)	Prosthodontics	치아주변 결손조직을 보강하는 치과보철물의 시술
	Dentist	치과교정과 (치과교정학)	Orthodontics	치아, 치주조직, 악골 및 안면의 구조와 기능, 성장, 발육 등을 연구하여 이들의 이상에 의해 발생하는 부정교합과 턱의 비정상적인 관계의 개선 및 예방을 연구
	Dentist	소아치과 (소아치과학)	Pediatric Dentistry	유아에서 십대 청소년에 이르기까지의 연령을 대상으로 구강건강을 제공
	Dentist	치주과 (치주학)	Periodontology	치주질환과 치주 건강관리와 치료, 임플란트 주위조직의 관리
	Dentist	치과보존과 (수술치과학)	Operative Dentistry	치아 경조직 손상치료, 심미수복재 충전과 근관치료
	Dentist	구강내과 (구강의학)	Oral Medicine	내과적 시술을 통해 입, 턱 등에서 발생하는 질병과 통증치료
	Dentist	구강악악면방사선과	Oral and Maxillofacial Radiology	진단영상을 촬영 · 판독하여 치아와 구강악안면 부위에 발생하는 각종 질환을 진단
	Dentist	구강병리과	Oral And Maxillofacial Pathology	치과적 질환의 병의 원리를 밝히기 위하여 상태나 질환의 조직구조, 기관의 형태 및 기능의 변화 등을 연구

2) 전문 의료기사 업무분야

전문가	Specialist	업무범위
침술사	Acupuncturist	침으로 신체의 특정 부위를 찔러 자극함으로써 신경계에 자극을 주어 치료
마취전문의사 보조	Anesthesiologist Assistant	마취 건강진단기록, 비침습 및 침입 모니터 구축, 마취 의약품 관리
청각학자, 청력학자	Audiologist	청능평가, 보청기와 인공와우의 평가를 통하여 재활 및 훈련
심혈관기사	Cardiovascular Technologist	심장과 말초혈관 질환을 진단 및 치료
세포검사기사	Cytotechnologist	폐, 위장관이나 신체로부터 수집된 샘플검사
치과보조사	Dental Assistant	치기구 전달 및 살균, 치과의사 보조역활
치위생사	Dental Hygienist	스케일링, 불소도포 등 구강질병을 예방하고 교육, 진료보조기구의 세척 및 소독

전문가	Specialist	업무범위
치과검사기사	Dental Lab Technologist	치아의 대체물이나 장치물을 제작, 수리, 가공
초음파진단기사	Diagnostic Medical Sonographer (Ultrasound Technician)	인체내부 조직의 영상촬영
투석기사	Dialysis Technician	투석기계를 이용한 신체내부 폐기물 처분
영양사	Dietcian/Dietetic Technologist (Dieticia)	급식관리 및 영양서비스 제공
심전도기사	Electrocardiographic Technologist	심전도로 심근세포의 활동전위 측정
뇌전도기사	Electroencephalographic Technologist	수면연구, 깊은 마취상태 감시, 간질진단 및 정상적인 뇌기능 연구
응급의료기사	Emergency Medical Technician	응급 수송환자를 이송
건강증진 치료사 (적성 치료사)	Fitness Therapist	과학적으로 건강상태와 몸에 맞는 운동을 처방
건강정보관리사	Health Information Manager	건강관리를 위해 건강정보 수집
조직학기사	Histologic Technologist	미세한 구조를 시각화
가정간호 보조원	Home Health Aide	환자의 집에서 지속적인 치료제공
안마사	Massage Therapist	환자의 근육을 두드리거나 주물러서 혈액순환을 원활히 하고 육체피로를 경감
진료보조사	Medical Assistant	의사와 다른 보건전문가의 작업을 지원하기 위해 행정 및 임상작업을 수행
의료정보기사	Medical Coding Specialist	질병, 부상, 수술작업 및 기타 절차에 관한 자세한 정보를 얻기 위해 의사와 기타 의료제공자가 제공하는 의료문서를 읽고 검토
진료설명가	Medical Illustrator	의료 생물학적 및 관련 지식을 보급하기 위한 시각자료를 해석하고 만듬
검사실기사	Medical Laboratory Technician	의료실험실 또는 임상실험실에서 질병진단, 치료 및 예방
의무기록기사	Medical Record Technician/ Medical Record Administrator	진료기록의 점검, 진료기록번호부터 색인카드 작성, 정리보관, 대출, 질병분류 번호부여
진료기사 (임상병리사)	Medical Technologist	의사의 지도하에 세균 및 혈청학적 검사, 혈액학적 검사, 병리학적 검사, 원충 및 기생충학적 검사
진료녹화기사	Medical Transcriptionist	각종 검사내용을 녹음 및 관리
의무단위 조정자	Medical Unit Coordinator	의료시설의 효율과 성능을 조직하고 유지
음악치료사	Music Therapist	음악을 통해 심신의 병을 앓고 있는 환자들을 치료, 회복
핵의학기사	Nuclear Medicine Technologist	방사성의약품 준비, 스캔받은 환자에게 투여
직업훈련 간호사	Nurse, Licensed Vocational or Practical	투약, 검사기록, 환자급식 및 청결유지
자격간호사, 면허간호사	Nurse, Registered	환자를 지속적으로 간호
마취간호사	Nurse Anesthetist	마취의사 감독하에 마취
간호조무사	Nurse Assistant	간호 및 진료업무를 보조
조산사	Nurse Midwife	임산부의 정상분만을 돕고 임신부, 산욕부, 신생아의 보건지도
개업간호사	Nurse Practitioner	환자에게 의약품 처방 및 적절한 치료제공

전문가	Specialist	업무범위
영양기사	Nutrition Care Technologist	질병예방과 건강증진을 위해 급식관리 및 영양서비스 수행
직업치료사	Occupational Therapist	장애인의 사회적응능력의 회복을 갖게 함
직업치료 보조사	Occupational Therapy Assistant	직업치료사 보조로서 환자회복에 대해 지원
안과치료기사	Ophthalmic Medical Technician/Technologist	안과진단 및 처방, 시각교정 및 치료
광학기 제작자	Optician	안경이나 콘택트렌즈 제작
준의료 종사자, 위생병	Paramedic	응급상황과 외상에 대한 선진치료
관류사	Perfusionist	심장수술과 환자의 생리상태를 관리
약제사	Pharmacist	약의 생산, 조제, 공급, 관리
약리학자	Pharmacologist	약리학 관련 연구
약국보조사	Pharmacy Technician/ Assistant	환자들에게 처방 의약품 및 기타 의료기기 분배 및 사용지시
방혈사	Phlebotomist	살아있는 사람이나 동물의 혈액샘플을 수집
물리치료사	Physical Therapist	의사의 진단과 처방에 따라 만성통증 및 신체기능장애 환자에게 물리적인 방법을 적용하여 증상을 완화 회복
물리치료 보조기사	Physical Therapist Assistant	물리적 장애인의 장애치료 및 이동성 증진, 물리적 개입과 관련된 건강관리
의사 조수	Physician Assistant	질병 및 부상예방, 유지, 관리
치과보철사	Prosthetist	위턱, 아래턱 보철처리
정신병 치료기사	Psychiatric Technician	정신과의사의 지시에 따라 환자기록 및 의약품 관리
방사선 치료기사	Radiation Therapy Technologist	방사선을 이용하여 암세포 제거
방사선 촬영기사	Radiologic Technologist/ Radiographer	진단 및 의료문제 치료를 위한 인체의 이미징 수행
오락요법사, 오락치료사	Recreational Therapist	레크레이션으로 정신적 질병치료
재활기사	Rehabilitation Technologist	장애인들의 재활을 위한 솔루션 개발 및 사회생활용 컴퓨터 보조기술 제공
호흡요법사, 호흡치료사	Respiratory Therapist	심장, 폐질환 환자진단 및 관리
혈액은행 전문기사	Specialist in Blood Bank Technology	수혈 서비스 테스트를 수행 및 감독
언어병리학자	Speech Pathologist	의사소통 관련 질환평가, 진단, 치료 및 예방
언어치료사	Speech Therapist	언어장애의 치료, 훈련
외과의사 보조	Surgeon Assistant	수술 중 해부학 구조의 시각화 보조제공
외과학 기술자	Surgical Technologist/ Operation Room Technician	수술실 멸균 및 장비기능 안전확인
수의사	Veterinarian	동물의 수술, 진단, 치료
수의사 보조	Veterinary Assistant	수의사 지시에 따라 동물의 수술, 진단, 치료

3) 의학용어 약어

약 호	라 전 어	뜻	약 호	라 전 어	뜻
āā	equal parts	각각, 똑같이	d.	divorce	분리
abd	abdominal	복부의	D.&.C	Dilation Curettage	넓히고 긁어내기 자궁소파술
ac.	acid	산	dist.	distillation	증류
a. c. p. c.	ante cibum	식전 식후	diff.	differential diagnosis	각종 검사
ad lib	ad libitum	마음대로	dil.	dilution	희석
alb	albumin	단백	disc.	discontinue	중지, 중단
alk	alkaline	알칼리성	d.o.	dominant eye	우세안
A m.	Ante meridian	오전	D.O.A.	Death on Arrival	도착시 사망
amp.	ampoule	앰플	dr.	dram	드람(dram) 27. 34 그레인[grain] 1grain=0.065[g] ※grain : 가장 오래되고 가장 작은 무게 단위 밀 한톨의 무게를 [grain]이라고 함
amt.	amount	분량	DR.	doctor	의사
A.& p	Ausculation & percussion	청진과 타진	D.W.	Distilled Water	증류수
			ECG	Electrocardiogram	전기심전도 (심전기묘도)
aq.	aqua	물	EEG	Electroencephalogram	전기뇌파전도 (뇌전기묘도)
ax.	axilla	액와(=겨드랑이)			
B.	Bacillus	간균	AMI	Acute Myocardial Infarction	급성심근경색
BCG. 결핵	Bacillus Calmette-Guerin	칼메트-구에린 간균	E. E. N.T.	Eye, Ear, Nose, Throat	눈, 귀, 코, 인후
			EKG.	Electrocardiogram	전기심전도
			elix	elixir	방향성흥분제 (elixir)
b.id.	bis in die	하루 두 번	1-2-3- EN.	enema 관장	1온스 염(epsom), 2온스 글리세린, 3온스 더운물의 관장
b.i.n. B.L.B.	booth by lovelace Bulbulian	하룻밤에 두 번	eos.	eosinoph-ils	에오신호성 (eosinoph-ils)
BM	Bowel Movement	변통	epith.	epithelium	상피세포
B.m.R.	Basal metabolic Rate	기초 신진대사율	et.	보통 나열에 쓰인다. 둘 이상일 때는 앞에 콤마를 찍으며 약품나열에 쓰인다.	과(무엇무엇과)

약 호	라 전 어	뜻	약 호	라 전 어	뜻
B.P.	Blood Pressure	혈압	etc.	end so forth	그리고
B.R.P.	Bathroom Privileges	변소출입 허락	ess.	essential	중요하게, 필수 본태, 특발
B.T.	Bleeding Time	출혈시간	ext.	extraction	적출, 뽑아냄, 적출법 발치
BUN.	Blood Urea Nitrogen	혈액요소 질소 신장기능을 보는 검사	ext.	extrinsic	외부로부터의 해부(근육신경 등의 외인성의)
C.	Calorie clonus의 약기	캘로리	F.	Fahrenheit	화씨
u.	urination	배뇨함 소변보기	F.	Female	여성
c.		캘론	fac	fac	만들다
c.	centigrade	섭씨	fl., fld.	fluid	액체
c.		일백	Ft.	Ferritin	결정성 단백질
c.	light(라이트)	빛	ft.	foot/feet	한발
c. c	cumulative cum	와, 같이, 밀접하게 관련된, 직격된	F.U.O.	Fever of Unknown	원인을 모르는 열
ca.	cancer	암	gal.	gallon=4.546	갤런(gallon)
cap.	capsule	교갑(=캡슐)	g.b.	gall bladder	담낭
c.b.c.	complete blood count	완전 혈액검사 전혈구 계산치	GC.	Gonorrhea	임균(임질)
c.c.	chief complaint	주로 불편해 하는 것	G.I.	Gastroenteric	위장의
c.c., cc.	cubic centimeter	입방 센티미터	gm.	gram	그램(gram)
Ck.	Check	조사	gr.	grain	조직 결정상태 1[grain]=0.065[g]
cm.	centimeter	센티미터	Gtt.	Gutta	방울(drop)
C.N.S.	Central Nervous System	중추신경계	g.u.	genito urinary	비뇨기계
C.S.	Control System	중앙	G.&W.	Glycerin & Water	글리세린과 물
C.S.R.	Control Supply Room	중앙보급소	gyn	gynecology	부인과학
C.T.	Coated Tablet	옷 입힌 정제	h.	hora	시간
D&C	Dilatation and Curettage	자궁긁어냄 술	H.	Hypodermic injection	피하주사, 피부 밑주사, 피하에 시행하는 주사
C.V.A.	Cerebro Vascular Accident	뇌혈관 외상 (=뇌졸증)	O.U.	Oculus Uterque	두 눈 다 (both eyes)

약호	라전어	뜻	약호	라전어	뜻
Hb., hgb	Hemoglobin	헤모글로빈	oz.	ounce	온스(ounce)
HR.	Heart rate	심박수	palp.	palpation	촉지
h.s.	hora somni	취침시간	p.c.	post cibum	식후
H.T.	Hypodermic Injection tablet	피하주사 정(錠)	Ped.	Pediatrics	소아과(학)
Htc.	Hematocrit	적혈구 용적률	per.	persia(n)	으로(by)
h.w.b.	hot water bag	더운물 주머니	pH	potential of Hydrogen	수소이온 농도
I.M.	Intra Muscular	근육주사	P.H.	Past History	과거 역사
INF.	Infusion	주입	P.I.	Present Illness	현병(질병), 현재 앓고 있는 질병
int.	internally	내부로 내면적으로	P.I.D.	Pelvic Inflammatory Disease	골반염증성 질환
I.V.	Intravenous intravenousty	혈관주사 (=정맥주사)	P' l.	Pilula	환(pill)
ISS	Injury Severity Score(손상계수)	하나 반	p.m.	post meridiem	오후
kg.	kilogram	킬로그램 (kilogram)	P.M	Postmortem	부검
kl.	kiloliter	킬로리터 (kiloliter)	p.o.	phone order	전화 지시(전화로 지시한 것)
K.U.B.	Kidney, Ureter & bladder	신장, 수뇨관, 방광 단순촬영	L	Liter	리터(Liter)의 약기
Lab.	Laboratory	검사실	P.O.	Per Os	입으로, 경구투약
LAP	Laparotomy	개복수술 복벽절제술 (외과)	p/o	postoperative	수술 후
Lft.,L.	Left	왼편	preop.	preoperative	준비, 수술 전
liq.	liquor	액체	p.r.n.	por re nata	필요 시마다
L.L.Q.	Left Lower Quadrant	좌측 하부 4분의 1	pt.	pint	파인트(pint) 액량의 단위 단위 : 리터 영 : 약 0.57[ℓ] 미 : 약 0.47[ℓ]
L.M.P.	Last Menstrual Period	최종 월경기	pulv.	pulvis (L=power)	가루
L.U.Q.	Left Upper Quadrant	좌측 상부 4분의 1	q.	quaque	매
I.&.W.	I'm doimg & Well	잘 살아 있음	q.d.	quaque die	매일

부록

약 호	라 전 어	뜻	약 호	라 전 어	뜻
M.	Male 정자를 생성하여 아이를 만들 수 있는 성적 능력을 가진 생물	남성	q.h.	quaque hora	매 시간
m.	midday	정오(正午)	q.2h.	quaque 2hora	매 2시간
m	meter	미터(meter)	q.3h	quaque 3hora	매 3시간
m.	muscle	근육	q.4h	quaque 4hora	매 4시간
m.	misce	섞는다(처방전에서 합하다)	q.i.d.	quaque in die	하루 4번
Adm	Admission	입원	M.	Million	1천
m.	married	결혼한(기혼)	q.o.d.	every other day	하루 격일
m.,M., min	minim	최소액량 단위 1[dram]의 1/60	q.s.	quantum satis (=as much as shall suffice)	적당한 분량 =적당량
m.et n.	mane et nocye	아침과 저녁		sufficient	충분
mg.	milligram	밀리그램 (milligram)	qt.	quarter	쿼터(quarter), 할당
min.	minute	분(分)	r.	rate	율(rate)
ml.	milliliter	밀리리터 (milliliter)	r.	anus	항문
mm.	millimeter	밀리미터 (millimeter)	R.	Rhythm	박자(rhythm)
N.B.M.	No Bowel Movement	변동없음	rt.	right	오른편(우측)
ER	Emergency Room	응급실	R.	Roentgen	뢴트겐
neg.	negative	음성(-)	Rx.	Recipe	취한다(가진다) 처방, 대응책, 조치
no.	numero	번호	R.B.C.	Red Blood Cell	적혈구
N.P.N.	Nonprotein Nitrogen (논프로테인 니트르겐)의 약어	비단백 질소	Rh.	Rhesus blood factor Rh factor-Rh 인자	레세스 원숭이 (rhesus monkey)
N.P.O.	Nothing Per Os	금식	OR	Operating Room	수술실
CCU	Coronary Care Unit	관질환 집중치료실	R.L.Q.	Right Lower Quadrant	우측 하부 4분의 1
q.n.	quague nocte 라틴어 : every night	매일 밤	n.r.	ne repetature	다시 거듭하지 말 것
o	os = born	뼈	R.U.Q.	Right Upper Quadrant	우측 상부 4분의 1
OB.	Obstetrics	산파	s, s	sine(사인)=without	제외하고
			occ.	occasionally	때때로
o.d.	omne die (옴느디에)	매일	sat.	saturation	포화, 포화도

약 호	라 전 어	뜻	약 호	라 전 어	뜻
o.d.	oculus dexter	우측 눈	S.B.E.	Subacute Bacterial Endocarditis	아급성 세균성 심내막
o.h	omil hora =every hour	매 시간	Inflamm	Inflammation	염증(의학)
OL.	Oil	기름	sed.	sedimentation	침전
o.m.	omni nane	매일 아침	separ.	separation	분리
o.n.	omni nocte	매일 밤	s.i.d.	semel in die	하루 한 번만
OPD.	Out Patient Department	외래	Sig.	Sign	사인하다
O/R	Open Reduction	개방성 정복	S.O.B.	Shortness of Breath	숨이 참, 호흡 곤란(=dyspnea)
OS	Oral Surgery	구강외과	Sol.	Solution	용액
O.S	Orthopedic Surgery	정형외과	solv.	solve	용해
OS	Oculus Sinister	좌측 눈	S.O.S	Si Opus Sit (시 오푸스 싯)	언제나 필요하면 한 번만
sp.	spirit	정(情)	T.P.R.	Temperature Pulse Respiration	체온 맥박 호흡
spec.	specimen	검사물	T.T	Tablet Triturate	알약을 분말로 만들어
sp.fl.	spinal fluid	척수액	T.T	Tuberculin Tested	반응시간
spgr.	specific gravity	비중	tr.tinct.	tinctura	정기
ss.	semis, semissis (=one half)	반(半)	U.	Unit	단위
SS	Soapsuds	비누용액	ung.	unguentum	고약, 연고
SS.	Septic Shock	패혈성 쇼크	V.	Volt, volume	분량
Stat.	Statim	즉시	vag.	vagina	질
Syr	Syrup	시럽(syrup)의 약기	V.O.	Verbal Order	구두 지시 (말로 한 명령)
T.&A.	Tonsillectomy & Adenoidectomy	편도선제거 "아데노이드" 절제	supp	suppository	좌약
qid	quater in die	하루 4번	w.	white	흰
T.A.T	Tetanus Anti Toxin	파상풍 항독소	w.	widow	미망인(과부 또는 홀아비)
tab.	tabella	정	ICU	Intensive Care Unit	집중치료실, 중환자실
T.b.	Tubercle bacillus	결핵균	WBC	White Blood Cell	백혈구
Tb.	Tuberculosis	결핵	w.d.	well developed	발달이 잘됨
t.i.d.	ter in die	하루 3회	w.n.	well nourished	영양이 좋음
T.L.C.	Tender Loving Care	부드러운 사랑으로 보호	wt.W.	weight	중량(체중)
T.T	Throbin Time	트롬빈 반응시간			

4) 보통 약품 약호

약 호	뜻	약 호	뜻
ACTH	Adrenocorticotrophic Hormone 부신피질자극 호르몬	N.S.	Nerphrotic Syndrome 신증후군(콩팥 증후군)
A.S.	Atropine Sulfate 아트로핀염	N.S.S.	Normal Salt Solution 정상 식염 용액
A.S.A.	Acetysalicylic Acid(aspirin)	PABA.	Para-Aminobenzoic Acid
A.P.C.	Aspirin, Phenacetin. Caffeine.	PASA	Paraminosalicylic Acid
D.D.T.	Dichloro-Dipenyl-Trichloroethane	P.S.P.	Phenosulfonphthalein
E.T.H.C.	Elixir Terpin Hydrate와 Codeine	Scop.	Scopolamine
KI	Potassium Iodide	ZnO.	Zinc Oxide 산화아연 아연화
M.S.	Morphine Sulfate 모르핀염		

5) 기타 약호

약 호	뜻	약 호	뜻
a-	제외하고	-conti	100분의 11
ab-	부터	cephalo-	머리
-ad.	향하여	cerebro-	뇌
adeno	선	chole-	담당
adreno-	아드레날 선	chondro-	연골
-agogue	액체분비 중량	-cide	죽이
-gro	동통과 졸도	circum-	주위
ambi-	동통	-cline	침상(상)
ambly-	둘 다 같이	colo-	결장
ambulo-	둔한	colpo-	질
an-	~이 없다	con-	와같이
angio-	제외하고	contra-	대항하여
angio-	혈관	-cutaneous	피부
ante-	전에	cysto-	방광
anti-	대항하여	-cyte	세포
arthro-	관절	de-	에서 제거하다
-bacter	세균	deca-	열(10)
bi-	두 번	deci-	1/10
bili-	다즙	deka-(deca)	10
brady-	서서히	dent-(dents-)	치아
cardio-	심장	demi-	1/2
cata-	파멸	di-	2회
-cele-	돌출성 종양	dia-	통하여

약 호	뜻	약 호	뜻
dip-	거듭	lacri-	눈물
dolor-	동통	laryngo-	후두
dorso-	뒤(잔등)	lateral	한편
dys-	동통	leuko-	흰
e-	에서	linguo-	혀
ecto-	외부	lipo-	지방
ectomy-	제거하다	litho-	돌
-emia	혈액	logy	과학의
encephalo-	뇌	lympho-	임파
endo-	전면	lyso-	용해
enter-	장(腸)	macro-	큰
entero-	소장	mal-	질병, 나쁜
epi-	에 관하여	mania	강력한 발광
erythro-	적색(붉은)	manu-(mani-)	손
eu-	정상	medio-	중간
ex-	밖에	medullo-	좁은
exo-	외부	mel-	어두운
extra	첨부하여, 일방적	meningo-	수막
febri-	고열	meta-	변경
fibro-	종양	-meter	측량
gastro	위	metro-	자궁
Genesis	근본(기원)	micro-	현미경
Genu-	무릎	milli-	1/1000
glosso-	혀(혀)	mono-	단(單)
-gran	사진, 자국	muti-	많이
-graph	기록	my-	닫히다
gravi-	임신	myco-	균에 의하여
gust-	맛	myo-	근육
helio-	태양	myx-	점액
hem-	혈액	naso-	코
hema	혈액	necro-	죽은
hemi-	반	neo-	새로운
hemo-	혈액	nephro-	신장
hepalo-	간장	neur-	신경
hepar-	간장	nevo-	모반(birth mark)
hetero	다른	noct-	밤
histo-	조직(tissue : 티슈)	non-	아니

부록

약 호	뜻	약 호	뜻
homeo-	비슷한	nos.	밤
hydra-	물	oculo-	눈
hydro-	물	-odynia.	고통
hyper-	위에	-oid	같이
hypo-	아래(밑에)	-ol	기름
hystero-	자궁	oleo-	기름
-ic	관하여	oligo-	소수의, 부족한
idio	자신	-ology.	의 지식, 아는 것
ileo	장골	-oma	종양
imfra-	밑에	oophoro-	난소
imtra-	어느 것(which)	ophthalmo-	눈
inter-	사이	-opia	눈
ischo-	결핍	oro-	구강, 말
iso-	같다	-orrhage	출혈
-itis	염증의	-orrhaphy	보선, 수리
juxta-	가까이	orrhea	배출물
kilo-	일천	ortho(오르토)	똑바른
klepto-	정숙	-ose	설탕
lab-	씻어낸다	-osis	병든 상태
labio-	입술	osmo-	냄새
osteo-	골	quin-	다섯(5)
-ostomy	개(切開)	re-	다시
oto-	귀	recto-	직장
-otomy	절개	reni-	신장
pan-	다	retro-	후진성(뒤로)
para-	지나서	rhino-	코
para-	그밖에, 주위	-rrhea	흐붉다
-pathy	같다	rubi-	붉다
-penia	질병	salpingo-	수난관
peri	약간	sclerosis	경화(굳게 되는)
-pexy	주위	-scope	모양(형태)
-phagia	고정	-scopy	검사(조사)
-phasia	먹다	-section	자른다(쪼갠다)
-phil	말하다	semi-	절반
phlebo-	사랑	septi-	독성(유독한)
-phobia	정맥	sphygmo-	맥박
-phone	공포	spleno-	취장

약 호	뜻	약 호	뜻
phono-	소리를 전달하는 기계	-stasis	정치(定置)
photo-	소리	stoma-	입
phreno-	광선	sub-	열등(下位)
phitisio	단면	super-	우월(과다)
physi	소모증	supra-	위에(웃)
-plasty	생태	tachy-	속히(빨리)
-plegia	수선(보선)	tacti	만지다
pleuro-	마비	tensio-	보유(확보)
-pnea	늑막	tetra	넷(4)
pneumo-	호흡	-therapeuitc	치료적
-poiesis	공기	-therapy	치료
poly-	형성	thermo-	열
post-	많은	thrombo-	응결
pre-	뒤에, 후에	torsi-	꼬다(합치다)
presby-	전에	toxi-	독(毒)
old	늙은, 오랜	trans-	건너(옮겨)
primo-	첫째	tri-	셋(3)
primi-	첫째	ultra-	과로(넘어서)
pro-	앞으로	un-	아니(否定)
procto-	항문, 직장	-uni	하나(1)
pseudo-	거짓(가성)	-unia	소변(요)
-prtosis	떨어진(늘어진)	vagi-	이상한
pyelo-	골반	verti-	차례
pyloro-	유문	viru-	독(poison)
pyo-	농(고름)	vita	생명
pyro-	열(불)	vox	음성
quad-	넷(4)	xers-	건조한 것

6) 약물 투여 일반시간

약호	뜻	약호	뜻
a.c.	식사 한 시간 전	q.3.h.	9, 12, 3, 6, 9, 12 등
p.c.	식사 한 시간 후	q.4.h.	8, 12, 4, 8, 12, 4 또는 6, 10, 2, 6, 10
b.i.d.	9AM과 5PM 또는 10AM과 6PM	h.s.	9PM 또는 환자의 보통 취침시간
t.i.d.	9AM, 1PM, 5PM 또는 10AM, 2PM, 6PM	o.d.	오른쪽 눈에 투여 9AM 또는 10AM
		o.s.	왼쪽 눈에 투여
q.i.d.	8AM, 12AM, 4PM, 8PM	o.n.	9PM
q.2.h.	8, 10, 12, 2, 4, 6, 8 등	o.m.	입안으로 투여, 9AM 또는 10AM

7) 화학분자식

화학분자명	화학분자식	화학분자명	화학분자식
이산화탄소	CO_2	과산화수소	H_2O_2
일산화탄소	CO	칼륨(가리)	K
염화수소	HCI	요오드화칼륨	KI
황산마그네슘	$MgSO_4$	과망간산칼륨	$KMnO_4$
수은	Hg	소금(염화나트륨)	NaCl
일산화질소	NO	물	H_2O
산소	O		

명 칭	기호	명 칭	기호
At	ⓐ	남성(Male)	♂
Dram	du	온스(Ounce)	℥
여성(Female)	♀	Recipe, Take	Px
다량(Large Amount)	++++	회수(Times)	x
적당(Modcrate Amount)	+++	Micron	μ
소량(Small Amount)	+	Microgram	μg
수(Number)	#		

8) 액량 계산

가정기구	약국계량	미터법	가정기구	약국계량	미터법
1방울	1minimum	0.60[ml]	1글라스(유리컵)	εf. Oz	240[ml]
1차시(차스푼)	1f. dram	4[ml]	2글라스(유리컵)	1pint	500[ml]
1간식스푼	2f. drams	8[ml]	4글라스(유리컵)	1quart	1[l]
1테이블스푼	4f. Ts	15[ml]	16글라스(유리컵)	1gallon	4[l]
1차 잔	6f. Oz	108[ml]			

9) 중량 계산

약국계량	미터법	약국계량	미터법
1[grain]	0.60[gm]	1 온스	30[gm]
1[dram]	4[gm]	1 파운드	360[gm]

10) 차트에 기록할 사실(Factors to be Charted)

용 어	뜻	용 어	뜻
Amouncs	분량	Large Amount	다량
Moderate Amount	다소	Small Amount	약간

11) 사용할 용어(Suggested Terms)

용 어	뜻	용 어	뜻
Profuse	다량	Excessive	과다량
Moderate	다소	Scanty	약간
Small	조금	Slight	약간
Position Changed	자세 변경해 줌	Tolerated Well	잘 받아들임
Sips Of Water Given	물을 약간 주었음		

12) 외모(Appearance)

용 어	뜻	용 어	뜻
Seems Very Sick	심히 고통스러워 보임	Acutly Ill	매우 아파함
Not Very Sick	별로 아프지 않음	Not Acutly Ill	매우 아프지 않음

13) 몸 또는 사지(Body or Extemities)

용 어	뜻	용 어	뜻
Puffy or Swollen	비만 또는 부종	Edematous	부종

14) 심박(Heart Beat)

용 어	뜻	용 어	뜻
Arrhythmia	무조률 맥, 부정맥	Bradycardia	심박완서, 서맥, 지맥 (보통 매분 60회 이하의 맥박)
Tachycardia	심박급속(심계증)		

15) 식욕(Appetite)

용 어	뜻	용 어	뜻
Eats All Food Served	준 음식은 다 먹음	Appetite Good(Excellent, Etc.)	식욕 좋음
Eats Very Little	아주 소량 먹음	Appetite Poor	식욕 좋지 못함
Eats Only Small Amount	소량만 먹음	Appetite Fair	식욕 약간 있음
Refused Lequid Diet Because Nausea	액체식은 구토증으로 인해 거절함	Unable to Retain Liquid Diet	액체식은 취한 후 보유하지 못함
Dissatisfied with Law-salt Diet	저염식이를 좋아하지 않음	Taking Soft Diet Well	연한 음식을 잘 먹음
Anorexia but No Nausea	식욕감퇴 그러나 구토증 없음		

16) 출혈(Bleeding)

용 어	뜻	용 어	뜻
Spurting of Blood	출혈이 솟구침	In Spurts	분출됨
Very Little(베리 리틀)	약간 됨	Oozing	스며 나옴
Nose Bleeding	코피(비점막 출혈)	Epistaxis	코피(비점막 출혈)
When Bleeding is Stopped	출혈 멎음	Hemorrhage Controlled	출혈 제지됨

17) 상처(Wound)

용 어	뜻	용 어	뜻
Deep	깊음	Superficial	얕음
Clean	정함	Suppurative	화농성
Infected	감염됨	Lacerated	찰과됨

18) 호흡(Breathing)

용 어	뜻	용 어	뜻
Act of Breading	숨쉬는 것	Respiration	호흡
Act of Inhaling	들이쉬는 것	Inspiration	흡기
Act of Exhaling	내쉬는 것	Expiration	호기
Difficult Breathing	호흡곤란	Dypnea	호흡곤란
Short Pariods When Breathing Ceases	호흡이 일시 중단되는 것	Apnea	무호흡
Inability to Breath Lying Down	누워서는 호흡이 곤란한 것	Orthopnea	좌위 호흡
Large Volumes of Air Inspired	다량의 공기를 들이쉼	Deep Breathing	심호흡
Small Amount of Air Inspired	소량의 공기를 내보냄	Shallow Breathing	얕은 호흡
Abnormal Variarions in Rhythm	박자가 불규칙적임	Irregular Respiration	불규칙 호흡

19) 피부(Skin)

용 어	뜻	용 어	뜻
Flushed	상기됨	Mottled	반점
Cyanotic	청색증	Discolored	탈색됨
Pale	창백	Moist	습함
Jaundice	황달	Dry, Hot	건조함, 더움
Clammy	끈끈함	Warm, Cold	따뜻함, 냉함

20) 소독치료(Dressings)

용 어	뜻	용 어	뜻
Dressing Changed	드레싱 교환함	Dressing Reinforced	드레싱 보강함

21) 구토(Emesis)

용 어	뜻	용 어	뜻
Blood Tinged	혈액 약간 혼합	Projectile	돌출적 분무

22) 배설물(Drainage)

용 어	뜻	용 어	뜻
Purulent	농성	Sanguineous	혈액혼합
Serous	장액성	Mucopurulent	점액과 농성
Sero-sanguineous	장액과 혈액성		

23) 얼굴(Face)

용 어	뜻	용 어	뜻
Pale	창백	Flushed	상기
Rash	발진	Bruised	타박성 상처
Edematous	부종 있음	Cyanotic	차색등

24) 동통(Pain)

용 어	뜻	용 어	뜻
Severe	심한	Slight	약간
Radiating	퍼지는	Sudden Unset	돌발적 증세
Increased by Movement	움직이면 더 심함	Darting	급격한 동통
Gnawing	계속적인 동통	Burning	타는 듯한
Shooting	쏘는 듯한	Stabbing	찌르는 듯한
Collicky	선통	Cramping	경련성
Persistent	집요한	Transient	일과성
Constant	계속된	Shifting	이동하는
Local	국부적	Deep	깊은

부록

25) 영양(Nourishment)

용 어	뜻	용 어	뜻
Sips of Cold Hotwater	약간의 물(냉, 온)	Chipped Ice	얼음 깨뜨린 것
Gavage	영양, 급식	Water, Juice	물, 즙

26) 대변(Stool)

용 어	뜻	용 어	뜻
Soft-Formed	묽은	Hard-Formed	굳은
Liquid	액체	Tarry	더러워진
Clay Colored	진흙색	Blood Tinged	혈액 섞인

27) 소변(Urine)

용 어	뜻	용 어	뜻
Clear	투명	Amber	옥빛
Cloudy	혼탁	Blood Tinged	혈액 섞인

28) 맥박(Pulse)

용 어	뜻	용 어	뜻
Regular	규칙적	Irregular	불규칙적
Intermittent	간헐적	Rapid	신속한
Slow	완서	Thready	빈약한
Weak Strong	약한, 강한	Imperceptible, Eperceptible	촉지할 수 없는 촉지되는
Bounding	뛰는	Normal	정상

29) 센세이션(Sensation)

용 어	뜻	용 어	뜻
Tingling	얼얼한	Burning	타는 듯한
Stinging	찌르는 듯한	Prickling	쑤시는 듯한
Itching	가려운		

30) 상태(Condition)

용 어	뜻	용 어	뜻
Seems Some What Improved	약간의 차도가 있어 보임	In Good Spirits. No Complaints	기분 좋아 보임. 불편 없음

용 어	뜻	용 어	뜻
Responding Well to Veval Stimuli	말로 자극하여 반응 잘함	Comatose	혼수상태
A Good Day	하루 잘 지냄	A Comfortable	편안한 저녁이었음
A Good Night	편안한 밤이었음		

31) 오한(Chill)

용 어	뜻
Complaining of Severe(Moderate, Slight Chill)	심한 오한으로 불편해 함
External Heatapplied(Blanket, H.W.B. Etc.)	외부적으로 따뜻하게 지원해야 함
Sudden Unset of Shaking Chill	급작스런, 떠는

32) 자세(Position)

용 어	뜻	용 어	뜻
Position Changed	자세 변경함	Cotton Ring Applied to Each Heel	솜방석을 각 발뒤꿈치에 괴여줌
Put in Sim'S Position	심씨 위로해 줌		

33) 태도(Attitude)

용 어	뜻	용 어	뜻
Indifferent To Surroundings	주위에 대하여 무관심함	Apathetic	감각없음, 냉담함
Listless, Weak	약하고 불안해함	Anxious And Fearful About	~에 대해 공포감을 가지고 있음
Disagreeable And Uncooperative	비협조적이고 좋아하지 않음	Interested In	~에 관하여 관심을 가지고 있음
Cheerful	명랑함	Forgetful	건망증 있음
Depressed and Moody	저기압이고 무뚝뚝함	Suspicious Toward(Nursing Staff, Doctors, Family, Other Patients)	의심함(간호사, 의사, 가족 및 기타 환자)
Alert	기인함		

34) 내용물(Content)

용 어	뜻	용 어	뜻
Formed, Solid	형상을 이루었음, 굳음	Semiformed, Semi Solid	반 형상상태, 반 고체상태
Loose(Srools), Liquid	묽음(대변), 액체	Waterly	물과 같음
Frothy	거품이 있음		

35) 기침(Cough)

용 어	뜻	용 어	뜻
Contineous Caugh	계속적인 기침	Frequent Caugh	자주 기침함
Paroxysmal	발작적	Tight	힘든
Loose	연한	Deep	깊은
Dry	마른	Hacking	잦은 마른 기침
Harsh	거친	Painful	고통스런
Exhaustive	기진맥진한		

저자약력

남 상 엽

- 공학박사
- 삼성종합기술원 정보시스템연구소 근무
- 모토로라반도체통신 기술연구소 근무
- 국제대학교 교수(현재)

강 민 구

- 공학박사(연세대 전자공학과)(1994)
- 삼성전자 연구원(1985~1987)
- 한신대학교 교수(현재)

이 규 대

- 공학박사(고려대 전자공학과)
- 미국 조지아텍 연구교수(2001)
- 전자통신연구원 초빙연구원(2003~2005)
- 공주대학교 교수(현재)

안 병 구

- 공학박사(New Jersey Institute of Technology : NJIT)
- 포항산업과학연구원(RIST) 선임연구원 근무
- 홍익대학교 소프트웨어융합학과 교수(현재)

주 수 종

- 공학박사(중앙대학교 컴퓨터공학과, 1992)
- 미국 UMASS(1994), UCI(2002, 2009) 연구교수
- 원광대학교 명예교수(현재)

원격의료 시스템 분석

2023년 8월 30일 1판 1쇄 발행

저 자 남상엽 · 강민구 · 이규대
안병구 · 주수종

발행인 남 승 우

발행처 도서출판 상尙 학學 당堂
서울특별시 동작구 사당로9가길 6
TEL : 02) 595-1692~4
FAX : 02) 595-1394
E-mail : shdbooks@naver.com
신고 : 2-155호 (1968. 11. 29)

정가 36,000원

ISBN 978-89-6587-241-2 93510

〈디자인〉 편집 엄해숙 / 표지 토틀컴